DEUTSCHE DEMOKRATISCHE REPUBLIK
DEUTSCHE AKADEMIE DER LANDWIRTSCHAFTSWISSENSCHAFTEN ZU BERLIN
INSTITUT FÜR LANDWIRTSCHAFTLICHE INFORMATION UND DOKUMENTATION

Landwirtschaftliches Zentralblatt

ABTEILUNG IV

VETERINÄRMEDIZIN

8. JAHRGANG

1963

AKADEMIE-VERLAG · BERLIN

LZ. IV VETERINÄRMEDIZIN · JG. 1963 · NR. 5 · SEITE 897—1120 · BERLIN · MAI 1963

LANDWIRTSCHAFTLICHES ZENTRALBLATT

ABTEILUNG VETERINÄRMEDIZIN

INHALTSVERZEICHNIS

LZ. IV/5/63

NAMENVERZEICHNIS

Seitenzahl in [Klammern] bedeutet Bibliographie, mit * bedeutet Buchbesprechung

LANDWIRTSCHAFTLICHES ZENTRALBLATT
ABTEILUNG VETERINÄRMEDIZIN

1963 NR. 5 MAI

I. ALLGEMEINES

Keulen, A. van; 's-Gravenhage. Dierenarts en volksgezondheid. **(Tierarzt und Volksgesundheit.)** Tijdschr. Diergeneeskunde 87 (1962) Nr. 1. Jubileum Aflevering S. 47–52. E. Wiesner. 100.

Zuijdam, D. M., Sjollema, P. und Oskam, A. A.; 's-Gravenhage, Gezondheidscommiss. voor Dieren van het Landbouwschap; Leeuwarden, Gezondheidsdienst voor Vee; Gouda, Prov. Gezondheidsdienst voor Dieren in Zuid-Holland. De dierenarts en de georganiseerde dierziektenbestrijding. **(Der Tierarzt und die staatliche Tierseuchenbekämpfung.)** Tijdschr. Diergeneeskunde 87 (1962) Nr. 1. Jubileum Aflevering S. 53–61. E. Wiesner. 100.

Werven, H. L. L. van; Arnhem. De dierenarts in de kleine-huisdieren praktijk. **(Der Tierarzt in der Kleintierpraxis.)** Tijdschr. Diergeneeskunde 87 (1962) Nr. 1. Jubileum Aflevering S. 27–32. E. Wiesner. 100.

Groot, Th. de; Utrecht, Rijksuniv., Fac. der Diergeneeskunde. De dierenarts en de zoötechniek. **(Tierarzt und Tierzucht.)** Tijdschr. Diergeneeskunde 87 (1962) Nr. 1. Jubileum Aflevering S. 42–46. E. Wiesner. 100.

Gils, J. H. J. van; Utrecht, Rijksuniv., Fac. der Diergeneeskunde. De dierenarts en de voedingsmiddelenvoorziening. **(Tierarzt und Futtermittelindustrie.)** Tijdschr. Diergeneeskunde 87 (1962) Nr. 1. Jubileum Aflevering S. 33–41. E. Wiesner. 100.

Wilson, J. H. G.; Weesp. De dierenarts in de industrie. **(Der Tierarzt in der Industrie.)** Tijdschr. Diergeneeskunde 87 (1962) Nr. 1. Jubileum Aflevering S. 62–65. E. Wiesner. 100.

Harmsen, L. S. B. G. H. und Hoekstra, P. De Nederlandse dierenarts buiten de grenzen. **(Der niederländische Tierarzt außerhalb des Landes.)** Tijdschr. Diergeneeskunde 87 (1962) Nr. 1. Jubileum Aflevering S. 66–71. E. Wiesner. 100.

Dannemann, Heinz und Fischer, Herbert. **Über den Bau von Tierkliniken.** Bauzeitung 16 (1962) Nr. 18. S. 498–500.
Bei der Wahl des Standortes mit einem Arbeitsradius von etwa 60 km müssen die Viehbestände, die Verkehrs- und zentrale Lage und die bereits bestehenden veterinärmedizinischen Einrichtungen berücksichtigt werden. – Es wird ein Lageschema der Anlage gegeben. Die Klinik besteht aus der Großtierstation, der Kleintierstation, der Isolierstation und dem Wirtschaftsgebäude. Die bauliche Trennung der verschiedenen Stationen hat sich als zweckmäßig erwiesen. Das System der Anlage ergibt sich aus der Wechselbeziehung zwischen Funktion und Gestaltung und der Beziehung der Gebäude zueinander. Durch die unterschiedlichen Gebäudebreiten an der Anfahrtsstraße wird die Großtierstation besonders betont. Die Gebäude sind so angeordnet, daß ein Innenhof entsteht. Die erforderlichen Neben- und Außenanlagen wie Fahrflächen, Dunglege, Jauchegrube, Entladerampe für Großtiere, Silage-

und Aschegruben, Koppeln sind den Gebäuden sinnvoll zugeordnet. Ein Bild zeigt das Modell der Gesamtanlage. Weiterhin wird der Grundriß des Erdgeschosses der Großtierstation, bestehend aus Operationsraum, Apothekenraum, Instrumentenraum, Büroraum, WC, Eingang, Flur, Rinderstall, Pferdestall, Treppenhaus, Zugang zu den Pferdeställen und Laufboxenstall für Pferde, gegeben. Es folgen Erdgeschoßgrundrisse der Kleintierstation, der Isolierstation und des Wirtschaftsgebäudes. Im Erdgeschoß der Kleintierstation sind folgende Räume vorhanden: Operationsraum, Röntgenraum für Klein- und Großtiere mit den erforderlichen Nebenräumen, Sanitärteil für die gesamte Anlage, Stallplätze für Kleintiere. In der Isolierstation sind u. a. zwei Räudeställe, eine Laufbox für Pferde, ein Stallteil mit 4 Rinderständen, drei Schweinebuchten und ein abgetrennter Stall für Hunde vorhanden. Außerdem befinden sich hier noch ein Vorratslager für Rüben und Kartoffeln, eine Futterküche und ein Sektionsraum. Im Wirtschaftsgebäude befinden sich u. a. Garagen für LKW und PKW, eine Werkstatt, eine voll mechanisierte Kleinwäscherei. Im Erdgeschoß befinden sich ein Raum für die Milchaufbewahrung und Kühlung, ein Heizungsraum, Kohlenvorratslager und eine Unterfahrt für einen Gummiwagen. — Ausschlaggebend für die Gestaltung waren in erster Linie funktionelle Gesichtspunkte. In wirtschaftlicher und arbeitstechnischer Hinsicht bildet die Klinik mit den Veterinärräumen und Stallteilen eine Einheit. O. Dietz. 140.

II. ANATOMIE, HISTOLOGIE, EMBRYOLOGIE

Jamdar, M. N.; Jabalpur, Madhya Pradesh, Veterin. Coll. Comparative Anatomy of the bony system of the camel (Camelus dromedarius). Part IV. Bones of the skull. **(Vergleichende Anatomie des Knochensystems beim Kamel [Camelus dromedarius]. 4. Mitt. Die Schädelknochen.)** Indian veterin. J. 38 (1961) Nr. 7. S. 325–338. — 3. Mitt. vgl. LZ. Abt. IV **6** (1961) Nr. 11. S. 1914. E. Wiesner. 280.

Goller, H.; München, Univ., Tieranatom. Inst. **Topographie des Hühnerrückenmarkes.** Berliner Münchener tierärztl. Wschr. **75** (1962) Nr. 18. S. 349 bis 351. — 3 Abb., 1 Tab., 9 Lit.

Das Rückenmark ist auch beim Vogel ein Teil des ZNS. Eine gewisse Unterordnung unter das Gehirn ist feststellbar. Das findet seinen deutlichen Ausdruck in der Beziehung Gehirngewicht — Rückenmarksgewicht, das beim Huhn 1,23:1 beträgt (Schaf 1,7:1; Rind 2,0:1; Pferd 2,7:1; Mensch 40:1). Das Rückenmark des Huhnes stellt ein 3–4 mm starkes Markrohr dar. An den letzten 10 Segmenten nimmt seine Stärke kontinuierlich bis auf die Stärke eines Bindfadens ab. Die Einteilung des Rückenmarkes in Segmente wird durch die zwischen den Wirbeln durchtretenden Spinalnerven gegeben. Man kann beim Huhn 15 Hals , 7 Brust-, 14 Kreuz- und 5 Schwanzsegmente unterscheiden. Die Pars cervicalis nimmt mit 53,75% über die Hälfte der gesamten Rückenmarkslänge ein. Die Abstände zwischen den abgehenden Spinalnerven sind unterschiedlich. Die Pars thoracalis nimmt 17,9% vom gesamten Rückenmark ein. Im Gegensatz zum Halsmark füllt das Brustmark den Wirbelkanal fast völlig aus. Die Pars lumbosacralis ist ungefähr gleichlang wie das Brustmark. Die Pars coccygica ist relativ stark ausgebildet (10% der Gesamtlänge des Rückenmarkes). Das Rückenmark des Huhnes ist etwa gleichlang wie die Wirbelsäule. Beim Huhn ist kein Ascensus medullae spinalis zu beobachten, und damit tritt auch am Rückenmarksende die sog. Cauda equina nicht in Erscheinung. R. Berg. 300.

Morel, André; Alfort, École Nat. Vétérin. Anatomie des organes post-diaphragmatiques du lapin. **(Anatomie der Bauchhöhlenorgane des Kaninchens.)** Diss. Alfort **1962** 56 S. — 11 Abb., 17 Lit. K. Reinhardt. 410.

Basu, S., Goswami, S. K. und De, S. K.; Haringhata, West Bengal, Centr. Livestock Res. Stat. Studies on the genitalia of the goat. **(Untersuchungen über die Geschlechtsorgane der Ziege.)** Indian veterin. J. **38** (1961) Nr. 6. S. 302–304. E. Wiesner. 465.

Grant, Gunnar; Uppsala, Sweden, Univ., Dep. of Human Anatomy. Spinal course and somatotopically localized termination of the spinocerebellar tracts. An experimental study in the cat. **(Rückenmarksverlauf und somatotopisch lokalisierte Endigung der spinocerebellaren Bahnen.)** Acta physiol. scand., Suppl. **56** (1962) Nr. 193. S. 5–45. — 15 Abb.
Am Rückenmark von 39 erwachsenen Katzen wurden, wie das erste Kapitel mitteilt, Versuche mit aufsteigender Degeneration nach Einschnitten, die in verschiedenen Segmentebenen vorgenommen wurden, und zwar an verschiedenen Stellen der Lateralsäulen, angestellt. Die darauffolgende Degeneration wurde in zahlreichen Querschnitten studiert und dabei drei Gruppen von aufsteigenden degenerierten Fasern identifiziert. Zwei von ihnen gehören zur dorsalen und ventralen spinocerebellaren Bahn, während die dritte höchstwahrscheinlich Spinalfasern darstellen, die zum lateralen Halskern führen. Der Tractus spinocerebellaris ventralis wendete sich während seines Verlaufes durch das Brustmark und das untere Halsmark dorsal, erlangte aber im oberen Halsmark wieder eine mehr ventrale Lage. Die Ergebnisse deuten darauf hin, daß die Anordnung der Fasern eine topische ist. Im zweiten Kapitel wird die Endverteilung der spinocerebellaren Bahnen studiert, nachdem die ventrale und oder die dorsale Bahn durchschnitten worden ist. Annähernd seriale Sagittalschnitte durch das Kleinhirn zeigten, daß die Verteilung der degenerierenden Fasern gleichzeitig einem anterior und einem posterior gelegenen Areal zugeordnet waren. Die dorsale Bahn, die bekanntlich aus der Clark'schen Säule vom 3. Sakralwirbel bis zum 2. Brustwirbel herauf entspringt, repräsentiert offenbar im Kleinhirn Beckenextremität und Rumpf. Das ist auch physiologisch nachgewiesen. Der Tractus spinocerebellaris ventralis endete im gleichen Cerebellarfeld aber hauptsächlich contralateral. Ihre Beziehungen zum posterioren Feld waren sehr eingeschränkt. Die Hauptdichte der Endigung im vorderen Feld lag dicht neben der Sagittalebene und hatte sehr feines Kaliber.
T. Koch. 545.

Tusques, J. und Senelar, R.; Nantes, France, Fac. de Méd., Lab. d'Histol. Faut-il reviser la conception classique du protoneurone sensitif? **(Muß die klassische Konzeption des sensitiven Protoneurons revidiert werden?)** Anatom. Anz. **109** (1960/61) Ergänzungs-Bd. Verh. 1. Europ. Anatom. Kongr. Strasbourg S. 219–224. — 5 Abb., 4 Lit.
Auf Grund ihrer Untersuchungen über die Tatsache, ob die Natur der Dogiel-schen Fasern immer nur deshalb dunkel bleibt, weil man keine Fortschritte hinsichtlich der Hypothesen macht, die die wahre Bedeutung der persistierenden amyelinisierten Nervenfasern im peripheren Nervenstumpf nach Nervendurchtrennung betreffen, kommen Vff. zu der Überzeugung, daß die Konzeption des sensitiven Protoneurons, wie sie von Cajal dargelegt wurde, bis heute in ihrem Wert nicht geschmälert ist. R. Berg. 565.

Wolff, E.; Paris, Coll. de France, Lab. d'Embryol. Exp. Les principes de la culture d'organes et ses possibilités. **(Die Prinzipien der Organkultur und ihre Möglichkeiten.)** Anatom. Anz. **109** (1960/61) Ergänzungs-Bd. Verh. 1. Europ. Anatom. Kongr. Strasbourg S. 82–91. — 9 Abb., 12 Lit.
Über die Prinzipien einer eigenen Methode der Organkultur wird ausgeführt, daß das Milieu folgenden Bedingungen entsprechen muß: 1) es muß relativ wenig nutritiv sein; in der Weise, daß eine explosive und ungeordnete Proliferation der Organzellen vermieden wird; 2) es muß so günstige wie nur mögliche Respirationsbedingungen sichern; 3) es muß eine enge Adhärenz

zwischen Milieu und Explantat gewährleisten. Das Substrat spielt eine wesentliche Rolle im Hinblick auf seine Oberflächeneigenschaften. Verschiedene Organe (Leber, Mesonephros, Gonaden) werden für eine organotypische Kultur auf das Standardmilieu plaziert. Täfelchen oder Blättchen verschiedener Substanzen (Glas, Paraffin, Mica, Aluminium, Quarz, Zellophan) dienen als Kontakt des Explantates. Man kann noch eine dritte Kulturform verwenden, und zwar eine intermediäre zwischen der Organkultur und der Zellkultur. Sie besteht aus dem Zwischenschieben einer dünnen Membran, einer Dottermembran, die den Dotter eines Hühnereis enthält. Man kann Krebsknötchen der Maus in Verbindung mit embryonalen Organen des Huhnes, besonders mit dem Mesonephros, kultivieren. R. Berg. 710.

Meyer, Günther; Tübingen, Max-Planck-Inst. für Biol. **Das elektronenmikroskopische Bild der Zelle.** Mikrokosmos 51 (1962) Nr. 11. S. 321–325. – 6 Abb., 3 Lit.

Es wird das elektronenmikroskopische Bild des Golgi-Apparates beschrieben. Der Golgi-Apparat findet sich in fast allen Zellen der Wirbeltiere und zahlreicher Wirbelloser. Sein Erscheinungsbild ist in Zelltypen mit verschiedener Funktion recht verschieden, so daß es als sicher gelten kann, daß unter dem Begriff Golgi-Apparat ganz verschiedene Strukturen zusammengefaßt werden. Am besten untersucht ist der Golgi-Apparat in exokrinen Zellen der Bauchspeicheldrüse. Der eigentliche Golgi-Apparat ist mit dem Externum identisch. Das Internum ist anfangs eine Vacuole im Externum, die sich mit Vorstufen eines Produktes füllt, das später zu Zymogen-Granula heranwächst. In den Zymogen-Granula sind vor allem die Enzyme Chymotrypsinogen, Trypsinogen, Procarboxypeptidase, Amylase und Lipase konzentriert. Dieser Befund kann als Beweis dafür gelten, daß der Golgi-Apparat wesentlich an der Bildung der Bauchspeicheldrüsensekrete beteiligt ist. Auch müssen granuläre Einschlüsse in Zisternen des Ergastoplasmas (Ergastoplasmakanäle), die intrazisternalen Granula, als Enzymkomplexe oder als Vorstufe derselben angesehen werden. Es wird hypothetisch ein Zusammenhang zwischen intrazisternalen Granula und dem Golgi-Apparat mit seinen Zymogengranula angenommen. R. Berg. 730.

Watzka, Max; Mainz. **Bau und Funktion der resorbierenden Zellen.** Naturwiss. Rdsch. 15 (1962) Nr. 7. S. 265–268.

Vf. beschreibt die verschiedenen Möglichkeiten der Stoffaufnahme von Oberflächenzellen und die morphologischen Voraussetzungen hierzu. Er schildert z. B. die Pinocytose, d. h. die Aufnahme von kleinen Flüssigkeitströpfchen, die durch schleier- und becherförmige Bewegungen der Zellmembran und der Ektoplasmaschicht erfaßt und gewissermaßen verschluckt werden. Eine andere Möglichkeit der Resorption ist die Cytotempsis, wobei es sich um die Aufnahme hochmolekularer Stoffe (Protein- und Lipoidmoleküle) handelt. Auch Serumglobuline und Glykoproteine werden hierbei in Betracht gezogen. Der Resorption gelöster Stoffe dienen vielfach Oberflächendifferenzierungen der Zelle in Form sogenannter Bürstensäume. In schönster Ausbildung finden sie sich an den Resorptionszellen des Darmepithels und bei den Zellen der gewundenen Nierenkanälchen, ferner an den Zellen des Epithels der Plexus chorioidei der Hirnventrikel und der mütterlichen Placentazellen. Aber auch das Gallenblasenepithel, Milchdrüsenzellen, Schilddrüsenzellen, Trachealepithelzellen und Zellen der serösen Höhlen besitzen solche Mikrozotten. Die Zahl, die Dichte und die Oberflächenaktivität dieser Mikrozotten schwankt allerdings. Am dichtesten sind sie an den Epithelien der gewundenen Nierenkanälchen. Der Zweck der Resorption kann die Ernährung sein, kann aber auch eine sogenannte Rückresorption sein, wobei gewisse Stoffe aus bereits sezernierten Substanzen resorbiert werden (Wasser, Zucker und Salze in der Niere). Auch die Schilddrüse zeigt eine solche Rückresorption. Diese Rückresorption kann unter Umständen den Zweck haben, Stoffe aus der Umwelt zu eliminieren, was unter dem Begriff der Reinigungsresorption zusammengefaßt wird. (Epithel der Atmungswege, welches einen Schleimstrom in der Richtung zum Rachen hin bewegt oder die Resorptionstätigkeit der Zellen der Plexus chorioidei zum Zwecke der Entgiftung der Ventrikelflüssigkeit von den Stoffwechselprodukten des Gehirns.) Auch die Tätigkeit des Epithels des Bauch- und Brustfells scheint eine Reinigungsresorption zu sein. Schließlich erwähnt Vf. noch die Sinnesresorption, d. h. die Aufnahme von Geruchs- und Geschmacksstoffen. Letzten Endes ist ja auch die Phagocytose eine Art Resorption. T. Koch. 730.

Hackensellner, Hans Alois und Meyer, Rudolf; Berlin, Humboldt-Univ., Pathol. Inst., Charité, Rudolf-Virchow-Haus. **Vergleichende Untersuchung der Mitochondrien am Endothel der Aorta und der Arteria pulmonalis des Rindes nach supravitaler Fluorochromierung mit Coriphosphin.** Acta biol. med. german. [Berlin] **9** (1962) Nr. 4. S. 428–431. — 2 Abb., 1 Tab., 8 Lit.

Bei supravitaler Fluorochromierung von Endothelschabepräparaten mit Coriphosphin (Arco-Chemie, Berlin) können unter Verwendung des Michaelis-Universalpuffers (optimale pH-Einstellung um den Neutralpunkt) bei blaulichtfluoreszensmikroskopischer Beobachtung (HBO 200, Kupfersulfat, BG 3, OG 1) hell leuchtende, goldgelbe Granula nachgewiesen werden, die offensichtlich mit den Mitochondrien identisch sind. Die Coriphosphingranula lassen sich mit Hilfe der Projektion von Schwarz-Weiß-Negativen entsprechender photographischer Aufnahmen relativ gut auszählen. Die quantitativen Untersuchungen an einem Material von 15 Kälbern und Jungrindern beiderlei Geschlechts haben ergeben, daß das Endothel der A. pulmonalis regelmäßig mehr Coriphosphingranula enthält als das Endothel der Aorta. Die Befunde werden als Ausdruck des unterschiedlichen Milieus und des besonderen, differenten Stoffwechsels des Endothels der beiden Gefäße aufgefaßt. A. Smollich. 730.

Frank, R.; Strasbourg, Fac. de Méd., Inst. Dentaire. L'ossification de membrane au microscope électronique. **(Die Ossifikation der Membran unter dem Elektronenmikroskop.)** Anatom. Anz. **109** (1960/61) Ergänzungs-Bd. Verh. 1. Europ. Anatom. Kongr. Strasbourg S. 727–729. — 1 Abb.

Die Untersuchungen wurden an den Unterkiefern neugeborener Katzen durchgeführt. Die ersten Anzeichen der Ossifikation finden sich im Bereich der Osteoblasten durch eine beträchtliche Zunahme in der Ergastoplasmabildung. Eine Zellmembran trennt die Zelle deutlich von der präosseären Matrix ab. Diese Membran erscheint besonders gut im Bereich von Osteoblasten mit durchschnittlicher Aktivität. Die ersten kollagenen Elemente sind in der präosseären Matrix in Form feiner Fibrillenelemente sichtbar. Sie sehen oft granuliert aus und scheinen sich auszurichten, um die typischen kollagenen Fibrillen mit einer periodischen Streifung von 640 Å zu bilden. Im Inneren der kollagenen Fibrillen sind in der Nachbarschaft des Calcifikationsbereiches zu einem Netz angeordnete Protofibrillen sichtbar. Diese reticulären Protofibrillen setzen sich in Bänder und Zwischenbänder fort. Das Wachstum von Apatitkristallen beginnt in den kollagenen Protofibrillen. Der Bereich der Bänder ist vor den Zwischenbändern der kollagenen Fibrillen calcifiziert. Sehr schnell überschreitet die anorganische Kristallisation die Grenzen der kollagenen Fibrillen und setzt sich im Reticulum der Grundsubstanz fort. In Folge dieses Wachstums der Apatitkristalle verschwindet die Invidualität der kollagenen Fibrillen längs dieses organischen Netzes. Damit ist die Calcifikation beendet und der Knochen präsentiert eine abgeschlossene reticuläre Struktur. R. Berg. 765.

Kügelgen, Alkmar von und Braunger, Bernd; Freiburg/Br., Univ., Anatom. Inst.; Kiel, Univ., Anatom. Inst. **Quantitative Untersuchungen über Kapillaren und Tubuli der Hundeniere.** Z. Zellforsch. mikroskop. Anatom. **57** (1962) Nr. 5. S. 766–808. — 17 Abb., 8 Tab., 57 Lit.

An 5 Hundenieren, die so infundiert und fixiert wurden, daß alle Kapillaren gut gefüllt sind, wurden mit Hilfe der von A. Hennig entwickelten Integrationsokulare (Fa. Carl Zeiss, Oberkochen) die Volumina und Oberflächen der Kapillaren und Tubuli bestimmt. Aus diesen Werten lassen sich rechnerisch eine Reihe weiterer quantitativer Daten ermitteln. Die ausführliche Darlegung dieser Methoden und der Ansätze zur Berechnung bestimmter Größen in der Niere einschließlich der Erörterung der Fehlerquellen stellen das Kernstück der vorliegenden Arbeit dar und sollen gleichzeitig als methodische Vorarbeit für weitere Untersuchungen dienen. Von den tabellarisch dargestellten Ergebnissen sollen nur einige angeführt werden. Das Volumen aller Kapillaren der unter arteriellem Druck infundierten Niere macht etwa $^1/_4$ des Gesamtvolumens aus. Die Gesamtaußenfläche aller Rindenkapillaren beträgt in einer 150 g schweren Niere rund 3,5 m^2, die der Markkapillaren rund 4 m^2. Die Außenfläche der Tubuli beträgt in der Rinde rund 5 m^2, im Mark rund 3 m^2. Die mittlere Gesamtkapillarlänge je Gramm Nierengewebe ist in Rinde und Mark etwa gleich und beträgt rund 1400 m, die mittlere Gesamttubuluslänge je Gramm Nierengewebe ist in der Rinde rund 700 m, im Mark rund 800 m. Die Gesamtzahl der Glomerula beträgt bei der 150 g schweren Niere rund 700000, die Gesamtlänge aller Nephrone etwa 110 km, die mittlere Länge eines Nephrons rund 15 cm. Im Zusammenhang mit der großen Zahl und der hohen Kapazität der Markkapillaren wird eine neue Hypothese über einen hydraulischen Mechanismus der Markdurchblutung dargelegt, bei welchem die Markgefäße passiv bleiben würden und ihre Durchblutung lediglich von der Steuerung der Rindenarterien abhinge. G. Michel. 850.

Legait, H. und Legait, E.; Nancy, France, Fac. de Méd., Lab. d'Histol. Variations morphologiques et cytochimiques d'activité de la pars intermedia de l'hypophyse chez quelques mammifères. **(Morphologische und cytochemische Unterschiede in der Aktivität der Pars intermedia der Hypophyse bei einigen Säugetieren.)** Anatom. Anz. **109** (1960/61) Ergänzungs-Bd. Verh. 1. Europ. Anatom. Kongr. Strasbourg S. 254–259.

Da die Pars intermedia bei verschiedenen im Meere lebenden Säugetieren (Cetacea, Sirenia) und Tieren, die zeitweilig das Wasser aufsuchen (Elefant), fehlt, wurde die Ordnung der Nagetiere untersucht. In dieser Ordnung sind Vertreter mit unterschiedlicher Lebensweise vereinigt (in der Wüste und unterirdisch lebende, Bäumen lebende und teils im Wasser lebende). Parallel mit der morphologischen Untersuchung wurde auch die Widerstandsfähigkeit verschiedener Arten bei Wasserentzug untersucht. Die Pars intermedia beträgt bei *Meriones crassus* 27–31% des Gesamtgewichts der Hypophyse, bei *Dipodillus campestris* 22–24%, bei *Gerbillus hirtipes* 15–16%, bei *Pachyuromis duprasi* 15–16%, bei der weißen Maus 18,8–19,3% bei der weißen Ratte 9,7%. Bei Tieren mit gut entwickelter Pars intermedia bewirkt ein Leben ohne Wasser eine Involution, die Verabreichung einer 5%igen Dextroselösung eine Hyperplasie der Pars intermedia. In der Pars intermedia unterscheidet man prinzipiell 3 Zelltypen: die indifferenten, die intermediären und die basophilen Zellen. Die ersten liegen als Zellmassive im Bereich des Hypophysenspalts und sind chromophob. Das Cytoplasma der Intermediärzellen ist reich an Ribonucleoproteinen. Das Ergastoplasma ist sehr gut entwickelt. Die basophilen Zellen liegen teilweise perivasculär oder im Bereich der Pars nervosa. Sie sind weniger zahlreich als die indifferenten Zellen. Eine Verabreichung von Dextroselösungen vermindert die Cyano-

philie der Intermediärzellen und ihre Färbbarkeit mit PAS. Der Großteil der Zellelemente färbt sich mit Aldehyd-Fuchsin blaßviolett oder violett.
R. Berg. 930.

Petrovic, A.; Strasbourg, Fac. de Méd., Inst. d'Histol. Caractères cytologiques et propriétés fonctionelles de fragments préhypophysaires en culture organotypique. La notion de pseudanamorphisme. **(Zellcharakter und funktionelle Eigenschaften der Hypophysenvorderlappenfragmente in organotypischer Kultur. Der Begriff des Pseudo-Anamorphismus.)** Anatom. Anz. **109** (1960/61) Ergänzungs-Bd. Verh. 1. Europ. Anatom. Kongr. StrasbourgS. 241 bis 245. — 17 Lit.

Fragmente des Hypophysenvorderlappens des Meerschweinchens verlieren in einer organotypischen Kultur ihre spezifischen Granula, aber nicht ihre funktionellen Potenzen. Diese neigen dazu, sich zu manifestieren, sobald sie in direktem Kontakt, in vitro oder in vivo, mit einem geeigneten Erfolgsorgan stehen. Nach Ansicht des Vf. ist damit der Terminus des „Pseudo-Anamorphismus" (Anamorphismus ist der Zustand der vollkommenen Ruhe einer Drüsenzelle) gerechtfertigt, der von ihm für die Bezeichnung des scheinbaren Zustandes der Entdifferenzierung, der sich unter den Bedingungen der Kultur und vorübergehend in den Transplantatzellen eingestellt, vorgeschlagen wurde. Das Vorhandensein der chromophilen Granulationen bildet weder die Bedingung noch die Manifestation der hormonogenen Funktion der Hypophysenvorderlappenzellen. Ihre Akkumulation kann nicht auf die Speicherfunktion übertragen werden. R. Berg. 930.

Gartenmann, Walter; Zürich, Univ., Veterinärmed. Fak., Inst. für Veterin.-Pathol. **Messungen an Fasern und Kernen im Myocard des Schweines.** Diss. Zürich **1960** 47 S. — 25 Abb., 4 Tab., 37 Lit.

Grobanatomisch wurden an 100 Schweineherzen zunächst Gewicht, Septumlänge, Septumdicke, linke Wand, rechte Wand, Längsdurchmesser, Querdurchmesser, Höhe rechts und äußere Wand rechts untersucht. Aus der Mitte der Kammerhöhe wurde ein Querschnittstück derjenigen Herzhälfte, die die Facies auricularis enthält, zur histologischen Untersuchung (5-8 μ Dicke, Hämatoxylin-Eosin, 1200fache Vergrößerung) entnommen. Mit dem Wachstum des Herzens ist eine Dickenzunahme der normalen Myocardfaser verbunden (4,5 bis 10,5 μ). Die Fasern der linken Herzkammer sind um 10% dicker als die der rechten. Das Herz des Schweines besitzt verhältnismäßig dünne Herzmuskelfasern ($\lesssim$ 10 μ). Die Kernlänge nimmt in allen untersuchten Herzabschnitten mit zunehmender Faserbreite von 15 bis 8 μ ab. Mit zunehmendem Alter vermindert sich die relative Kernmasse, die Kernform nimmt mehr kugelige Gestalt an. Die hypertrophische Herzfaser ist gegenüber der Norm um 10 bis 35% verdickt. E. Wiesner. 960.

Isidor, P.; Saint-Germain-en-Laye, France, Centre Hospitalier, Lab. d'Anatomie-Pathol. L'appareil neuro-vegetatif intramural de langue du chat nouveauné. Etude histotopographique et morphologique du réseau postganglionnaire. Ses rapports avec le système artériolo-capillaire. **(Der intramurale neurovegetative Apparat der Zunge neugeborener Katzen. Histotopographische und morphologische Untersuchung des postganglionären Netzes. Seine Beziehungen zum arteriolo-kapillären System.)** Anatom. Anz. **109** (1960/61) Ergänzungs-Bd. Verh. 1. Europ. Anatom. Kongr. Strasbourg S. 204-218. — 4 Abb., 44 Lit.

Die Untersuchung histologischer Schnitte von der Zunge neugeborener Katzen, die nach einer Variante der Llombart-Jabonero-Methode behandelt worden waren, erstreckte sich auf den allgemeinen Bau des intramuralen, neurovegetativen Terminalsystems. Dieses System ist ein geschlossenes Netz, ohne jede freie Endigung. Jedoch sein letzter Abschnitt befindet sich mit den postganglionären Fasern (intramurale Ganglien) in direkter Verbindung. Enge Kontakte bestehen mit der Muskulatur der kleinen Arterien, der arteriovenösen Anastomosen und dem System der Rouget-Zellen der Kapillaren. Der Plexus scheint elektiv den Gefäßbaum zu innervieren.

R. Berg. 1050.

Marcinek, Ursula; Berlin, Humboldt-Univ., Veterinärmed. Fak., Inst. für Veterin.-Anatomie. **Ein Beitrag zur vergleichenden Anatomie des vegetativen Nervensystems beim Reh (Grenzstrang und Nervus vagus).** Diss. Berlin **1962** 82 S. — 7 Abb., 36 Lit.

Die beiden Bestandteile des vegetativen Nervensystems zeigen gewisse Ähnlichkeit zu den Verhältnissen bei der Ziege. Der N. sympathicus ist im Halsbereich mit dem N. vagus zum Truncus vagosympathicus verbunden. Im Halssympathicus befinden sich zwei Ganglien (Ggl. cervicale craniale und Ggl. cervicale caudale). Vom Ganglion cervicale craniale bestehen Verbindungen zu den Gehirnnerven. Der N. vertebralis enthält die Rami communicantes vom 2.-7. Halsnerven. Das Ganglion stellatum hat zumeist sichel- bis halbmondförmige Gestalt und liegt im Bereich des ersten Intercostalraumes. Es steht durch Nervenzweige mit dem N. recurrens und dem N. phrenicus in Verbindung, nimmt die beiden Äste der Ansa subclavialis auf und gibt ein bis drei Rami cardiaci ab. Außerdem nehmen der Grenzstrang und der N. vertebralis ihren Ursprung aus dem Ganglion. Im Brustgrenzstrang sind 13 stecknadelkopfgroße, rundliche Ganglien vorhanden. Die Rami communicantes sind kurz und treten in der Mehrzahl auf. Der N. splanchnicus major wird vom 5.-13. Thoracalganglion gebildet. Im Lendengrenzstrang sind 6 Ganglien von unterschiedlicher Form und Größe vorhanden. Der N. splanchnicus minor wird vom 13. Thoracal- und 1. und 2. Lumbalganglion gebildet. Der Plexus solaris ist von unterschiedlicher Form; abgesetzte Ganglien sind nicht vorhanden. Weiterhin werden die bekannten Geflechte für die Bauchorgane gebildet. Der Plexus mesentericus caudalis erhält Nerven aus dem Plexus solaris und dem Lumbalgrenzstrang. Es sind zwei Ganglia mesenterica caudalis vorhanden. Der Sacralgrenzstrang ist doppelt angelegt und enthält vier gut ausgebildete Ganglien. Es können Ganglia coccygica auftreten. Der Plexus hypogastricus ist schwach entwickelt und enthält ein Ganglion hypogastricum. Der N. vagus verläßt die Schädelhöhle durch die Fissura petrobasialis. Er enthält ein Ganglion nodosum, aus welchem ein Ramus pharyngicus und N. laryngicus ihren Ursprung nehmen. Im Bereich der Brusthöhle werden die beiden Nn. recurrentes, der Plexus cardiacus und der Plexus pulmonalis abgegeben. Am Oesophagus wird ein Truncus oesophagicus dorsalis und ventralis gebildet. Vom Truncus oesophagicus dorsalis zieht ein Verbindungszweig zum Plexus solaris.

E. Wiesner. 1050.

Rohen, Johannes; Mainz, Johannes-Gutenberg-Univ., Anatom. Inst. **Das Verhalten des Trabeculum corneo-sclerale nach Implantation in die Augenvorderkammer bei Primaten.** Z. Zellforsch. mikroskop. Anatom. **57** (1962) Nr. 6. S. 888-913.

1110.

Gottschewski, Georg H. M.; Mariensee, Trenthorst. **Probleme der Frühentwicklung beim Säugetier.** Naturwiss. Rdsch. **15** (1962) Nr. 7. S. 257-264.

Vf. versucht nachzuweisen, daß die Embryonalentwicklung des Kaninchens schon sehr früh durch Außenfaktoren hemmend oder verändernd beeinflußt wird. Diese Faktoren brauchen der Mutter selbst nicht zu schaden. Der Zeitpunkt, an dem solche Faktoren ihre maximale Wirkung entfalten, ist der der starken Massenzunahme des Fetus, das ist also die Zeit der Nidation und der Placentabildung. Der Keimling ist in dieser Zeit noch nicht in der Lage, individuelle Resistenzen auszuüben. Es werden hier die Probleme des embryonalen Frühtodes und der Medikamentenschädigung des Keimlings aktuell. Eine Orientierung des Embryonalknotens ist beim Eintritt des befruchteten Keimlings in den Uterus noch nicht vorhanden. Da aber festgestellt ist, daß die Keimscheibe bei der Nidation immer am mesometralen Teil des Uterus liegt, muß eine derartige Orientierung später stattfinden. Sie wird auf das zirkuläre pH-Gefälle im Uterus zurückgeführt. Auf Grund von Versuchen konnte festgestellt werden, daß am Ende der Schwangerschaft Proteine und damit auch Antikörper über den Dottersack zum Keimling gelangen. Dies ist aber bisher nur bei wenigen Tierarten untersucht worden. Es wird darauf hingewiesen, daß der Dottersack bei den Säugetieren für den Proteinübertritt auf den Keimling ein ausschlaggebendes Organ ist, so daß dadurch die Bedeutung der Placenta im Stoffwechsel zwischen Mutter und Fetus erheblich an Bedeutung verliert. Sie scheint wohl nur die Aufgabe des Sauerstoff-Kohlendioxyd-Austausches zu haben und vielleicht auch noch zum Transport von Kohlenhydraten geeignet zu sein. Wahrscheinlich ist das Vitamin E als Stoffwechselantagonist gegen teratogene Sauerstoffmangeleinflüsse anzusprechen. T. Koch. 1150.

Danilova, L. V. (Danilowa, L. W.); Moskau, Sewerzow-Inst. für Tiermorphol. der Akad. der Wiss. der UdSSR. Differenciacija somitov u zarodyšej karakul'skoj ovcy. **(Differenzierung der Ursegmente bei Embryonen der Karakulschafe.)** Izvestija Akademii nauk SSSR. Serija biologičeskaja, Moskva **27** (1962) Nr. 1. S. 70-83. — 4 Abb., 66 Lit. Zus. in Engl.
Die ersten 5 Paar Ursegmente werden bei Karakulfeten am 17. Entwicklungstag etwa in der Mitte der Keimlingsanlage, also in der Gegend des werdenden Halses, angelegt. Am 18. Tag sind 10-12 Paar Ursegmente vorhanden. Insgesamt werden 56 Paar Ursegmente angelegt, davon 4 in der Hinterhauptgegend, 7 am Hals, 13 im Brust-, 6 im Lenden-, 5 im Kreuzbein- und 21 im Schwanzabschnitt. Um die Weiterentwicklung dieser Ursegmente zu studieren, wurden 50 Karakulfeten im Alter von 17-30 Tagen, d. h. bis zum Verschwinden der Metameren, histologisch untersucht. Bereits am 18. Tag bilden sich aus den medioventralen Abschitten der Ursegmente die Sklerotomzellen. Am 22.-23. Tag haben die Zellen der Cutisplatte ihren Epithelcharakter verloren und sich in embryonale Mesenchymzellen, die die Bindegewebsschichten für die Haut der Dorsalseite des Rumpfes und des Kopfes liefern, umgewandelt. Die Myotome sind am 19. Entwicklungstag voll ausgebildet. Anschließend strecken sich die Zellen und werden zu Myoblasten. Diese liefern einen Teil der quergestreiften Muskulatur. Alle anderen Muskeln entstehen aus dem embryonalen Bindegewebe. In den einzelnen Körperabschnitten ist die Entwicklungsfreudigkeit der Ursegmente unterschiedlich. Vf. gibt deshalb eine tabellarische Übersicht über die Beteiligung der einzelnen Ursegmente am Körperaufbau. S. Willer. 1150.

Kurnosov, K. M. (Kurnossow, K. M.); Moskau, Sewerzow-Inst. für Tiermorphol. der Akad. der Wiss. der UdSSR. Nekotorye osobennosti vnutriutrobnogo razvitija bliznecov ovec. **(Einige Besonderheiten der Entwicklung von Zwillingslämmern im Mutterleib.)** Žurnal obščej biologii, Moskva **23** (1962) Nr. 3. S. 239-240. — 5 Lit. Zus. in Engl.
Untersucht wurden Lämmer der Karakul- und Romanowrasse während der embryonalen und postembryonalen Periode. Es zeigten sich individuelle Unterschiede zwischen Mehrlingen bereits im Keimlingsstadium (20 Tage nach der Bedeckung). Diese Differenzen im Wachstum und der Entwicklung von Mehrlingstieren blieben auch während der weiteren Entwicklung erhalten und zeigten sich auch beim Geburtsgewicht; sie waren bei verschiedengeschlechtigen Zwillingen größer als bei gleichgeschlechtigen. Die Ursache scheint eine zeitliche Differenz in der Ovulation und Befruchtung zu sein. Als weitere Ursache werden verschiedenes Ausgangsmaterial, unterschiedliche Entwicklungsbedingungen, embryonale Parabiose und Geschlechtsdi-

morphismus genannt. Neben individuellen Wachstumsunterschieden blieben Zwillings- und Drillingswürfe auch insgesamt im Wachstum zurück, d. h. wurden leichter geboren, was auf einen geringeren Anteil Placentaoberfläche je Embryo und damit eine Unterernährung zurückgeführt wird. Bei mehrgebärenden Romanowschafen wurden Mehrlinge zwar leichter geboren, holten diesen Entwicklungsrückstand aber bei guten Haltungs- und Fütterungsbedingungen wieder auf. Das wird als besondere Anpassung an eine Mehrfrüchtigkeit bezeichnet. Jedoch ist zu beobachten, daß sich innerhalb des Wurfes und innerhalb der einzelnen Mehrlingskategorien die Tiere mit höherem Geburtsgewicht besser entwickelten als diejenigen mit geringerem Geburtsgewicht. Hingewiesen wird auch auf die Ausbildung interembryonaler anastomosierender Placentaverbindungen. G. Häßler. 1150.

Clavert, J.; Strasbourg, Fac. de Méd., Lab. d'Embryol. et de Morphol. Modifications de la structure et du comportement physiologique de la paroi du follicle ovarien des oiseaux au cours de la vitellogenèse. Son déterminisme probable. **(Modifikationen der Struktur und des physiologischen Verhaltens der Wand des ovariellen Follikels der Vögel im Laufe der Vitellogenese. Sein wahrscheinlicher Determinismus.)** Anatom. Anz. **109** (1960/61) Ergänzungs-Bd. Verh. 1. Europ. Anatom. Kongr. Strasbourg S. 401-404. — 1 Abb., 8 Lit.

Die Vitellogenese der Vögel zerfällt in 2 deutlich unterscheidbare Phasen: eine Phase des langsamen Zuwachses und eine Phase des rapiden oder großen Zuwachses. Die erste beginnt bei den Vögeln z. Zt. der Geburt und erstreckt sich auf mehrere Monate. Die zweite Phase dauert 4-13 Tage. Der Übergang der Vitellogenese mit langsamen Zuwachs in die Vitellogenese mit rapidem Zuwachs beginnt in dem Moment, wo die Funktion der Theca interna-Zellen beginnt. Das „in situ" abgesonderte weibliche Hormon transformiert die Permeabilität der Follikelelemente und gestattet damit die Einleitung der zweiten Phase der Vitellogenese. R. Berg. 1150.

Magakjan, Ju. A.; Jerewan, Zool. Inst. der Akad. der Wiss. der Armen. SSR. Čužerodnye izolirovannye jadra i dezoksiribonukleoproteid kak faktory vozdejstvija na ėmbriogenez ptic. **(Isolierte fremde Zellkerne und Desoxyribonucleoproteide als Einflußfaktoren auf die Embryogenese beim Geflügel.)** Žurnal obščej biologii, Moskva **23** (1962) Nr. 3. S. 206-215. — 3 Abb., 4 Tab., 12 Lit. Zus. in Engl.

Ausgewachsenen weißen Pekingenten wurden während der Legeperiode (Jan. bis Juli) zweimal wöchentlich folgende Präparate parenteral injiziert: Gruppe I 1200 mg Desoxyribonucleoproteid (DNP) aus Rindermilz, Gruppe II 2520 mg isol. Zellkerne = 680 mg DNP aus Rinderleber, Gruppe III 2225 mg Zellkerne = 550 mg DNP aus Erythrocyten der Moschusente und Gruppe IV 1560 mg Zellkerne = 440 mg DNP aus Erythrocyten der Graugans. Im Ergebnis zeigte sich ein merklicher Einfluß der DNP auf die Wachstumsintensität und der isol. Zellkerne auf Wachstumsintensität und Differenzierung der Embryonen. Die stärkste Beeinflussung zeigte sich bei der Gruppe IV, der Schlupf erfolgte um 2 Tage früher bei Erhöhung des Schlupfgewichtes um 16 g gegenüber der Kontrollgruppe. In den Gruppen II und III traten Dysproportionen zwischen der Wachstumsintensität der Embryonen und der ernährenden Eihülle auf, wodurch es zu Entwicklungsstörungen und einem hohen Anteil abgestorbener Keime kam. Bei den Gruppen III und IV wurde auf dem Gefieder der sonst rein weißen Pekingenten ein pigmentierter Fleck beobachtet. Bei allen Versuchsgruppen zeigte sich eine wesentliche Veränderung der Wachstumsdynamik der inneren Organe.
G. Häßler. 1150.

Simon, Doris; Strasbourg, Inst. de Zool. et Embryol. Exp. Organogenèse et differenciation sexuelle des glandes génitales de l'embryon de poulet, en

l'absence totale des cellules germinales. **(Organogenese und sexuelle Differenzierung der Keimdrüsen des Hühnerembryos bei völligem Fehlen der Keimzellen.)** Anatom. Anz. **109** (1960/61) Ergänzungs-Bd. Verh. 1. Europ. Anatom. Kongr. Strasbourg S. 246-248. — 7 Lit.
Vf. bestätigt, daß weder die Organogenese noch die sexuelle Differenzierung der Keimdrüsen des Hühnerembryos des Vorhandenseins der Keimzellen bedarf. Es wurde die Bildung von Hoden und Eierstöcken von somatischem Gewebe beobachtet, das noch nicht den geringsten Kontakt mit den Keimzellen gehabt hat. Abschließend wird angenommen, daß die primordialen Gonocyten keine Induktionswirkung auf die gonadalen Anlagen des Hühnerembryos ausüben. R. Berg. 1150.

Steding, Gerd; Göttingen, Univ., Anatom. Inst. **Experimente zur Morphogenese des Rückenmarkes. Untersuchungen an Hühnerembryonen (Gallus gallus).** Acta anatom. [Basel] **49** (1962) Nr. 3. S. 199-231. — 16 Abb., 15 Lit. Zus. in Engl., Franz.
An Hühnereiern, die 45-55 Std. bebrütet wurden (Stadium 12-14 nach Hamburger und Hamilton) wurde nach einer besonderen Technik ein Stück des Neuralrohres des Embryos um seine Längsachse um 180° gedreht. Die typische Mitoseverteilung im Rückenmark kommt nach der Drehung nach etwa 48 Std. zustande. Trotz der Drehung bleibt die Hauptzuwachszone dorsal. Wird aber die Chorda dorsalis mitgedreht, ist die relative Häufigkeit der Mitosen dorsal und ventral annähernd gleich. Die intensivste Zellvermehrung liegt daher nur dann dorsal, wenn dort ein geringerer Wachstumswiderstand für das wachsende Rückenmark besteht. Es konnte allgemein gezeigt werden, daß sich durch eine experimentelle Lageveränderung der Rückenmarksanlage in geeigneten Stadien seine histogenetische Ausbildung in charakteristischer Weise modifizieren läßt. Auch konnten gegenseitige Beziehungen zwischen der Entwicklung es Rückenmarks und der des umliegenden Mesoderm festgestellt werden. G. Michel. 1150.

Kanan, C. V.; Khartoum, Sudan, Univ., Fac. of Veterin. Sci. Some observations on the development of the nasal capsule of the chondrocranium in Camelus dromedarius. **(Einige Beobachtungen über die Entwicklung der Nasenkapsel des Chondrocranium von Camelus dromedarius.)** Proc. Roy. Soc. Edinburgh, Sect. B **68** (1960/61) Nr. 2. S. 91-102. — 5 Abb., 25 Lit.
An 3 Feten von *Camelus dromedarius* (C. R. Länge 5,4 cm, 4,3 cm und 8 cm) untersuchte Vf. die Entwicklung der Nasenkapsel. Die Ausbildung dieses Teiles des Chondrocranium in dem entsprechenden Entwicklungsstadium wird beschrieben. In der anschließenden Diskussion werden die wichtigsten Ergebnisse vergleichend zu den an anderen Tieren erhobenen Befunden kurz erörtert. G. Michel. 1150.

III. PHYSIOLOGIE, PHYSIOLOGISCHE CHEMIE

McManus, W. R.; Univ. of New South Wales, School of Wool Technol. Oesophageal fistulation studies in the sheep. **(Untersuchungen über Oesophagusfisteln beim Schaf.)** Austral. veterin. J. **38** (1962) Nr. 3. S. 85-91. — 7 Abb.
Für physiologische Untersuchungen ist es erforderlich, Oesophagusfisteln anzulegen. Derartige Fisteln wurden bei Schafen angelegt, um die Speichelsekretion zu kontrollieren. Es wurden zweierlei Fistelverschlüsse erprobt, einmal Verschlüsse aus einem biegsamen, geformten Stöpsel und zum anderen starre, geschraubte Flauschkanülen. Die ersteren erwiesen sich sowohl unter Weide- als auch unter Stallverhältnissen als geeigneter. Beim Einsetzen der Kanülen wird eine Zweiphasenoperationstechnik angewandt. Im Prinzip erfolgt die Fixiation zwischen Schlundmuscularis und Mucosa. Die entsprechenden Operationen wurden an 35 Schafen ausgeführt. Nur in 14%

der Fälle gelang das Einheilen der Kanüle und damit das Anlegen einer Dauerfistel, wobei die Untersuchungen unter Weidebedingungen durchgeführt werden konnten. 4 Schafe wurden 42 Monate lang mit der Fistel gehalten. Bei 34% der operierten Tiere erwies sich die Fistel als für Weideexperimente nicht geeignet, diese Tiere konnten jedoch für entsprechende Stalluntersuchungen benutzt werden. Bei 52% der operierten Tiere schlug das Anlegen einer Oesophagusfistel fehl. O. Dietz. 1220.

Merinov, V. A. (Merinow, W. A.); Marzinowski-Inst. für Med. Parasitol. und Trop. Med. des Min. für Gesundheitswes. der UdSSR, Entomol. Abt. K metodike termometrirovanija melkich mlekopitajuščich. **(Eine Methode zur Thermometrie bei kleinen Säugetieren.)** Medicinskaja parazitologija i parazitarnye bolezni, Moskva **31(40)** (1962) Nr. 3. S. 366-368. – 2 Abb.
Die Thermometrie von Laboratoriumstieren (Ratten, Mäuse, Goldhamster usw.), besonders bei Versuchen mit gefährlichen Infektionskrankheiten, bereitet oft große Schwierigkeiten. Vf. schlägt vor, die Körpertemperatur dieser Versuchstiere mit Hilfe eines medizinischen Elektrothermometers (ETM-3B) bei einer Skalenbreite von 16-42 Grad zu messen. Das Elektrothermometer besitzt mehrere Zusatzgeräte, darunter ein Gerät zum Messen der Oberflächentemperatur des Körpers. Am besten eignet sich zum Messen die Höhle zwischen den Schulterblättern. Dadurch wird die Meßstelle auf einem bestimmten Körperabschnitt fixiert, was bei mehrmaligen Messungen sehr wichtig ist. Bei Meerschweinchen ist die Temperatur der Körperoberfläche (36-37,5 Grad) um 2-2,5 Grad niedriger als die Körpertemperatur bei Rectalmessung (38-39 Grad), wobei der Einfluß der Raumtemperatur des Labors hier unbedeutend ist. Die Temperatur des Ziesels, sowohl auf der Körperoberfläche als auch die rectal gemessene Körpertemperatur, hängt sehr stark von der Raumtemperatur ab, wodurch bei Experimenten auch auf eine gleichmäßige Raumtemperatur zu achten ist. V. Palm. 1220.

Stromberg, M. W., Kitchell, R. L., Usenik, E. A. und Lagerwerff, J. M.; St. Paul, Univ. of Minnesota, Coll. of Veterin. Med., Div. of Veterin. Anatomy and Veterin. Surgery and Radiol. Electrocorticographic patterns in normal pigs and burros. **(Elektrocorticogramme bei gesunden Schweinen und Eseln.)** Amer. J. veterin. Res. **23** (1962) Nr. 95. S. 737-743. – 9 Abb., 8 Lit.
Unter Verwendung frontal, parietal und occipital permanent inplantierter Extraduralelektroden werden Elektrocorticogramme von 10 vier Wochen bis vier Monate alten gesunden Schweinen und 18 erwachsenen, klinisch gesunden Eseln aufgenommen. Im allgemeinen gleichen die erhaltenen Bilder denen, die bei anderen Säugern feststellbar sind. Wellengruppen mit einer Frequenz von 3-6 scheinen nur beim erschlafften Esel vorzukommen. Eine der α-Frequenz des Menschen entsprechende Aktivität findet sich beim Schwein, nicht aber beim Esel. Gegenüber dem Wachzustand nimmt die Impulsfrequenz unter gleichzeitiger Erhöhung der Amplitude im Schlaf bei Schwein und Esel ab. Den sog. „Schlafspindeln" entsprechende Bilder werden beim Esel beobachtet. Eine Reaktion auf Photoblitze ist beim Esel leicht, weniger leicht beim Schwein nachzuweisen. C.-U. v. Mickwitz. 1220.

Visschedijk, Aloysius Henricus Jozef; Utrecht, Rijksuniv., Fac. der Diergeneeskunde. Praenatale gaswisseling bij de kip. **(Praenataler Gasstoffwechsel beim Huhn.)** Diss. Utrecht **1962** 159 S. – 23 Abb., 58 Tab., 26 Lit.
E. Wiesner. 1290.

Engelhardt, W. v. und Hampel, K.-H.; Hannover, Tierärztl. Hochschule, Physiol. Inst. **Ein Gerät zur Blutdruckmessung bei den Haustieren.** Tierärztl. Umschau **17** (1962) Nr. 4. S. 117-119. – 3 Abb., 9 Lit.

Vff. beschreiben ein einfaches Gerät zur Blutdruckmessung bei den Haustieren. Gemessen wird der systolische Blutdruck an den Extremitäten oder am Schwanz nach Riva-Rocci-Recklinghausen. Wird der Blutdruck an den Extremitäten gemessen, so wird die für die jeweilige Tierart geeignete Blutdruckmanschette angelegt. Zur Blutdruckmessung am Schwanz der Großtiere sind die in der Humanmedizin üblichen Armmanschetten verwendbar; zur Messung am Schwanz des Schweines und am Hundeschwanz lassen sich aufblasbare Ringmanschetten schnell und sicher anlegen. Diese Ringmanschetten haben den Vorzug, daß sie während der Blutdruckmessung nicht leicht verrutschen. Distal der Manschette wird über der entsprechenden Arterie ein Infraton-Pulsabnehmer mit einer leichten Bandage oder mit Leukoplast befestigt. Durch eine Schaltung, wie sie für Kondensatormikrophone erforderlich ist, und über Verstärkerstufen wird die Pulsation der Arterie an einem magischen Auge sichtbar gemacht; entsprechend der Pulsfrequenz blinkt das magische Auge. Bei fallendem Manschettendruck kann man die Höhe des systolischen Blutdruckes bei Auftreten des Blinkens durch gleichzeitiges Ablesen des Druckes an dem eingebauten Manometer bestimmen. Das ganze Gerät ist in einem kleinen, handlichen und leicht tragbaren Gehäuse unterzubringen. Chr. Garlt. 1320.

Reynolds, Monica; Philadelphia, Univ. of Pennsylvania, School of Veterin. Med., Lab. of Physiol. Composition of mammary lymph in lactating goats. **(Über die Zusammensetzung der Euterlymphe bei laktierenden Ziegen.)** J. Dairy Sci. **45** (1962) Nr. 6. S. 742-746. — 1 Abb., 1 Tab., 16 Lit.

Mit Hilfe einer Lymphfistel wurden an Ziegen Untersuchungen über die Zusammensetzung der Euterlymphe während der Laktation angestellt. Sowohl das Jugularvenenblut als auch die Euterlymphe wurden auf den Gehalt folgender Stoffe untersucht: Proteine, Rest-N, Glukose, Lactose, Natrium, Kalium, Calcium, Magnesium, Chloride, Bicarbonate. Weiterhin wurde der pH-Wert bestimmt. Aus den Ergebnissen war zu entnehmen, daß keine Veränderungen in der Lymphzusammensetzung bei unterschiedlicher Milchsekretion auftraten. Ein stärkerer Lymphfluß war jedoch mit einem Abfall in der Proteinkonzentration verbunden. Der Glukosespiegel in der Lymphe zeigte keine signifikanten Unterschiede gegenüber dem des Plasmas. Lactose konnte nicht ermittelt werden. Auch bei den Elektrolyten gab es keine Unterschiede zwischen Lymphe und Plasma.

W. Richter/Kleinmachnow. 1360.

Lemburg, Peter; Hamburg, Univ., Anatom. Inst. **Histophysiologische Untersuchungen zum Problem des Flüssigkeits- und Stofftransportes in der frühen Embryonalentwicklung. Experimentelle Studien am Fruchthüllensysten vom Hühnerei.** Z. Zellforsch. mikroskop. Anatom. **57** (1962) Nr. 5. S. 737-765. — 16 Abb., 36 Lit.

Vf. versuchte durch Markierung der Flüssigkeiten des Fruchthüllenapparates mit Myofer den Weg des Fruchtwassers bzw. die Zirkulationsverhältnisse bei 5 bis 7 Tage alten Hühnerembryonen zu erkunden. — Das Eisen des Myofers wurden mit Hilfe der Turnbulls Blau-Methode nachgewiesen. — Der Weg des Fruchtwasser-Myofer wurde vom Eiklar aus verfolgt. Die Chorionwand kann es von dort aus aufnehmen und speichern. Darauf ist das Myofer des Fruchtwassers im extraembryonalen Coelom nachweisbar, um später im Amnionepithel gefunden zu werden. Daß das markierte Myofer-Fruchtwasser vom Amnionepithel in das Cavum amnii sezerniert wird, konnte nicht exakt bewiesen werden. Das vom Embryo aufgenommene Myofer-Fruchtwasser ist 4 Std. nach der Injektion teilweise in der Allantois nachweisbar. — Es empfiehlt sich, die vielen Fakten im Original nachzulesen.

H. Seidel. 1378.

Karczewski, Wojciech; Puławy, Inst. Weteryn. Pćrba określenia zawartości wolnych aminokwasów w płynie omoczniowym zarodków kurzych za pomocą chromatografii bibułowej. **(Bestimmung freier Aminosäuren in Hühnerembryonen-Allantoisflüssigkeit mittels Papierchromatographie.)** Med. weteryn. 18 (1962) Nr. 10. S. 619-621. — 1 Abb., 1 Tab. Zus. in Russ., Engl., Franz., Dtsch.

Es wurden Bestimmungen freier Aminosäuren in der Hühnerembryonen-Allantoisflüssigkeit mittels Papierchromatographie durchgeführt. Zum Versuch wurde die Allantoisflüssigkeit der im Kühlschrank bei +4 °C 4 Std. aufbewahrten Hühnerembryonen verwendet. Der Allantoisflüssigkeit wurde Eiweiß entzogen, und die adsorbierten Aminosäuren wurden mittels 2 n-Ammoniak eluiert. Die chromatographische Untersuchung wurde mittels Wechselchromatographie mit folgenden Verdünnungsflüssigkeiten durchgeführt: Richtung I: N-Buthylalkohol + Essigsäure + Wasser (4:1:5), Richtung II: Phenol + Wasser (7:3) + NH_3-Dämpfe. Die Chromatogramme wurden mittels 0,2%iger Ninhydrinacetonlösung entwickelt. So konnten folgende Aminosäuren bestimmt werden: Leucin, Phenylalanin, Valin, Methionin, Tryptophan, Tyrosin, Prolin, Alanin, Threonin, Glycin, Serin, Arginin, Histidin, Lysin, Glutamin- und Asparaginsäure, Cystin und Cystein. Ergebnisse: 1. Die chromatographische Untersuchung mittels Wechselchromatographie ermöglicht die qualitative Zusammensetzung freier Aminosäuren in der Hühnerallantoisflüssigkeit zu bestimmen. 2. Die Identifikation der einzelnen Flecke wird durch den Rf-Faktoren-Vergleich der untersuchten Flüssigkeiten und entsprechenden Standards erleichtert. 3. Mit Ausnahme von Asparagin und Ornithin wurden alle Aminosäuren, deren Standards zur Verfügung standen, in den untersuchten Allantoisflüssigkeiten festgestellt.

W. Radomiński. 1378.

Singh, J. R. und Talapatra, S. K.; Mathura, U. P. Coll. of Veterin. Sci. and Animal Husbandry. Effects of hard and soft water on digestibility and mineral nutrition in young Hariana calves. **(Die Wirkungen harten und weichen Wassers auf die Verdaulichkeit und den Mineralstoffwechsel bei jungen Hariana-Kälbern.)** Indian J. veterin. Sci. Animal Husbandry **31** (1961) Nr. 3. S. 223-233. — 9 Tab., 11 Lit.

Im Verlaufe des Agra-Mathura hat das Wasser meist die Eigenschaften des Brackwassers. Der Karbonatgehalt liegt zwischen 0,0 und 96,0, der Bicarbonatgehalt zwischen 83 und 1191, der Calciumgehalt zwischen 33 und 800, der Magnesiumgehalt zwischen 10 und 570, der Chloridgehalt zwischen 67 und 3202 und der Gehalt an Sulfaten zwischen 13 und 1579 ppm. Der pH-Wert beträgt 7,35-8,5. Von den untersuchten Wasserproben können 91,5% als hart bezeichnet werden. Der Einfluß harten und weichen Wassers wurde bei Kälbern im Alter von 6-11 Mon. im Fütterungsversuch überprüft. Nach 60 Tagen wurden bei gleichen Tieren Verdaulichkeitstests durchgeführt. In der Verdaulichkeit der einzelnen Futterbestandteile konnten keine signifikanten Differenzen nachgewiesen werden. Nur bei den Tieren, die in beiden Versuchsserien weiches Wasser bekommen hatten, war die Verdaulichkeit der Rohfaser stark vermindert. Wahrscheinlich werden die Funktionen der Mikrobien durch die Mineralstoffe im harten Wasser belebt. Durch den Calciumgehalt des harten Wassers wird eine calciumarme Grundfutterration wirkungsvoll ergänzt. Während in der mit weichem Wasser versorgten Gruppe eine negative Calciumretention vorlag, war bei der mit hartem Wasser getränkten Gruppe bei einer täglichen Aufnahme von 4,9 g Calcium die Endbilanz positiv. In ähnlicher Weise konnte bei Verabreichung harten Wassers eine Besserung der Phosphor- und Magnesiumretention beobachtet werden. Scheinbar tritt bei langdauernder Verabreichung harten Wassers in einem bestimmten Umfange bei den Jungtieren eine Verringerung der Stickstoffretention ein.

H. Busse. 1380.

Noyes, R. W. und Thibault, C. (unter techn. Mitarb. von Gerard, Micheline); Nashville, Tenn., Vanderbilt Univ. School of Med., Dep. of Obstetrics and Gynecol. Endocrine factors in the survival of spermatozoa in the female reproductive tract. **(Endokrine Faktoren bei der Überlebensrate der Spermatozoen im weiblichen Geschlechtstrakt.)** Fertility and Sterility **13** (1962) Nr. 4. S. 346-365.

Von fruchtbaren Kaninchenrammlern werden Spermatozoen in die Eileiter, Uterushörner und die Vagina von 42 Häsinnen gebracht, die vorher ovariektomiert werden und Injektionen von Oestrogenen oder Progesteron bzw. Oestrogen und Progesteron erhalten. Die Vagina im Mittelabschnitt und einseitig die Cervix, die Uterus-Eileiterverbindung und das Infundibulum des Eileiters werden ligiert. Ein oder zwei Tage später gewinnt man Flüssigkeit aus den abgeteilten Segmenten und bestimmt die Anzahl und die Beweglichkeit der Spermatozoen sowie die Leukocyten. Außerdem werden frisch ovulierte Eier von mit Gonadotropin behandelten Häsinnen gewonnen und diese in die unligierten Eileiter und Gebärmutterhöhrner verbracht. Weitere Eier werden in vitro, und zwar in der aus den ligierten Abschnitten gewonnenen Flüssigkeit aufbewahrt. 5 Std. nach der Transplantation gewinnt man die Eier zurück und unterzieht sie einer mikroskopischen Betrachtung. Nur 70 von 462 Eiern weisen nach verschieden langem Aufenthalt im Geschlechtstrakt eingedrungene Spermien auf. Die in vitro kultivierten Eier sind sämtlich ohne und von 213 in Uterus und Cervix übertragene Eier nur 7 mit Anzeichen von Befruchtung. Nach 43-50stündigen Aufenthalt der Spermien im Eileiter ist nur 1 von 51 in die Tuben verbrachten Eiern befruchtet, obwohl in der Regel bewegliche Spermien in den gegenüberliegenden ligierten Teilen der Eileiter gesehen werden. Die Spermatozoen behalten im weiblichen Geschlechtstrakt wohl 43-50 Std. ihre Beweglichkeit, die Befruchtungsfähigkeit verlieren sie aber schon nach 22-29 Std. Ein Vergleich zwischen der Art der Hormonbehandlung, der Anzahl beweglicher Spermien in den ligierten Abschnitten und Anzahl der Eier, die Anzeichen der Befruchtung aufweisen, ergibt, daß durch Hormoninjektionen die Befruchtungskraft ohne Auswirkung auf die Beweglichkeit der Spermien erhöht wird.

K. Rothe. 1450.

Sardo, Giovanni Lo; Münster/Westf., Univ., Anatom. Inst. **Zur Frage des Einflusses von Tageslicht auf die Ovarialtätigkeit bei der Albino-Ratte.** Z. mikroskop.-anatom. Forsch. **68** (1962) Nr. 4. S. 497-506.

An 19 erwachsenen und noch nicht gedeckten Albinoratten, die bei Dämmerlicht sowie bei konstanter Temperatur und bei gleichem Futter gehalten wurden, wurden nach 2 Mon. der Bulbus enucleiert und bei einem anderen Teil der Tiere die Sehnerven durchtrennt. Eine dritte Gruppe dieser Tiere wurde in mäßiges Tageslicht gebracht. Nach der Bulbusenuclation traten keine Änderungen im Zyklusablauf auf, während nach der Sehnervendurchtrennung bei einem Teil der Versuchstiere eine verstärkte Brunstphase bzw. eine Dauerbrunst auftrat. Der Rest der Tiere blieb indifferent. Aus diesen Versuchsergebnissen wird geschlossen, daß dem Auge außer der rein optischen Funktion auch die Aufgabe der Regulation hormonaler Tätigkeiten zukommt. Bei der Ratte wird allerdings erst dann die Wirkung des Lichtes deutlich, wenn dieses weit über das physiologische Maß hinaus auf dieses Dämmerungstier einwirkt. Vf. vermutet, daß die Lichtwirkung neben der retinohypothalamischen Bahn auch noch auf anderem Wege das hormonale Geschehen beeinflußt.

T. Koch. 1450.

Stephan, E.; Gießen, Justus-Liebig-Univ., Inst. für Tierzucht und Haustiergenetik. **Über Zusammenhänge zwischen Kristallisationsformen des Cervicalschleims, Brunst und Fruchtbarkeit beim Schaf.**, Zuchthyg. Fortpflanzungsstör. Besam. Haustiere **6** (1962) Nr. 5. S. 263-271. – 7 Abb., 26 Lit. Zus. in Russ., Engl.

Die Versuche dienen dem Zweck, die Brunst des Schafes zu ermitteln. Es werden in mehreren Untersuchungsreihen regelmäßig Schleimproben aus der Umgebung des Orificium externum entnommen und auf Objektträger ausgestrichen. In regelmäßigen Abständen von etwa 17 Tagen sind bei einer 28-360fachen Vergrößerung immer wiederkehrende Kristallisationsformen zu finden, die farn- oder tannenzweigartig aussehen. Außerhalb der Brunst sind hingegen keine solchen Kristallisationen zu ermitteln. Bei schwacher Brunst sind auch nur angedeutete Verästelungen vorhanden. – Nähere Betrachtungen ergeben, daß das Auftreten des Kristallisationsphänomens vom Elektrolytgehalt des Schleimes abhängt, ausreichende Mengen dieses Elektrolyts aber nur in Gegenwart von genügend Oestrogenen abgegeben werden. Somit beschränkt sich die Fähigkeit zu kristallisieren auf einen Zeitraum, in dem noch kein Progesteron wirksam ist, also etwa auf die Ovulationsphase. F. Schaetz. 1455.

Prodanski, P. und Petrow, P.; Plowdiw, Bulgarien, Hochschule für Nahrungs- und Lebensmittelind. **Vergleichende elektrophoretische und chromatographische Untersuchungen über die Eiweißzusammensetzung verschiedener Milcharten.** Dtsch. Milchwirtsch. **9** (1962) Nr. 10. S. 290-291. – 3 Tab., 8 Lit.

Mit Hilfe elektrophoretischer und chromatographischer Untersuchungen wurden Schaf-, Büffel- und Ziegenmilch geprüft und ihre Eiweißzusammensetzung der der Kuhmilch gegenübergestellt. 4 Fraktionen wurden in den Molken der Kuh-, Schaf- und Ziegenmilch ermittelt, wobei es sich um Blutserumalbumin, β-Lactoglobulin, α-Lactoglobulin und Immunglobulin handelt. In der Zahl der Fraktionen gab es bei den 4 Milcharten keine Unterschiede, jedoch wiesen die ersten 3 Milcharten β-Lactoglobulin in höchster Konzentration auf, während in Ziegenmilchmolke das α-Lactoglobulin die stärkste Fraktion darstellt. In der Caseinfraktion sind in der prozentualen Zusammensetzung Unterschiede bei den 4 Milcharten festzustellen. Bei der Bestimmung der qualitativen Aminosäurenzusammensetzung ergeben sich keinerlei Unterschiede. Insgesamt konnten duchschnittlich 17 Aminosäuren nachgewiesen werden. Bei der Untersuchung der Aminosäurenzusammensetzung des Molkeneiweißes der 4 Milcharten konnte beobachtet werden, daß die Zahl der Aminosäuren bei den einzelnen Tierarten beträchtlichen Schwankungen unterworfen war. W. Richter/Kleinmachnow. 1470.

Johke, Tetsu und Goto, Takashi; Chiba, Japan, Nat. Inst. of Agric. Sci., Div. of Animal Physiol., Lab. of Physiol. of Lactation. Acid-soluble nucleotides in cow's and goat's milk. **(Säurelösliche Nucleotide in Rinder- und Ziegenmilch.)** J. Dairy Sci. **45** (1962) Nr. 6. S. 735-741. – 7 Abb., 2 Tab., 22 Lit.

Diese Arbeit beschreibt die Unterschiede in der Zusammensetzung der säurelöslichen Nucleotide von Rinder- und Ziegenmilch. In der Ziegenmilch wurden während der Laktation u. a. folgende Substanzen gefunden: Diphosphopyridinnucleotid, Adenosin-monophosphat, Guanosin-monophosphat 5', Uridin-monophosphat 5', Guanosin-monophosphat-mannose, Uridin-diphosphat-acetylglucosamin und -glucose sowie Guanosin-diphosphat, Uridin-diphosphat und Uridin-diphosphat-uronsäure. Der Gesamtgehalt an säurelöslichen Nucleotiden erreichte sein Maximum in der Kolostralperiode (330 μk pro 100 ml) und fiel im Laufe der Laktation ab. Mit Hilfe von ^{32}P wurden weitere Stoffwechselvorgänge und Anlagerungsvorgänge untersucht.
W. Richter/Kleinmachnow. 1470.

Kiermeier, Friedrich und Johannsmann, Herbert; Weihenstephan, Milchwirtsch. Inst. der TH München. **Über den Mangangehalt der Kuhmilch.** Z. Lebensmittel-Unters. u. -Forsch. **118** (1962) Nr. 4. S. 304-308.

Nach Brückmann und Zondeck besitzt das neugeborene Säugetier keinerlei Vorrat an Mangan und ist in seiner Versorgung ausschließlich auf die Milch angewiesen. Über den eigentlichen Manganbedarf bei Tier und Mensch liegen sehr unterschiedliche Angaben vor, vermutlich, weil dem sehr geringen Bedarf ein sehr großes Angebot bei allen pflanzlichen und sehr vielen tierischen Mitteln gegenüber steht. — Bei 161 Milchproben aus dem Einzugsgebiet Weihenstephan ergaben die Untersuchungen einen Mangangehalt zwischen 4,5 unf 67,4 μg/l. Bei den während des Weideganges untersuchten Milchproben konnte eine Abhängigkeit vom Mangangehalt im Erdboden nachgewiesen werden, nicht aber zur Zeit der Stallfütterung (Winter 1959/60). Vff. sehen die Ursachen in der Tatsache, daß während dieser Zeit größere Mengen betriebsfremder Futtermittel angeboten wurden. Chr. Dietz. 1470.

Hansson, Egon und Rasmusson, Yngve; Alnarp, Schweden, Chem. Bakteriol. Inst., Molkereiabt. **Weitere Untersuchungen über die saure Phosphatase der Milch.** Z. Lebensmittel-Unters. u. -Forsch. **118** (1962) Nr. 2. S. 141-147. — 2 Abb., 6 Tab., 11 Lit.

Es wird eine Methode zur Herstellung von Konzentraten der sauren Milchphosphatase beschrieben. Kurzzeiterhitzte Magermilch (72 °C, 15 Sek.) wird mit Lab versetzt und nach der Gerinnung das Koagulum gewonnen. Aus dem Koagulum wird das Enzym durch Zusatz von Salzsäure (0,5 n) in kleinen Portionen herausgelöst (pH-Wert 3,5-4), unter gleichzeitiger Bearbeitung im Mixgerät. Die breiige Masse wird zentrifugiert und die überstehende Fermentlösung weiter verarbeitet, und schließlich wird die Fällung des Fermentes mit Aceton vorgenommen. Das getrocknete Enzympräparat ist stabil und weist auch nach 6monatiger Lagerung keinen Aktivitätsverlust auf. Bezogen auf Stickstoff wird mit der Methode eine etwa 60fache Anreicherung gegenüber dem Ausgangsmaterial erreicht. Die angereicherte saure Phosphatase weist ein Aktivitätsoptimum bei pH 4,18 auf; die Fermentlösungen sind im pH-Bereich von 3-9 ziemlich stabil. Durch Tageslicht wird das Ferment schnell inaktiviert. Bei Anwesenheit von Oxalat wird das Ferment stark gehemmt; eine geringere Hemmwirkung üben die Weinsäure, die Äpfelsäure und die Citronensäure aus. Durch Ascorbinsäure wird eine Aktivierung erzielt; durch Natriumfluorid sowie durch Kupferchlorid wird das Ferment stark gehemmt; Cystein ist ohne Einfluß. E. Kolb. 1470.

Azimov, G. I., Orlov, A. F. und Belugina, O. P. (Asimow, G. I., Orlow, A. F. und Belugina, O. P.); Balaschicha, Gebiet Moskau, Landwirtsch. Unions-Inst. für Fernstudium. Reabsorbcija v moločnoj železe. **(Reabsorption in der Milchdrüse.)** Žurnal obščej biologii, Moskva **23** (1962) Nr. 3. S. 237-238. — 2 Abb., 5 Lit. Zus. in Engl.

Kurze Zeit nach der Injektion der Isotope ^{32}P, ^{45}Ca und ^{53}S in das Euter laktierender Ziegen wurden diese Stoffe in bedeutendem Umfang in Blutproben aus der Eutervene wiedergefunden. Dieser Vorgang wurde als „Reabsorption" bezeichnet. Nach einer längeren Zeitdauer wurden die markierten Elemente auch in den organischen Milchbestandteilen wiedergefunden, woraus der Schluß gezogen wurde, daß zur Milchbildung auch solche Stoffe verwendet werden, die vorher aus dem Euter reabsorbiert wurden. In weiteren Untersuchungen mit verschiedenen Präparaten (Phenamin, Amital, Pituitrin, ACTH) wurde gezeigt, daß diejenigen Präparate, welche die Reabsorption fördern, auch die Milchsekretion positiv beeinflussen und umgekehrt. Auch durch Eutermassage und den Melkvorgang wird die Reabsorbtion verstärkt. Die gefundenen Untersuchungsergebnisse beweisen die Bedeutung der Residualmilch für die Milchsekretion während der Zwischenmelkzeiten. Bei maximaler Euterentleerung verlangsamte sich die Reabsorption und verringerte sich die Milchbildung. G. Häßler. 1470.

Weißweiler, Paul; München, Univ., Inst. für Tierzucht, Vererbungs- und Konstitutionsforsch. **Untersuchungen über die Labfähigkeit der Milch in Abhängigkeit von der Fütterung. Ein Beitrag, die Wirkstoffversorgung der Milchkühe zu erkennen.** Diss. München **1961** 44 S. — 6 Abb., 7 Tab., 72 Lit.
In Untersuchungen an 263 Einzlgemelken von 147 Kühen aus 14 Betrieben (Oberpfalz und Nähe München) wurde die Labgerinnungsfähigkeit der Milch überprüft. Zur Messung der Labgerinnungsfähigkeit diente der „Labwert", der die durchschnittliche Gerinnungszeit einer Milch nach der Zugabe von 4 verschieden starken Lablösungen darstellt (nach Hostettler). Rassenbedingte Unterschiede in der Labqualität der Milch ergaben sich nicht. Auch das Laktationsstadium war ohne Einfluß. Hochsignifikante Unterschiede waren von Betrieb zu Betrieb innerhalb verschiedener Jahreszeiten (Herbst-Frühjahr) und innerhalb der Betriebe zwischen den Jahreszeiten festzustellen. Die Unterschiede zwischen den Labwerten verschiedener Fütterungsperioden werden auf Unterschiede in der Mineralstoffversorgung zurückgeführt. Beziehungen zwischen der Fruchtbarkeit der Tiere — gemessen an den Zwischenkalbezeiten — und den Labwerten scheinen nicht zu bestehen.
W. Holzschuh. 1470.

Gusejnov, D. Ja. (Gusseinow, D. Ja.); Aserbaidshan. Med. Inst. O laktogennom dejstvii bojaryšnika. **(Die milchtreibende Wirkung von Weißdorn.)** Veterinarija, Moskva **39** (1962) Nr. 9. S. 61-62.
Es gibt auf der Welt ca. 1000 Weißdornarten (Fam. Rosaceae). In der Sowjetunion sind 47 wildwachsende Arten weit verbreitet. Die Weißdornfrüchte enthalten Parasympathicomimetica (bes. Cholin und Acetylcholin), die die Drüsenfunktion verbessern. Bei unbegrenzter Wasseraufnahme und tägl. Rationen von 500 g Möhren, 500 g Hafer, 1 kg Heu und 10 g Kochsalz erhielten zwei Ziegen 0,1 ml alkoholischen Weißdornextrakts pro kg Kgw. Bei Tier I verbesserte sich innerhalb einer Stunde die Milchmengenleistung von 233,5 auf 396 ml, der prozentuale Fettgehalt von 3,8-4,5% auf 5,8-7,2% und das spezifische Gewicht von 1028 auf 1030-1033. Die betreffenden Werte von Tier II waren 196 auf 325,5 ml, 4,0-4,8 auf 6,0-7,0% und 1028-1029 auf 1030-1033.
S. Willer. 1470.

Ohri, S. P. und Joshi, B. K.; Bikaner, Rajasthan Coll. of Veterin. Sci. and Animal Husbandry. Composition of milk of camel. **(Zusammensetzung der Kamelmilch.)** Indian. veterin. J. **38** (1961) Nr. 10. S. 514-516.
E. Wiesner. 1470.

Moll, Johann C. und Code, Charles F.; Rochester, Minn., Mayo Clin.; Mayo Foundation. Rates of insorption of sodium and potassium from stomachs of rats. **(Die Resorptionsgeschwindigkeit für Natrium und Kalium im Rattenmagen.)** Amer. J. Physiol. **203** (1962) Nr. 2. S. 229-231.
K. Reinhardt. 1505.

Brüggemann, Johs., Giesecke, D. und Drepper, K.; München, Univ., Inst. für Physiol. und Ernähr. der Tiere. **Die Beeinflussung von Zusammensetzung und Leistung der Pansenflora durch Verabreichung unterschiedlicher Stickstoffquellen.** Z. Tierphysiol., Tierernähr. Futtermittelkunde **17** (1962) Nr. 3. S. 162-188. — 3 Abb., 13 Tab., 65 Lit. Zus. in Engl.
An einem Ochsen mit Pansendauerfistel wurden bei Verabreichung eines gleichen Grundfutters die Auswirkungen der Verabreichung von Sojaschrot bzw. eines Harnstoffbeifuttermittels (N-äquivalent) auf Zusammensetzung und Leistungen der Pansenflora untersucht. Die Umstellung von Soja- auf Harnstoff-Fütterung führte zu einer Zunahme der Gesamt- und Lebendkeimzahlen sowie der amylolytischen, cellulolytischen und sulfatreduzierenden anaëroben Bakteriengruppen, während die Zahl der Cystein-desulfhydrierenden Bakterien etwa gleich blieb und diejenige der Proteolyten sich

verminderte. Die Konzentration an Ammoniak und flüchtigen Fettsäuren erreichte in beiden Perioden etwa 2 Std. nach der Fütterung ihr Maximum; sie war in der Harnstoff-Periode erhöht, während der pH-Wert geringfügig erniedrigt war. Die prozentuale Zusammensetzung der flüchtigen Fettsäuren blieb annähernd unverändert. Während der Harnstoff-Periode war die ureolytische Aktivität des Pansensaftes stark erhöht, während die proteolytische Aktivität etwa gleich blieb und die der Desaminasen sich verminderte. Der Umsatz von Cellulose und Stärke zu flüchtigen Fettsäuren im künstlichen Pansen war bei Harnstoff-Fütterung gesteigert. Die zur Erzeugung einer Gewichtseinheit flüchtiger Fettsäuren benötigte Kohlenhydratmenge war in der Harnstoffperiode bei Cellulose geringer und bei Stärke höher. E. Kolb. 1510.

W. Rojahn, J.; Halle/S., Martin-Luther-Univ. Halle-Wittenberg, Inst. für Tierernähr. **Beiträge zur Frage der symbiotischen Harnstoffverwertung durch Pansenbakterien anhand von Kulturversuchen.** Zbl. Bakteriol., Parasitenkunde, Infektionskrankh. Hyg., II. Abt. **115** (1962) Nr. 1. S. 11-44. – 31 Lit. Durch invitro-Versuche sollte geklärt werden, ob eine zeitliche adaptive Wirkung auf die Ureasebildung der Pansenbakterien auftreten kann, welche Wachstumsintensitäten unter verschiedenen Kulturbedingungen die Pansenbakterien zeigen und welche Urease-positiven Pansenbakterien auf Grund ihrer morphologischen und leistungsphysiologischen Merkmale beschrieben werden können. Zu diesem Zweck wurden verschiedene Kulturversuche mit Pansenbakterien und isolierten Pansenbakterienstämmen durchgeführt. In mikroskopisch-morphologischen Untersuchungen konnten 22 Leitorganismen der Pansenbakterien charakterisiert werden. Die Ermittlung der zeitlichen Ureaseadaption durch die Pansenbakterienpopulation erfolgte in Versuchen über mehrere Kulturpassagen. Die Bakterien wurden in 2 Durchgängen über 6 Subkulturen bebrütet, und ihre Harnstoffabbaufähigkeit wurde so in einem Zeitraum von 2×21 Tagen quantitativ erfaßt. Alle 2 Tage (etwa 110 Bakteriengenerationen) wurden Subkulturen angelegt. Nach anfänglich relativ langer Abbauzeit nahm die Zeitspanne in den ersten Subkulturen trotz verminderter Bakterienkonzentration beträchtlich ab, um dann wieder (3.-4. Subkultur) anzusteigen, was auf ungünstige Lebensbedingungen oder Gewöhnung zurückgeführt wird. Vergleichende Kulturversuche der Pansenbakterienpopulation ergaben unter aëroben Bedingungen ein stärkeres Wachstum als unter anaëroben Bedingungen und CO_2-Verhältnissen. Die Ureasebildung erfolgte teilweise unabhängig vom Wachstum. Bakteriengemische, die auf harnstoffreien Nährböden gehalten wurden, verlieren die Fähigkeit, den Harnstoff auszunutzen. Während in peptonhaltigen Nährmedien das Wachstum bei Saccharose und Glukose gleich war, wuchsen die Bakterien in harnstoffhaltigen Medien bei Saccharose besser. In Kulturversuchen mit isolierten Bakterienstämmen konnten 3 harnstoffverwertende Stämme aus dem Pansen isoliert, beschrieben und bestimmt werden (Gram- positive Sporenbildner, Gram-negative Kurzstäbchen und Gram-variable Kokken.) Unter den Versuchsbedingungen (verwerteten, wie Wachstumscharakteristika der Stämme auf Selektivnährboden ergaben, die Stämme den Harnstoff nur unter aëroben Bedingungen unter CO_2-Verhältnissen. Während die isolierten Kokken den Harnstoff sehr rasch zersetzten, erfolgte der Abbau durch die isolierten Stäbchen nicht so gut.
W. Holzschuh. 1510.

Holzschuh, W. und Wetterau, H.; Halle/S., Martin-Luther-Univ. Halle-Wittenberg, Inst. für Tierernähr.; Blösien, VEB Leuna-Werke „Walter Ulbricht", Landwirtsch. Versuchsstat. **Untersuchungen über den Abbau von Nicht-Protein-Stickstoff-Verbindungen im Pansen der Wiederkäuer. 1. Mitt.** Arch. Tierernähr. **12** (1962) Nr. 3. S. 161-178. – 12 Abb., 5 Tab., 37 Lit.

In mehreren Versuchsreihen an Kühen wurde der Einfluß der Verabreichung von Harnstoff auf den Harnstoff- und Ammoniakgehalt in Blut und Pansensaft geprüft. Bei der Zufuhr von 100 oder 150 g Harnstoff in Lösung mit der Nasenschlundsonde wurde derselbe innerhalb von 90 Min. im Pansen zerlegt. Durch Bindung des Harnstoffs an Zellulose und Stärke konnte der Abbau wesentlich verzögert werden; 600 g Harnstoff als Tagesdosis wurden in dieser Applikationsform vertragen. Toxische Ercheinungen traten bei einem Gehalt von 0,5-1,4 mg% NH_3-N im Blut der V. jugularis auf. Die Urease aus Sojaextraktionsschrot hat keinen Einfluß auf die Toxizität des Harnstoffs. H. Gürtler. 1510.

Piatkowski, B., Steger, H. und Püschel, F.; Dummerstorf bei Rostock, Inst. für Tierzuchtforsch. der Dtsch. Akad. der Landwirtsch.-Wiss. zu Berlin. **Bestimmung sowie Ausscheidung von Chromoxyd bei im Stall gefütterten und weidenden Milchkühen.** Arch. Tierernähr. **12** (1962) Nr. 3. S. 137-142. — 5 Abb., 3 Tab., 22 Lit.

Untersuchungen über die Brauchbarkeit von Chromoxyd als Indikator zur Bestimmung der Futteraufnahme bei weidenden Rindern führten zu dem Ergebnis, daß hierfür eine 2malige Indikatorgabe im Abstand von 12 Std. und eine 2malige Kotentnahme innerhalb von 24 Std. über 4 Tage hinweg ausreichend sind. Eine maximale Konzentration an Chromoxyd im Kot bleibt etwa 12 Std. erhalten. Im Hinblick auf tageszeitliche Variationen des Indikatorgehaltes im Kot fand sich die niedrigste Konzentration gegen 6.00 Uhr und die höchste gegen 18.00 Uhr. Zum Chromoxydnachweis wird ein titrimetrisches Verfahren empfohlen. H. Gürtler. 1510.

Ivanov, Nitscho und Ivanov, Ceko; Sofia, Zootechn. Fak. **Die Eiweißresorption im Hühnerdarm in Abhängigkeit von der Wasserstoffionenkonzentration im Darm und dem Kohlenoxydgehalt des Blutes.** Arch. Tierernähr. **12** (1962) Nr. 2. S. 109-118. — 2 Tab., 23 Lit.

Nach der Anlage von Thiry-Vella-Fisteln wurde bei 24 einjährigen Hähnen der Einfluß des pH-Wertes im Darm und im Blut auf die Resorption eines Eiweißhydrolysates untersucht. Ein pH von 6,8 im Dünndarm erwies sich dabei als für die Resorption optimal, bei welchem 66% des perfundierten Eiweißhydrolysats resorbiert wurden. Sowohl eine Erhöhung als auch eine Erniedrigung des pH-Wertes im Darm hatten einen Rückgang der Resorptionsrate zur Folge. Desgleichen bedingte eine Erhöhung der Acidität des Organismus ebenso wie eine Erniedrigung derselben eine Abnahme der Resorption. H. Gürtler. 1515.

Heude, Bernard, Alfort, École Nat. Vétérin. Le transit intestinal du poulet. **(Passage und Transport im Darmtrakt der Junghenne.)** Diss. Alfort **1962** 59 S. — 8 Abb., 7 Tab., 40 Lit. K. Reinhardt. 1550.

Keynes, R. D.; Babraham, Cambridge, Inst. of Animal Physiol. The feeding habits of the electric eel. **(Über die Nahrungsaufnahme bei elektrischen Aalen.)** J. Physiol. [London] **163** (1962) Nr. 1. S. 2 P–3 P.

Es wird der Inhalt eines Filmes beschrieben, der sich mit den Gewohnheiten bei der Nahrungsaufnahme elektricher Fische auseinandersetzt. Die Frage der elektrischen Aktivität dieser Tiere wird im Zusammenhang mituntersucht. Zur Testung standen die Arten *Elektrophorus, Torpeder, Malapterurus* und *Astroscopus* zur Verfügung. Als Futter dienten lebendige Frösche. Der Versuchsaufbau mit seinen Meßmöglichkeiten wird beschrieben. Die individuellen Eigenarten bei der Nahrungsaufnahme werden beobachtet und die Unterschiede diskutiert. W. Richter/Kleinmachnow. 1550.

Hollmann, S., Herlyn, U. und Lantzsch, H.-J.; Göttingen, Univ., Physiol.-Chem. Inst.; Inst. für Tierphysiol. und Tierernähr. **Einfluß von Sorbit auf die Vitaminausscheidung bei Hammeln und laktierenden Schafen.**

Z. Tierphysiol., Tierernähr. Futtermittelkunde **17** (1962) Nr. 3. S. 132–139. – 3 Tab., 13 Lit. Zus. in Engl.
Eine Stimulierung der enteralen Vitaminsynthese durch orale Zufuhr von Sorbit ist bisher beim Menschen und bei Nagetieren nachgewiesen worden. In vorliegenden Untersuchungen an Schafen wurde die Ausscheidung an Thiamin, an Vitamin B_6 sowie an Pantothensäure bei unterschiedlichen Fütterungsbedingungen (mit und ohne Zulagen von Sorbit) im Harn und in der Milch geprüft. Die Thiaminausscheidung im Harn ist von den Fütterungsverhältnissen abhängig, wobei eine einseitige Kost die Ausscheidung vermindert. Durch Zulagen von Sorbit (45–100 g pro Tag) wird die Thiaminausscheidung im Harn erhöht, während die Ausscheidung von Vitamin B_6 reduziert wird. Die Pantothensäureausscheidung wird bei einseitig mit Heu ernährten Tieren erhöht, während sie bei den mit einem hochwertigen Futtergemisch gefütterten Schafen ohne Einfluß ist. Bei hochwertiger Ernährung werden (ohne Sorbitzulagen) etwa 3–4fach größere Mengen an den genannten Vitaminen im Harn als bei einseitiger Ernährung ausgeschieden. Eine Steigerung der Thiaminausscheidung in der Milch wird durch Sorbit nicht erreicht, die Vitamin B_6-Ausscheidung wird reduziert, die Ausscheidung an Pantothensäure geht insgesamt geringfügig zurück. Im Panseninhalt konnten nach Sorbitgaben eine schwache Senkung des pH-Wertes und eine Zunahme der Gesamtkeimzahl pro ml nachgewiesen werden. E. Kolb. 1595.

Okuda, Kunio; Ube, Japan, Yamaguchi Med. Coll., Dep. of Med. Dose dependent effects of d-sorbitol on intestinal absorption of Vit. B_{12}. **(Dosisabhängige Wirkungen von D-Sorbit auf die intestinale Absorption von Vitamin B_{12}.)** Proc. Soc. exp. Biol. Med. **108** (1961) Nr. 3. S. 816-819. – 3 Tab., 10 Lit.
Die orale Verabreichung großer Dosen von D-Sorbit fördert nach der Gabe überphysiologischer Mengen ^{60}Co B_{12} dessen Absorption aus dem Magendarmkanal normaler Ratten. Dagegen wird die Resorption einer physiologischen Dosis unterdrückt. Da bei der Verabreichung unphysiologisch großer Vit.-B_{12}-Mengen der „Intrinsic factor" für die Resorption keine Bedeutung hat, ist es unwahrscheinlich, daß die resorptionsfördernde Wirkung des Sorbits über denselben erfolgt. Untersuchungen an Tieren mit Darmschlingen und solchen, bei denen das Ende des Ileums direkt in die Bauchwand verpflanzt wurde, zeigen, daß große Sorbitmengen unter diesen Bedingungen die Vit.-B_{12}-Resorption hemmen. Es wird daher vermutet, daß die beobachtete Umfangsvermehrung des Blinddarms und sein flüssiger Inhalt die Physiologie des Darmes in der Weise verändern, daß die Resorption unphysiologischer Vit.-B_{12}-Mengen ohne Beteiligung des „Intrinsic factor" gefördert wird.
H. Gürtler. 1595.

Ivanov, Nitscho und Gotev, Radi; Sofia, Zootechn. Fak. **Untersuchungen über die außensekretorische Tätigkeit der Bauchspeicheldrüse bei Hühnern.** Arch. Tierernähr. **12** (1962) Nr. 2. S. 65–73. – 3 Abb., 2 Tab. 10 Lit.
Nach dem Einlegen einer Polyvinylkanüle in den Ausführungsgang wurde die Sekretabgabe der Bauchspeicheldrüse bei 14 etwa 10–12 Mon. alten Hähnen im Hinblick auf Menge und Fermentgehalt in Abhängigkeit von verschiedenenen physiologischen Faktoren untersucht. Danach erfährt die kontinuierliche Sekretion durch eine Futteraufnahme eine beträchtliche Steigerung und erreicht in der ersten Stunde ihr Maximum. Der Fermentgehalt steigt dabei um folgende Beträge an: Protease 28–92%, Amylase 25–50% und Lipase 19–36%. Je größer die aufgenommene Futtermenge ist, umso größer ist auch die daraufhin abgesonderte Sekretmenge. Eiweißreiche Futtermittel bedingen eine erhöhte Proteaseaktivität, fettreiche eine geringgradige Lipasezunahme. Sojabohnen und wässeriger Sojamehlextrakt haben eine besonders starke Erhöhung der Sekretmenge zur Folge. Nachts wird

weniger Saft abgesondert als am Tage. Eine künstliche Beleuchtung erhöht die Menge, wobei jedoch das Niveau der Tagessekretion nicht erreicht wird. Die Fermentaktivität bleibt dabei unverändert. H. Gürtler. 1680.

Hadler, W. A., Corrado, A. P. und Migliorini, R. H.; Ribeirão Prêto, Brésil, Fac. de Méd., Dep. de Morphol.; Dep. de Physiol.; Dep. de Pharmacol. Analyse de l'activité fonctionnelle des parathyroïdes, chez le rat, par la caryométrie et l'histométrie. **(Analyse der funktionellen Aktivität der Nebenschilddrüsen bei der Ratte durch Kern- und Gewebemessungen.)** Z. mikroskop.-anatom. Forsch. 68 (1962) Nr. 4. S. 507–512.

Bei lang andauernder Verabreichung von Streptomycinsulfat an Ratten zeigten sich morphologische Veränderungen des Epithelkörperchens, verbunden mit einer Senkung des Blutcalciumspiegels. Das Drüsengewebe war hypertrophiert und das mittlere Kernvolumen der Hauptzellen der Drüse war signifikant erhöht. Vff. legten Wert darauf festzustellen, daß die karyometrischen und histometrischen Methoden geeignet sind, über der Funktionszustand des Epithelkörperchens wertvolle Aussagen zu machen. Das Zellvolumen steigt an, und der Kern hypertrophiert. Hierbei wird das Kernvolumen als ein Index der Zellaktivität aufgefaßt. Demnach sind die Resultate der Untersuchungen so zu interpretieren, daß die Hauptzellen des Epithelkörperchens in eine funktionelle Hyperaktivität eingetreten sind. Offensichtlich ist diese Hyperaktivität und die damit verbundene Hypertrophie der Drüse die Konsequenz der Hypocalcämie, die durch das Streptomycin hervorgerufen wird. Die Ursache dieser Senkung des Blutcalciumspiegels ist wahrscheinlich auf den anorganischen Phosphor des Plasmas zurückzuführen. T. Koch. 1735.

Pietrzyk, Jan, Zioło, Tadeusz und Żuliński, Tadeusz; Lublin, Wytwórnia Surowic i Szczepionek. Zawartoś ćcholesterolu w korze nadnerczy małp po podaniu fenactilu. **(Cholesterolgehalt in der Nebennierenrinde des Affen nach Phenactilverabreichung.)** Med. weteryn. 18 (1962) Nr. 9. S. 528 bis 531. — 4 Abb., 20 Lit.

Zum Versuch wurden 22 Affen, *Macacus Rhesus*, von 2,5–3 kg Kgw. nach dreimonatiger Akklimatisationszeit nach dem Flugzeugtransport aus Indien benutzt. Die Versuchsgruppe (20 Tiere) bekam i. m. je 1 ml/kg Kgw. 0,5%ige Phenactillösung. Danach wurden die Tiere in Zeitabschnitten von 12, 24, 36 und 48 Std. mittels i.p. Evipaninjektion euthanasiert. 10–15 Min. nach der Phenactilinjektion tritt bei den Affen eine durch Teilnahmslosigkeit und Benommenheit sich ausdrückende Somnolenz auf. Ein Vollschlaf wird nach 15–20 Min. beobachtet. Er dauerte 12–14 Std., und danach halten die Somnolenzerscheinungen noch bis 24 Std. an. Die euthanasierten Tiere wurden pathologisch-anatomisch und histochemisch untersucht. Für histochemische Untersuchungen wurden die Ausschnitte in 10%igem Formalin fixiert und dann der Digitoninreaktion nach Stocke zum Cholesterolnachweis in der Nebennierenrinde unterworfen. Es wurde bei den Versuchstiereneine beträchtliche Cholesterolkristallmenge nach 12 und 24 Std. festgestellt. Der physiologische Zustand kehrte 36–48 Std. nach der Phenactilinjektion zurück. Dieses Phänomen kann dadurch erklärt werden, daß die allgemein beruhigende Phenactileinwirkung einen Einfluß auf die Nebenniere ausübt hatte, was sich in der Steigerung des Cholesterolspiegels zeigte. Wenn angenommen wird, daß Cholesterol an der Hormonproduktion teilnimmt, spricht seine Steigerung in der Nebennierenrinde für die verminderte Hormonabsonderung. W. Radomiński. 1745.

Churý, Jiři; Brno, Biol. Ústav Veterin. Fak. Další studie o učincích extraktů spermatu. **(Weitere Untersuchungen über die Wirkung von Spermaextrakten.)** Sborník Vysoké Školy zemědělské Brně, Řada B 10(31) (1962) Nr. 1/2. S. 63–67. — 5 Abb., 1 Tab., 5 Lit. Zus. in Russ.

An Ratten und Mäusen verfolgte man die Wirkung des Spermaextraktes, das innerhalb von 3 Tagen nach Vornahme der Hypophysektomie den Ratten in einer Gabe von 4,5 ml, verabreicht wurde. Intakte Ratten erhielten 3,6 ml, und Kontrollratten wurde eine diesen Gaben entsprechende Menge 0,9%iger Kochsalzlösung appliziert. 24 Std. nach der letzten Injektion wurden die Ratten getötet, und ihre herausgenommenen Hoden, Samenblasen und Ovarien wurden gewogen und histologisch untersucht. Den intakten Ratten entnahm man auch die Hypophyse; das aus derselben erzeugte Extrakt wurde Mäusen appliziert (0,15 ml Filtrat). Die Mäuse wurden 33 Std. nach der Injektion getötet, ihre Gebärmutter wurde gewogen, und die Ovarien wurden histologisch untersucht. Es stellte sich heraus, daß die Spermaextrakte auf die Regressionsprozesse in den Gonaden eine hemmende Wirkung ausüben, die bei den hypophysenektomierten Ratten zwar schwächer ist, aber diese Prozesse nicht gänzlich unterdrückt. Bei intakten Ratten bewirkten sie eine Vergrößerung der Ovarien und der Follikelzahl, was für eine erhöhte Aktivität des FS-Hormons sprach, und ferner verursachten sie eine Vermehrung der l-Ascorbinsäure und des Cholesterols in der Nebenniere. Vf. ist der Ansicht, daß der aktive im Spermaextrakt enthaltene Stoff wahrscheinlich ein Praekursor des FS-Hormons ist.

F. Nádvorník 1765.

Willer, S.; Berlin, Humboldt-Univ., Veterinärmed. Fak., Inst. für Tierzucht und Tierernähr. **Zur Methodik der 17-Ketosteroidbestimmung im Blut von Rindern.** Arch. exp. Veterinärmed. **16** (1962) Nr. 4. S. 679–690.

Von den vielen Funktionsprüfungen der Nebennierenrinde hat sich die 17-Ketosteroidbestimmung im Blut als brauchbares diagnostisches Verfahren bewährt. Vom Vf. wird eine Modifikation der von Zimmermann (1955) angegebenen Methode in allen Einzelheiten beschrieben. Die Änderung besteht im wesentlichen in der Verwendung eines Aethylaether-Tetrachlorkohlenstoff-Gemisches im Verhältnis 1:18 anstelle des üblichen Aethers als Lipoidlösungsmittel, der einen größeren apparativen Aufwand bedarf. Die Hydrolyse wird vorher wie gewöhnlich mit Sulfosalizylsäure vorgenommen. Da die normale Blutkonzentration an 17-Ketosteroiden nur um das 3–4fache höher liegt als der Extinktionsleerwert ($0{,}88 \pm 0{,}297\ \mu g/ml$), wird mit einer 80–120fachen Anreicherung durch Verwendung von 50 ml Blut gearbeitet. Die Bestimmungen werden mit Ganzblut durchgeführt. Die Extinktion wird am Zeiß-Photometer Elpho II mit Filter S 5 (496 $m\mu$) gemessen.

H.-J. Gußmann. 1765.

Bertrand, M. und Ferney, J. Les oestrogènes urinaires. Étude chez la vache. **(Die Harn-Oestrogene. Untersuchung an der Kuh.)** Rev. Méd. vétérin. [N. S.] **24(112)** (1961) Nr. 8. S. 578–597.; Nr. 10. S. 669–690.

Vff. beschreiben die natürlichen Oestrogene (Geschichtliches, ihre chemische Natur, physiologische Besonderheiten, Stoffwechsel), die Mengenbestimmungsmethoden (biologisch, physikal.-chem. und die Ergebnisse bei der Kuh. – Die Mengenbestimmung der Harnausscheidungsderivate stellt nur eine indirekte Information über den Oestrogen-Stoffwechsel dar. Bei der Kuh ist die Mengenbestimmung der Harnoestrogene besonders schwierig wegen ihrer schwachen Konzentration und der Häufigkeit von Pigmenten. Die durch physikal.-chem. und durch biologische Methoden erhaltenen Ergebnisse stimmen nicht überein. Die Untersuchungen der Vff. ergaben auch eine geringe Harnausscheidung der Oestrogene während der Trächtigkeit.

K. Tzschachmann. 1765.

Dieckmann, Wilhelm; Hannover, Tierärztl. Hochschule, Physiol. Inst. **Untersuchungen zur Methodik der Bestimmung von 17-ketogenen Steroiden im Harn vom Schwein.** Diss. Hannover **1962** 69 S. – 4 Abb., 13 Tab., 114 Lit.

Neun kastrierte männl. VL-Schweine im Alter von 17–22 Wochen erhielten am 4., 5. und 6. Versuchstag 50, 100 und 150 IE ACTH i. m. injiziert. Es wurden täglich Bestimmungen des Gehalts an „direkten" 17-ketogenen Steroiden (Methodik in Anlehnung an Appleby und Norymberski vgl. Biochem. J. 60. [1955] Nr. 3. S. 460) und an „indirekten" 17-ketogenen Steroiden (Methodik in Anlehnung an Norymberski und Stubbs vgl. Biochem. J. 64 [1956] Nr. 1. S. 168) im 24-Stunden-Harn durchgeführt. Die Tiere schieden vor der ACTH-Applikation zwischen 15 und 20 mg „direkte" und zwischen 13 und 18 mg „indirekte" Steroide aus. Nach der Injektion stieg die tägliche Ausscheidung auf das 1,5–3fache an. Auch mit zunehmendem Alter und Gewicht trat ein allmählicher Anstieg der Werte auf. Für 12 Wochen und einer Kgw.-Zunahme von ca. 50 kg betrug der Anstieg der „direkten" Steroide etwa 22 mg, der der „indirekten" etwa 20 mg. Nachteilig wirkt sich für diese Methodik das Auftreten von „Störsubstanzen" aus, die in ihrem Verhalten den 17-Ketosteroiden ähneln, sich jedoch nicht wie diese mit Natriumborhydrid reduzieren lassen. S. Willer. 1765.

Piatkowski, B.; Dummerstorf bei Rostock, Inst. für Tierzuchtforsch. der Dtsch. Akad. der Landwirtsch.-Wiss. zu Berlin. **Untersuchungen über den Stoffwechsel an hochleistenden Kühen während der Trockenperiode und Laktation. 1. Mitt. Proteinstoffwechsel.** Arch. Tierernähr. 12 (1962) Nr. 2. S. 75–92. — 2 Abb., 16 Tab., 22 Lit.

Zur Ermittlung der N-Retention in der Trockenperiode und der Bedeutung der N-Zufuhr während dieses Zeitabschnittes auf die N-Bilanz nach dem Abkalben und die Milchleistung wurden an hochleistenden Kühen der Rasse des schwarzbunten Niederungsrindes langfristige Stoffwechselversuche während der Laktations- und Trockenperiode durchgeführt. Danach verläuft der Stickstoffansatz in den letzten 60 Tagen vor dem Kalben nach der Funktion $y = 10 + 49{,}25 \cdot e^{0{,}1678x}$, und entsprechend liegt der N-Ansatz für die letzten 8 Wochen vor der Geburt bei 23, 25, 28, 31,5, 35, 39,5, 45 bzw. 52 g N. Gleichzeitig steigt der Bedarf an verdaulichem Rohprotein, welches zusätzlich zum Erhaltungsbedarf im gleichen Zeitraum zugeführt werden muß, von 254 auf 574 g N an. Eine reichliche N-Versorgung während der Trockenperiode bedingt bei einsetztender Laktation eine stärker negative N-Bilanz als eine geringere Stickstoffgabe. Etwa 3–4 Wochen nach dem Abkalben befinden sich selbst Tiere mit täglichen Milchleistungen von 38 FCM bereits in ausgeglichenem N-Haushalt. In den ersten 100 Laktationstagen lag die Verwertung des für die Produktion verfügbaren N zwischen 53–59% bei ausgeglichenem N-Haushalt, sank jedoch später ab.

H. Gürtler. 1790.

Schiller, K.; Braunschweig-Völkenrode, Forsch.-Anst. für Landwirtsch., Inst. für Tierernähr. **Untersuchungen zur Frage der Wirkung von Alpha-Amino-Buttersäure auf den Stickstoff-Stoffwechsel.** Z. Tierphysiol., Tierernähr. Futtermittelkunde 17 (1962) Nr. 3. S. 139–146. — 1 Abb., 5 Tab., 9 Lit. Zus. in Engl.

Bei Fütterungsversuchen an Schweinen und Küken wurde gelegentlich bei Zusatz von α-Aminobuttersäure eine Verbesserung der Futterverwertung erzielt, wenn der Fischmehlanteil der Ration teilweise oder ganz durch extrahiertes Sojaschrot ersetzt worden war. In Bilanzversuchen an Albinoratten wurde die Ersatzwirkung der α-Aminobuttersäure im Methioninstoffwechsel geprüft. Bei Zulagen bis zu 0,4% konnte bei keiner der unterschiedlichen Futtergrundlagen eine signifikante Aufwertung der biologischen Eiweißwertigkeit oder der Futterverwertung festgestellt werden, obwohl in den meisten Fällen ein hochsignifikanter Methioninmangel vorlag. Auch die Zulagen der Methyldonatoren Cholin bzw. Betain und des Natriumsulfats als

Schwefellieferanten ergaben keine Wirkung. Bei einer Steigerung der Zulage von α-Aminobuttersäure auf 0,5% wurde in fast allen Fällen die Proteinwertigkeit des Futters signifikant herabgesetzt. E. Kolb. 1790.

Linkenheimer, W. H.; New York. **Eisen — sein Stoffwechsel und seine Anwendung bei der Ferkelanämie.** Mitt. Tierhalt. **1962** Nr. 79. S. 19–22.
Vf. verweist auf die Bedeutung des Eisens beim Sauerstoffaustausch im Blut und den therapeutischen Gebrauch des Eisens bei der Behandlung der einfachen hypochromen Anämie u. a. beim Saugferkel. Zur Behebung wird die orale oder parenterale Verabreichung von Eisen an neugeborene Ferkel empfohlen. Oral verabreichtes Eisen wird hauptsächlich im oberen Teil des Darmtraktes resorbiert, wobei ionisiertes Eisen beim Durchgang durch die Schleimhaut von Proteinen gebunden wird. Nur 10–30% des oral verabreichten Eisens werden resorbiert und für eine Synthese des Hämoglobins verwertet. Das β-Globulin Transferin transportiert im Kreislauf das Eisen zu den Organen Milz, Leber und dem Knochenmark, wo es als Ferritin oder Hämosiderin abgelagert wird. Injiziertes Eisen umgeht den „mucosal block" der Darmschleimhaut und ist unabhängig vom Transferrin-Transportsystem. Vf. charakterisiert die Voraussetzungen für Eisen, das intramuskulär oder intravenös appliziert werden soll, seinen Stoffwechselweg und seine Umsetzung. Da nur geringe Eisenverluste eintreten, besteht die Möglichkeit der Eisenübersättigung mit ihren Folgen. Die Zusammensetzung, Verabreichung von „Pigdex 100 Injectable Iron" und seine Resorption (85%) in einem Rattenversuch werden dargelegt. Die Frage der Wechselbeziehungen zwischen Eisenmangel, Enzymtätigkeit und Intensität von Infektionskrankheiten wird aufgeworfen. K. Neuffer. 1850.

Thompson, Alan und Noble, R. C.; Newcastle upon Tyne, England, King's Coll. A study of the effects of gonodal hormones on the phosphorus balance of the domestic fowl. **(Über die Wirkungen von Geschlechtshormonen auf das Phosphorgleichgewicht beim Geflügel.)** Poultry Sci. **41** (1962) Nr. 2. S. 347–353. — 1 Abb., 3 Tab., 15 Lit.
In vorliegender Arbeit sollte die Behauptung Halmans geprüft werden, wonach die Geschlechtshormone eine wesentliche Rolle in der Calcium- und Phosphorretention beim Geflügel spielen. Es wurden an noch nicht geschlechtsreifen Hühnchen Phosphoruntersuchungen nach Gaben von Oestradioldipropionat, Testosteronpropionat und Oestradiol und Testosteron durchgeführt. Dazu erhielt jedes Tier eine i. m. ^{32}P-Injektion, um dadurch genaue Werte über die Phosphorexkretion und -absorption zu erhalten. Es wurde festgestellt, daß eine positive Wechselwirkung zwischen Oestrogenen und Androgenen gegenüber der Phosphorbilanz besteht. Die einzelnen Versuchsreihen zeigten nur gewisse quantitative Unterschiede.
W. Richter/Kleinmachnow. 1850.

Setälä, Kai; Helsinki, Finland, Univ., Dep. of Pathol. A technique for withdrawal of strontium from body of experimental animals. **(Eine Technik zum Entzug von Strontium aus dem Körper von Versuchstieren.)** Naturwissenschaften **49** (1962) Nr. 13. S. 302-303.
Die beschriebene Methode stützt sich auf das Gleichgewichtsverhältnis zwischen Mineralstoffen und Flüssigkeit im Körper, auf Grund dessen die Konzentrationen von Sr-Isotopen in extracellulärer Flüssigkeit und im Knochengewebe voneinander abhängig sind. Durch künstlich hervorgerufenen Sr-Mangel in extracellulärer Flüssigkeit stellt sich ein neues Gleichgewicht auf Kosten des Sr-Gehaltes der Gewebe ein. Im Versuch wurden Mäusen und Katzen 5 μc $^{85}Sr + {}^{89}Sr$ in 0,5 ml Lösung bzw. max. 55,3 mg/kg Kgw. gelöstes $SrCl_2$ verabreicht. Mit Hilfe von Pilokarpinnitrat- und Nebenschilddrüsenextraxt-Injektionen konnten gegenüber unbehandelten Kontrollen 50

bis 75% der Aktivität nach 3maliger Behandlung in 6 Tg. entfernt werden. Das Verfahren kann ohne Schaden für das Tier täglich wiederholt werden. M. Worseck. 1870.

Gubler, E. V. (Gubler, Je. W.); Leningrad. O roli „estestvennoj" gipotermii pri kislorodnom golodanii i o vlijanii na ego tečenie nizkoj temperatury vnešnej sredy. **(Die Rolle der „natürlichen" Hypothermie und der Einfluß niederer Außentemperaturen bei Sauerstoffhunger.)** Uspechi sovremennoj biologii, Moskva **53** (1962) Nr. 3. S. 306-322. — 6 Abb., 3 Tab., 87 Lit.
Als „natürliche" Hypothermie bezeichnet Vf. einen Zustand, der bei einigen pathologischen Prozessen, besonders bei schwerem Sauerstoffhunger eintritt. Seine Bedeutung wird in einer Schutzfunktion gegenüber mangelnder Sauerstoffversorgung gesehen. Die natürliche Hypothermie läßt sich durch äußerliches Abkühlen der Versuchstiere verstärken, wie Versuche an nichtnarkotisierten Katzen in großen Höhen beweisen. Bei ungenügender Hemmung der wärmeregulierenden Zentren des Organismus wird der Sauerstoffmangel jeoch schwerer ertragen, da in diesem Fall die Abkühlung den Stoffwechsel und damit den O_2-Bedarf erhöht. Erläuterung an Versuchsbeispielen, insbesondere an Kurven des Sauerstoffverbrauchs während wachsenden O_2-Mangels bei Zimmertemperatur bzw. unter Abkühlung. E. Koch. 1890.

Qutob, Ziad; Utrecht, Rijksuniv., Fac. der Wiskunde en Natuurwetenschappen. The swimbladder of fishes as a pressure receptor. **(Die Schwimmblase der Fische als ein Druckreceptor.)** Diss. Utrecht **1962** 69 S. — 18 Abb., 9 Tab., 65 Lit. Zus. in Fläm. E. Wiesner. 1990.

Asratjan, E. A.; Moskau, Akad. der Wiss. der UdSSR, Physiol. Lab. **Entstehung und Lokalisation der kortikalen Hemmung in den Elementen des bedingten Reflexbogens.** Pawlow-Z. höhere Nerventätigk. **11** (1961) Nr. 1/2. S. 123-136. — 8 Abb., 16 Lit.
Der vorliegende Bericht ist dem Problem der primären Entstehung und Lokalisation der verschiedenen Arten der corticalen Hemmung in den Elementen des bedingten Reflexbogens gewidmet. Nach den Befunden wurde die Annahme ausgesprochen, daß „die bedingte Hemmung primär in den Elementen der bedingten Verbindung selbst entsteht", die von den Untersuchern als eine Kette von Zwischenneuronen dargestellt wurde. Die Vorgänge sollen nicht in den Zellen der Herde des bedingten und unbedingten Reizes ablaufen. W. Richter/Kleinmachnow. 2020.

Woronin, L. G. und Jordanis, K. A.; Moskau, Staatl. M. W. Lomonossow-Univ., Lehrstuhl für Höhere Nerventätigk. **Über die Wechselbeziehungen zwischen dem Hemmungs- und Erregungsprozeß bei einer komplizierten bedingt-reflektorischen Tätigkeit.** Pawlow-Z. höhere Nerventätigk. **11** (1961) Nr. 1/2. S. 83-89. — 2 Tab., 15 Lit.
An Affen, Hunden, Kaninchen und Tauben wurden Mechanismen zur Ausbildung motorischer bedingter Kettenreflexe und die Bedeutung der inneren Hemmung für diesen Prozeß untersucht. Die Annahme wurde bestätigt, daß sich bei der Zunahme der Zahl der ausgearbeiteten motorischen bedingten Reflexe das Verhältnis zwischen dem Erregungs- und Hemmungsprozeß im Sinne einer Abschwächung der inneren Hemmung ändert. Den Vorgang der Ausbildung zweier oder mehrerer motorischer bedingter Reize muß man sich als einen komplizierten Prozeß der Differenzierung extero- und proprioreceptiver Reize vorstellen. Diese Differenzierung ist die Folge der Entwicklung einer inneren Hemmung. Es wurde beobachtet, daß innerhalb der Reizkette die erste Komponente und kinästhetische Reize die Hauptsignalbedeutung haben. Beim Erlöschen der Signalbedeutung der Komponenten der Reizkette entwickelt sich die innere Hemmung in den Nervenelementen. W. Richter/Kleinmachnow. 2020.

Mikuschkin, M. K. **Über die Veränderungen der Größe des interorezeptiven bedingten Reflexes bei der systematischen Anwendung des bedingten Reizes.** Pawlow-Z. höhere Nerventätigk. **11** (1961) Nr. 1/2. S. 192-194. — 1 Tab., 5 Lit.
Von mehreren Autoren wird behauptet, daß es nach systematisch wiederholter Anwendung ein und desselben exteroreceptiven Reizes zu einer allmählichen Verminderung der Größe der bedingten Reize und schließlich zum Aufhören der bedingten Speichelabsonderung kommt. Deshalb wurden Versuche an 5 Hunden durchgeführt und nach Festigung interoreceptiver bedingter Reflexe die Dynamik der bedingt-reflektorischen Tätigkeit der Versuchstiere nach täglicher wiederholter Anwendung (mehrere Wochen und Monate lang) ein und derselben interoreceptiven bedingten Reize geprüft. Die Ergebnisse zeigen eine allmähliche Veränderung der Latenzzeit des Reflexes und eine Abnahme seiner Größe bis zu fast völligem Verschwinden. Es handelt sich hierbei nicht um eine Ermüdung der Rindenzellen, vielmehr vermögen sich die Tiere an die sich ständig wiederholenden Versuchsbedingungen anzupassen. W. Richter/Kleinmachnow. 2020.

Lobanowa, L. W.; Leningrad, Akad. der Wiss. der UdSSR, Pawlow-Inst. für Physiol., Lab. für Interorezeptive Bedingte Reflexe. **Methodischer Beitrag zur Untersuchung der bedingten Reflexe bei freier Bewegung des Tieres.** Pawlow-Z. höhere Nerventätigk. **11** (1961) Nr. 1/2. S. 222-225. — 3 Abb., 6 Lit.
Von den Schwierigkeiten, Kontaktreize auf die Entfernung anzuwenden und die Reaktionen des Tieres, welchem die Großhirnhemisphäre entfernt wurde, graphisch darzustellen, wird berichtet. Eine methodische Verbesserung zur Ausschaltung dieser Schwierigkeiten wurde entwickelt und beschrieben. An einem Überträger werden die benötigten Leitungen zusammengefaßt, der sich mit Hilfe einer Rolle auf einem in einer Höhe von 1,5 m angebrachten Draht bewegen kann. Die Schläuche und Leitungen laufen vom Unterteil des Überträgers zu einem Gurt, der dem Tier übergezogen wird. Die Vorzüge sind folgende. Bei Hunden mit motorischen Störungen (auftretend in ungeordneten und Manegebewegungen) werden die Untersuchungen wesentlich erleichtert, und zum anderen ist die Möglichkeit gegeben, interoreceptive und exteroreceptive Kontaktreize zu setzen und gleichzeitig mehrere physiologische Funktionen bei einem Tier zu registrieren.
W. Richter/Kleinmachnow. 2020.

Lapina, I. A.; Leningrad, Akad. der Med. Wiss. der UdSSR, Inst. für Exp. Med., I. P. Pawlow-Abt. für Physiol. **Der Einfluß von Aminasin auf den Ablauf einseitiger bedingter Reflexe.** Pawlow-Z. höhere Nerventätigk. **11** (1961) Nr. 1/2. S. 170-174. — 4 Tab., 13 Lit.
An 3 Hunden wurde nach Verlagerung von Zungenabschnitten nach außen die Wirkung von Aminasin auf den Ablauf von einseitigen bedingten Speichelreflexen geprüft. Zwei Tieren wurde zusätzlich die linke Großhirnhemisphäre entfernt. Nach Einstellung konstant unbedingt- und bedingt-reflektorischer Werte wurde den Tiere Aminasin (Chlorpromazin) in Dosen von 1-2 mg/kg Kgw. verabreicht. Aus den Versuchen geht hervor, daß eine einmalige Aminasinzufuhr keinen deutlichen Einfluß auf die einseitigen bedingten Reflexe ausübt, die Sekretion aus der Drüse der gegenüberliegenden Seite jedoch stark vermindert ist. Bei den Hunden, denen die eine Hemispäre entfernt wurde, zeigten sich ebenfalls Veränderungen der „irradiierten" Speichelsekretion. Auf eine starke Aminasinnachwirkung, verbunden mit einer starken Zunahme der „irradiierten" Speichelsekretion, wird hingewiesen. W. Richter/Kleinmachnow. 2020.

Dumenko, W. N.; Kiew, Akad. der Wiss. der Ukrain. SSR, A. A. Bogomolez-Inst. für Physiol. **Veränderungen der elektrischen Rindenaktivität bei Hunden**

bei der Bildung eines Stereotyps motorischer bedingter Reflexe. Pawlow-Z. höhere Nerventätigk. **11** (1961) Nr. 1/2. S. 184-191. — 4 Abb., 11 Lit.

An Hunden sollten die Veränderungen der elektrischen Aktivität der Hirnrinde bei der Bildung eines Stereotyps motorisch bedingter Reflexe untersucht werden. Es konnte beobachtet werden, daß die Ausarbeitung eines Stereotyps bedingter Abwehrreflexe wesentliche Veränderung in den Wechselbeziehungen der elektrischen Aktivität zwischen den verschiedenen Rindenfeldern hervorgeruft. Die Schlußfolgerungen aus den Versuchen ergaben, daß wahrscheinlich zwischen den Rindenabschnitten spezifisch elektive Wechselbeziehungen entstehen, die nicht nur durch den Versuchsreiz, sondern auch durch den Einfluß der Umgebungsreize bedingt sind.

W. Richter/Kleinmachnow. 2020.

Makarow, Ju. A.; Moskau, 1. Med. I. M. Setschenow-Inst., Lehrstuhl für Normale Physiol. **Veränderungen der Atemkomponente der bedingten Nahrungsreaktion bei der gegenseitigen Beeinflussung einer Abwehr- und Nahrungsdominante bei Hunden.** Pawlow-Z. höhere Nerventätigk. **11** (1961) Nr. 1/2. S. 175-183. — 3 Abb., 12 Lit.

Vf. stellte sich in vorliegender Arbeit die Aufgabe, die gegenseitige Beeinflussung einer Abwehr- und Nahrungsdominante bei Hunden bei Veränderung der Atemkomponente der bedingten Nahrungsreaktion zu untersuchen. Aus den Ergebnissen wurden die Schlußfolgerungen gezogen, daß die Atemkomponente als ein Indikator für das Ausmaß und die Stärke der Dominante angesehen werden muß. Die Stärke der dominanten Erreger hängt von der physiologischen Stärke der unbedingten Reaktion sowie von der biologischen Wertigkeit ab. Bei der Abwehrdominante wurde festgestellt, daß sie nicht nur unter dem Einfluß des bedingten Reizes, sondern auch bei Einwirkung der Umgebungsreize auftrat.

W. Richter/Kleinmachnow. 2020.

Mnuchina, R. S.; Leningrad, Staatl. A. A. Shdanow-Univ., A. A. Uchtomski-Inst. für Physiol. **Zur elektroenzephalographischen Analyse des Schließungsmechanismus der zeitweiligen Verbindung.** Pawlow-Z. höhere Nerventätigk. **11** (1961) Nr. 1/2. S. 204-211. — 4 Abb., 10 Lit.

An Hunden und Kaninchen wurden elektroencephalographische Untersuchungen beim Orientierungsreflex und über Verschiebungen des Potentials in der Hirnrinde während der Festigung eines bedingten Reflexes vorgenommen. Gegenüber der bisherigen Literaturmeinung wurde festgestellt, daß der Orientierungsreflex auf einen indifferenten Reiz im EEG nicht nur in einer diffusen Desynchronisierung, sondern auch in Form einer diffusen Hypersynchronisierung auftritt. Es trat bei Ausarbeitung eines bedingten Reflexes eine herdförmige Aktivität auf, die wahrscheinlich die Übergangsphasen bei der Verschiebung des corticalen Gleichstrompotentials darstellt.

W. Richter/Kleinmachnow. 2020.

Naumowa, T. S.; Moskau, Akad. der Med. Wiss. der UdSSR, Inst. für Hirnforsch., Lab. für Elektrophysiol. **Individuelle Besonderheiten der elekrischen Prozesse in den Stammhirnstrukturen und in der Hirnrinde von Hunden.** Pawlow-Z. höhere Nerventätigk. **11** (1961) Nr. 1/2. S. 90–98. — 5 Abb., 24 Lit.

Vf. untersuchte die Abhängigkeit der EEG-Veränderungen bei Hunden im Wachszustand von dem Charakter des Reizes, vom Funktionszustand des Tieres und von den Besonderheiten seines Nervensystems. Aus den Befunden konnte geschlossen werden, daß die elektrischen Vorgänge in den spezifischen und unspezifischen reticulären Systemen des Mittelhirns einmal bei jedem Tier ähnlich sind, zum anderen aber auch bei den verschiedenen Tieren große Unterschiede aufweisen. Weiterhin wurde geäußert, daß die individuellen

Besonderheiten des Nervensystems der Tiere durch diejenigen Vorgänge bestimmt werden, die in den Stammhirnstrukturen und in der Rinde ablaufen.
W. Richter/Kleinmachnow. 2020.

Lebedew, K. W.; Kasan, Med. Inst., Lehrstuhl für Physiol. **Kammer für die Ausarbeitung bedingter Abwehrreflexe bei kleinen Labortieren.** Pawlow-Z. höhere Nerventätigk. **11** (1961) Nr. 1/2. S. 119-122. — 3 Abb.

An Hand einer Zeichnung wird die Konstruktion einer Kammer beschrieben, die es zuläßt, an kleinen Labortieren Untersuchungen zur Ausbildung bedingter Abwehrreflexe durchzuführen. Es handelt sich um das gleiche Verfahren, welches bei der Ausarbeitung bedingter Speichelreflexe Anwendung findet. Gemessen wird bei diesem Versuch die Reaktion von Ratten und Mäusen, wobei die Intensität der Bewegung als Maß für den bedingten Reflex dient. Die Kammer ist als kreisförmiger Gang konstruiert, der einen elektrischen Boden besitzt. Das Tier beginnt bei Einwirkung von Strom zu laufen und ruft dadurch ein Rotieren der Kammer hervor. Diese Bewegungen werden auf einen Kymographen registriert. Um ein Schaukeln der Kammer zu vermeiden, da es selbst als Reizfaktor wirkt, wurde eine Bremseinrichtung eingebaut. Zum Schluß wird kurz ein Versuch an einer weißen Ratte angeführt, bei dem Erlöschen und Wiederherstellung eines bedingten Reflexes auf ein Klingelzeichen untersucht wurden.
W. Richter/Kleinmachnow. 2020.

Sislana, N. N. und Nowikowa, L. A.; Moskau, Akad. der Pädagog. Wiss. der RSFSR, Inst. für Defektol. **Die Reaktion der Rhythmusübernahme in der Hirnrinde und in der reticulären Formation des Hirnstamms beim Vorliegen einer durch einen Strychninherd hervorgerufenen Erregung.** Pawlow-Z. höhere Nerventätigk. **11** (1961) Nr. 1/2. S. 195-203. — 5 Abb., 17 Lit.

An Kaninchen wurde die Abhängigkeit der Rhythmusübernahme von Lichtblitzen von den verschiedenen Entwicklungsstadien eines Erregungsherdes in der Occipitalregion der Hirnrinde untersucht. Das Verhältnis von dem spezifischen und unspezifischen afferenten System bei der Entstehung der Reaktion der Rhythmusübernahme war Gegenstand zusätzlicher Untersuchungen. Der durch Strychnin hervorgerufene Erregungsherd führte zu einer Divergenz in der Reaktion der Rhythmusübernahme. Während der Strychninkrämpfe konnten in der Netzhaut rhythmische Potentialschwankungen beobachtet werden. W. Richter/Kleinmachnow. 2020.

Alexejenko, N. Ju. und Gassanow, U. G.; Moskau, Akad. der Wiss. der UdSSR, Inst. für Höhere Nerventätigkeit. **Methode zur Ausarbeitung lokaler motorischer Abwehrreflexe bei weißen Ratten.** Pawlow-Z. höhere Nerventätigk. **11** (1961) Nr. 1./2. S. 114-118. — 4 Abb., 3 Lit.

Da die Ausbildung lokaler motorischer Reflexe bei Ratten im Zusammenhang mit der Fixierung des Rumpfes und der zu reizenden Pfote besonders schwierig ist, wurden bei den beschriebenen Versuchen freiere Bedingungen zu schaffen versucht. Das Tier wurde unter eine Plexiglashaube gesetzt und eine Hinterextremität fixiert. An insgesamt 10 weißen Ratten wurden Untersuchungen angestellt, bei denen eine Reaktion — Heben der Pfote — ausgearbeitet werden sollte. Als bedingter Reflex dienten eine Klingel und ein Summer, als unbedingter Wechselstromstöße von 50-70 V. Die zu erwartende Bewegung der Pfote wurde auf einem Kymographion mittels eines Engelmann'schen Hebels registriert. Bemerkenswert war die Feststellung, daß nach Einwirkung des Tonreizes eine Beugung nicht der gereizten linken Pfote, sondern der frei nach unten hängenden Pfote erzielt wurde. Die Ausarbeitung dieser lokalen Bewegungsreaktion erfordert eine lange Zeit und muß auch als unbeständig bezeichnet werden.
W. Richter/Kleinmachnow. 2020.

Sacharow, W. M.; Moskau, F. F. Erisman-Inst. für Hyg., Lab. für Radiobiol. **Über Veränderungen der bedingt-reflektorischen Tätigkeit bei weißen Ratten unter der Einwirkung kleiner Dosen innerer Bestrahlung.** Pawlow-Z. höhere Nerventätigk. 11 (1961) Nr. 1/2. S. 212-221. – 5 Abb., 21 Lit.
Gegenstand vorliegender Arbeit waren Untersuchungen über den Einfluß sehr kleiner Dosen innerer Bestrahlung mit radioaktivem Natrium (^{24}Na) auf die höhere Nerventätigkeit von weißen Ratten. Die unterschiedlichen Veränderungen in der bedingt-reflektorischen Tätigkeit hingen einmal von der Bestrahlungsdosis, zum anderen von den individuellen Besonderheiten der höheren Nerventätigkeit der Tiere ab. Bei älteren Tieren kam es bei geringeren Dosen gegenüber den jungen Ratten zu einem Absinken der Rindenfunktionen. Bei nochmaliger Zufuhr von ^{24}Na konnte eine Summation in der Strahlenwirkung festgestellt werden. Die funktionelle Beweglichkeit der Rindenzellen sank sehr stark ab. W. Richter/Kleinmachnow. 2020.

Gutman, E.; Prag. Trofičeskaja funkcija nervnoj sistemy. **(Die Ernährungsfunktion des Nervensystems.)** Uspechi sovremennoj biologii, Moskva 53 (1962) Nr. 3. S. 323-346. – 14 Abb., 149 Lit.
Beschreibung einiger Stoffwechselbesonderheiten im entnervten Muskel auf Grund von Untersuchungen des Vf. und seiner Mitarbeiter. Diskussion der Mechanismen des zellulären Stoffwechsels, die die Ernährungsfunktionen regulieren. Wichtige Schlußfolgerungen: Die Denervationsatrophie des Muskels läßt sich durch den Ausfall nervöser Ernährungsfunktionen erklären. Es wird angenommen, daß für regenerative Prozesse – insbesondere für die Resynthese von Eiweiß – im unversehrten Muskel Neurohormone eine Rolle spielen. E. Koch. 2030.

Markova, I. V. (Markowa, I. W.); Leningrad. Značenie gipofizarno-adrenalovoj sistemy dlja funkcii gemato-ėncefaličeskogo bar'era. **(Die Bedeutung des Hypophysen-Nebennieren-Systems für die Funktion der Blut-Hirnschranke.)** Uspechi sovremennoj biologii, Moskva 53 (1962) Nr. 3. S. 347-363. – 113 Lit.
Ausführliche Literaturbesprechung. Behandelt sind morphologische und physiologische Fragen unter besonderer Berücksichtigung von Entzündungs- und Regenerationsprozessen. Versuche an Ratten in der postnatalen Entwicklungsphase beweisen, daß Glykocorticoide (evtl. über Serotonin) an der Regulierung der Permeabilität der Blut-Hirnschranke beteiligt sind. E. Koch. 2030.

IV. RADIOBIOLOGIE

Auerbach, Theodor und Reichardt, Werner; Berlin; Rostock. **Über die topographische Verteilung von Radiophosphor (32 P) im Zentralnervensystem, in endokrinen Drüsen und inneren Organen des Kaninchens.** Forsch. u. Fortschr. 36 (1962) Nr. 9. S. 265-268. 2120.

Lapp, Ralph E.; Alexandria, Va. Nevada test fallout and radioiodine in milk. **(Fallout der Nevada-Tests und Radiojod in der Milch.)** Science [Washington] 137 (1962) Nr. 3532. S. 756-757.
Vf. gibt einen Überblick über die Auswirkungen der in Nevada durchgeführten Tests und befaßt sich besonders mit der durch Kernwaffenexplosionen in Inland und Übersee verursachten Radiojodkontamination der Milch. Durch starken Fallout im Jahre 1953 ergab sich in Nevada eine Verseuchung der Weiden von 1 $\mu c/m^2$, was 100000 pc/l Milch entspricht. Bei einer Aktivität von 80 pc/l beläuft sich die Schilddrüsendosis für Kinder im Alter von 6-18 Mon. bei täglichem Verbrauch von 1 Liter auf 0,5 rad/Jahr. Die entsprechend höheren Werte in Nevada stellen eine Gefährdung der heute 9-11jährigen dar. Vf. empfiehlt eine Schilddrüsenkontrolle dieser Altersgruppe (Gefahr der Carcinombildung). Die vom Federal Radiation

Council angegebenen Werte für die Kontamination der Milch durch ^{131}J werden in einigen Staaten der USA überschritten, so daß Vf. eine stärkere Beachtung des Isotopes als Verseuchungsstoff der Milch sowie Einschränkungen der Tests und Maßnahmen in der Milcherzeugung und -industrie vorschlägt, die teilweise von den Behörden schon durchgeführt werden.
M. Worseck. 2140.

Waldschmidt-Leitz, Ernst und Keller, Lorenz; Heiligenberg/Baden, Heiligenberg Inst., Chem. Abt. **Über die Veränderungen der Serumproteine bei der Ziege nach Bestrahlung. 2. Mitt. Über den Einfluß der Bestrahlung auf Serumproteine.** Strahlentherapie **116** (1961) Nr. 4. S. 610-614. – 5 Tab., 4 Lit. Aus: Dok.-Dienst Kernforsch. u. Kerntechn.
Vff. bestrahlten eine zweijährige Ziege mit 350 r (Müller TU 1; 5,2 r/min; 200 kV; 10 mA; 0,2 mm Cu-Filter) als Oberflächendosis der linken Seite und entnahm vor sowie 14 und 31 Tage nach der Bestrahlung jeweils 100 ml Blut (Halsvene), das nach Zentrifugieren und 48stündiger Dialyse gegen Michaelis-Puffer (pH 8,9) elektrophoretisch aufgetrennt wurde. Die so gewonnenen Fraktionen wurden gegen aqua dest. dialysiert und getrocknet. Die Bausteinanalyse erfolgte mit der automatisch registrierenden Apparatur nach Hannig. Es konnten eine Abnahme der Albuminfraktion bei Zunahme der Globulinfraktion und bei der Bausteinanalyse Veränderungen in der Aminosäurenzusammensetzung der einzelnen Fraktionen beobachtet werden, wobei vor allem eine Abnahme (α-Globulin) bzw. Zunahme (β-Globulin) des Lysin- und Histidingehaltes auffiel. Weitere Einzelheiten sind dem Original zu entnehmen. H.-W. Nitschke. 2150.

Perman, Victor, Cronkite, Eugene P., Bond, Victor P. und Dale Sorensen, K.; Upton, Med. Res. Center; Brookhaven, Nat. Lab. The regenerative ability of hemopoietic tissue following lethal X-irradiation in dogs. **(Die Regenerationsfähigkeit des hämatopoetischen Gewebes nach Röntgen-Bestrahlung mit letalen Dosen bei Hunden.)** Blood **19** (1962) Nr. 6. S. 724 bis 737. – 5 Abb., 1 Tab., 35 Lit.
Vorliegende Untersuchungen befassen sich mit der Regenerationsfähigkeit des hämatopoetischen Gewebes nach Einwirkung einer täglichen Strahlendosis von mehr als $LD_{100/30}$. 40 Bastardhunde wurden in 4 Gruppen zu je 10 eingeteilt. Das Strahlengerät lieferte 250 KV, und bei einer Bestrahlungszeitdosis von 100 r war die Gewebsdosis entlang der Mittelachse des Zentralstrahles in der Tiefe annähernd konstant und gleich, annähernd 75 r oder 72 rads. In jeder Gruppe dienten 5 Tiere zur Kontrolle. Täglich wurden Blutuntersuchungen (einschl. Hämatokrit, absol. Leukocytenzahl, Thrombocytenzahl, Differentialausstrich) durchgeführt; gestorbene Tiere wurden seziert. Zeigten sich klinisch ca. am 8.-13. Tag nach der Bestrahlung die Symptome einer Infektion (Temperaturanstieg) wurde diese mittels Antibiotica (Oxytetracyclin und Thrombocytenzufuhr) behandelt. In Gruppe I wurden die Thrombocyten in Form von Ganzblutübertragungen verabfolgt. In Gruppe II, III und IV wurde thrombocytenreiches Plasma gegeben. Der Thrombocytenersatz wurde dann vorgenommen, wenn der Thrombocytenspiegel 5000 ml oder weniger betrug. Anschließend wurden noch Transfusionen vorgenommen, wenn die Thrombocytenmenge abfiel oder massive Blutungen beobachtet wurden. Trat Inappetenz auf, mußte zusätzlich Flüssigkeit gegeben werde und die Kost wurde so variiert, daß die Tiere dadurch zum Fressen angeregt wurden. Die Untersuchungen ergaben, daß die Behandlung der hämatopoetischen Phase des akuten Bestrahlungssyndroms (LD_{100}[400 r]) bei guter Pflege in Einzelfällen möglich ist. Der Anfang und das Maß der Regeneration standen in Beziehung zur Strahlendosis. Eine teilweise Regeneration mit anschließendem Tod trat bei einer Dosis von 550 r ein. Chr. Garlt. 2150.

Kent, Sidney P.; Birmingham, Univ. of Alabama, Med. Center, Dep. of Pathol. Further observations on the effect of X-irradiation on the glycogen content and histology of the rabbit retina. **(Weitere Beobachtungen über die Wirkung von Röntgenstrahlen auf den Glykogengehalt und die Histologie der Kaninchenretina.)** Radiat. Res. **10** (1959) Nr. 3. S. 380-385. – 4 Abb., 8 Lit.
In Fortsetzung früherer Versuche berichtet Vf. über die Wirkung einer Ganz-Kopf-Röntgenbestrahlung (260 kV, 18 mA, FA 26 cm, 1 mm Al und 0,25 mm Cu, 413 r/min) auf die Retina. 50 männliche weiße New Zealand-Kaninchen wurden mit 3000, 4000, 5000, 6000, 7000 und 10 000 r bestrahlt; nach 48 Std. wurden die Tiere getötet, die Augen entfernt und diese histologisch bzw. histochemisch aufgearbeitet. Erst ab 4000 r wurde bei den bestrahlten Tieren in der morphologisch geschädigten äußeren Körnerschicht der Retina eine Glykogenzunahme beobachtet. Stärkste Zunahme wurde im Bereich von 4000-6000 r beobachtet. Wurde ein Auge mit Blei bedeckt, dann wurden weder morphologische Veränderungen in der Retina, noch eine Glykogenzunahme festgestellt. Die Ergebnisse werden mit der Glykogenzunahme in der Leber nach Ganzkörperbestrahlung verglichen.
F. Gensicke. 2150.

Müller, Walter A.; Neuherberg bei München, Versuchs- und Ausbildungsstätte für Strahlenschutz, Inst. für Strahlenschutzforsch. **Die Sättigung des Säugetierknochens mit Strontium.** Naturwissenschaften **49** (1962) Nr. 2. S. 39-39. – 2 Abb., 2 Lit.
Weibliche Mäuse im Alter von 15 Mon. wurden mit einem Futter unterschiedlichen Strontiumgehaltes ernährt (Sr:Ca = 1:1 oder 1:2); zu verschiedenen Zeiten wurde das Strontium-Calcium-Verhältnis im Knochen bestimmt. Es stellte sich stets ein Sättigungswert $1{,}5 \times 10^{-2}$ ein, wobei dieser einmal nach 12-14 Tagen, zum anderen erst nach 3-4 Wochen erreicht wurde. Bei Übergang zur Normalfütterung erfolgte ein Abfall mit einer Halbwertzeit von 60 $\pm$ 10 Tagen. Die Höhe der Sr-Sättigung wies kaum eine Altersabhängigkeit auf (untersucht: Altersstufen von 3-24 Mon.). Versuche mit graviden Tieren zeigten eine hohe Sr-Aufnahme im embryonalen Skelett. Darüber hinaus wurden toxische Effekte beobachtet (Totgeburten, hohe perinatale Sterblichkeit).
E. Spode. 2150.

Nüssel, Max und Schunk, Josef; Bad Godesberg, Bundesamt für Zivilen Bevölkerungsschutz. **Über Nierenveränderungen bei ganzkörperbestrahlten Schweinen.** Strahlentherapie **116** (1961) Nr. 4. S. 502-522. – 16 Abb., 1 Tab., 31 Lit.
12-14 Wochen alte, 13,5-15 kg schwere Schweine vom Typ des deutschen veredelten Landschweines wurden einmalig von oben mit 500-1000 r (C.H.F. Müller: MG 300, 300 kV, 10 mA, FHA 85 cm, 1,1 mm Cu, 38 r/min) ganzkörperbestrahlt, wobei eine Tiergruppe (7) vor Strahlenapplikation (800 r) 200 mg/kg Kgw. AET peroral erhielt. Die LD 50/30 lag bei 700-800 r. Die Nieren der nach 4-200 Tagen getöteten oder verendeten Tiere wurden histologisch aufgearbeitet. Im akuten und subakuten Stadium der Strahlenkrankheit fanden sich mehr oder minder schwere degenerative Nierenveränderungen, die vor allem die Tubuli contorti (Zellödeme, hydropische Entartung) und in geringerem Grade die Henleschen Schleifen betrafen, während an den Glomeruli eine Verquellung der Kapillaren und Permeabilitätsstörungen beobachtet werden konnten. Im chronischen Stadium der Strahlenkrankheit zeigten sich makroskopisch mehr oder minder stark ausgeprägte Schrumpfnieren und im histologischen Bild Vermehrung der mesangialen oder interkapillären Zellen der Glomeruli und mit steigender Strahlendosis (800-1000 r) Kollagenbildung an der Bowmannschen Kapsel, Untergang der Tubuli, lymphocytäre Infiltration und Fibrose der Nierenrinde. In einer umfassenden Diskussion werden Pathogenese und Verlauf der beob-

achteten Nierenveränderungen besprochen. Weitere Einzelheiten, insbesondere die sehr eingehend dargestellten histologischen Untersuchungsergebnisse, sind dem Original zu entnehmen. H.-W. Nitschke. 2150.

Martius, Heinrich; Göttingen, Krankenhaus Neu-Bethlehem. **Strahlentoleranzdosis der Eierstöcke.** Dtsch. med. Wschr. **86** (1961) Nr. 18. S. 888-890. — 24 Lit. Aus: Dok.-Dienst Kernforsch. u. Kerntechn.
An Hand eigener Arbeiten und Veröffentlichungen anderer Autoren weist Vf. nach, daß weder eine genetische noch eine somatische Strahlentoleranzdosis der weiblichen Gonaden existiert, sondern vielmehr bereits kleinste Strahlendosen den Follikelbestand der Eierstöcke schädigen. Aus diesem Grunde wird dringend empfohlen, vor Anwendung der Röntgendiagnostik oder der Strahlentherapie in der Gynäkologie oder Geburtshilfe in jedem Einzelfall stets eine genaue Kalkulation von Nutzen und Schaden anzustellen. H.-W. Nitschke. 2150.

Gillespie, P. J.; Purdysburn, Belfast, Northern Ireland Radiotherapy Center, Physic Dep. Radioactive content of some cattle thyroids following the recent Russian nuclear tests. **(Der Gehalt an Radioaktivität in einigen tierischen Schilddrüsen als Folge der jüngsten sowjetischen Kernwaffenversuche.)** Nature [London] **193** (1962) Nr. 4818. S. 892-893. — 1 Abb., 1 Tab. Aus: Dok.-Dienst Kernforsch. u. Kerntechn.
Im Rahmen einer Lebensmittelüberwachung ist die Kontrolle der Radioaktivität der Milch von besonderem Interesse. Da bekannt ist, daß die Schilddrüsen der Kühe als Filter für Jod-131, einen Hauptanteil des kurzlebigen Fallouts, dienen, wurden während der sowjetischen Kernwaffenversuche im Herbst 1961 in Nordirland die Schilddrüsen von Färsen untersucht. Ein Vergleich zwischen der Konzentration des Jod-131 in der Milch und in der Schilddrüse läßt es möglich erscheinen, in Zukunft aus der Radioaktivität der Schilddrüse geschlachteter Kühe Rückschlüsse auf die Verseuchung der Milch zu ziehen. Dieser Untersuchungsweg wird empfohlen, da die Konzentration in der Schilddrüse höher ist als in der Milch und sich die Meßtechnik daher einfacher gestaltet. Auf die mögliche Strahlengefährdung der Arbeiter, die ständig mit den Schilddrüsen der geschlachteten Rinder in Berührung kommen, wird hingewiesen. Von besonderem Interesse sind die Meßergebnisse auch im Hinblick auf die Verarbeitung der Schilddrüsen zu Arzneimitteln. H. Zindler. 2150.

Hughes, D. L.; Ware Hertfords., Allen and Hamburys, Ltd., Parasitol. Dep., Res. Div. Reduction of the pathogenicity of Fasciola hepatica in mice by X-irradiation. **(Die Minderung der Pathogenität von Fasciola hepatica bei Mäusen durch Röntgenbestrahlung.)** Nature [London] **193** (1962) Nr. 4820. S. 1093-1094. — 1 Abb., 6 Lit. Aus: Dok.-Dienst Kernforsch. u. Kerntechn.
Mäuse wurden peroral mit Metacercarien infiziert, die vorher im Dosisbereich von 0-100 kr bestrahlt worden waren. Es zeigte sich, daß Mäuse, die mit *Fasciola hepatica* nach einer Bestrahlung von mehr als 4000 r infiziert wurden, in keinem Fall zugrunde gingen, während eine Bestrahlung von *Fasciola hepatica* von 1000 r und weniger eine 100%ige Mortalität zur Folge hatte. In dem Dosisbereich von 2000-4000 r werden die Metacercarien so stark geschädigt, daß die Mäuse zwar Leberschäden erleiden, aber durch die Infektion nicht zu Grunde gehen. E. Magdon. 2150.

Koch, H. und Weiland, W.; Leipzig, Inst. für Angew. Radioaktivität. **Zur Dekontamination radioaktiver Laborabwässer.** Isotopentechnik **2** (1962) Nr. 7. S. 215-218. — 3 Abb., 6 Tab., 7 Lit. Aus: Dok.-Dienst Kernforsch. u. Kerntechn.
Mitfällungen mit zehn verschiedenen Fällungsmittelkombinationen wurden auf ihre Anwendbarkeit zur Dekontamination radioaktiver Laborabwässer

untersucht. Dabei wurden die nicht mitgefällten Anteile von 13 in den Abwässern von Radioisotopenlaboratorien häufiger anzutreffenden Radionucliden in Abhängigkeit vom pH-Wert bestimmt; Fällungen, die bei jedem untersuchten pH-Wert gleichbleibend gute oder gleichbleibend schlechte Wirkung haben, sind seltener; meistens hängt die Wirkung merklich vom pH-Wert ab. Die bei optimalem pH-Wert mit den einzelnen Fällungen erzielbaren Wirkungen sind tabellarisch zusammengestellt, woraus sich die für die jeweilige Abwasserzusammensetzung geeignetste Fällungsreaktion bestimmen läßt. H. Hart. 2170.

Seidler, H. und Härting, M.; Potsdam-Rehbrücke, Bereich Verarb. der Lebensmittel des Inst. für Ernähr. der Dtsch. Akad. der Wiss. zu Berlin. **Die Kontamination der Milch mit ^{90}Sr.** Kernenergie 5 (1962) Nr. 1. S. 42 bis 46. — 6 Abb., 3 Tab., 4 Lit. Aus: Dok.-Dienst Kernforsch. u. Kerntechn. Die im Jahre 1960 im Gebiet der DDR durchgeführten Milchuntersuchungen ergaben, daß ^{90}Sr-Gehalt der Milch im Süden um etwa ein Drittel größer war als im Norden. Für das periodische Auftreten der Maxima der Milchverseuchung wurde anhand der Faktoren Fallout, Futtergewinnung und Fütterung eine Erklärung gesucht. Die im Institut für Ernährung in Rehbrücke gewonnenen Diskriminierungsfaktoren für den Übergang Boden-Gras-Milch werden angegeben. Bei einem orientierenden Versuch zur Verminderung der ^{89}Sr-Aktivität der Milch durch zusätzliche Calciumfütterung gelang es, die Aktivität um 20-25% zu senken. H. Zindler. 2170.

V. VERHALTENSFORSCHUNG

Wesley, Frank, und Klopfer, F. D.; Portland, Oregon, Portland State Coll. Visual discrimination learning in swine. **(Visuelles Unterscheidungs- und Lernvermögen bei Schweinen.)** Z. Tierpsychol. **19** (1962) Nr. 1. S. 93 bis 104. — 7 Abb., 3 Tab., 26 Lit. Zus. in Dtsch.
In Zweifach-Wahlversuchen hatten 18 Schweine der Dänischen Landrasse X Chester White zwischen schwarzen und weißen Karten (13 × 26 cm) zu unterscheiden. Zu Beginn der Vorversuche waren die Tiere 70-80 Tage alt (Gewicht: etwa 15,8 kg). Die beiden Testkarten waren an der Schmalseite eines 1,5 × 2,4 m großen Sperrholzkäfigs angebracht und durch eine Glasscheibe von den Versuchstieren getrennt. Vor der Glasscheibe befanden sich zwei Absperrungen mit Türen, die nach Bedarf den Tieren den Weg zu den Testkarten versperrten und so zu einer Verzögerung (Hemmfunktion) der Lösung beitrugen. Die Kombination von 3 verschiedenen Reizanordnungen und 3 Hemmsituationen ergaben 9 Versuchsanordnungen. In jeder Versuchsanordnung wurden 2 Schweine gestestet. In 7 Tagen mußte jedes Tier 30 Aufgaben täglich lösen. Die schwarze Testkarte galt als positiver, die weiße als negativer Reiz. Als Richtigwahl wurde das Schnauzeanstoßen an die Glasplatte über der schwarzen Testkarte gewertet und mit einem Futterbissen belohnt. Bei der Wahl der weißen Karte gab es keine Belohnung. Um Beeinflussung durch den Geruch auszuschließen, wurden Stall und Glasscheibe täglich gereinigt sowie die Karten erneuert. Von den 18 Schweinen reagierten nur 3 regelmäßig positiv auf die schwarze Karte, während bei den übrigen die Reaktionen zufallsbedingt waren. Bei einigen Tieren war eine ± deutliche Bevorzugung einer Seite zu beobachten (Seitenstetigkeit). Günstig erwies sich für die visuelle Unterscheidung eine Verzögerung (s. o.) von 5 Sek., was auch mit den Beobachtungen anderer Autoren übereinstimmt (vgl. Munn, 1933 und Muenzinger, 1937). Bei den Versuchen traten deutliche individuelle Unterschiede hervor. Abschließend wurde versucht, eine Rangordnung der Sinne (sense hierarchy) beim Hausschwein aufzustellen.
H. Knappe. 2200.

VI. PATHOLOGIE, PATHOLOGIE DER VIRUSKRANKHEITEN, FUNKTIONELLE PATHOLOGIE

Goerttler, Kl.; Kiel, Univ., Pathol. Inst. **Die Ätiopathogenese angeborener Entwicklungsstörungen vom Standpunkt des Pathologen.** Anatom. Anz. **109** (1960/61) Ergänzungs-Bd. Verh. 1. Europ. Anatom. Kongr. Strasbourg S.35-74. — 20 Abb., 253 Lit.

Es wird das mit den Mitteln der morphologischen Methode erfaßbare krankhafte Geschehen der Entwicklungsstörung in den Mittelpunkt gerückt. Eingangs werden einige statistische Angaben über die Häufigkeit gestörter Entwicklungsabläufe und danach terminologische Probleme erörtert. Es folgt eine Schilderung der gestaltlichen Phänomenologie des Krankhaften. Den Abschluß bildet eine Stellungnahme zu einigen bedeutsamen ätiopathogenetischen Fragen. R. Berg. 2300.

Kern-Bontke, E. und Wächter, M.; Köln, Univ., Frauenklin. **Morphologie des Gewebes im Frischgefrier- und Paraffinschnitt an gynäkologischem Material.** Virchow's Arch. pathol. Anatom. Physiol. klin. Med. **336** (1962) Nr. 1. S. 1-11. — 7 Abb., 12 Lit. Zus. in Engl.

Vff. benutzen für vorwiegend histochemische Zwecke den Kryostaten von Dittes-Duspiva, der es gestattet, jedes unfixierte Gewebe in beliebiger Dicke zu schneiden. Die Frischgefrierschnitte zeigen morphologisch einige Abweichungen vom gewohnten Bild des Paraffinschnittes. Vff. haben versucht, diesen Eindruck zu objektivieren. Zu diesem Zwecke wurden einmal Frischgefrierschnitte mit dem Kryostaten hergestellt, zum anderen wurde das gleiche Material fixiert, eingebettet und Paraffinschnitte angefertigt. Beide Schnittserien wurden mit HE gefärbt und vergleichend auf morphologische und färberische Unterschiede untersucht. Beim HE gefärbten Kryostatschnitt vermißt man die scharf konturierende Trennung verschiedener Gewebselemente, die gut durchzeichnete Chromatinstruktur des Kernes mit dem profilierten Nucleolus und der Kernmembran. Durch die ungewohnte fast völlige Erhaltung des Glykogens im Gewebe entstehen Schwierigkeiten bei der Endometriendiagnostik. Der unfixierte Kryostatschnitt liefert aber ein lebenstreueres Abbild als der fixierte Paraffinschnitt. Besonders die Volumenschwankung des Endometriums während eines Zyklus wird mit dem Frischgefrierverfahren den Verhältnissen in vivo entsprechend dargestellt. Das Kryostatverfahren eignet sich ausgezeichnet für die Herstellung sog. Schnellschnitte. Eine zentrale Rolle spielt der unfixierte Kryostatschnitt auf dem Gebiet der Histochemie. Für den Nachweis einer Reihe empfindlicher Fermentsysteme ist die Herstellung eines unfixierten Schnittes Vorbedingung. R. Berg. 2328.

Famfule, V. Statistika příčin nutných porážek a uhynutí hospodářských zvířat za rek 1961. **(Statistik der Ursachen von Notschlachtungen und Todesfällen der Haustiere für das Jahr 1961.)** Veterinářství **12** (1962) Nr. 9. S. 279 bis 281. — 4 Tab.

Die Staatliche Versicherungsanstalt analysiert alljährlich vom ökonomischen Gesichtspunkt die Schäden an landwirtschaftlichen Nutztieren der LPG auf Grund der liquidierten Schadenersatzansprüche, die durch Notschlachtungen oder Letalität der versicherten Tiere entstanden sind. Obwohl nur die den LPG gehörenden Tiere versicherungspflichtig sind (Rinder von 3 Mon., Schweine, Schafe und Ziegen vom Absetzen und Pferde von 6 Mon. an) und Verluste an Jungtieren sowie Tierverluste der Staatsgüter nicht verzeichnet werden, gewinnt man trotzdem eine Übersicht über die Häufigkeit der Erkrankungen bei Tieren und teilweise auch über die Tierpflege in den LPG. Solche Übersichten sind auch dem Veterinärdienst, der mit den Organen der Staatlichen Versicherungsanstalt Hand in Hand arbeitet, insofern nützlich, als sie evtl. richtungsgebend für seine Bemühungen um die

Einschränkung der Schäden sind. Aus der veröffentlichten Übersicht über den Anteil einzelner Ursachen und ihrer Gruppen an der Gesamtzahl der Notschlachtungen und Sterbefälle versicherter Tiere geht hervor, daß beim Rind die größten Schäden durch Infektionskrankheiten (vor allem Tuberkulose), ferner durch Krankheiten der Verdauungsorgane und verschiedene andere innere Krankheiten, bei den Schweinen durch Infektionskrankheiten, besonders durch Grippe, sowie durch verschiedene andere innere Krankheiten, bei den Schafen und Ziegen durch Invasions- und verschiedene andere Krankheiten, bei den Pferden durch verschiedene innere und auch äußere Krankheiten verursacht werden. Besonders hoch ist der Anteil der Sterbefälle bei Schweinen, Schafen und Ziegen. Die Schäden durch Erkrankungen der Atmungswege bei Schweinen und durch die Drehkrankheit der Schafe weisen in den letzten Jahren noch immer eine steigende Tendenz auf.

F. Nádvorník. 2350.

v. Sandersleben, J.; Gießen, Justus-Liebig-Univ., Veterin.-Pathol. Inst. **Wirtschaftlich wichtige Schweineerkrankungen aus pathologisch-anatomischer Sicht.** Tierärztl. Umschau **17** (1962) Nr. 6. S. 186-191. — 1 Tab.

In vorliegender Arbeit gibt eine eine angeführte Tabelle einen Überblick über die wichtigsten Krankheiten und Todesursachen bei Schweinen im Zeitraum von 10 Jahren in dem genannten Einzugsgebiet. In folgende Altersgruppen wurden die Tiere eingeordnet: Gruppe I-Ferkel in den ersten Lebenstagen (6,3%), Gruppe II-Ferkel von etwa 14 Tagen bis 3-4 Mon. (60%), Gruppe III-Schweine älter als 4 Mon. (34,1%). Rotlauf, Schweinepest, Herztod, Darmentzündungen, Ferkelgrippe, Serosen- und Gelenkentzündungen, toxische Leberdystrophie, Anämie und Ödemkrankheiten werden besprochen und eigene Erfahrungen auf pathologisch-anatomischem Gebiet hinzugefügt. Auf den hohen Prozentsatz der Todesfälle durch direkte oder indirekte Fehler in Fütterung und Haltung wird eingegangen.

W. Richter/Kleinmachnow. 2370.

Fuhrmann, G. F., Granzer, E., Kübler, W., Rueff, F. und Ruhenstroht-Bauer, G.; München, Max-Planck-Inst. für Biochem.; Inst. für Eiweiß- und Lederforsch. **Neuraminsäurebedingte Strukturunterschiede der Zellmembranen normaler und maligner Leberzellen.** Z. Naturforsch. **17 b** (1962) Nr. 9. S. 610-613.

Mit Hilfe der Zellelektrophorese konnte an malignen und proliferierenden Rattenleberzellen eine erhöhte negative Membranüberschußladung nachgewiesen werden. Parallel zu diesen Untersuchungen wurde analytisch-chemisch auch der Neuraminsäuregehalt dieser Zellen untersucht. Dabei handelte es sich nur um jene Neuraminsäure, die durch Neuraminidase spaltbar ist. Es stellte sich heraus, daß die malignen Leberzellen nach Einwirkung von Neuraminidase etwa die Hälfte ihrer negativen Überschußladung verlieren, während diese bei normalen Leberzellen etwas zunimmt. Daraus wird der Schluß gezogen, daß es sich in beiden Zellarten um verschiedene Neuraminsäurederivate handelt. Papierchromatographische Untersuchungen zeigten, daß die malignen Leberzellen an ihrer Oberfläche die N-Acetylneuraminsäure enthalten, während die an normalen Zelloberflächen abgespaltenen Neuraminsäuren mit N-Acetylneuraminsäure nicht identisch zu sein scheinen. T. Koch. 2420.

Juškevič, N. L. (Juschkewitsch, N. L.); Moskau, Sewerzow-Inst. für Tiermorphol. der Akad. der Wiss. der UdSSR. Charakteristika tučnych kletok v processe gistogeneza ran pri obščem vozdejstvii lejkocitarnymi faktorami. **(Charakteristik der Mastzellen während der Wundheilung nach intramuskulärer Injektion von Leukocytenfaktoren.)** Doklady Akademii nauk SSSR, Moskva **145(30)** (1962) Nr. 3. S. 673-676. — 1 Abb., 3 Tab., 8 Lit.

Nach dreimaliger Injektion von Nativ- und Leukocytenserum wurden bei Meerschweinchen Hautwunden gesetzt. Die qualitative und quantitative Untersuchung der Mastzellen wurde im Regenerat und in der benachbarten Haut 3, 6 und 11 Tage danach durchgeführt. Die Ergebnisse der quantitativen Untersuchungen sind in 3 Tabellen zusammengefaßt und müssen im Originale nachgesehen werden. Im Gegensatz zu Maximow findet Vf. Unterschiede in der Metachromasie sowie in der Verteilung der Granula im Ruhezustand und im Zustand der Degranulation und Klasmatocytose. Auf Grund dieser Unterschiede werden die Mastzellen in 5 Gruppen unterteilt. Das prozentuale Verhältnis der 5 Gruppen zeigt, daß die Mastzellen bei den Kontrolltieren stärker in die Regeneration einbezogen werden. Die Anzahl der Mastzellen ist am 11. Tag der Regeneration bei den mit Leukocytenserum behandelten Tieren besonders hoch im Vergleich zu den Kontroll- und mit nativem Serum behandelten Tieren. Das beweist den höheren Reifegrad des Regenerats. D. Lindner. 2520.

Wechsler, W. und Hager, H.; München, Dtsch. Forsch.-Anst. für Psychiatrie, Max-Planck-Inst., Abt. für Elektronenmikroskopie. **Elektronenmikroskopische Untersuchung der Wallerschen Degeneration des peripheren Säugetiernerven.** Beitr. pathol. Anatom. allg. Pathol. **126** (1962) Nr. 3. S. 352 bis 380. — 17 Abb., 58 Lit.
Licht- und elektronenmikroskopische Untersuchungen an experimentell durchtrennten Nervi ischiadici von Ratten zwischen der 6. Stunde und dem 11. Monat nach der Operation zeigten, daß die Waller'sche Degeneration im distalen Nervenabschnitt durch schwere Axonalterationen eingeleitet wird. Morphologische Veränderungen in Form von Mitochondrienschwellungen und Desintegration der Neurofilamente in den Achsenzylindern sind frühestens nach 24 Std. auffällig; danach folgen nach weiteren 12 bis 24 Std. Markscheidenzerfall und Proliferation der Schwannschen Zellen. Ein primäres Achsenzylinderödem spricht für Störungen im Wasseraustauschmechanismus, der bei Unterbrechung des kontinuierlichen zentrifugalen Substanzstromes im Axoplasma eintritt und die Nekrobiosen im peripheren Stumpf des Axons zur Folge hat. Axon- und Markscheidenzerfallsprodukte werden ausnahmslos im Cytoplasma der Schwannschen Zellen abgebaut; die reparative Kollagenfaserbildung setzt bereits am 3. Tag nach der Operation ein.
C.-H. Becker. 2535.

Cani, H. und Gerstenkorn, B.; Würzburg, Univ., Pathol. Inst. Karyologische, karyometrische und histochemische Studien über Zelltod und Nekrose im Leberimplantat der Ratte. Beitr. pathol. Anatom. allg. Pathol. **126** (1962) Nr. 3. S. 426-453. — 12 Abb., 35 Lit.
Das Phänomen der Zonenbildung im anämischen Infarkt und beim intravitalen Zelltod ganz allgemein wird anhand von Beobachtungen an Rattenleberabschnitten, die Meerschweinchen in die Bauchhöhle implantiert wurden, untersucht. Die sich aus Kernmessungen nach 1 bis 96 Std. ergebenden allgemeinen Schlußfolgerungen werden auf die nucleären Prozesse auch bei anderen Nekrosen übertragen. Die Studien basieren auf histologischen, karyometrischen und enzymhistochemischen Befunden, die mit den Ergebnissen an autolytischen Lebern verglichen werden. Während sich die Kerne der Außen- und Innenzone des Leberimplantates nach verschiedenen Versuchszeiten relativ uniform verhalten, fallen in der Intermediärzone stärkere Schwankungen auf. Für die bisher beobachteten karyoplasmatischen Quellungs- und Entquellungsvorgänge sind vornehmlich die DNS-haltigen Nucleohistone der Chromosomen und akzessorische Substanzen, nicht aber Enzymwirkungen verantwortlich zu machen. Der langsamere Untergang der Zellkerne in der Intermediärzone wird als Konservierungseffekt, nicht als Zeichen eines noch funktionierenden Stoffwechsels aufgefaßt. C.-H. Becker. 2538.

Krediet, Piet; Utrecht, Rijksuniv., Fac. der Diergeneeskunde. Anomalies of the arterial trunks in the thorax and their relation to normal development. **(Arterielle Mißbildungen im Brustkorb und ihre Beziehungen zur normalen Entwicklung.)** Diss. Utrecht **1962** 108 S. – 38 Abb., 74 Lit.
Nach einleitender Beschreibung der Embryogenese von Herz und Gefäßsystem finden insbesondere die Anomalien des Kiemenbogens und die Isthumsstenose Berücksichtigung, die beide an verschiedenen Tierarten untersucht und durch eine Reihe guter Abbildungen und Zeichnungen erläutert werden. Einzelheiten im Original. E. Wiesner. 2625.

Mullenax, C. H. und Mullenax, P. B.; Ames, Iowa. Congenital abnormalities of the bovine digestive tract. **(Angeborene Mißbildungen des Verdauungsapparates beim Rind.)** J. Amer. veterin. med. Assoc. **141** (1962) Nr. 8. S. 950 bis 951. – 2 Abb. E. Wiesner. 2625.

Püschner, J. und Fiegel, B.; München, Städt. Schlacht- und Viehhof. **Schistosoma reflexum typicum bei einem ausgetragenen Kalb.** Berliner Münchener tierärtztl. wschr. **74** (1961) Nr. 21 S. 419–420.
Bei einer der Notschlachtung zugeführten Kuh wird ein Schistosoma reflexum gefunden. Die Diagnose war vom behandelnden Tierarzt intra vitam gestellt worden. Die Entwicklung der Frucht unterblieb, da die Kuh innerhalb einer Gewährsfrist kalbte und der benachrichtigte Händler die Schlachtung einer Embryotomie vorzog. W. Busch. 2625.

Sane, C. R., Kaikini, A. S. und Deshpande, B. R.; Bombay, Veterin. Coll. Uterus bicornis bicollis in a domestic buffalo (Bos bubalis). **(Uterus bicornis bicollis bei einem Hausbüffel [Bos bubalis].)** Indian veterin. J. **38** (1961) Nr. 7. S. 344-348. E. Wiesner. 2625.

Nie, Cornelis Jan van; Utrecht, Rijksuniv., Fac. der Diergeneeskunde. Congenitale hartmisvormingen bij het varken. **(Angeborene Herzmißbildungen beim Schwein.)** Diss. Utrecht **1961** 78 S. – 71 Abb., 87 Lit.
Von 318 auf dem Schlachthof Meppel (Holland) in den Jahren 1958-1961 gesammelten mißgebildeten Herzen wurden 30 zu eingehender Untersuchung ausgewählt. Die Ätiologie dieser Mißbildungen konnte nicht ermittelt werden. Vf. vermutet Sauerstoffmangel, Virusinfektionen (Schweinepest), fehlerhafte Ernährung und möglicherweise Erbfaktoren. Die untersuchten 30 Herzen werden in 5 Gruppen eingeteilt: Subaortastenose (8), Ostium atrioventriculare commune persistens (10), ventrale Conus arteriosus-Stenose und subvalvuläre Stenose der Arteria pulmonalis (3), Fallot'sche Tetralogie (3) und Bulbus-Septumdefekt (6). Die einzelnen Fälle werden ausführlich beschrieben und durch sehr instruktive Zeichnungen sowie durch Abbildungen belegt. Auf Grund seiner Untersuchungen lehnt Vf. die Theorie Barthels für die Verlagerung der großen Gefäße ab, da sich mit ihr nicht das gleichzeitige Vorkommen von Aorta-Ostiumstenose und Pulmonalisstenose sowie das gleichzeitige Vorkommen einer Stenose des Ostium atrioventriculare sinistrum und dextrum erklären lassen. E. Wiesner. 2625.

Löliger, H. Ch.; Celle, Bundesforsch.-Anst. für Kleintierzucht. **Geschwulstbildungen beim Nerz.** Berliner Münchener tierärztl. Wschr. **75** (1962) Nr. 19. S. 372-375. – 5 Abb., 16 Lit. Zus. in Engl.
7n der bisherigen Literatur über Neubildungen bei Nerzen werden insgesamt a lokalisierte Adenome bzw. -carcinome in der Lunge, ein Adenocarcinom im Uterus, ein squamöses Carcinom am Schwanzende und ein kavernöses Chylangiom beschrieben. Histomorphologisch sind zwei Teratome, ein Leberzellcarcinom, ein Lymphosarkom und ein kavernöses Hämangiom gesichert. Unter 2322 sezierten Nerzen im Alter zwischen 3 Mon. und 3 Jahren fand Vf. 2 Lungenadenome (-carcinome) und je eine metastasierende Dermoid-

cyste, ein alveolär-tubulöses Adenocarcinom der Gallenblase, ein metastasierendes lymphoidzelliges Sarkom des Hodens, ein Lymphosarkom im Bereiche des Thymus, eine generalisierende Lymphadenose und ein Fibrosarkom an der Hinterextremität. Die Pathologie und Histopathologie der 8 Fälle wird eingehend beschrieben. Es ist von Interesse, daß eine Häufung des Geschwulstauftretens bei Nerzen trotz der jahrzehntelangen In- und Mutationszucht nirgends beobachtet wurde. C.-H. Becker. 2655.

Majskij, I. N. (Maiski, I. N.), Moskau, Inst. für Exp. Biol. der Akad. der Med. Wiss. der UdSSR. O roli antitel v patogeneze zlokačestvennogo rosta. **(Die Rolle der Antikörper in der Pathogenese bösartiger Geschwülste.)** Bjulletén ėksperimental'noj biologii i mediciny, Moskva **54(27)** (1962) Nr. 7. S. 69-74. — 3 Abb., 3 Tab., 23 Lit. Zus. in Engl.
Vf. untersuchte die Rolle der Antikörper in der Pathogenese bösartiger Geschwülste. In den Geschwülsten von Patienten entstehen fremdartige Antigene, die den Körper verlassen, Autoantikörper zu bilden. Diese Antikörper verursachen ihrerseits Veränderungen in normalen, noch nicht krebsbefallenen Zellen. Diese Zellen wiederum werden ihrerseits durch Veränderung ihrer Antigenstruktur selbst zu Autoantigenen, auf deren Reiz hin der Körper Antikörper bildet. Dieser Kreislauf ist von großer praktischer Bedeutung. Die vom Körper gegen die Krebsantigene gebildeten Antikörper führen zu einer Sensibilisierung normaler Zellen. Das Phänomen der Kachexie, die Verminderungen der Abwehrreaktionen des Körpers und der Ort und der Zeitpunkt für Metastasenbildung müssen in diesem Zusammenhang gesehen werden. W. Plaschke. 2665.

Fark, Gustav; Salem, Baden. **Tumorbegünstigende Wirkung einer fettreichen Nahrung.** Arzneimittel-Forsch. 12 (1962) Nr. 10. S. 1036-1037.
Im Anschluß an eine frühere Arbeit sollte an 50 Mäusen geprüft werden, inwieweit das im Handel befindliche Schweinefett ohne Zusatz der Räucherprodukte und ohne Überhitzung eine tumorbegünstigende Wirkung hat. Die Tumorrate betrug bei den Versuchstieren 20%, davon waren 10% gutartige und 10% bösartige Tumoren. Die spontane Tumorrate der Tiere liegt bei 2-3%. R. Widmaier. 2665.

Kennel, Josef; Zürich, Univ., Veterinärmed. Fak., Inst. für Veterin.-Pathol. **Epitheliale Malignome im Magendarmtractus von Hund und Katze.** Diss. Zürich **1961 47** S. — 18 Abb., 3 Tab., 26 Lit.
Magen-Darmcarcinome sind beim Tier selten und werden in erster Linie beim Hund gefunden. Die Carcinome des Magen-Darmtractus sind jedoch bei weitem nicht so häufig wie beim Menschen. Nach einer kasuistischen Beschreibung einzelner Fälle und einer Zusammenstellung des Schrifttums über die Funde von Magen-Darmcarcinomen bei Hund und Katze werden diese Angaben mit den entsprechenden humanmedizinischen verglichen. Ungefähr 0,5-1,4% aller Carcinome beim Hund sind im Darm lokalisiert. Sämtliche bekannten Darmcarcinome sind drüsigen Ursprungs. Betroffen ist vor allem der Dünndarm, der Dickdarm relativ selten. Prädisponiert scheinen Hunde zwischen 6 und 9 Jahren zu sein. Bei der Katze sind Magencarcinome bisher unbekannt. Die seltenen Fälle von Darmcarcinomen lokalisieren sich überwiegend im Dünndarm. Der Mastdarm ist äußerst selten betroffen. Es scheint, daß die Krebse beim Tier weniger bösartig sind als beim Menschen. Metastasenbildung wurde selten beobachtet.
E. Wiesner. 2700.

Narayana, J. V. und Rao, S. P.; Tirupati, Andhra Veterin. Coll., Dep. of Pathol. A case of bilateral nephroblastoma in a domestic fowl. **(Ein bilaterales Nephroblastom bei einem Haushuhn.)** Indian veterin. J. 38 (1961) Nr. 6. S. 286-291. E. Wiesner. 2718.

Knape, J. J.; Hengelo, Slachthuis. Periarteriitis nodosa bij en rund. **(Periarteriitis nodosa bei einem Rind.)** Tijdschr. Diergeneeskunde 87 (1962) Nr. 19. S. 1262-1265. — 4 Abb., 4 Lit. Zus. in Engl. E. Wiesner. 2760.

Kolesnikova, N. A., Kočetov, N. N. und Urakov, N. N. (Kolesnikowa, N. A., Kotschetow, N. N. und Urakow, N. N.) Morfologičeskie izmenenija stenok sosudov u morskich svinok posle vvedenija rikketsij provačeka (štamm E). **(Morphologische Veränderungen der Gefäßwände bei Meerschweinchen, die mit dem Stamm „E" der Rickettsia prowazeki infiziert wurden.)** Voprosy virusologii, Moskva 7 (1962) N. 2. S. 222-225. — 3 Abb., 4 Lit.
Vff. führten eine histologische Untersuchung von Gefäßen von 16 Meerschweinchen aus, die intraperitoneal mit dem Stamm „E" von *R. prowazeki* in einer Dosis von 2,14 × 10^6 ID_{50} (einer 10^{-1} verdünnten Lösung von Eidottermaterial) infiziert worden waren. Sie stellten typische Flecktyphusknötchen in der Wand der großen Gefäße (Vena cava inferior) und der kleinen Gefäße, im Zwerchfell, in den Lymphknoten, der Milz, dem Herzen und dem Gehirn fest. Auf Grund des Grades der Gefäßwandschädigungen beurteilen Vff. den Stamm „E" als einen Stamm von geringer Pathogenität.
Ch. Ludwig. 2760.

Movsesjan, T. B. (Mowsesjan, T. B.) Jerewan, Zootechn. und Veterinärmed. Inst. Patomorfologija otečnych processov legkich, podkožnoj kletčatki i skeletnoj muskulatury pri ostrom tečenii pasterelleza krupnogo rogatogo skota. **(Die pathologische Morphologie der Ödemprozesse der Lunge, des Unterhautbindegewebes und der Skelettmuskulatur bei akutem Verlauf der Rinderpasteurellose.)** Izvestija Akademii nauk Armjanskoj SSR. Biologičeskie nauki, Erevan **15** (1962) Nr. 4. S. 91-96. — 6 Abb. Orig.: russ., Ausz.: armen.
Die Lunge bietet makroskopisch das Bild der kruppösen Entzündung. Da die Tiere jedoch vor vollendeter Entwicklung dieser Prozesse verenden, pflegt die Marmorierung der Lunge nicht vollkommen ausgeprägt zu sein. Histologisch kommt regelmäßig eine starke Hyperämie des Lungengewebes mit Diapedesiserscheinungen zur Ausbildung. Später kommt es in manchen Fällen zu Auflockerungen der Wände von großen Gefäßen und Kapillaren, bei denen sich das Endothel abstößt und die Ganzheit der Gefäßwände zerstört wird. Im weiteren füllen sich die Alveolen mit Entzündungsprodukten und dehnen sich noch weiter aus. Alle Bronchien sind mit serös-fibrinösem Exsudat und zerstörten Leukocyten und Erythrocyten angefüllt. Auch das interstitielle Gewebe ist mit diesem Exsudat durchtränkt. Das Unterhautbindegewebe und die Skelettmuskulatur sind intensiv aufgequollen. Dieses entzündliche Ödem ist vor allem im Bereich des Kehl- und Schlundkopfes, des weichen Gaumens, der Mandeln, der Zungenwurzel, des Unterkieferzwischenspaltes und schließlich im Gesichtsteil des Kopfes anzutreffen. Histologisch zeigt das Unterhautbindegewebe eine seröse-fibrinöse Infiltration und eine Mazeration von Blut- und Lymphgefäßen sowie Bindegewebsbündeln. Weiterhin wird eine dichte, eosinophile Infiltration beobachtet. Analoge Veränderungen kommen bei der histologischen Untersuchung der ödematösen Muskulatur zur Feststellung. Die intensive Eosinophilie wird als typische Reaktion bei der Pasteurellose bewertet.
H. Rauch. 2770.

Sosipatrov, G. V. (Sossipatrow, G. W.) Patologoanatomičeskie izmenenija pri ėchinochazmoze svinej. **(Pathologisch-anatomische Veränderungen bei der Echinochasmose der Schweine.)** Sbornik naučno-techničeskoj informacii Vsesojuznogo instituta gel'mintologii imeni akademika K. I. Skrjabina, Moskva **1961** Nr. 7/8. S. 60-62.
In Kolchosen des Astrachaner Gebietes, in denen die Echinochasmose stark verbreitet ist, führte Vf. an einer großen Anzahl von Tieren pathologisch-

anatomische Sektionen durch. Dabei wurde festgestellt, daß bei den erkrankten Tieren nicht nur im Dünndarm katarrhalische und hämorrhagische Entzündungsherde zu finden sind, sondern auch andere innere Organe in Mitleidenschaft gezogen werden. Die Tiere sind stark abgemagert, unterentwickelt und zeigen blasse Schleimhäute; die Leber ist leicht vergrößert, ebenfalls auch die Nieren; im Epi- und Endocard findet man petechiale Blutungen; die Lunge ist ödematös mit leichten Blutergüssen; die Gehirnhäute zeigen Blutansammlungen, und das Gehirn ist leicht ödematös.

H. Splisteser. 2775.

Trautwein, G. W.; Hannover, Veterin. School, Inst. of Pathol. The occurrence of acid-fast lipopigments in animals. **(Das Vorkommen von säurefesten Lipopigmenten bei Tieren.)** Amer. J. veterin. Res. 23 (1962) Nr. 92. S. 134-144. — 8 Abb., 1 Tab., 87 Lit.

Im Uterus von Ratten, die mit einer Vitamin E-Mangeldiät gefüttert worden waren, sowie in der cirrhotischen Lebereiweiß- und fettarm ernährter Ratten wurde ein säurefestes, fluoreszierendes Pigment gefunden, das wegen seines wachsähnlichen Aussehens als Ceroid-Pigment bezeichnet wurde. Vf. untersuchte die Lebern von 17 Schafen, die mehrere Monate experimentell einer Zementstaub-Inhalation ausgesetzt worden waren, sowie zum Vergleich die unveränderten Lebern 30 gesunder, geschlachteter Schafe und 105 Leberegellebern auf das Vorkommen dieses Pigments. Bei den Schafen mit Zementstaubinhalation wurde das säurefeste Pigment in 13 Fällen, bei den Tieren mit Leberegeln bei 22 Schafen festgestellt, während es bei den Schafen mit gesunder Leber in keinem Fall nachweisbar war. Das Pigment fand sich in Form kleiner Granula im Cytoplasma von Makrophagen, die bei den Leberegellebern vorwiegend an der Peripherie des Granulationsgewebes am Rande der Leberläppchen sowie haufenförmig im cirrhotisch verbreiterten interlobulären Gewebe sowie in der Umgebung proliferierter Gallengänge und Gefäße anzutreffen waren. Auch in den Bohrgängen in der Leber fanden sich neben eosinophilen Leukocyten pigmenthaltige Makrophagen. Das Pigment ist PAS-positiv, zeigt im UV-Licht gelbliche Fluoreszenz und gibt nur selten eine positive Eisenreaktion. Außerdem wurden noch 115 exstirpierte Mammatumoren von Hunden untersucht, bei denen das gleiche Pigment vorwiegend in den ausgereiften Epithelial- und Mischgeschwülsten gefunden wurde. Es trat am häufigsten bei Fibroadenomen und Fibrocystadenomen auf, bei denen die Pigmentzellen in den adenomatösen Gebieten, in der Cystenwand und im Cysteninhalt vorkamen. Bei alle anderen Geschwulstarten fanden sich nur verstreut einzelne Pigmentzellen oder kleine Zellgruppen. Das Pigment färbt sich mit HE. gelblich oder dunkelbraun, mit Toluidinblau grün oder grünblau, mit Methylenblau blau, mit Sudan III rot oder braunrot, mit Sudanschwarz schwarz und mit Carbolfuchsin leuchtend rot. Die Pigmentgranula sind PAS-positiv, zeigen Affinität zum Silber. Nur in 1 Fall war die Eisenreaktion posititiv. Bei den Mammageschwülsten des Hundes unterliegt das Pigment einem Reifungsprozeß, bevor es die charakteristischen, färberischen und histochemischen Eigenschaften aufweist, die auf einer Oxydation der Fettkomponenten beruhen dürften, die mit Polymerisation einhergeht. Nekrotisches Fettgewebe und Blutungen können den Ausganspunkt für die Pigmentbildung darstellen. Die ungesättigten Fettsäuren werden in den Makrophagen oxydiert und zu dem unlöslichen Ceroid-Pigment polymerisiert. D. Matthias. 2775.

Vojtkevič, A. A. und Ovčinnikova, G. A. (Woitkewitsch, A. A. und Owtschinnikowa, G. A.); Woronesh, Med. Inst. Izmenenija v sekretornych nejronach gipotalamusa i gipofize v uslovijach solovoj nagruzki. **(Veränderungen der sekretorischen Neuronen in Hypothalamus und Hypophyse bei**

Salzbelastung.) Bjulleteń ėksperimental'noj biologii i mediciny, Moskva **53(27)** (1962) Nr. 1. S. 93-97. — 3 Tab., 17 Lit. Zus. in Engl.
Amphibien (*Rana esculenta, Rana ridibunda, Pelobates fuscus*) und Ratten wurden über verschiedene Perioden unterschiedlicher Salzbelastung ausgesetzt und Zwischenhirn, Hypophyse und Schilddrüse histologisch ausgewertet. Haltung von Amphibien in isotonischen und hypotonischen Lösungen führt zum Verschwinden der Neurogranulation aus dem n. supraopticus (n. supr. opt.). Extrakte aus dem n. supr. opt. hypotonisch gehaltener Amphibien führen zur Veränderung der die Metamorphose stimulierenden Wirkung. Die Veränderungen im n. paraventricularis waren weniger stark ausgeprägt. Im Hypophysenhinterlappen bewirkt Salzbelastung Sekretschwund. Im Hypophysenvorderlappen ist die Anzahl der Basophilen erhöht, am 15. Tag tritt Degeneration der Zellen auf. G. Pose. 2826.

Dobberstein, J.; Berlin-Friedrichsfelde, Inst. für Vergleichende Pathol. der Dtsch. Akad. der Wiss. zu Berlin. **Zur Sektionsdiagnostik der Rinderleukose und Betrachtungen zur experimentellen Leukoseforschung.** Dtsch. Akad. Landwirtsch.-Wiss. Berlin, Tagungsber. **1961** Nr. 49. S. 9-21. — 16 Lit. Zus. in Russ., Engl.
Es wird auf die Schwierigkeiten bei der Feststellung der Leukosehäufigkeit bzw. -zunahme hingewiesen und die pathologisch-anatomischen Veränderungen beschrieben. Vf. ist der Ansicht, daß bei Versuchen zur Klärung der Ätiologie durch Übertragungsversuche nur neugeborene Kälber verwendet werden sollten. Diese müssen mindestens 5 Jahre lang beobachtet werden und die Ergebnisse eine statistische Signifikanz aufweisen. Es ist anzunehmen, daß das Agens in latenter Form häufiger als bisher angenommen vorhanden ist, zumal die Leukose erst nach längerer Zeit oder Hinzutritt einer Noxe klinisch erkennbar wird. Anscheinend geht dem schrankenlosen Wachstum ein offenbar reversibles und oft lange bestehendes Stadium voraus, in dem schon gewisse Störungen in der Blutzellbildung auftreten. Vf. bezeichnet dieses Stadium als „Präleukose". Umgekehrt kann klinisch bereits ohne das Vorhergehen einer „Präleukose" eine Leukose bestehen. Abschließend wird kurz auf eine Reihe von Hilfsursachen eingegangen. G. Becker. 2928.

Bielka, H. und Schneiders, I.; Berlin-Buch, Inst. für Exp. Krebsforsch. der Dtsch. Akad. der Wiss. zu Berlin. **Zum chemischen Aufbau leukämischer Leukozyten virusinduzierter Leukämien.** Acta biol. med. german. [Berlin] **9** (1962) Nr. 5. S. 445-457. — 2 Tab., 59 Lit. Zus. in Russ., Engl.
Es wurde die chemische Zusammensetzung leukämischer Leukocyten aus Lymphknoten und Thymus von virusinduzierten myeloischen (reifzellige und unreifzellige) und lymphatische Leukämien (mL und lL) und je einer transplantablen mL und lL untersucht. Der Gehalt säurelöslicher P-Verbindungen ist bei den mL mit 0,6% Phosphor signifikant ($p < 0{,}001$) niedriger als bei den lL (0,8-0,9%). Gegenüber dem Gehalt bei normalen Zellen aus Knochenmark (KM), Thymus und Milz ist dieser bei beiden Leukoseformen signifikant erhöht. Das betrifft nur den Gehalt an anorganischen Phosphaten, was möglicherweise für verschiedene Stoffwechselprozesse von Bedeutung sein kann. Die Phosphatide sind bei der virusinduzierten lL erhöht. Der Gehalt an Ribonucleinsäure (RNS) ist bezogen auf das Trockengewicht bei allen mL gleich und nicht signifikant gegenüber dem KM und der lL. Bezogen auf die Zelle oder die Desoxyribonucleinsäure (DNS) ist der bei der reifzelligen mL gegenüber der unreifzelligen stark erhöht, noch höher ist er bei der transplantablen mL. Der DNS-Gehalt und das Verhältnis RNS/DNS ist sehr unterschiedlich, bei der lL ist er nicht erhöht, wohl aber bei der mL. Er ist anscheinend abhängig vom Reifegrad und der Funktion der Chromosomenzahl, da auch zwischen den einzelnen Leukoseformen Unterschiede bestehen. Der Proteingehalt schwankt in normalen Grenzen. G. Becker. 2929.

Matsumoto, Seiichi; Baltimore, Md., Johns Hopkins Univ., School of Hyg. and Public Health, Dep. of Pathobiol. Electron microscopy of nerve cells infected with street rabies virus. **(Elektronenmikroskopie von mit Tollwutstraßenvirus infizierten Nervenzellen.)** Virology **17** (1962) Nr. 1. S. 198-202. — 3 Abb., 15 Lit.

10 Tage nach der intracerebralen Infektion von Mäusen wurden Teile des Ammonshorns in der üblichen Weise präpariert und elektronenoptisch untersucht. Neben den deutlich sichtbaren Zellstrukturen in den Ganglienzellen (Golgiapparat, Mitochondrien, endoplasmatisches Reticulum u. a.) waren besonders bei stärkeren Vergrößerungen (45000 und 52000) Viruspartikel von 110-130 mμ mit einer doppelten Membran sichtbar. In entsprechend durchgeführten lichthistologischen Untersuchungen konnten keine Negrikörperchen nachgewiesen werden. W. Wittmann. 2950.

Matthias, D. und Herrmann, H.-J.; Berlin, Humboldt-Univ., Inst. für Veterin.-Pathol. **Das pathologisch-anatomische Bild der in der DDR auftretenden Schleimhautkrankheit (Mucosal Disease) des Rindes.** Mh. Veterinärmed. **17** (1962) Nr. 18. S. 721-728. — 24 Abb., 31 Lit.

Der Nachweis der Mucosal Disease konnte zwischen Juli 1961 und Februar 1962 in 3 Rinderbeständen durch Übertragungsversuche erbracht werden. Das Sektionsbild und die Histopathologie der Krankheit werden an Jungrindern im Alter zwischen 1 und 8 Mon. beschrieben und u. a. durch Farbaufnahmen illustriert. Charakteristisch sind erosiv-ulcerierende Schäden an der Schleimhaut des gesamten Digestionstraktes und in der Digitalspalte, dem eine ballonierende Degeneration des oberen Stratum spinosum mit nachfolgender Nekrose und Abstoßung des Epithels zugrunde liegt. Im Stratum spinosum waren intranucleäre und cytoplasmatische Einschlußkörperchen auffällig. Auch auf Klinik, Epizootiologie und Differentialdiagnose wird eingegangen, wobei besonders auf die große Ähnlichkeit der Krankheit mit der Rinderpest hingewiesen wird. C.-H. Becker. 2985.

Wrba, H., Rabes, H. und Zintl, W.; München, Univ., Pathol. Inst. **Zur Biologie induzierter Wachstumsvorgänge in der Leber in vivo und im Explantat.** Virchow's Arch. pathol. Anatom. Physiol. klin. Med. **475** (1962) Nr. 1. S. 12-15. — 3 Tab., 8 Lit. Zus. in Engl.

Die Parabiose eines normalen Versuchstieres mit einem Tier, dem Teile der Leber entfernt wurden, führt zu Zellteilungen und Volumenvermehrung in der Leber des unbehandelten Parabionten. Durch Verunreinigung gesunder Ratten mit hepatektomierten Tieren und Organexplantationen wurde eine weitere Aufklärung der Biologie dieser Wachstumsvorgänge zu erreichen versucht. Es konnte festgestellt werden, daß die explantierte regenerierende Leber Phosphat in der gleichen Größenordnung aufnimmt wie die embryonale Leber. Die Teilhepatektomie induziert einen Wachstumsvorgang, der auch nach der Explantation nachweisbar bleibt und vom Milieu und humoralen Regulationen unabhängig ist. Der Höhepunkt des Unterschiedes in der Phosphataufnahme zwischen normaler und regenerierender Leber wird erst nach 48 Std. der Teilhepatektomie erreicht. Die Leber eines teilhepatektomierten Parabionten nimmt radioaktives Phosphat in einem Umfang auf, der sich etwa mit der Phosphatinkorporation teilhepatektomierter Leber eines nicht in Parabiose lebenden Tieres deckt. Vff. kommen zu dem Schluß, daß der dauernde Nachschub des „Regenerationsfaktors" für die Aufrechterhaltung eines einmal induzierten Wachstumsvorganges nicht unbedingt notwendig ist. R. Berg. 3070.

Monlux, William S. Hard tissue lesions associated with malnutrition. **(Bei Mangelernährung auftretende Läsionen des harten Gewebes.)** Iowa State Univ. Veterinarian **24** (1961/1962) Nr. 2. S. 83-93. — 17 Abb.

Harte Gewebe, wie Knochen, Knorpel und Zähne, reagieren auf falsche Ernährung sehr empfindlich, und selbst geringfügige Änderungen in der Nahrungszusammensetzung verursachen häufig lang anhaltende Gewebeläsionen. Hartgewebeveränderungen sind nicht nur Ausdruck einer defizitären Ernährung, sondern Ernährungsbilanzen sind auch ein Schlüssel zur Diagnose und Behandlung solcher Erkrankungen. Der wichtigste Faktor füs das Zustandekommen von Schädigungen ist das Nahrungsmittelgleichgewicht, wobei daran erinnert wird, daß das Überwiegen eines Bestandteiles in der Nahrung ebenso wichtig ist, wie eine defizitäre. Bei der Erzeugung oder Vermeidung von Läsionen ist als weiterer wichtiger Faktor die Wachstumsrate zu berücksichtigen, durch die unterschiedliche Ergebnisse bei gleichen äußeren Vorausssetzungen erklärt werden können. Ferner sind noch innere Ursachen, wie Gattung, Zucht, Rasse, Familie, Farbe, Geschlecht und Idiosynkrasie, für die Entstehung von Hartgewebeläsionen zu berücksichtigen. Da unterschiedliche Ursachen identische Gewebsreaktionen erzeugen, wird vorgeschlagen, Ursachen, die gleiche Veränderungen erzeugen, in Gruppen zusammen zu fassen. Folgende Gruppen werden aufgestellt und ursächlich sowie hinsichtlich ihrer markantesten Gewebeveränderungen kurz erläutert: Vermehrung des osteoiden Gewebes durch Osteoblasten — Vermehrung des osteoiden Gewebes durch Knorpel- und Bindegewebsumwandlung — zu geringe Bildung von ostecidem Gewebe — Knorpelgewebevermehrung in Form breiter weißer Epiphysenplatten — gewundene, zusammengepreßte, verzerrte und gebrochene knorpelige, knöcherne und osteoide Trabekel — Verringerung und Verkleinerung der Knochentrabekel — Knochenmarkshypoplasie — Knochenmarks- und Periosthämorrhagien — Periostitis — Gefäßthrombosen — Knorpeldegeneration- und nekrose — Hypoplasie von Emaille schicht und Dentin — Periodontale osteoide Hyperplasie — disproportionierter Körperwuchs im Verhältnis zum Knochenwuchs.

H. Klaus. 3087.

Lequin, Hans Cornelis; Utrecht, Rijksuniv., Fac. der Geneeskunde. Diabetes en de stofwisseling van glucose bij de rat. **(Diabetes und der Glukosestoffwechsel bei der Ratte.)** Diss. Utrecht **1962** 74 S. — 5 Abb., 7 Tab., 55 Lit. Zus. in Engl.

Gesunden, Alloxan-diabetischen und Insulin-behandelten diabetischen Ratten wurde radioaktive Glukose (^{14}C) in CO_2, Glykogen und Fettsäuren verabfolgt. Die Ratten wurden zum Versuch benutzt, nachdem sie 3 Wochen zuvor mit 100 mg Alloxan/kg Kgw. (s. c.) diabetisch gemacht worden waren. Die Tiere der drei Gruppen erhielten 500 mg Glukose mit 20 oder 30 μC ^{14}C oral. Den Insulin-behandelten Ratten wurden gleichzeitig 0,1 IE. kristallines, glucagonfreies Insulin injiziert. Zwei Stunden später wurden die Tiere durch Dekapitation getötet. Bei den diabetischen Ratten war der Glukoseeinbau in CO_2, Glykogen und in die Fettsäuren weit geringer als bei normalen Tieren. Dafür schieden sie jedoch einen weit größeren Anteil der radioaktiven Glukose mit dem Urin aus. Die Verabfolgung von Insulin an diabetische Ratten verbesserte die Incorporation bedeutend, so daß fast normale Werte erreicht wurden. Die starken individuellen Unterschiede in den Ergebnissen erfordern jedoch eine gründliche Auswahl der zu derartigen Versuchen bestimmten Tiere. E. Wiesner. 3110.

Viermann, Bärbel; Bonn, Univ., Anatom. Inst., Abt. für Exp. Biol. **Morphologische Beobachtungen im Hypothalamus und in der Neurohypophyse des Hundes nach Exstirpation der Keimdrüsen.** Acta anatom. [Basel] **49** (1962) Nr. 1/2. S. 77–114. — 31 Abb., 78 Lit. Zus. in Engl., Franz.

An 8 männl. und 7 weibl. Hunden verschiedenen Alters wurden mittels der Gomori-Färbung die nach Entfernung der Keimdrüsen im Hypothalamus und in der Neurohypophyse auftretenden Veränderungen untersucht. Bei

allen kastrierten Hunden wird eine Zunahme pathologischer Veränderungen im Sinne einer „roten Degeneration" in den groß- und kleinzelligen Kerngebieten des Hypothalamus beobachtet. Dabei waren diese im Nucleus infundibularis tuberis wesentlich größer als in den übrigen Kerngebieten. Zwischen den kastrierten erwachsenen Hunden und den kastrierten infantilen Hunden sowie zwischen kastrierten erwachsenen Hündinnen und kastrierten graviden Hündinnen und auch allgemein zwischen kastrierten männl. und kastrierten weibl. Hunden bestehen graduelle Unterschiede, die eingehend erörtert werden. Auf Grund der Ergebnisse darf nach Ansicht der Vfn. das Vorhandensein eines umschriebenen Sexualzentrums im Tuber cinerieum des Hypothalamus als sehr wahrscheinlich angenommen werden.
G. Michel. 3145.

Novakova, V.; Prag, Tschechoslow. Akad. der Wiss., Physiol. Inst. **Zur Frage experimenteller Neurosen bei Tieren.** Pawlow-Z. höhere Nerventätigk. **11** (1961) Nr. 1/2. S. 99–105. – 1 Abb., 1 Tab., 11 Lit.
Vorliegende Arbeit enthält die Fragestellung, ob es möglich ist, bei Ratten und Hunden durch den Zusammenstoß eines Nahrungs- und Abwehrreflexes experimentelle Neurosen zu erzeugen. Die Untersuchungen beider Tierarten zeigten, daß durch Zusammenstoß eines unbedingten Nahrungs- und eines unbedingten Abwehrreflexes weder die höhere Nerventätigkeit noch das Allgemeinverhalten gestört wurde, was für experimentelle Neurosen charakteristisch wäre. Es entsteht ebenfalls keine experimentelle Neurose, wenn vor Versuchsbeginn die Tiere kastriert wurden und somit das hormonale Gleichgewicht gestört wurde. Die Schlußfolgerung lautet: „Nicht jede Konfliktsituation braucht zu einer Zerrüttung der höheren Nerventätigkeit und zur Entstehung einer experimentellen Neurose zu führen".
W. Richter/Kleinmachnow. 3145.

Jacobsohn, Dora. Interactions of oestrogens and androgens on the mammary gland and growth of other tissues in hypophysectomized rats treated with insulin, cortisone and thyroxine. **(Die Wirkungen von Oestrogenen und Androgenen auf die Milchdrüse und das Wachstum anderer Gewebe hypophysektomierter Ratten, die mit Insulin, Cortison und Thyroxin behandelt wurden.)** Acta endocrinol. [Copenhagen] **41** (1962) Nr. 2. S. 287–300.
E. Wiesner. 3150.

VII. BAKTERIOLOGIE, HYGIENE

Grumbach, A. (unter techn. Mitarb. von Matthy, Elisabeth und Lenke, Irmgard); Zürich, Univ., Inst. für Med. Mikrobiol. **Über den Nachweis bakterizider Substanzen in den gebräuchlichen Nährböden.** Pathol. Microbiol. [Basel] **25** (1962) Nr. 4. S. 507–516. – 3 Tab., 25 Lit.
Die in Fleischwasser-Pepton-Bouillon vermuteten bakteriziden Substanzen wurden mit Essigsäureaethylester und mit Eisenhydroxyd extrahiert. Die Prüfung der Extrakte erfolgte im Loch- und Papierstreifentest. Als Testkeime dienten 12 grampositive und 11 gramnegative Bakterienstämme. Durch die Essigsäureaethylester-Extraktion konnten in der Fleischwasser-Pepton-Bouillon bakterizid und auch selektiv wirkende Substanzen nachgewiesen werden. Die größte Empfindlichkeit zeigten Milzbrandbazillen, während *Pseudomonas pyocyanea* fast resistent war. Über die Natur der bakteriziden Substanzen wird nichts ausgesagt. Die Eisenhydroxyd-Extrakte führten nicht zu Wachstumshemmungen. E. Kunter. 3280.

Forget, A. und Fredette, V.; Montreal, Canada, Univ. of Montreal, Inst. of Microbiol. and Hyg., Anaerobes Dep. Sodium azide selective medium for the primary isolation of anaerobic bacteria. **(Ein Natriumacid-Selek-**

tiv-Nährboden für die Erstisolierung anaërober Bakterien.) J. Bacteriol. **83** (1962) Nr. 6. S. 1217–1223. – 6 Tab., 29 Lit.

Ein Zusatz von 0,2% Natriumacid zu einem flüssigen und 0,05% Natriumacid zu einem festen Trypticase-Sojabrühe-Nährboden wurde in Modellversuchen für die primäre Isolierung von Anaërobiern aus einem Gemisch von Aërobiern und Anaërobiern als geeignet befunden. Ein Zusatz von 5% Blut oder 10% Serum zu den Nährböden hatte keinen Einfluß auf die Hemmwirkung des Natriumacids. Nicht gehemmt wurden durch Natriumacid die fakultativ wachsenden Streptokokken. Die Versuche wurden mit je einem Stamm von *Eubacterium limosus, Bacteroides insolidus, Cl. perfringens, Cl. histolyticum, Cl. tetani, Fusobacterium polymorphum* und *Sphaerophorus necrophorus* sowie mehreren auch aërob wachsenden Stämmen durchgeführt.

G. Scheibner. 3280.

Greene, V. W., Vesley. D. und Keenan, K. M.; Minneapolis, Univ. of Minnesota, School of Public Health; Univ. Health Serv. New method for microbiological sampling of surfaces. **(Eine neue Methode für die Entnahme mikrobiologischer Oberflächenproben.)** J. Bacteriol. **84** (1962) Nr. 1. S. 188–189. – 1 Abb., 1 Tab.

Die Technik, versuchsweise als „Druckabstrich" bezeichnet, verwendet ein Wollgewebe, welches auf ein Metallrohr gespannt ist. Das Rohr ist eingewickelt und sterilisiert. Vor der Probeentnahme rollt man es als Kontrolle auf Sterilität und zum Befeuchten der Oberfläche mit seiner äußeren Oberfläche auf einem Nähragar ab. Zur Entnahme der Probe rollt man es dann einmal auf der zu untersuchenden Fläche und anschließend ein- oder mehrmals auf sterilen Nähragaroberflächen ab. Die nachgewiesenen Kolonien geben sowohl den Grad der Verunreinigung als auch die räumliche Verteilung an. Es wurde somit eine Technik entwickelt, die einige Nachteile der üblichen Methoden überwindet und eine quantitative Aussage über die Oberflächenverunreinigung erlaubt.

W. Lehmann. 3320.

Tokumaru, Tadasu; Hanover, N. H., Dartmouth Med. School, Dep. of Microbiol. A kinetic study on the labeling of serum globulin with fluorescein isothiocyanate by means of the gel filtration technique. **(Eine kinetische Studie über die Markierung von Serumglobulin mit Fluoresceinisothiocyanat mittels Gelfiltrationstechnik.)** J. Immunology **89** (1962) Nr. 2. S. 195–203. – 9 Abb., 1 Tab., 33 Lit.

Mit einer Diaethylaminoaethyl-Sephadex-Säule lassen sich fluoresceinmarkierte Antikörper vom ungebundenen Fluorescein schnell trennen. Die Kinetik des Markierungsprozesses von menschlichem γ-Globulin mit Fluorescein wurde untersucht. Oberflächlich an die fluoreszierenden Antikörper gebundene Farbe konnte unter Anwendung eiweißfällender Mittel weitgehend entfernt werden. Die Ergebnisse solcher Präzipitationen zeigten, daß das mittels Gelfiltrationstechnik behandelte Material geringere Mengen absorbierter Farbe aufwies als dialysiertes Material. Bei der Sephadex-Gelfiltration einer markierten Globulin-Papain-Mischung ließen sich der Komplex und das noch vorhandene freie Papain deutlich voneinander trennen.

G. Scheibner. 3320.

Hill, Gilbert A., Fung, Joanna und Marcus, Stanley; Salt Lake City, Univ. of Utah, Latter Day Saints Hospital; Dep. of Microbiol. A rapid test for Proteus species. **(Ein Schnelltest für Proteus-Species.)** J. Bacteriol. **84** (1962) Nr. 1. S. 191.

Während üblicherweise die Differenzierung von *Proteus* 2 Tage erfordert, erlaubt die beschriebene Methode die Feststellung der Zugehörigkeit zur Species *Proteus* innerhalb von 10 Min. Die Methodik beruht auf dem Nachweis der in Proteusbakterien befindlichen Phenylalanin-Oxydase und wird eingehend beschrieben. 70 Stämme *Proteus* und *Providencia* zeigten bei diesem Test eine positive und 124 andere Enterobacteriaceae eine negative Reaktion. W. Lehmann. 3320.

Hughes, D. E.; Oxford, Dep. of Biochem., Med. Res. Council, Unit. for Res. in Cell Metabolism. The bacterial cytoplasmic membrane. **(Die Zellmembran der Bakterien.)** J. gen. Microbiol. **29** (1962) Nr. 1. S. 39–46. E. Wiesner. 3360.

Salton, M. R. J.; Manchester, Univ., Dep. of Bacteriol. Cell-wall structure and biosynthesis. **(Zellwandstruktur und Biosynthese.)** J. gen. Microbiol. **29** (1962) Nr. 1. S. 15–23. E. Wiesner. 3360.

Lascelles, June; Oxford, Univ., Dep. of Biochem., Microbiol. Unit. The chromatophores of photosynthetic bacteria. **(Die Chromatophoren photosynthetisierender Bakterien.)** J. gen. Mikrobiol. **29.** (1962) Nr. 1. S. 47–52. E. Wiesner. 3360.

Mitchell, P.; Edinburgh, Univ., Dep. of Zool., Chem. Biol. Unit. Metabolism, transport, and morphogenesis: Which drives which? **(Stoffwechsel, Transport und Morphogenese: Was treibt was?)** J. gen. Microbiol. **29** (1962) Nr. 1. S. 25–37. E. Wiesner. 3370.

McQuillen, K.; Cambridge, Univ., Dep. of Biochem. Bacterial ribosomens and protein synthesis. **(Bakterienribosomen und Eiweißbildung.)** J. gen. Microbiol. **29** (1962) Nr. 1. S. 53–57. E. Wiesner. 3370.

Hunter, G. D. und Godson, G. N.; Compton, Berks., Agric. Res. Council Field Stat.; London, Chester Beatty Res. Inst.; Inst. of Cancer Res. The final stages of protein synthesis and the role of lipids in the process. **(Das entscheidende Stadium der Proteinsynthese und die Bedeutung der Lipoide hierbei.)** J. gen. Microbiol. **29** (1962) Nr. 1. S. 65–68. E. Wiesner. 3370.

Skalka, Boris und Mlynářová, Alena; Brno, Ústav Mikrobiol. a Imunol. Veterin. Fak. VŠZ. Srovnávací studie vzniku a rozvoje L-forem u pěti bakteriálních druhů. **(Vergleichende Untersuchung der Entstehung und Entwicklung der L-Formen bei fünf Bakterien-Arten.)** Sborník Vysoké Školy zemědělské Brně, Řada B **10(31)** (1962) Nr. 1/2. S. 33–40. — 36 Abb., 1 Tab., 10 Lit. Zus. in Russ., Dtsch.

Vff. beschreiben ihre Versuche mit dem Hervorrufen der L-Formen bei den Bakterienarten *Proteus vulgaris, Proteus morganii, Proteus mirabilis, Erysipelothrix insidiosa* und *Pasteurella multocida,* und zwar bei 4 verschiedenen Stämmen von jeder einzelnen Art. Um die L-Formen hervorzurufen, verwendeten sie Agarkulturen mit Zusatz von 25% inaktiviertem Pferdeserum und von Penicillin verschiedener Konzentration Kleine Penicillinmengen (0,01, 0,1 und 1 IE/ml Nährboden) übten keine Wirkung auf die Vermehrung der Proteus-Stäbchen, Formveränderungen zeigten sich erst auf Nährböden mit 10 IE Penicillin/ml Nährboden bzw. mit 100 IE bei *P. vulgaris.* Bei *P. morganii* und *P. mirabilis* kam es bei einer Konzentration. von 1000 IE Penicillin/ml Nährboden und bei *P. vulgaris* bei 10000 IE/ml Nährboden nach 24stündiger Incubationszeit zur L-Formbildung. Bei *Erysipelothrix insidiosa* bildeten sich die L-Formen teilweise bereits bei einer Konzentration von 0,1 IE/ml Nährboden nach 24 Std., bei *Pasteurella multocida* zeigten sich bei dieser Konzentration zwar Formveränderungen, aber die L-Formen bildeten sich nicht einmal bei 10 IE/ml Nährboden. Die morphologischen Veränderungen einzelner Arten stimmten verhältnismäßig gut überein und werden durch Abbildungen belegt. F. Nádvorník. 3370.

Peter, A.; Bad Elster, Forsch.-Inst. für Mikrobiol. und Hyg. **Die biologische Bedeutung körpereigener Mikroorganismen für Mensch und Tier.** Dtsch. Gesundheitswes. **17** (1962) Nr. 41. S. 1775–1782.

Großes Übersichtsreferat mit 125 Literaturangaben über die Bedeutung körpereigener Mikroorganismen für Mensch und Tier. Es ist noch nicht entschieden, ob die Mikroorganismen einen Nutzen oder eine Belastung für den Makroorganismus darstellen. Es konnte bereits nachgewiesen werden, daß bisher als Erbmerkmale betrachtete Eigenschaften durch die jeweilige Beschaffenheit der Darmflora bedingt sind. Bisher ist es aber noch nicht möglich, die Mikroflora so zu beeinflussen, daß die positiven Wirkungen erhalten bleiben oder gesteigert werden, während belastende Einflüsse im Sinne Metschnikoffs ausgeschaltet werden. L. Stoll. 3380.

Dagley, S., White, Audrey E., Wild, D. G. und Sykes, J.; Leeds, Univ., Dep. of Biochem.; Sheffield, Univ., Dep. of Biochem. The effect of various drugs and inorganic ions on bacterial ribonucleoprotein. **(Die Wirkung verschiedener Arzneimittel und anorganischer Ionen auf das Ribonucleoprotein der Bakterien.)** J. gen. Microbiol. **29** (1962) Nr. 1. S. 59–63.
E. Wiesner. 3380.

Yee, R. B., Pan, Sylvia und Gezon, H. M.; Pittsburgh, Pa., Univ., of Pittsburgh, Graduate School of Public Health. Effect of chloramphenicol on protein and nucleic acid synthesis by Shigella flexneri. **(Die Beeinflussung der Protein- und Nucleinsäuresynthese durch Chloramphenicol bei Shigella flexneri.)** J. gen. Microbiol. **27** (1962) Nr. 3. S. 521–527. — 3 Abb., 21 Lit.
Ruhende Organismen von *Shigella flexneri* 3 verlieren in einem chemisch genau definierten Nährboden mit geringer Chloramphenicolkonzentration die Fähigkeit, Protein zu synthetisieren, jedoch wird die Ribonucleinsäuresynthese stimuliert. Weder Glycin noch l-Phenylalanin oder l-Tyrosin konnten die Antibioticawirkung aufheben. Bei chloramphenicolresistenten Mutanten sind für den gleichen Effekt hohe Chloramphenicolkonzentrationen erforderlich. Vff. schlußfolgern, daß die auf einer unterdrückten Proteinsynthese beruhende Wachstumshemmung offenbar in einer vermehrten Bildung von Ribonucleinsäure mit veränderter biologischer Wirksamkeit begründet ist. I. Aurich. 3380.

Poljakova, O. A. (Poljakowa, O. A.); Kusminki, Gebiet Moskau, Unions-Inst. für Exp. Veterinärmed., Lab. für Mikrobiol. und Immunität. Fluorescirujuščie syvorotki i ich primenenie v mikrobiologii. **(Fluoreszierende Seren und ihre Anwendung in der Mikrobiologie.)** Trudy Vsesojuznogo instituta ėksperimental'noj veterinarii, Moskva **26** (1962) S. 62–74. — 50 Lit.
Eine der modernsten Methoden in der Mikrobiologie ist die Anwendung sogenannter fluoreszierender Antikörper oder der mit Fluorchromen „markierten" Antikörper, wie sie auch genannt werden. Die Gewinnung fluoreszierender Seren basiert auf der Fähigkeit einiger Fluorfarbstoffe, mit den im Serum befindlichen Antikörpern eine chemische Verbindung einzugehen, ohne ihre immunologische Spezifität zu verändern. Vf. entwickelte ein fluoreszierendes Paratuberkulose-Serum, mit dessen Hilfe der Nachweis von Paratuberkulose-Bakterien unter dem Lumineszenz-Mikroskop gelingt. Ein fluoreszierendes Serum zum Nachweis von Rotlaufbakterien wurde gleichfalls entwickelt. Diese Methode wurde so verfeinert, daß es mit ihrer Hilfe möglich ist, in fixierten Ausstrichen durch besondere Färbungen die einzelnen serologischen Rotlauftypen festzustellen. W. Plaschke. 3400.

George, Mariam und Vaughan, John, H.; Rochester, N. Y., Univ., School of Med. and Dentistry, Dep. of Med. and Bacteriol. Observations on the nature of the antigen in tanned red cell hemagglutination. **(Beobachtungen über die Natur des Antigens bei der Hämagglutination mit gebeizten roten Blutkörperchen.)** J. Immunology 88 (1962) Nr. 2. S. 191–198. — 6 Tab., 16 Lit.
Eialbumin, das mit 6 M Harnstoff behandelt war, überzog die roten Schafblutkörperchen derart, daß sie für die Hämagglutination durch Anti-Ei-

Albuminserum empfindlich wurden. Unbehandeltes Ei-Albumin scheint diese Reaktion nur ganz wenig oder gar nicht zu geben. Es wird angenommen, daß die erhöhte Wirksamkeit der harnstoffbehandelten Ei-Albumin-Lösungen, die Blutkörperchen wirksam zu überziehen, zur Teil-Denaturierung eines Teiles der Ei-Albumin-Moleküle in Beziehung steht, und es wird angenommen, daß andere Proteine ähnliche Wirkungen gegenüber dem Ei-Albumin aufweisen. Eine Begrenzung der Präzipitintechnik zur Bestimmung der Spezifität der Hämagglutinationsreaktion wird diskutiert.

G. Godglück. 3400.

Reber, Elwood F.; Univ. of Illinois. Nutrients of special importance to antibody formation. **(Nährstoffe von spezieller Bedeutung für die Antikörperbildung.)** Veterin. Med. 57 (1962) Nr. 1. S. 23–26. — 2 Tab.

Die spezifischen Antikörper sollen sich von den normalen γ-Globulinen nur in der Bildung ihrer Peptidketten unterscheiden. Beide entstammen den gleichen Vorstufen. Nur bewirkt das Antigen eine bestimmte Peptidkettenform. Polypeptide bestehen aus Amminosäuren. Für die Bildung von Antikörpern werden die gleichen Nährstoffe benötigt wie zur Bildung von γ-Globulinen. Beide haben ihre Entstehungsstätten in den Plasmazellen. Diese sind Gewebsbestandteile der Lymphknoten, des Knochenmarkes und der Milz. Die Zusammensetzung der Serumproteine dient als Indikator des Nahrungsbedürfnisses für die Antikörper- und -globulinbildung. Die vorliegende Untersuchung erstreckt sich auf die Serumproteine bei der Zuchtsau während der Trächtigkeit und Laktation. Bei adäquater Futterration kommt es auch beim Futterwechsel zu keinen Veränderungen. Die γ-Globuline nehmen im Verlaufe der Trächtigkeit absolut und relativ ab. In den ersten 24 Std. nach der Geburt ist die Abnahme besonders stark, danach erfolgt ein schrittweiser Anstieg bis zum Normalwert. Der Einfluß der Ernährung ist nicht signifikant. Der Gehalt an γ-Globulinen soll mit der Infiltration von Lymphocyten und Plasmazellen in das Eutergewebe zusammenhängen, die vor der Abgabe des Colostrums stattfindet. Das neugeborene Ferkel nimmt diese Proteine nur in den ersten beiden Tagen nach der Geburt auf. Eine uterine Passage der Antikörper wie beim Menschen findet beim Schweine nicht statt. Beim Menschen ist die placentare Schranke dünn, während sie beim Schwein aus 6 Zellschichten besteht. Die Nährstoffe im Colostrum bei der Kuh und der Zuchtsau sind für die Ausreifung der Serumproteine des Saugferkels unersetzlich. Das Colostrum beider Tierarten enthält die γ-Globuline, die für die Serumproteine des Ferkels benötigt werden, außerdem aber einen oder mehrere Faktoren, die zur spezifischen Antikörperbildung beitragen. Neugeborene Ferkel, die in den ersten 48 Std. nach der Geburt weder Kuh- noch Schweinecolostrum erhalten, müssen 6–8 Wochen isoliert gehalten werden, da sie mangels ausreichender Antikörperbildung in dieser Zeit äußerst krankheitsanfällig sind. Im Alter von 2–6 Mon. ist die Serumglobulinbildung am stärksten. Die Werte der Serum-α- und β-Globuline sind, abgesehen von den Veränderungen bei Neugeborenen, später verhältnismäßig konstant.

H. Busse. 3430.

Zimmermann, Wilhelm, Brühl, Peter, Kaiser, Eberhard und Oertel, Georg W.; Homburg/Saar, Univ. des Saarlandes, Inst. für Hyg. und Mikrobiol. **Unspezifische Abwehrvorgänge in hormonchemischer Sicht.** Z. Immunitätsforsch. exp. Therap. **123** (1962) Nr. 4/5. S. 458–465. — 2 Abb., 33 Lit. Zus. in Russ., Engl., Franz., Span.

An Albino-Meerschweinchen wurde geprüft, wie sich bei Steigerung der unspezifischen Resistenz durch Injektion von Pyrifer (Asta-Werke AG), einer Totvaccine aus Colistämmen, die Plasma-17-Ketosteroide verhielten, Zur Infektion der Meerschweinchen diente ein Stamm von *S. typhimurium*. Die Pyrifer-Injektion verzögerte das LT_{50}, d. h. den Zeitpunkt, an dem 50%

der Tiere gestorben sind, um 2 Tage, hatte jedoch auf den weiteren Infektionsablauf keinen signifikanten Einfluß, d. h., die Absterberate der Versuchsgruppe unterschied sich von der Kontrollgruppe nur unwesentlich. Deutlich ließen sich charakteristische Verschiebungen innerhalb der Plasma-17-Ketosteroide feststellen. Zwischen unspezifischer Resistenz und hormonalem Geschehen bestehende Zusammenhänge wurden diskutiert.
G. Scheibner. 3430.

Gengozian, Nazareth, Makinodan, Takashi und Carter, Rachel R.; Oak Ridge, Tenn., Nat. Lab., Biol. Div. Analysis of immune precipitates by serum-agar diffusion. **(Analysen der Immun-Präzipitate durch Serum-Agar-Diffusion.)** J. Immunology **88** (1962) Nr. 4. S. 426–433. — 5 Abb., 1 Tab., 12 Lit.

Anti-BSA-(Bovine Serum-Albumin-)Seren aus Küken, Meerschweinchen, Truthähnen, Fasanen, Enten, Kaninchen, Ratten, Mäusen und Geflügel wurden auf ihre Fähigkeit geprüft, eine Copräzipitation mit anderen Serum-Proteinen zu ergeben, wenn sie in vitro mit dem BAS-Antigen in Berührung kamen. Die Immun-BSA-Anti-BSA-Präzipitate wurden durch Lösen der Präzipitate mit überschüssigem Antigen und Reagieren des flüssigen Komplexes mit artspezifischem Anti-Ganzserum-Antiserum im Ouchterlony-Agar-Diffusionstest bestimmt. Die Teste zeigen den zusätzlich zum Antikörper-γ-Globulin-Protein löslichen Antigen-Antikörper-Komplex bei allen Spezies der Antiseren mit Ausnahme von Geflügel und Kaninchen, die ein copräzipitierendes Serumprotein enthielten. Diese Resultate und ihre mögliche biologische Bedeutung werden diskutiert. G. Godglück. 3430.

Zimmermann, G.; Dessau, Forsch.-Inst. für Impfstoffe, Biochem. Abt. **Mäuseschutzversuche mit Zymosan-Vaccinen und Properdin-Seren. Beiträge zur unspezifischen Immunität (Resistenz).** Acta biol. med. german. [Berlin] **9** (1962) Nr. 4. S. 412–427. — 4 Abb., 9 Tab., 6 Lit. Zus. in Russ., Engl.

Die Prüfung verschiedener Zymosanvaccinen an Mäusen, die mit einem *E. coli*-Stamm infiziert worden waren, ergab, daß geeignete Zymosanvaccinen bei i. p. Applikation bereits 20 Std. p. a. einen voll entwickelten aktiv-unspezifischen Impfschutz bewirken, der mindestens 30 Tage anhält. Bei dreimaliger Impfung der Mäuse mit Zymosanvaccinen betrug die Schutzquote noch 80 Tage nach der Erstimpfung 90%. Von Rindern, Ratten und Kaninchen durch Zymosanhyperimmunisierung gewonnene Properdinseren wiesen in passiven Schutzversuchen an mit *E. coli* infizierten Mäusen eine hohe Schutzwirkung auf. Besonders wirksam waren die Seren von Ratten und Rindern. G. Scheibner. 3430.

Burdov, A. N. (Burdow, A. N.); Kusminki, Gebiet Moskau, Unions-Inst. für Exp. Veterinärmed., Lab. für Mikrobiol. und Immunität. Kompleksnaja immunizacija sel'skochozjajstvennych životnych protiv anaėrobnych i aėrobnych infekcij. **(Die komplexe Immunisierung landwirtschaftlicher Nutztiere gegen anaërobe und aërobe Infektionen.)** Trudy Vsesojuznogo instituta ėksperimentalnoj veterinarii, Moskva **26** (1962) S. 139–144. — 4 Tab., 9 Lit.

In einigen Wirtschaften treten gleichzeitig Milzbrand, Bradsot, Malignes Ödem und Rauschbrand auf. Um die häufigen Impfungen zu vereinfachen, sollte versucht werden, Simultanvaccinen zu entwickeln. Vf. neutralisierte das Formaldehyd in der Vaccine gegen Anaërobier. Zu dieser Vaccine fügte er eine Milzbrandvaccine hinzu, die aus inaktivierten und lebenden Komponenten besteht, ohne daß die lebende Komponente ihre Wirksamkeit durch die Einwirkung des Formaldehyds verlor. Die bivalente Vaccine gegen Rauschbrand und Milzbrand schützte einmal immunisierte Versuchstiere gegen künstliche Infektion mit den Erregern beider Krankheiten. Auch eine trivalente Vaccine gegen Rauschbrand, Milzbrand und Vibrionensepsis erwies sich an Versuchstieren als brauchbar. Die Vaccinen sollten nunmehr an landwirtschaftlichen Nutztieren erprobt werden. W. Plaschke. 3430.

Tanaka, Kyoichi und Sato, Shizuo. Electrophoretic studies on tetanus antitoxic horse serum. I. Electrophoretic analysis of antitoxic sera in the course of hyperimmunization. **(Elektrophoretische Untersuchungen an antitoxischem Tetanusserum vom Pferd. 1. Mitt. Elektrophoretische Analyse der antitoxischen Seren im Verlauf der Hyperimmunisierung.)** Nat. Inst. Animal Health Quart. 1 (1962) Nr. 1. S. 1–7. — 1 Abb., 3 Tab.

Die Seren von 4 Pferden, die gegen Tetanustoxin immunisiert worden waren, wurden in verschiedenen Stadien des Immunisierungsprozesses elektrophoretisch untersucht. Bei nahezu gleichem Verhalten der Seren der 4 Tiere konnte gefunden werden, daß in den frühen und mittleren Stadien der Immunisierung die Seren nur geringe Veränderungen aufwiesen, während gegen Ende des Immunisierungsprozesses, bei Vorliegen hoher Antitoxintiter, ein deutliches Absinken des Albumingehaltes und neben einem mäßigen Anstieg des Gehaltes an γ-Globulin ein kräftiges Ansteigen einer β-Globulin-Komponente zu beobachten waren. Diese Komponente zeigte eine geringere Beweglichkeit als das reguläre β-Globulin. Möglicherweise ist sie mit der sog. „T"-Komponente identisch. Am Ende des Immunisierungsprozesses war der Gesamtproteingehalt der Seren um etwa 20% erhöht.
G. Scheibner. 3430.

Tanaka, Kyoichi, Sato, Masao, Hirasawa, Kiyoshi und Ide, Yu. Electrophoretic studies on tetanus antitoxic horse serum. II. Production of antitoxin in each fraction of antiserum in the course of immunization. **(Elektrophoretische Untersuchungen an antitoxischem Tetanusserum vom Pferd. 2. Mitt. Bildung von Antitoxin in jeder Antiserumfraktion im Verlauf der Immunisierung.)** Nat. Inst. Animal Health Quart. 1 (1961) Nr. 1. S. 8–19. — 1 Abb., 3 Tab., 42 Lit. 1. Mitt. vgl. vorst. Ref.

Es wurde untersucht, in welcher Fraktion und wieviel Antitoxin in einem antitoxischen Tetanusserum eines Pferdes enthalten ist. Im Frühstadium der Immunisierung konnte Antitoxin nur in der β-Globulin-Fraktion gefunden werden. Beim weiteren Fortschreiten des Immunisierungsprozesses war Antitoxin zusätzlich in der γ-Globulin-Fraktion nachweisbar. Gegen Ende des Immunisierungsprozesses war auch in der α-Globulin-Fraktion in mäßigen Mengen Antitoxin zu finden. Die Ergebnisse der mittels Stärkeelektrophorese durchgeführten Versuche deuteten jedoch darauf hin, daß Antitoxin nur in der β-Globulin-Fraktion enthalten ist und der geringe Gehalt der α- und γ-Globulin-Fraktionen an Antitoxin durch Mischung eines Teils der β-Globulin-Fraktion mit diesen beiden Fraktionen entstanden ist. Im Albumin konnte kein Antitoxin nachgewiesen werden. Bei Zusatz von Albumin zu α- und β-Globulin stieg der Antitoxintiter dieser Fraktionen auf das 1,2 bis 1,5fache. Albumin scheint daher einen gewissen Einfluß auf die Antikörper zu haben. G. Scheibner. 3430.

Isopescu, I., Grăsoiu, G. und Dănescu, A. Studiul unor factori care influenţează stabilizarea unor factori care influenţează stabilirea imunităţii anticărbunoase — nota II-a. **(Untersuchungen einiger Faktoren, die die Ausbildung der Immunität gegen Milzbrand beeinflussen. 2. Mitt.)** Lucrările ştiinţ. Inst. Seruri Vaccinuri Pasteur — Bucureşti 5 (1961) S. 223 bis 237. — 5 Tab., 32 Lit. Zus. in Russ., Franz., Dtsch. 1. Mitt. vgl. LZ. Abt. IV 7 (1962) Nr. 4. S. 768.

Vff. untersuchten den Einfluß von Substanzen mit Wirkung auf das ZNS und das vegetative Nervensystem, verschiedener Drüsenextrakte sowie der spezifischen Bakteriophagen auf die Immunisierung von Meerschweinchen mit einer Milzbrand-Vaccine, hergestellt mit dem Stamm 1190 R. Es zeigte sich, daß Meerschweinchen während des künstlichen, mittels Cyclobarbital und Uretan hervorgerufenen Schlafes immunisiert werden können; daß Adrenalin die Immunität negativ beeinflußt, Histamin und Pilocarpin schwach wirksam, Atropin hingegen wirkungslos ist, daß ADC einen Abfall des Immunitätsgrades bewirkt und daß der spezifische Bakteriophage (W oder E) die Immunität negativ beeinflußt, sowohl wenn er in der Vaccine enthalten ist als auch gesondert appliziert. M. Petrovszky. 3430.

Renoux, G.; Montpellier, Fac. de Méd., Lab. de Microbiol. et Virol. Tolérance immunitaire dans la brucellose. **(Immunitäts-Toleranz bei Brucellose.)** Ann. Inst. Pasteur **103** (1962) Nr. 3. S. 453–457. — 12 Lit. Zus. in Engl.

Viele Jungtiere, die Brucellen beherbergen, weisen keine Antikörper im Blut auf. Junge Ziegen, die aus einem Milieu mit enzootischer Brucellose stammen, können Brucellen in ihren Organen haben, ohne nennenswerte Antikörper zu bilden. In dem Immunitätszustand hört das immunologische System auf, gegenüber dem Antigen zu reagieren, mit dem es im Embryonalstadium bzw. bei der Geburt in Berührung gekommen ist; die Dauer dieses Zustandes ist abhängig von der ununterbrochenen Anwesenheit des Antigens. Junge Pferde und Meerschweinchen, deren Mütter mit Brucellen infiziert sind und die selbst Träger von Brucellen sind, weisen ebenfalls keine Antikörper auf. Sie bilden eine Infektionsgefahr für andere jugendliche Tiere. Diese Frage ist außerordentlich kompliziert. E. Tempel. 3430.

Čeremisin, G. G. (Tscheremissin, G. G.); Forsch.-Inst. für Veterinärhyg. der Tschetschen.-Inguschet. ASSR. Immunobiologičeskie reakcii u jagnjat, polučennych ot ovcematok, vakcinirovannych štammom 19. **(Immunbiologische Reaktionen der Lämmer, die von den mit dem Stamm 19 vaccinierten Mutterschafen abstammen.)** Veterinarija, Moskva **39** (1962) Nr. 1. S. 31–33. — 2 Tab.

Um den Einfluß der Impfung von Muttertieren auf die Immunitätslage der Lämmer einschätzen zu können, wurden bei 8 Lämmern im Verlauf von 5 Monaten und bei 95 Lämmern zu verschiedenen Zeitpunkten (im Alter von 2–60 Tagen) serologische (Langsamagglutination, Komplementbindung und Opsonocytophagentest) sowie allergische Kontrollen durchgeführt. Lämmer von nicht geimpften Schafen dienten als Kontrolle. Vor der Colostralmilchaufnahme lassen sich bei Lämmern schutzgeimpfter Muttertiere keine Antikörper nachweisen. Nach 7–30stündigem gemeinsamen Aufenthalt mit der Mutter und mehrmaligen Aufnahmen von Colostrum erscheinen im Blut der Lämmer Agglutinine und komplementbindende Stoffe. Der Opsonocytophagentest wird nach 17–30 Tagen positiv. Die serologischen Reaktionen wie auch der Opsonocytophagentest befinden sich in starker Abhängigkeit vom immunobiologischen Zustand des Muttertieres; sie sind immer schwächer ausgeprägt als bei den erwachsenen Tieren. Die Antikörper gelangen in den Organismus des Lammes mit der Colostralmilch. Die serologischen Reaktionen der Lämmer bleiben nicht so lange wie bei den Schafen bestehen. W. Bathke. 3430.

Lafenêtre, H., Carrère, L., Cortez, A., Vollhardt, Y. und Quatrefages, H.; Montpellier, C. R. F. O., Lab. Vétérin. Évolution de quelques agglutinines vaccinales brucelliques chez la brebis. **(Bewertung einiger Brucellose-Vaccine-Agglutinine am Schafe.)** Bull. Acad. vétérin. France [N. S.] **35** (1962) Nr. 1. S. 31–36. — 5 Tab.

Das mit der Renoux-Vaccine geimpfte Schaf ergibt für ein Jahr eine positive Sero-Agglutination, die eine Unterscheidung von einem infizierten Tier nicht erlaubt. Das gleiche wird durch B 19 hervorgerufen, nur schwächer. Um das Vorhandensein einer *Brucella*-Infektion am geimpften Schaf mit

den Vaccinen Dubois, B. 112 und Néo Brucel festzustellen, ist eine Gruppe von Tieren (etwa 10 bis 15% der Herde) mit positiver Reaktion erforderlich.
G. Godglück. 3430.

Stöss, Berthold und Herrmann, Roland; Berlin, Robert-Koch-Inst. **Immunbiologische Studien an Lipoiden der Mycobakterien. 1. Mitt. Serologischer Nachweis von Lipoidhaptenen in den Phosphatid-, Wachs B- und Wachs D-Fraktionen.** Z. Immunitätsforsch. exp. Therap. **123** (1962) Nr. 4/5. S. 492–502.
Vff. berichten über die serologischen Eigenschaften der Lipoidfraktionen aus Mycobakterien. Lipoidhaptene kommen regelmäßig in den Phosphatid- und Wachs-D-Fraktionen vor. (Extraktionsschema nach Aebi, Asselineau und Lederer.) Auch die B-Wachse können entsprechend ihrer Fraktionierung antikörperbindende Substanzen enthalten. Die A- und C-Wachse sind, wie die Fette und fest gebundenen Lipoide, dagegen serologisch inaktiv. Die antikörperbindenden Substanzen der Lipoidhaptene sind hydrophil, während die serologisch inaktiven sich hydrophob verhalten (Mycolsäure). Die Untersuchungen über die Wachs D-Fraktionen sollten intensiviert werden, da die besondere chemische Struktur sie, nach Ansicht der Vff., für eine diagnostische Verwendung geeignet erscheinen läßt. Evtl. könnte mit einer entsprechenden serologischen Reaktion die Tuberkulose früher als durch das Röntgenbild diagnostiziert werden. W. Richter/Jena. 3430.

Jentzsch, K. D.; Berlin, Dtsch. Akad. der Wiss., Inst. für Vergleichende Pathol. **Über die Komplement-Wirksamkeit der Blutseren der Kaltblüter, insbesondere der Schildkröte.** Zbl. Veterinärmed. **9** (1962) Nr. 6. S. 600–614. — 3 Abb., 4 Tab., 27 Lit. Zus. in Engl., Franz., Span.
Durch Untersuchungen an 13 griechischen Landschildkröten (5 gesund, 7 mit experimenteller Tuberkulose, 1 mit hochgradiger Bauchhöhlenwassersucht) konnte festgestellt werden, daß sich das Schildkrötenkomplement aus mindestens vier Komponenten zusammensetzt, von denen C'2 den geringsten Titer aufwies. Die Gesamtaktivität des Komplements wurde im hämolytischen System, bestehend aus Hammelerythrocyten und Kaninchenambozeptor, mit einem Titer von höchstens 1:10 bestimmt. Das Schildkrötenserum verlor die Komplementwirksamkeit durch 15minutige Einwirkung einer Temperatur von 55 °C völlig und nahezu vollständig durch 24tägige Aufbewahrung im Kühlschrank. Reagenzseren aus Schildkrötenserum ließen sich grundsätzlich herstellen, zeigten aber nur geringe gegenseitige Reaktivierbarkeit. G. Scheibner. 3430.

Le Gall, Alain; Alfort, École Nat. Vétérin. Les saignées chez le porc producteur de sérums. Techniques — Résultats. **(Aderlasse beim Schwein als Serumspender. Technik, Ergebnisse.)** Diss. Alfort **1961** 60 S. — 10 Abb., 10 Lit. K. Reinhardt. 3470.

Grigoriu, N., Petrovszky, M., Soceanu, I. und Păduraru, V. Incercări de imunizare cu anatoxină tetanică precipitată şi concentrată. **(Immunisierungsversuche mit ausgefälltem und konzentriertem Tetanus-Anatoxin.)** Lucrările ştiinţ. Inst. Seruri Vaccinuri Pasteur — Bucureşti **5** (1961) S. 273 bis 281. — 3 Tab., 9 Lit. Zus. in Russ., Franz,, Dtsch.
Durch Ausfällung von nativem Tetanus-Anatoxin mit Ammoniumsulfat konnte ein konzentriertes Tetanus-Anatoxin (KTA) gewonnen werden mit geeigneter Immunisierungskapazität. Diese konnte durch Adsorption an Aluminiumhydroxyd gesteigert werden. Der nach der Ausfällung verbliebene Überstand enthält nur noch Antigenspuren. Das KTA ist gut verträglich.
M. Petrovszky. 3470.

Orvidas, L. V. (Orwidas, L. W.); Litau. Forsch.-Inst. für Veterinärmed. Protivorožistye privivki vakcinoj štamma VR-2. **(Die Rotlaufimpfung mit**

einer Vaccine aus dem Stamm WR-2.) Svinovodstvo, Moskva **16** (1962) Nr. 4. S. 40. – 1 Tab.
In den letzten Jahren wurde in der UdSSR zur Rotlaufimpfung der Schweine eine Vaccine aus dem avirulenten rumänischen Vaccinestamm WR-2 angewandt. In Litauen wurden im Jahre 1960 80–90% der Tiere mit dieser Vaccine behandelt. Der Vorteil der Impfung liegt in der geringen Dosis und in der einmaligen Anwendung. Vf. beschäftigt sich mit den Ursachen für gelegentliche Impfdurchbrüche. Er untersuchte die postvaccinale Immunität bei Ferkeln im Alter von 2 Monaten und bei Läufern im Alter von 4 Monaten mit Hilfe der opsono-phagocytären Reaktion und der Elektrophorese. Er beschreibt die Albumin- und Globulinverschiebungen und kommt zu dem Schluß, daß die Vaccine gute immunogene Eigenschaften besitzt, daß jedoch die einmalige Vaccinierung nur eine Immunität von kurzer Dauer erzeugt.
W. Plaschke. 3480.

Morjakova, O. I. und Zasedateleva, G. S. (Morjakowa, O. I. und Sassedatelewa, G. S.); Kusminki, Gebiet Moskau, Unions-Inst. für Exp. Veterinärmed., Lab. zum Studium der Brucellose. Izučenie immunobiologičeskich reakcij u krupnogo rogatogo skota vakcinirovannogo štammom No. 19 v različnych ėpizootologičeskich uslovijach. **(Das Studium immunbiologischer Reaktionen von Rindern, die unter verschiedenen epizootiologischen Bedingungen mit dem Stamm 19 vaccinie rt wurden.)** Trudy Vsesojuznogo instituta ėksperimental'noj veterinarii, Moskva **26** (1962) S. 90–97.
Bei der Immunisierung mit einer Brucella-Lebendvaccine aus dem Stamm 19 treten im Blut der Tiere Agglutinine und komplementbindende Antikörper auf. Wann die Antikörper aus dem Blut wieder verschwinden, hängt vom Alter der Impflinge, der Gesamtverseuchung der Herde und in bedeutendem Maße von der Häufigkeit der Impfung ab. Bei Jungtieren in unverseuchten Herden verschwinden die Agglutinine nach 6–8 Mon.; nur bei einzelnen Tieren bleibt ein geringer Titer erhalten. Bei vaccinierten gesunden Kühen verschwinden die Agglutinine im Laufe von 8–12 Monaten. Nur wenige Tiere zeigen einen geringen Titer noch nach 2 Jahren. Einmal geimpfe gesunde Tiere reagieren nur in den ersten 1–2 Monaten schwach allergisch. Werden die Tiere jedoch revacciniert, so bleiben bei etwa 50% der Tiere die Agglutinine bis zu 24 Monaten und länger erhalten. Die KBR ist bei 75% der Tiere sehr lange Zeit positiv. Die Dauer des positiven Ausfalls der Reaktionen steigt mit der Häufigkeit der Vaccinierung. In gesunden Herden liegt jedoch der Titer niedrig. Treten 6–8 Monate nach der Vaccinierung in der Agglutination Titer über 1:400 auf, so sind die Tiere brucellosekrank. Weitere interessante Einzelheiten werden bekanntgegeben.
W. Plaschke. 3490.

Sterne, M., Batty, Irene und Thomson, A.; Beckenham, Kent, England, Wellcome Res. Lab.; Auchincruive, Ayr, Scotland, West of Scotland Agric. Coll. Immunisation of sheep with multi-component clostridial vaccines. **(Immunisierung von Schafen mit polyvalenten Clostridium-Vaccinen.)** Veterin. Rec. **74** (1962) Nr. 34. S. 909–913. – 5 Tab., 10 Lit.
Es wurde eine Vaccine gegen die *Clostridium welchii*-Typen B, C und D, *Cl. septicum*, *Cl. oedematiens*, *Cl. chauvoei* und *Cl. tetani* hergestellt und erprobt. Die Vaccine besteht aus einer Kombination von 6 nicht konzentrierten „natürlichen" Toxoiden oder Formolkulturen in geeigneter Verdünnung zusammen mit gereinigtem Tetanustoxoid. Das Immunisierungsvermögen der polyvalenten Vaccine gegenüber kleinen Versuchstieren war höher als die in Großbritannien geltenden Mindestanforderungen, jedoch niedriger als bei Testung der einzelnen Komponenten. Auch bei der Vaccination von Versuchsschafen und in Feldversuchen wurden gute Titer erzielt; die Vaccine wurde gut vertragen. Die Verringerung der Titerhöhen infolge

gegenseitiger Interferenz kann weitgehend durch Erhöhung der Antigenkonzentration vermieden werden, zumal es nach den großen Fortschritten der letzten Jahre in der Kultivierung der Clostridien für die Toxinproduktion möglich ist, Vaccinen mit 20- bis 50fach höherer Wirksamkeit als früher herzustellen. Eine ausreichende aktive Immunität wurde schon 14 Tage nach einmaliger Injektion der polyvalenten Vaccine erreicht. Eine zweite Vaccination ist für den Fortbestand der Immunität jedoch wesentlich.
W. Wittig. 3490.

Hensel, L.; Hannover, Tierärztl. Hochschule, Inst. für Mikrobiol. und Tierseuchen. **Differenzierung der von den Genitalschleimhäuten des Pferdes isolierten β-hämolysierenden Streptokokken.** Zuchthyg., Fortpflanzungsstör. Besam. Haustiere **6** (1962) Nr. 5. S. 285–293. — 5 Tab., 24 Lit. Zus. in Russ., Engl.
Aus 1492 Proben aus dem Bereich der Geschlechtsorgane von Vollblutpferden (und Trabern) werden 206 beta-hämolysierende Streptokokkenstämme isoliert und davon 126 differenziert. 71 Stämme werden als *Str. pyogenes animalis*, 46 als *Str. equi*, 6 als *Str. pyogenes humanus* C und drei weitere als Mischkulturen ermittelt. Alle auf den Genitalschleimhäuten gefundenen betahämolysierenden Streptokokken gehören demnach zur Gruppe C.
F. Schaetz. 3560.

Strasters, Karel Cornelis; Utrecht, Rijksuniv., Fac. der Diergeneeskunde. De koolhydraatstofwisseling van Staphylococcus aureus. **(Der Kohlenhydratstoffwechsel von Staphylococcus aureus.)** Diss. Utrecht **1962** 117 S. — 9 Abb., 7 Tab., 107 Lit. E. Wiesner. 3565.

Isopescu, I., Grăsoiu, G., Nedelciu, D. und Dănescu, A. Modificări ale biologiei unei tulpini acapsulogene edematogene de B. anthracis prin cultivare pe ouă embrionate de găină. **(Veränderungen in der Biologie eines unbekapselten oedematogenen B. anthracis-Stammes durch Züchtung auf Eiembryonen.)** Lucrările ştiinţ. Inst. Seruri Vaccinuri Pasteur—Bucureşti **5** (1961) S. 239–247. — 1 Abb., 3 Tab., 23 Lit. Zus. in Russ., Franz., Dtsch.
Die in das bebrütete Hühnerei geimpften Keime des unbekapselten-oedematogenenen *B. anthracis*-Stammes 1190 R vermehren sich und töten die meisten Embryonen; 7–9 Tage alte Embryonen sterben in 20–68 Std. ab, größere hingegen im allgemeinen erst nach 3–9 Tagen. Als Veränderungen können Congestionen, Blutungen und Ödeme wahrgenommen werden. Die Passagierung des Stammes verursacht den Verlust der ödematogenen Kapazität für Mäuse und Meerschweinchen, den Abfall des immunisierenden Wertes für das Meerschweinchen, das Abnehmen der Sporogenese und die Intensivierung des Reaktionsvermögens gegenüber Stärke.
M. Petrovszky. 3570.

Isopescu, I., Grăsoiu, G. und Burdicea, O. Date asupra persistenţei B. anthracis — tulpina 1190 R. în organismul cobailor. Decelarea prin marcarea cu isotopi radioactivi (P^{32}) şi prin metode bacteriologice. **(Angaben über die Persistenz von B. anthracis [Stamm 1190 R] im Organismus der Meerschweinchen. Nachweis durch Markierung mit radioaktiven Isotopen [^{32}P] und mit bakteriologischen Verfahren.)** Lucrările ştiinţ. Inst. Seruri Vaccinuri Pasteur — Bucureşti **5** (1961) S. 249–258. — 1 Tab., 23 Lit. Zus. in Russ., Franz., Dtsch.
Die mit ^{32}P markierten Sporen des unbekapselten ödematogenen *B. anthracis*-Stammes 1190 R konnten nach s. c. Verimpfung bis zu 40 Tagen in den Organen durch ihre Radioaktivität nachgewiesen werden, durch das bakteriologische Verfahren hingegen über 60 Tage. Nach 21 Tagen verschwindet die Radioaktivität aus dem Blut, nach 32 Tagen aus dem Gehirn und kann nach 40 Tagen nur in Milz und Lunge nachgewiesen werden. Durch Beimp-

fung konnten Keimkolonien bis zu 60 Tagen aus allen untersuchten Organen erzielt werden. Die Ascoli-Reaktion war positiv bis zu 21 Tagen aus dem Gewebe der Impfstelle, aus Milz und Lunge, jedoch nur mit konzentrierten Extrakten durch Präzipitierung mit Serum. M. Petrovszky. 3570.

Beall, Francis A., Taylor, Martha J. und Thorne, Curtis B.; Fort Detrick, Frederick, Md., U. S. Army Chem. Corps. Rapid lethal effect in rats of a third component found upon fractionating the toxin of Bacillus anthracis. **(Schnelle tödliche Wirkung bei Ratten durch eine bei der Fraktionierung des Toxins von Bacillus anthracis gefundene dritte Komponente.)** J. Bacteriol. **83** (1962) Nr. 6. S. 1274–1280. — 5 Tab.
Es wurde festgestellt, daß das von *Bac. anthracis* in vitro gebildete Toxin aus wenigstens 3 Komponenten von unterschiedlicher biologischer Wirkung besteht. Zwei dieser Komponenten, die sich vom Schutzantigen unterscheiden, werden von Glasfiltern absorbiert und lassen sich auf diese Weise auch voneinander trennen. Beide sind nur in Gegenwart des Schutzantigens wirksam. Die eine ruft beim Meerschweinchen nach intracutaner Injektion ein Hautödem hervor, während die andere bei kleinen Versuchstieren eine tödliche Wirkung hat. Ratten (Fischer 344) sind in dieser Hinsicht wesentlich empfindlicher als Meerschweinchen und Mäuse. Durch i. v. Injektion läßt sich die letale Toxinwirkung am besten an Ratten prüfen.
F. Illner. 3570.

Meščerjakov, A. Ja. (Mestscherjakow, A. Ja.); Kusminki, Gebiet Moskau, Unions-Inst. für Exp. Veterinärmed., Lab. für Mikrobiol. und Immunität. Izoljacija sibirejazvennogo bakteriofaga i ispol'zovanie ego dlja differencial'noj diagnostiki Bac. anthracis. **(Die Isolierung eines Milzbrand-Bakteriophagen und seine Verwendung zur Differentialdiagnostik des B. anthracis.)** Trudy Vsesojuznogo instituta ėksperimental'noj veterinarii, Moskva **26** (1962) S. 46–55. — 10 Abb., 21 Lit.
Unter den alten Milzbrandstämmen, die sich in der Stammsammlung des Institutes befanden, waren auch solche mit lysogenen Eigenschaften. Nach vorsichtiger Behandlung mit UV-Strahlen konnten aus diesen Stämmen Bakteriophagen gezüchtet werden. Für die Weiterzüchtung der Phagen erwies sich ein asporogener Milzbrandstamm als besonders geeignet. Die vom Vf. gezüchteten Bakteriophagen waren sehr virulent und hochspezifisch. Sie sind daher zur Schnellidentifizierung und Differenzierung milzbrandverdächtiger Kulturen besonders geeignet. Bei Lagerung im Kühlschrank behalten die Bakteriophagen ihre aktiven und spezifischen Eigenschaften länger als 1 Jahr. W. Plaschke. 3570.

Mráz, Oldřich. Aktuální resistence terénních kmenů Erysipelothrix insidiosa na penicilin a možnost jejich specifického přizpůsobení in vitro. **(Aktuelle Resistenz der Feldstämme von Erysipelothrix insidiosa auf Penicillin und die Möglichkeit ihrer spezifischen Adaptation in vitro.)** Sborník Vysoké Školy zemědělské Brně, Řada B **10(31)** (1962) Nr. 1/2. S. 57–61. — 5 Abb., 11 Lit. Zus. in Russ., Dtsch.
Im Zusammenhang mit dem provisorischen Zusatz des Penicillin-Procainsalzes zu den Futtermischungen im Jahre 1958–1959 wurden 245 Feldstämme des Schweinerotlauferregers auf Resistenz gegen das Penicillin untersucht. Man verfolgte die Möglichkeit der Entstehung von resistenten Stämmen durch Passagen über Bouillonkulturen von *E. insidiosa* mit abgestuftem Penicillingehalt. Die untersuchten Stämme stammten von frischen Rotlauffällen und wuchsen bis zu einer Konzentration von 0,03–0,1 IE Penicillin/1 ml Nährboden. Einzelne Erregerkulturen erfuhren bereits nach einem kurzen Kontakt mit Penicillin wesentliche Veränderungen, und zwar durchweg bei einer Konzentration von 0,03–0,04 IE/1 ml Nährboden. Von 106 Rotlaufstämmen haben sich 11 Stämme der höheren Penicillinkonzen-

tration angepaßt, doch war die adaptive Resistenz nicht größer als 0,1 IE/ml Nährboden, also so gering, daß sie die natürliche Variabilität der von Penicillin nicht betroffenen Rotlaufkulturen nicht überstieg.

F. Nádvorník. 3640.

Pannel, Lolita und Cordle, Myra S.; Charleston, Med. Coll. of South Carolina, Dep. of Microbiol. Further studies on protective filtrates of Pasteurella tularensis broth cultures. **(Weitere Untersuchungen über schützende Filtrate aus Brühekulturen von Pasteurella tularensis.)** J. infect. Diseases 111 (1962) Nr. 1. S. 49–54. – 6 Tab., 11 Lit.

In Filtraten von Brühekulturen von *Past. tularensis* konnte eine Substanz nachgewiesen werden, die Mäuse gegen experimentelle Tularämie weitgehend schützte. Maximale Mengen dieser Substanz wurden in 4 bis 7 Tage alten Nährmedien gefunden. Die Substanz erwies sich als hitzelabil, jedoch als sehr stabil gegen verschiedene Chemikalien und gegen lange Aufbewahrung im Kühlschrank. 3 Tage nach der Injektion der Substanz in Mäuse trat bei diesen der Schutz ein, und die Mäuse bildeten deutlich spezifische Agglutinine aus. Der Schutz konnte jedoch durch Serum behandelter Mäuse nicht auf unbehandelte Mäuse übertragen werden. Die intraabdominale Injektion von Kulturfiltraten junger Brühekulturen von *Past. tularensis* in Mäuse verlieh diesen nicht nur keinen Schutz, sondern verringerte die durchschnittliche Überlebenszeit bei nachfolgender Injektion virulenter Bakterien von *Past. tularensis*. Der gleiche Effekt konnte durch Injektion steriler Brühe erzielt werden. Als Ursache für dieses Phänomen wird eine durch die Vorbehandlung bedingte bessere Aufnahmefähigkeit der Gewebe für die Bakterien angesehen. G. Scheibner. 3710.

Libich, J.; Prague, Military Inst. of Hyg., Epidemiol. and Microbiol. Effect of the administration of streptomycin in the incubation and manifest phase on the course of inhalation tularaemia in guinea pigs. **(Einfluß von Streptomycin bei Verwendung in der Incubation und manifesten Infektion von experimenteller Inhalationstularämie der Meerschweinchen.)** Folia Microbiol. [Prag] 7 (1962) Nr. 5. S. 320–325. – 4 Abb., 1 Tab., 10 Lit. Zus. in Russ.

Es wurde die Wirkung des zweimal täglich zu je 5 mg i. m. applizierten Streptomycins auf das Wachstum von *Pasteurella tularensis* in Lunge, Lymphknoten, Milz, Leber und Blut von Meerschweinchen verfolgt, die auf dem Inhalationswege mit einem virulenten Stamm in Aërosolform infiziert wurden. Mit der 7 oder 10 Tage dauernden Therapie wurde entweder 24 Std. nach erfolgter Infektion (während der Incubationsphase) oder nach 96 Std. (manifeste Infektion) begonnen. Die Behandlung während der Incubationsphase behinderte anfangs die Vermehrung der Bakterien in der Lunge und in anderen Organen nicht. Die Heilwirkung war erst nach 3–7 Tagen der Streptomycinanwendung bemerkbar. Bei der Applikation während der manifesten Phase war die Wirkung des Antibioticums viel rascher und stärker. Dieser paradoxe Befund läßt sich nach Ansicht des Vf. durch den immunologischen Zustand des Organismus erklären. Die siebentägige Streptomycinbehandlung hat den infektiösen Prozeß nicht sehr intensiv unterdrückt. Nach ihrer Unterbrechung befanden sich Bakterien noch am 60. Tage seit der Infektion in den Organen. Wenn die Behandlung 10 Tage dauerte, waren die Bakterien viel schneller aus den Organen ausgeschieden.

F. Nádvorník. 3710.

Dhanda, M. R. und Nilakantan, P. R.; Mukteswar – Kumaon, Uttar Pradesh, Indian Veterin. Res. Inst., Div. of Pathol. and Bacteriol. Isolation of Pasteurella septica of low virulence from cases of paraplegia in cattle in Andhra Pradesh. **(Isolierung von Pasteurella septica geringer Virulenz aus Rindern mit Paraplegie in Andhra Pradesh.)** Indian veterin. J. 38 (1961) Nr. 7. S. 339–343. E. Wiesner. 3710.

Decowski, Marian und Służewska, Maria; Puławy, Inst. Weteryn. Przyczynek do budowy antygenowej Salmonella dublin. **(Beitrag zur Antigenstruktur der Salmonella dublin.)** Acta microbiol. polon. **11** (1962) Nr. 1/2. S. 27–31. — 1 Tab., 12 Lit. Zus. in Engl.

Die vorliegende Arbeit sollte den Antigenbau einiger *Salmonella-dublin*-Stämme mit besonderer Berücksichtigung der Antigene 1 und 12 untersuchen sowie etwaige serologische Unterschiede zwischen den einzelnen Stämmen feststellen. 194 Stämme wurden aus Rinder-, Schweine-, Fuchs-, Iltis-, Nerz- und Nutriaorganen isoliert. Untersuchungen über biochemische Eigenschaften wurden mittels der allgemein angewendten Tests und Reaktionen durchgeführt. Die isolierten Stämme gehörten der Salmonellagruppe Typus dublin an. Immunseren wurden mittels Kaninchenhyperimmunisierung nach der Roschk'schen Methode hergestellt. In den Untersuchungen wurde vorwiegend die Plattenagglutinationsmethode und in einzelnen Fällen auch die Reagenzglasagglutination angewandt. Bei den 194 untersuchten *Salmonelladublin*-Stämmen wurden zwei Typen von Antigen 1, serologisch nahestehend oder identisch mit Antigen 1S und para A und *S. senftenberg*, sowie der Faktor 12_2 und 12_3 festgestellt. Die beiden genannten Antigentypen 1 sind serologisch verschieden. Bei den untersuchten Stämmen dominiert ein Komplex von Antigenen 1S, para A und Faktor 12_3 (97,5% der Fälle). Das bei 26% der Stämme festgestellte Antigen 1 S. senftenberg pflegt zusammen mit Faktor 12_2 vorzukommen. W. Radomiński. 3720.

Chomik, S. R., Galaev, Ju. V. und Lebedeva, E. A. (Chomik, S. R., Galajew, Ju. W. und Lebedewa, Je. A.); Rostow, Inst. für Epidemiol., Mikrobiol. und Hyg.; Med. Inst., Lehrstuhl für Biochem. Vlijanie tetraciklina na dekarboksilazy aminokislot Salmonella typhimurium. **(Der Einfluß des Tetracyclins auf die Decarboxylase der Aminosäuren von Salmonella typhimurium.)** Antibiotiki, Moskva 7 (1962) Nr. 6. S. 548–551. — 1 Tab., 5 Lit.

Untersuchungen mit 5 Stämmen *Salmonella typhimurium*, darunter 2 frisch isolierte aus Patienten und 3 aus immunisierten Kaninchen. Die Adaption der Versuchsstämme an Tetracyclin erhöhte sich in 100 Passagen von 2,9 auf 100 E/ml. Allgemein ist eine Verminderung der Decarboxylase-Aktivität wie auch der Virulenz unter dem Einfluß dieses Antibioticums zu beobachten, allerdings mit unterschiedlicher Intensität. Die Verminderung der Arginin-Decarboxylase-Aktivität und die Virulenz stehen in direkter Proportion. W. Rawald. 3720.

Sokolova, V. I. (Sokolowa, W. I.); Drogobytsch, Veterinär-Bakteriol. Lab. des Rayons. Čuvstvitel'nost' mestnych štammov Salmonella pullorum k antibiotikam. **(Die Sensibilität „örtlicher" Salmonella pullorum-Stämme gegenüber Antibiotica.)** Veterinarija, Moskva **39** (1962) Nr. 1. S. 80–81. — 1 Tab.

Mittels der Plättchenmethodik wurden 24 frisch isolierte *S. pullorum*-Stämme auf ihre Antibioticasensibilität getestet. Alle 24 Stämme waren hochempfindlich gegenüber Lävomycetin und Terramycin, 19 gegenüber Tetracyclin, 10 gegenüber Syntomycin. Bei weiteren verschiedenen Antibiotica konnte nur eine geringe oder fast gar keine Empfindlichkeit dieser *S. pullorum*-Stämme ermittelt werden. Aus den Versuchen ist ersichtlich, daß Lävomycetin, Syntomycin und Terramycin besonders stark auf diesen Salmonellentyp einwirken. In Feldversuchen wurden gute therapeutische Erfolge bei der Verabreichung von Syntomycin in der Menge von 3–6 mg im Verlauf von 5–7 Tagen beobachtet (Antibioticum in 1,5–2 l Wasser lösen und unter Futter mischen). W. Bathke. 3720.

Boycott, J. A.; Taunton, England, Public Health Lab. Salmonella species in turtles. **(Salmonella-Arten bei Schildkröten.)** Science [Washington] **137** (1962) Nr. 3532. — S. 761–762. — 1 Tab., 3 Lit.

Die Salmonella-Infektion eines Kindes führte zur Untersuchung einer als Haustier gehaltenen Schildkröte (*Testudo graeca*). In den Organen wurden ebenfalls Salmonellen nachgewiesen. Dies stimmte überein mit den Angaben in der Literatur. Während bei *Testudo graeca* und *T. hermanni* häufig Salmonellen verschiedener Species festgestellt wurden, kommen sie bei anderen Schilkdröten nur selten vor. Sie erkranken nicht, sind aber Ausscheider. Dies ist bei ersteren sicher bedingt durch ihre Gewohnheit des Kotfressens. Bei in Gefangenschaft gehaltenen Schildkröten konnten Salmonellen über eine Zeit von 9 Jahren ermittelt werden. E. Tempel. 3720.

McGrew, Sarah B. und Mallette, M. F.; University Park, Pennsylvania State Univ., Dep. of Agric. and Biol. Chem. Energy of maintenance in Escherichia coli. **(Erhaltungsenergie bei Escherichia coli.)** J. Bacteriol. **83** (1962) Nr. 4. S. 844–850. — 5 Abb., 14 Lit.
Kulturen von *E. coli* B mit einer genau bestimmten Dichte von etwa 10^8 Zellen je ml in der logarithmischen Phase wurden bestimmte Mengen Glukose zugesetzt, um den Erhaltungsstoffwechsel bei ruhenden Zellen festzustellen. Es konnten Schwellenwerte gefunden werden, unterhalb deren die Dichte der Zellen sich nicht veränderte. Wiederholte Gaben geringer Mengen von Glukose bei Aufbewahrung der Zellen bei 37 °C erhöhten entweder die Dichte gering oder führten zu keiner Veränderung. Keimzählungen zeigten, daß die Anzahl der lebenden Keime bei den laufend mit Glukose versetzten Nährböden nur gering abnahm, während Kulturen ohne Glukosegabe rasch ihre Lebensfähigkeit verloren. Aus den Versuchsergebnissen wird geschlossen, daß die Zellen von *E. coli* die exogene Glukose nur zum Erhaltungsstoffwechsel benötigten. G. Scheibner. 3730.

Gülübov, S. (Gâlâbow, S.) Proučvanija vŭrchu aminokiselinnija sŭstav i patogeniteta na eksperimentalno izmeneni otrodija ot Bacterium coli. **(Studien über die Aminosäuren-Zusammensetzung und Pathogenität experimentell veränderter Abarten von Bacterium coli.)** Izvestija na Mikrobiologičeskija institut. Bŭlgarska akademija na naukite, Sofija **13** (1961) S. 37–44. — 3 Tab., 2 Lit. Zus. in Russ., Engl.
Vf. hat die Aminosäuren-Zusammensetzung experimentell veränderter Abarten des Stammes *B. coli* C_{43} untersucht, die auf synthetischem Nährboden der Tirode'schen Lösung mit Suspensionen oder auf mit Ultraschall behandelten Vollantigenen *Salm. typhi murium* kultiviert wurden. Bei den chromatographisch untersuchten Hydrolysaten der veränderten Abarten wurde kein Unterschied in der Aminosäurenzusammensetzung, aber wohl in ihren pathogenen Eigenschaften festgestellt. Diejenigen Varianten von ihnen, die auf Nährböden mit durch Suspensionen oder durch Ultraschall vorbehandelten Vollantigenen gezüchtet wurden, sollen eine gewisse Pathogenität aufweisen, während die Kontrollabarten nicht pathogen waren.
P. Pawlow. 3730.

Mesrobeanu, Lydia, Mesrobeanu, Ion und Mitrică, Natalia. Les neurotoxines des colibacilles. **(Die Neurotoxine der Colibakterien.)** C. R. hebd. Séances Acad. Sci. **255** (1962) Nr. 11. S. 1423–1424. — 4 Lit.
Bakterielle Neurotoxine sind Lipoproteine mit kleinen Mengen reproduzierbarer Substanzen. Sie sind thermolabil und verwandeln sich unter dem Einfluß von Formol in Anatoxine. Für die Untersuchungen werden 21 Stämme von *E. coli* verwendet, die teils frisch isoliert worden sind, teils aus der Sammlung entnommen wurden. Das Kaninchen ist als Versuchstier empfindlicher als die Maus. Die Neurotoxine lassen sich sowohl in den S- als auch in den R-Varianten nachweisen. In der S-Variante stellen sie die Lipoprotein-Fraktion des Endotoxins O (Glucidolipidopolypeptid) dar. Bei einigen Stämmen sind serologische Kreuzreaktionen der Neurotoxine ermittelt worden. E. Tempel. 3730.

Rörsch, A., Edelman, A., Kamp, C. van der und Cohen, J. A.; Rijswijk, Netherlands, Nat. Defence Res. Organization TNO, Med. Biol. Lab. Phenotypic and genotypic characterization of radiation sensitivity in Escherichia coli B. **(Phänotypische und genotypische Charakterisierung der Bestrahlungsempfindlichkeit bei Escherichia coli B.)** Biochim. biophysica Acta [Amsterdam] **61** (1962) Nr. 2. S. 278–289. — 11 Abb., 3 Tab., 14 Lit.

Aus dem Typ *Escherichia coli B* wurden eine bestrahlungsresistente und eine bestrahlungsempfindliche Mutante isoliert. Aus biochemischen und morphologischen Untersuchungen und Konjugationsversuchen ergab sich, daß 2 voneinander unabhängige Mutationen vorliegen, von denen eine zu einem Verlust der Neigung zur Fadenbildung nach Bestrahlung und andersartigen Einwirkungen führt, während die andere eine starke Hemmung des Wachstums sowie der Nucleinsäure- und Proteinsynthese nach ultravioletter Bestrahlung im Gefolge hat. Ein weiterer Stamm enthält beide Mutationen. Konjugationsversuche zwischen auxotrophen Mutanten lassen vermuten, daß die beiden Mutationen durch die Chromosomen bestimmt werden. Es wird weiter über die Empfindlichkeit der untersuchten Stämme gegenüber Röntgenbestrahlung, ultravioletter Bestrahlung und salpetriger Säure sowie bei Bebrütung in ^{32}P enthaltendem Nährboden berichtet. Methoden werden beschrieben, mit denen eine größere Anzahl Stämme aus Konjugations versuchen schnell auf die beiden Mutationstypen untersucht werden kann. W. Wittig. 3730.

Cromroy, H. L. und Adler, H. I.; Oak Ridge, Tenn., Oak Ridge Nat. Lab., Biol. Div. Influence of β-mercaptoethylamine and oxygen removal on the X-ray sensitivity of four strains of Escherichia coli. **(Einfluß von β-Mercaptoaethylamin und Sauerstoffentzug auf die Röntgenstrahlenempfindlichkeit von 4 Stämmen von Escherichia coli.)** J. gen. Microbiol. **28** (1962) Nr. 3. S. 431–435. — 4 Abb., 1 Tab., 13 Lit.

β-Mercaptoaethylamin schützte 4 Stämme von *E. coli* in gleicher Weise gegen die Einwirkungen von Röntgenstrahlen wie Sauerstoffentfernung mittels Einleitung von Stickstoff. Der erzielte Schutz war bei allen 4 Stämmen etwa gleich groß. Aus den Versuchsergebnissen wird der Schluß gezogen, daß der durch β-Mercaptoaethylamin erzielte Schutz gegen die Einwirkungen von Röntgenstrahlen auf zwei gleichzeitig wirkenden Mechanismen beruht, von denen der eine auf der Entfernung von Sauerstoff basiert, während der andere noch nicht erkannt ist. G. Scheibner. 3730.

McFall, Elizabeth und Magasanik, Boris; Cambridge, USA, Massachusetts Inst. of Technol., Dep. of Biol. The effects of thymine deprivation on the synthesis of protein in Escherichia coli. **(Die Wirkung von Thyminmangel auf die Synthese von Protein durch Escherichia coli.)** Biochim. biophysica Acta [Amsterdam] **55** (1962) Nr. 6. S. 920–928. — 5 Abb., 14 Lit.

Die Wirkung der Thyminverarmung auf die Fähigkeit der Proteinsynthese einer Thymin-bedürftigen Mutante von *E. coli* wurde untersucht. — Die Fähigkeit der Proteinsynthese stieg während der frühen Periode der Thymin-Verarmung solange an, bis die Lebensfähigkeit der Zellen abzusinken begann. Die Rate der Proteinsynthese sank darauf ab, jedoch nicht parallel zur Lebensfähigkeit der Keime. — Der Anstieg der Proteinsynthese scheint mit der Ausdehnung des ribosomalen, RNS-enthaltenden, Protein-bildenden Mechanismus zusammenzuhängen; der spätere Abfall scheint mit dem Absinken der Synthese der RNS, das in dieser Periode beobachtet wurde, in Beziehung zu stehen. — Dieser Abfall der RNS-Synthese wiederun und die Abnahme der Lebensfähigkeit der Bakterien könnten zu dem Schaden, welche die DNS-Produktion im Zuge der Thymin-Verarmung erfährt, in Beziehung zu bringen sein. H. Seidel. 3730.

McFall, Elizabeth und Magasanik, Boris; Cambridge, USA, Massachusetts Inst. of Technol., Dep. of Biol. The relation of enzyme synthesis to the ribonucleic acid level of normal and of thymine-starved Escherichia coli. **(Die Beziehung der Fermentsynthese zu dem RNS-Spiegel von normalen und unter Thyminmangel stehenden Escherichia coli.)** Biochim. biophysica Acta [Amsterdam] **55** (1962) Nr. 6. S. 909–919. – 5 Abb., 5 Tab., 10 Lit.
Die biologischen Eigenschaften einer RNS-synthetisierenden Thymin-bedürftigen Mutante von *E. coli* wurden während des Thyminmangels untersucht. – Die während des Thyminmangels gebildete RNS ist in vivo stabiler als die normale RNS und unterscheidet sich in dieser Hinsicht von der RNS, die in Anwesenheit von Chloramphenicol synthetisiert worden ist. Sie erhöht, genau wie die unter normalen Bedingungen gebildete RNS, die Fähigkeit der Keime, β-Galactosidase zu produzieren. – Die Rate der RNS-Synthese ist auch erhöht, wenn Thymin vor der Abnahme der Lebensfähigkeit der Keime zugesetzt wird. Die Synthese der RNS scheint zum Normalwert zu tendieren, wenn die DNS-Bildung durch einen Thyminentzug verhindert ist bzw. schreitet unabhängig von der DNS-Synthese nach Thyminzusatz fort.
H. Seidel. 3730.

Shapira, Jacob, Lowden, Lois und Hale, Ralph; Little Rock, Ark., Consolidated Veterans Adm. Hospital, Radioisotope Serv.; Chicago, Univ. of Illinois, Coll. of Med., Dep. of Biol. Chem. Inhibition of a thymine-deficient mutant of Escherichia coli by 5-substituted uracils. **(Die Hemmung einer Thymin-Mangelmutante von Escherichia coli durch 5-substituierte Uracile.)** J. Bacteriol. **83** (1962) Nr. 4. S. 919–923. – 3 Abb., 2 Tab., 10 Lit.
Eine Thymin-Mangelmutante von *E. coli* wurde in einem Thymin-Glukose-Salz-Medium mit Zusatz verschiedener 5-substituierter Uracile bzw. ihrer entsprechenden Riboside gezüchtet. Bei Zusatz von 5-Aethyluracyl und 5-Aethyluridin konnte nach einer Verzögerungsphase eine Verlängerung der Bakterienzellen beobachtet werden. 5-Aethyluracil bewirkte bei Gegenwart geringer Thyminmengen eine Verlängerung der Verzögerungsphase, hatte aber bei Gegenwart großer Thyminmengen nur wenig Einfluß auf die Kulturen. Mehrere andere Pyrimidinabkömmlinge hatten einen hemmenden Einfluß auf das Bakterienwachstum, wobei ein Teil der entsprechenden Riboside eine deutlich stärkere Hemmwirkung als die Basisuracile aufwies. Es ist wahrscheinlich, daß die Wachstumshemmung durch die geprüften Verbindungen auf einer Einwirkung auf die bakterielle Ribonucleinsäuresynthese beruht. G. Scheibner. 3730.

Englesberg, E., Anderson, R. L., Weinberg, R., Lee, N., Hoffee, P., Huttenhauer, G. und Boyer, H.; Pittsburgh, Pa., Univ. of Pittsburgh, Dep. of Biol. Sci.; East Lansing, Michigan State Univ., Dep. of Biochem. L-arabinose-sensitive, l-ribulose 5-phosphate 4-epimerase-deficient mutants of Escherichia coli. **(Gegen l-Arabinose empfindliche, l-Ribulose-5-Phosphat-4-Epimerase ermangelnde Mutanten von Escherichia coli.)** J. Bacteriol. 84 (1962) Nr. 1. S. 137–146. – 4 Abb., 3 Tab., 23 Lit.
Es wurden 2 neue l-Arabinose-negative Mutanten von *Escherichia coli* B/r isoliert, denen das Ferment l-Ribulose-5-Phosphat-4-Epimerase fehlt. Bei einem dieser beiden Stämme wurde nachgewiesen, daß er große Mengen von l-Ribulose-5-Phosphat ansammelt, wenn er mit l-Arabinose bebrütet wird. Auf festen Nährböden mit l-Arabinose werden die beiden Stämme stark gehemmt; dabei entstehen Arabinose-resistente Mutanten. Es wird vermutet, daß die Ansammlung des l-Ribulose-5-Phosphats für die Hemmung verantwortlich ist. Bei Gegenwart von Glukose tritt die Hemmung nicht ein. Die Mutationsstellen liegen nahe denen der schon vorher bekannten l-Arabinose-Mutanten. W. Wittig. 3730.

Chapman, George B.; New York, Cornell Univ., Med. Coll., Dep. of Anatomy. Cytological aspects of antimicrobial antibiosis. I. Cytological changes associated with the exposure of Escherichia coli to colistin sulfate. **(Cytologische Gesichtspunkte der antimikrobiellen Antibiose. 1. Mitt. Cytologische Veränderungen bei Exposition von Escherichia coli gegenüber Colistinsulfat.)** J. Bacteriol. 84 (1962) Nr. 1. S. 169–179. – 22 Abb., 23 Lit.

Bouillonkulturen von *Escherichia coli* wurden 30–120 Min. Konzentrationen von 100, 1000 und 6000 μg/ml des Antibioticums Colistin ausgesetzt. Die behandelten Bakterienzellen wie auch unbehandelte Kontrollen wurden fixiert, gewaschen, dehydriert und eingebettet. Ultradünnschnitte wurden elektronenmikroskopisch untersucht. Es ergab sich, daß das Kernmaterial mit steigender Antibioticakonzentration und Behandlungsdauer abnahm und bei höherer Konzentration nicht mehr nachweisbar war. Außerdem verlor das Cytoplasma seine Granulierung und wurde homogen; die Zellwand blieb erhalten. W. Wittig. 3730.

Chapman, George B.; New York, Cornell Univ., Med. Coll., Dep. of Anatomy. Cytological aspects of antimicrobial antibiosis. II. Cytological changes associated with the exposure of Pseudomonas aeruginosa and Bacillus megaterium to colistin sulfate. **(Cytologische Gesichtspunkte der antimikrobiellen Antibiose. 2. Mitt. Cytologische Veränderungen bei Exposition von Pseudomonas aeruginosa und Bacillus megaterium gegenüber Colistinsulfat.)** J. Bacteriol. 84 (1962) Nr. 1. S. 180–185. – 11 Abb., 8 Lit. 1. Mitt. vgl. vorst. Ref.

Es wurde im wesentlichen die gleiche Technik wie in der 1. Mitt. angewendet. Die Reaktion von *Pseudomonas aeruginosa* bei einer Konzentration von 1,4 und 14 mg/ml Colistinsulfat ähnelte der von *Escherichia coli* (siehe 1. Mitt.). Dagegen wurden bei einer Antibioticakonzentration von 30 mg/ml Colistinsulfat die Kerngebiete bei dem grampositiven *Bacillus megaterium* undeutlich, so als ob Cytoplasma hineingeflossen wäre; es kam nicht zu einer Vacuolisierung. Der Verlust der Granulierung des Cytoplasmas wurde auch bei *B. megaterium* beobachtet. W. Wittig. 3730.

Buchmeiser, Rudolf; Wien, Tierärztl. Hochschule, Inst. für Bakteriol. und Tierhyg. **Beitrag zur serologischen Diagnostik der Rinderbrucellose mittels der Serum-Langsamagglutination, der Komplementbindungsreaktion und des Coombs-Schnelltests.** Mh. Tierheilkunde 13 (1961) Nr. 9. Rindertuberkulose u. Brucellose 10 S. 143–150.

In vergleichenden Untersuchungen mit der Serum-Langsamagglutination (LA), Komplementbindungsreaktion (KBR) und dem schnellen Coombstest (sCt) wurden 402 Rinderseren aus Brucellosebekämpfungsgebieten untersucht. Bei einem LA-Titer von 1:200 konnte eine vollständige, bei 1:100 eine ausreichende Übereinstimmung aller drei Untersuchungsverfahren festsgestellt werden. Als streng spezifisch sind daher in der LA erst Titer von 1:200 anzusehen. Unspezifische Reaktionen lassen sich mit Hilfe des sCt und der KBR weitgehend klären. Der sCt besitzt eine hohe Spezifität und eignet sich besonders für die Frühdiagnose einer Brucelloseinfektion. Zur Sicherung der Diagnose, insbesondere bei unspezifischen Reaktionen, sollten alle drei Untersuchungsmethoden angewandt werden. E. Kunter. 3740.

Dacevič, L. I. (Dazewitsch, L. I.); Inst. für Kontrolle Veterin.-Med. Präparate. Opredelenie tipov brucell metodom differencial'noj okraski. **(Ermittlung der Brucellentypen mittels einer Differentialfärbung.)** Veterinarija, Moskva 39 (1962) Nr. 1. S. 79–80.

Die schnelle und sichere Bestimmung der Brucellentypen mittels einer Differentialfärbung wird beschrieben. Zur Ermittlung des Typs *Br. abortus bovis* färbt Vf. mit dem Reagenz Nr. 1 (4 Teile 0,5%ige wäßrige Methylenblaulösung und 5 Teile 2%ige wäßrige Safraninlösung, 24 Stunden bei 37 °C aufbewahrt).

Lebende Brucellen vom Typ *Br. abortus bovis* färben sich dunkelblau oder blau, abgestorbene hellrot. Brucellen des Typs *suis* oder *melitensis* sowie anderweitige Mikroflora nehmen eine rote Färbung an. Zur Bestimmung von *Br. melitensis* verwendet Vf. das Reagenz Nr. 2 (1%ige wäßrige basische Fuchsinlösung und 4%ige wäßrige Brillantgrünlösung zu gleichen Teilen, auf 70–80 °C erhitzt und bei 37 °C 24 Stunden gelagert). Die Dauer der Färbung beträgt 10–11 Minuten. Die nicht dissoziierten Zellen von Typ *Br. melitensis* (sowohl lebende als auch abgestorbene) färben sich braun-rot, *Br. abortus bovis* und *suis* aber blau-grün. Die hergestellten Lösungen müssen in dicht verschlossenen Gefäßen dunkel und bei Zimmertemperatur gelagert werden. Die Haltbarkeit beträgt unter diesen Voraussetzungen 6 Monate. Diese Färbetechnik ist auch geeignet, eine Überprüfung des Impfstammes Nr. 19 bezüglich der vorhandenen lebenden Zellen vorzunehmen.

W. Bathke. 3740.

Ulbrich, F. und Weinhold, E.; Berlin-Dahlem, Bundesgesundheitsamt, Max von Pettenkofer-Inst., Abt. für Veterinärmed. **Brucella-Typendifferenzierung mit monospezifischen Seren und Phagen.** Zbl. Veterinärmed. **9** (1962) Nr. 6. S. 555–564. — 2 Tab., 35 Lit.

Es wurden 143 *Brucella*-Stämme vergleichend mit den Standardmethoden der *Brucella*-Typendifferenzierung (Agglutination in monospezifischen anti-melitensis- und anti-abortus-Seren, biochemische [Farbstoffempfindlichkeit, H_2S-Bildung], kulturelle [CO_2-Abhängigkeit, Dissoziation] und biologische [Pathogenität für Meerschweinchen] Eigenschaften), den Phagen F_1 und F_{25} und dem Agar-Gel-Diffusionstest untersucht. Während alle *B. arbortus*-Stämme von beiden Phagen lysiert wurden, trat bei den *B. suis*- und *B. melitensis*-Stämmen keine bzw. eine unvollständige Lysis auf. Fünf in Schleswig-Holstein von Rindern isolierte *Brucella*-Stämme verhielten sich biochemisch und serologisch wie *B. melitensis*, waren jedoch phagenempfindlich. Zwischen den Ergebnissen des Agar-Gel-Diffusionstests mit nicht absorbiertem Antibrucellaserum vom Rind und denen der Agglutination in monospezifischen Seren bestand gute Übereinstimmung. Alle Stämme, die in monospezifischem *B. abortus*-Serum ausschließlich bzw. mit höheren Titern als in monospezifischem *B. melitensis*-Serum agglutiniert wurden, waren im Agar-Gel-Diffusionstest negativ, während von den 42 *B. melitensis*-Stämmen 33 kräftig präzipitierten, ebenso die 5 Stämme aus Schleswig-Holstein. Abschließend wird empfohlen, Brucellen mit monospezifischen Seren und den Phagen F_1 und F_{25} zu typisieren und die biochemischen Eigenschaften nur als ergänzende Methode zu bewerten. E. Kunter. 3740.

Shimizu, Takeshi. Relationship between concentration and antigen titer in Brucella abortus agglutination suspension. **(Beziehungen zwischen der Konzentration der Brucellaabortus-Suspension und dem Titer.)** Nat. Inst. Animal Health Quart. 1 (1961) Nr. 4. S. 212–214. — 1 Tab., 4 Lit.

Die Serum-Langsamagglutination wurde nach dem Weybridge-Verfahren durchgeführt und die Antigen-Konzentration mit einem photoelektrischen Colorimeter bestimmt. Als Standard-Antigen (100%) diente die Antigen-Konzentration, die mit dem internationalen Standard-Anti-*Brucellaabortus*-Serum in der Verdünnung 1:500 eine 50%ige Agglutination ergab. Die Exstinktion der Antigensuspension verlief linear von 0–50% und in einer Kurve bei Konzentrationen über 50%. Ebenfalls lineare Beziehungen bestanden zwischen der Exstinktion der Antigensuspension und dem Verdünnungsgrad des International-Standard-Anti-*Brucellaabortus*-Serums. Unter der Bedingung, daß sich die Agglutinabilität nicht ändert, besteht ein direkter Zusammenhang zwischen der Konzentration und dem Titer der Antigensuspension. Je niedriger die Antigenkonzentration ist, um so höher steigt der Titer und umgekehrt. E. Kunter. 3740.

Parnas, J ; Lublin, Poland, Inst. of Rural Hyg. and Occupational Med., Dep. of Anthropozoonoses. The characteristics of the interesting group „British melitensis" of Brucella brucei. **(Die Eigenschaften der Gruppe „Britische Melitensis" von Brucella brucei.)** Pathol. Microbiol. [Basel] 25 (1962) Nr. 4. S. 517–526. – 4 Abb., 3 Tab., 9 Lit.

Von Stableforth und Morgan wurden kürzlich in England zahlreiche *Brucella brucei*-Stämme vom Rind besonders aus der Milch und aus Feten isoliert. Die isolierten *Brucella*-Stämme wiesen die gleichen Eigenschaften auf wie der WHO-Standard-*Melitensis*-Stamm 16 M und wurden als „British melitensis" bezeichnet. Menschliche Erkrankungen, die durch diese Stämme verursacht waren, traten bisher nicht auf. Mit Ausnahme einer geringeren Katalaseaktivität bestanden keine biochemischen Unterschiede zwischen den 12 untersuchten „British melitensis" -Stämmen und dem Standard-Melitensis-Stamm 16 M. Auch bakteriologisch (Thionin, basisches Fuchsin, DEDTC Renoux) und serologisch (Analyse mit monospezifischen Seren) konnten keine Unterschiede festgestellt werden. Die „British melitensis" – Stämme sind im Gegensatz zu dem Standard-Stamm 16 M Brucella-Phagen-empfänglich. Der Stamm 16 M ist für Mäuse bedeutend virulenter als die „British melitensis"-Stämme, so daß sich eine interessante Beziehung zwischen der Virulenz und der Phagenempfänglichkeit bei den Brucellen ergibt. Untersuchungen der Antigenstruktur im Agar-Gel-Diffusionstest führten bei den „British melitensis"-Stämmen und dem Standard-Melitensis-Stamm 16 M zu den gleichen Ergebnissen. E. Kunter. 3740.

Todorov, T. (Todorow, T.) Manometrični opredelenija pri brucelite. I. Poglůštane na kislorod ot normalni S-formi na različni tipove bruceli. **(Manometrische Bestimmungen bei Brucellen. 1. Mitt. Sauerstoff-Absorption von normalen S-Formen unterschiedlicher Brucellentypen.)** Izvestija na Centralnija veterinaren institut za zarazni i parazitni bolesti, Sofija 4 (1962) S. 33-38. – 1 Tab., 3 Lit. Zus. in Russ., Engl.

Es wurden 27 Brucella-Stämme in Anwesenheit unterschiedlicher Kohlenhydrate und Aminosäuren in Streckungsmitteln suspendiert, mit Hilfe manometrischer Technik zur Bestimmung der absorbierten Sauerstoffmenge durch „Ruhezellen" ("resting cells" – Umbreit and Co, 1949) untersucht. Bezüglich der Sauerstoffabsorption und insbesondere hinsichtlich „des Typs der Sauerstoffabsorption" in Anwesenheit der unterschiedlichen angewandten Substrate wurden Gruppen- und Untergruppenunterschiede festgestellt, die bei der Brucellencharakteristik berücksichtigt werden müssen. Z. Tomow. 3740.

Todorov, T. (Todorow, T.) Manometrični opredelenija na brucelite. II. Poglůštane na kislorod ot njakoi varianti na brucelite. **(Manometrische Bestimmung von Brucellen. 2. Mitt. Die Sauerstoffabsorption einiger Brucellenvarianten.)** Izvestija na Centralnija veterinaren institut za zarazni i parazitni bolesti, Sofija 4 (1962) S. 39–42. – 1 Tab., 7 Lit. Zus. in Russ., Engl., 1. Mitt. vgl. vorst. Ref.

Es wurde die Fähigkeit der Varianten von 6 Stämmen *Br. suis* in Anwesenheit verschiedener Kohlenhydrate und Aminosäuren Sauerstoff zu absorbieren untersucht. Nach der Kultivierung auf Löwenstein-Jensen-Nährboden in CO_2-Atmosphäre haben die obigen Varianten Huddleson'sche Merkmale von *Br. melitensis* gezeigt. Festgestellt wurde, daß es sich hier um keine Verwandlung des Typus suis in Typus melitensis handelt, sondern um Varianten des Typus suis. Z. Tomow. 3740.

Simon, Ellen M. und Berman, David T.; Madison, Univ. of Wisconsin, Dep. of Veterin. Sci. Pathogenicity and immunogenicity of streptomycin-dependent mutants of Brucella. **(Pathogenität und immunisierende Eigen-**

schaften streptomycinbedingter Brucella-Mutanten.) J. Bacteriol. **83** (1962) Nr. 6. S. 1347–1355. — 6 Abb., 49 Lit.

Die mit Hilfe von Streptomycin allein oder mit Streptomycin und Normal- oder Immunserum erzielten streptomycinabhängigen Mutanten von *B. abortus* (Stamm 2308) und *B. suis* (Stamm B) hatten ihre Virulenz für Meerschweinchen eingebüßt. Bei mit streptomycinabhängigen *Brucella*-Mutanten infizierten Meerschweinchen wurde durch die Applikation hoher Dosen Streptomycin die Zahl der aus den Organen isolierten Brucellen erhöht, obgleich sich keine progressive Infektion entwickelte. Die meisten Brucellen konnten in den Hoden und testikulären Abszessen festgestellt werden. Die Milzveränderungen hielten sich in normalen Grenzen, und die Agglutinin-Titer waren niedrig oder negativ. Obwohl die mit streptomycinabhängigen *B. abortus*-Mutanten vaccinierten Meerschweinchen bei der Test-Infektion mit hohen Dosen virulenter *B. abortus*-Keime geringere pathologisch-anatomische Veränderungen aufwiesen als die nicht vaccinierte Kontrollgruppe, wurden aus ihnen ebensoviele Brucellen isoliert wie aus den Kontrolltieren. Wiederholte Vaccinationen oder eine Immunisierung mit streptomycinabhängigen Brucella-Mutanten bei gleichzeitiger Applikation von Streptomycin verleihen einen größeren Schutz gegen die nachfolgende Infektion mit virulenten Brucellen als die einmalige Vaccination. E. Kunter. 3740.

Stinebring, Warren R.; Pittsburgh, Univ. of Pennsylvania, School of Med., Dep. of Microbiol. Characteristics of intracellularly grown Brucella abortus. **(Die Eigenschaften intrazellulär wachsender Brucella abortus-Bakterien.)** J. infect. Diseases **111** (1962) Nr. 1. S. 17–24. — 1 Abb., 2 Tab., 11 Lit.

In vitro in Meerschweinchen-Monocyten gewachsene *B. abortus*-Bakterien (Stamm SA-S) zeigten eine erhöhte Resistenz gegen die bakterizide Wirkung von Rinderserum. Die gesteigerte Resistenz beruht auf quantitativen und nicht auf qualitativen Faktoren. Bei der gleichzeitigen Einwirkung von Rinderimmunserum und -normalserum kam es zu Interferenzerscheinungen, die sich weniger in einer Verminderung der Inaktivierungsrate als vielmehr in einer durch das Immunserum bedingten Verzögerung des Inaktivierungsprozesses ausdrückten. In vitro in Meerschweinchen-Monocyten gewachsene Brucellen wurden unabhängig von der Konzentration besser von den Meerschweinchen-Monocyten phagozytiert, blieben in ihnen länger aktiv und zeichneten sich im Meerschweinchen-Organismus durch eine höhere Überlebens- und Vermehrungsrate aus als auf Schrägagar gezüchtete Brucellen.
E. Kunter. 3740.

Aronson, Moshe und Elberg, Sanford (unter techn.Mitarb.von Schachter, Norbert); Berkeley, Univ. of California, Dep. of Bacteriol. Autoradiographic studies on intracellular growth of Brucella melitensis and thymineless E. coli. **(Autoradiographische Untersuchungen über das intracelluläre Wachstum von Brucella melitensis und thyminlosem E. coli.)** Proc. Soc. exp. Biol. Med. **109** (1962) Nr. 2. S. 244–247. — 2 Tab., 13 Lit.

Kaninchen-Peritoneal-Histiocyten, die mit tritiiertem Thymidin gekennzeichnet sind, wurden mit Brucellen infiziert.. Es zeigte sich keine Übertragung des gekennzeichneten Kernmaterials vom Wirt auf den Parasiten, obwohl beide Zelltypen sich im Verlauf des Experimentes vermehrten. Wurden ungekennzeichnete Histiocyten, die mit lebenden oder toten gekennzeichneten *E. coli* behandelt waren, beobachtet, so gingen die Kennzeichner in die Histiocytenkerne. Die Aufnahme des Tritium-gekennzeichneten Thymidins durch Peritoneal-Histiocyten wurde merklich vermindert, nachdem eine Verdauung von *E. coli* stattgefunden hatte, aber nicht, nachdem eine Verdauung des abgeschwächten Stammes von *B. melitensis* stattgefunden hatte. G. Godglück. 3740.

McDuff, C. R., Jones, Lois M. und Wilson, J. B.; Madison, Univ. of Wisconsin, Dep. of Bacteriol. Characteristics of brucellaphage. **(Eigenschaften von Brucella-Phagen.)** J. Bacteriol. **83** (1962) Nr. 2. S. 324–329. – 3 Abb., 3 Tab., 15 Lit.

Methoden zur Charakterisierung von Phagen wurden auf *Brucella*-Phagen russischen Ursprungs (*Brucella abortus* R 19) und die auf *Brucella abortus* R 19 gewachsen waren, angewendet. Der Phage kann durch eine einzige Lochübertragung gezüchtet werden. Phagen-Titer von 10^{10} Teilchen/ml konnten durch Züchtung auf einer jungen Kultur von R 19 in Albimibrühe auf einer Schüttelvorrichtung bei 37° gezüchtet werden. Nach Lyophilisierung behielt der Phage seine Aktivität während des Aufbewahrens für mindestens 20 Mon. bei 4 °C. Der Phage ist in Brühe bei pH-Werten von 6–8 für 24 Std. bei 37° beständig. Ein Aktivitätsverlust trat beim Erwärmen für 1 Std. bei 60 °C ein. Alle Aktivität geht in Gegenwart von 10%igem Chloroform verloren. Es zeigte sich eine geringe Adsorptionsrate ($K = 3{,}6 \times 10^{-11}$ ml/min), eine Latenzperiode von 100 Min. und eine Burst-Größe von 121 Teilchen. Elektronenaufnahmen zeigen, daß der Phage etwa 65 mμ Durchmesser hat, polygonale Gestalt und einen kurzen Schwanz. G. Godglück. 3740.

Kosilov, I. A. und Seleckaja, L. I. (Kossilow, I. A. und Selezkaja, L. I.); Omsk, Sibir. Forsch.-Inst. für Veterinärmed.; Fleischkombinat. O vyživaemosti brucell pri sozrevanii i zamoraživanii baraniny. **(Zur Lebensfähigkeit der Brucellen beim Reifen und Einfrieren des Hammelfleisches.)** Veterinarija, Moskva **39** (1962) Nr. 1. S. 63–64.

Experimentell mit *Br. melitensis* infizierte Schafe (insgesamt 10 Tiere, von denen acht 200 Tsd. und zwei 20 Tsd. Brucellener hielten) wurden 30 Tage p.i. geschlachtet, nachdem serologische und allergische Kontrollen positiv verlaufen waren. 6 Stunden nach dem Schlachten wurden die rechten Tierhälften einer Untersuchung unterzogen, wobei Muskulatur, 10 verschiedene Lymphknoten, Leber, Milz, Niere, Uterus, Herz und Euter auf Leberagar und -bouillon verimpft wurden. Die rechten Hälften wurden zum Reifen bei 2–4 °C und die linken bei minus 9–11 °C zum Einfrieren gelagert. Die rechten Hälften wurden nach 5 bzw. 10 Tagen und die eingefrorenen nach 3 Monaten bakteriologisch untersucht. Beimpfte Nährböden wurden im Verlauf eines Monats beobachtet. Es ergaben sich folgende Resultate: 6 Stunden nach dem Schlachten wurden bei 70% der Tiere in regionalen Lymphknoten und in einem Fall in der Milz Brucellen nachgewiesen, in 4 Fällen nach dem Reifen des Fleisches und in 2 Fällen beim gefrorenen Fleisch (jedoch nur in den Lymphknoten). In der Muskulatur gelang in keinem Fall der Erregernachweis.

W. Bathke. 3740.

Jeřábek, Jan; Brno, Ústav Epizootol. Veterin. Fak. VŠZ. Reaktibilita některých krajin těla skotu na intradermální aplikaci Kolářova F alergenu. **(Die Reaktionsfähigkeit einiger Regionen des Rinderkörpers auf die Applikation von F-Allergen nach Kolář.)** Sborník Vysoké Školy zemědělské Brně, Řada B **10(31)** (1962) Nr. 1/2. S. 23–31. – 2 Abb., 4 Tab., 20 Lit. Zus. in Russ., Dtsch.

An 2 Gruppen von Kühen verfolgte man außer einer serologischen Untersuchung auch den Verlauf des intradermalen Testes mit F-Allergen Kolář. Dieser Test wurde an verschiedenen Körperstellen vorgenommen und zu verschiedenen Zeitpunkten beurteilt. Entsprechend der Reaktionsintensität nach 24, 48, 72 und 96 Std. war die Reihenfolge der zur Beurteilung des Testes geeigneten Körperregionen: Kniefalte (Lateralseite), Hals (etwa 1 Handbreite vom Schulterblattrand entfernt), Wamme (etwa 3 Fingerbreit vor dem tiefsten Punkt), Rippe (Region der größen Wölbung der letzten linken Rippe), Ellbogenhöcker (in der Mitte des oberen Drittels des Oberarmes des linken Vorderfußes), die Falte unterhalb des Schwanzes von der Lateralseite. Bei

Beurteilung nach 120 Std.: Hals, Wamme, Ellbogenhöcker, Rippe, Oberarm- und Schwanzfalte. Nach der statistischen Auswertung der Ergebnisse konnte die Reaktion 24–120 Std. nach der Allergenapplikation in allen Körpergegenden auch bei Rindern, die tuberkulinpositiv waren, beurteilt werden. Bei brucellosekranken Rindern war die Allergenapplikation in die Schwanzfalte am wenigsten wirksam. F. Nádvorník. 3740.

Bojachčjan, A. B., Abgababjan, M. M., Vardanjan, G. A., Melikjan, E. L., Terovanesova, O. G. und Arevšatjan, M. S. (Bojachtschjan, A. B., Agababjan, M. M., Wardanjan, G. A., Melikjan, Je. L., Terowanessowa, O. G. und Arewschatjan, M. S.); Jerewan, Zootechn. und Veterinärmed. Inst., Lehrstuhl für Epizootol. Dinamika termoallergičeskoj reakcii pri ėksperimentalnom brucelleze krolikov s primeneniem radioaktivnych izotopov. **(Dynamik der thermoallergischen Reaktion bei experimenteller Kaninchenbrucellose unter Verwendung radioaktiver Isotope.)** Izvestija Akademii nauk Armjanskoj SSR. Biologičeskie nauki, Erevan **15** (1962) Nr. 4. S. 73–80. — 7 Tab. Orig.: russ., Ausz.: armen.

Die Brucellose wird als eine infektiös-allergische Erkrankung definiert. Um die Gesetzmäßigkeiten der thermoallergischen Reaktionen erkennen zu können, wurden 3 Versuchsreihen mit Kaninchen durchgeführt. Die mit *Br. melitensis* infizierten Kaninchen wurden zu verschiedenen Zeitpunkten mit radioaktiven Kulturen des Impfstammes Nr. 19 behandelt. 3 Std. nach der i.v. Applikation des Stammes Nr. 19, der radioaktiven Schwefel enthielt, beobachtete man bei brucelloseinfizierten Kaninchen eine ausgeprägte Temperaturerhöhung. Diese Temperaturreaktion gleicher Intensität tritt sowohl bei der Applikation von 10 Mill. oder 1 Md. Mikroben des Impfstammes vor. Sowohl 20 Tage als auch 2 Monate nach der Ansteckung auf. Wechselbeziehungen zwischen der thermischen Reaktion und der Lokalisation der markierten Atome in den einzelnen Organen wurden nicht beobachtet. Bevorzugt erfolgte jedoch die Anreicherung dieser Atome vorwiegend in Leber, Milz und Knochenmark, was nochmals die Beteiligung des RES an der Thermoallergie bestätigt. Durch Applikation einer radioaktiven Milzbrandkultur bei brucelloseinfizierten Kaninchen konnte die Unspezifität dieses Antigens nachgewiesen werden. Die thermoallergische Reaktion wird nur durch gleichartige Antigene hervorgerufen. W. Bathke. 3740.

Yanagawa, Ryo und Hiramune, Takashi. Population change of leptospirae from dependent on to independent of the added carbon dioxide. **(Wachstumsveränderung von Leptopiren in Abhängigkeit von CO_2 Zugabe.)** Nat. Inst. Animal Health Quart. 2 (1962) Nr. 2. S. 102–105.

Leptospira autumnalis Saeki zeigte auf festen Nährboden nur Wachstum bei Zusatz von 5% CO_3. Im Verlauf von 26 Passagen gelang es, den Stamm so an normale Luftverhältnisse anzupassen, daß er auch dort wuchs. Umgekehrt wuchs ein Stamm der *Icterohaemorrhagia*-Gruppe unter gewöhnlichen atmosphärischen Bedingungen mit 20% Serumzusatz. Durch Veränderung dieses Zusatzes und wechselnden CO_2-Zusatz (1% und 5%) gelang es nach 19 Subkulturen, die Leptospiren auf festem Nährboden mit einem Gehalt von 5% CO_2 zur Vermehrung zu bringen. L. Stoll. 3790.

Kujumdžiev, Il. (Kujumdshiew, Il.) Mutagenno dejstvie na kapsaicina vŭrchu rasteža i imunogennostta na leptospirite. **(Mutagene Wirkung des Capsicins auf das Wachstum und die Immunogenität der Leptospiren.)** Izvestija na Mikrobiologičeskija institut. Bŭlgarska akademija na naukite, Sofija **13** (1961) S. 5–19. — 4 Abb., 4 Tab., 4 Lit. Zus. in Russ., Engl.

Untersucht wurde die Wirkung des Capsicins als Extrakt aus *Fructus capsici*, auf 8 Leptospirenstämme und festgestellt, daß eine Konzentration von

0,333–0,125% in einem Nährboden eine destruktive Wirkung auf Leptospirenkulturen hat, während eine 0,025%ige Konzentration sich mutagen auf deren Wachstum und Immunogenität auswirkt. Im letzteren Fall wird die Leptospirenvermehrung bereits in der 18. Stunde gefördert und ist intensiver als bei den Ausgangsserotypen. Nach 7 Tagen ist bei den beeinflußten Leptospiren ein mehrfach höherer Mengenzuwachs festzustellen. Nach 30 Tagen wird ebenfalls eine Vermehrung der Leptospiren festgestellt. Bei sich langsam entwickelnden Serotypen der Versuchsleptospiren fördert die mutagene Einwirkung mit Capsicin das Wachstum um das 2–4fache und verläuft proportional zu ihrer natürlichen Vegetationspotenz. Die neuerworbene Eigenschaft bleibt unveränderlich, konstant und wird vererbt. Der beeinflußte Serotyp besitzt erhöhte Immunogenität und deutlich ausgeprägte Spezifität. Seine Agglutinabilität ist die gleiche wie die natürliche, ohne daß dabei die Pathogenität erhöht ist. Die Versuchsergebnisse können zur Erzeugung eines üppigen Wachstums bei der Herstellung von Vaccinen und anderen Antigenen mit großer Immunogenität verwertet werden. P. Pawlow. 3790.

Alexander, Aaron D., Stoenner, Herbert G., Wood, Garnett E. und Byrne, Robert J.; Washington, Walter Reed Army Inst. of Res., Div. of Veterin. Med., WHO/FAO Leptospirosis Reference Lab.; Hamilton, Mont., Rocky Mountain Lab., Public Health Serv., Nat. Inst. of Allergy and Infectious Diseases; College Park, Univ. of Maryland, Dep. of Veterin. Sci. A new pathogenic Leptospira, not readily cultivated. **(Eine neue pathogene, nicht leicht zu kultivierende Leptospirenart.)** J. Bacteriol. **83** (1962) Nr. 4. S. 754–760.

Eine neue Leptospirenart, die aus Flußwasser isoliert worden war, konnte nicht in konventionellen Nährmedien gezüchtet werden, dagegen in modifiziertem Fletcher-Medium mit 20% Kaninchenserumzusatz. Nach 9 Passagen war der Stamm für Hamster pathogen. Bei Meerschweinchen und Kälbern erfolgte lediglich ein Fieberanstieg und Antikörperbildung. Durch Adsorption und Kreuz-Agglutination wurde der Stamm als ein neuer Subserotyp von *Leptospira naam* identifiziert und als *L. naam*, Subtyp *dakotii* bezeichnet. L. Stoll. 3790.

Yanagawa, Ryo, Hiramune, Takashi und Akaike, Yoji. Effects of various peptones on the growth of leptospirae. **(Wirkungen von verschiedenen Peptonen auf das Wachstum von Leptospiren.)** Nat. Inst. Animal Health Quart. **2** (1962) Nr. 2. S. 91–101. Orig.: engl.

8 Arten von Peptonen japanischer Herkunft werden mit Witte-Pepton und 5 Difco-Peptonen auf ihren Einfluß gegenüber Leptospirenwachstum geprüft. Bei Verwendung des gleichen Grundmediums wurden die Peptone in einer Konzentration von 2 bis 0,0312% in vergleichenden Serien geprüft. Als Teststamm diente *Leptospira autumnalis*, der auf die flüssigen, halbfesten und festen Nährmedien verimpft wurde. In Konzentrationen von 1–2% wirkten alle Peptone wachstumshemmend. In Verdünnungen von 0,062–0,031% hatten Witte-Pepton, Tryptose (Difco) und japanisches Casein-Pepton den besten stimulierenden Effekt, wobei jedoch die beiden erstgenannten Peptone die höhere Toxizität besaßen. L. Stoll. 3790.

Širvinskaja, A. I. (Schirwinskaja, A. I.); Moskau, Metschnikow-Inst. für Vaccine und Seren. Antigennaja struktura ikterogemorragičeskich štammov leptospir, vstrečajuščichsja v SSSR. **(Antigene Struktur der in der Sowjetunion isolierten icterohämorrhagischen Leptospirenstämme.)** Žurnal mikrobiologii, ėpidemiologii i immunologii, Moskva **33** (1962) Nr. 8. S. 84–89. — 4 Tab., 10 Lit. Zus. in Engl.

Es wurden 33 aus verschiedenen Gegenden der Sowjetunion (Leningrad, Moskau, Baltijsk, Krasnodar, Odessa und Gudautach) stammende *L. ictero-*

haemorrhagiae-Stämme serologisch untersucht. Neben den kompletten AB-Stämmen wurden auch inkomplette A-Stämme festgestellt, die in Leningrad und Odessa bei Menschen und bei Ratten vorkamen. M. Rolle. 3790.

Fredette, V., Forget, A. und Vinet, G.; Montreal, Canada Univ. of Montreal, Inst. of Microbiol. and Hyg., Anaerobes Dep. Production and characterization of Clostridium perfringens „bursting factor". **(Die Bildung und Charakterisierung des „Bursting-Faktors" von Clostridium perfringens.)** J. Bacteriol. 83 (1962) Nr. 6. S. 1177–1182. — 7 Tab., 34 Lit.
Es wird die Herstellung des „bursting-factor" aus Kulturen eines Stammes von *Cl. perfringens*, Typ A, beschrieben. Ein Zusatz von 5% Glukose zur VF-Brühe wirkte fördernd auf die Ausbildung des „bursting-factor". Dieser Faktor kann in virulenten Kulturen von *Cl. perfringens*, in denen keine der gegenwärtig bekannten toxischen oder enzymatischen Fraktionen vorhanden sind, nachgewiesen werden. Der „bursting-factor" wirkt weder letal noch hämolytisch, sondern besitzt eine aggressinähnliche bzw. infektionsfördernde Wirkung auf die Perfringensbakterien. Der Faktor unterscheidet sich deutlich vom Kappa-Toxin oder der Kollagenase von *Cl. perfringens*. G. Scheibner. 3805.

Tsuji, Kiyoshi und Perkins, William E.; Berkeley, Calif., Nat. Canners Assoc. Res. Lab. Sporulation of Clostridium botulinum. I. Selection of an aparticulate sporulation medium. **(Versporung von Clostridium botulinum. 1. Mitt. Auswahl eines partikelfreien Versporungsmediums.)** J. Bacteriol. 84 (1962) Nr. 1. S. 81–85. — 4 Tab., 14 Lit.
Die in 7 verschiedenen flüssigen Nährböden gebildeten Sporen von *Cl. botulinum* 62 A wurden auf Hitzeresistenz geprüft. Nach Züchtung in einem unter dem Namen Polypepton, einem Proteinhydrolysat, im Handel befindlichen Nährboden weisen die Sporen die größte Hitzeresistenz auf. Der vollständig klare Nährboden erlaubte die Gewinnung reiner Sporen. Das Maximum an Sporen wurde nach 5–7tägiger Bebrütung bei 30 °C erreicht. Ein Zusatz bivalenter Kationen zum Polypepton-Nährboden erhöhte nicht die Hitzeresistenz der gebildeten Sporen. Chromatographische Untersuchungen ergaben, daß der Gehalt an Aminosäuren und verwandten Verbindungen in Sporen mit maximaler und minimaler Hitzeresistenz gleich war. Dagegen wiesen die hitzeresistenteren Sporen einen höheren Gehalt an dem Aminozucker Glukosamin auf als die weniger hitzeresistenten Sporen.
G. Scheibner. 3815.

Perkins, William E. und Tsuji, Kiyoshi; Berkeley, Calif., Nat. Canners Assoc. Res. Lab. Sporulation of Clostridium botulinum. II. Effect of arginine and its degradation products on sporulation in a synthetic medium. **(Versporung von Clostridium botulinum. 2. Mitt. Wirkung von Arginin und dessen Abbauprodukten auf die Sporenbildung in einem synthetischen Medium.)** J. Bacteriol. 84 (1962) Nr. 1. S. 86–94. — 4 Abb., 3 Tab., 20 Lit. 1. Mitt. vgl. vorst. Ref.
Es wird ein synthetisches Medium angegeben, das die Vermehrung vegetativer Zellen sowie die Sporen- und Toxinbildung des Stammes 62 A von *Cl. botulinum* fördert. Maximale Sporenbildung konnte bei Zusatz von 67 μmol/ml Arginin zu diesem Medium beobachtet werden. Wesentlich für die Förderung der Sporenbildung schien der beobachtete Abbau von Arginin zu Citrullin durch die Zellen des Stammes zu sein. Bei Ersatz des Arginins durch das als Endprodukt des Argininabbaus entstehende Ornithin konnte keine Sporenbildung beobachtet werden. Das Fehlen von Citrullin oder Ornithin in den wachsenden Zellen oder Sporen deutet darauf hin, daß ein anderes Produkt des Arginindihydrolasesystems, das Adenosintriphosphat, für die beobachtete Anregung der Sporenbildung verantwortlich gemacht werden kann.
G. Schreiber 3815.

Potel, J. und Degen, L.; Brackwede/Westf. Asta-Werke AG, Chem. Fabrik, Bakteriol. Abt. **Zur Serologie und Immunbiologie der Listeriose. 5. Mitt. Spezifische Therapie und Prophylaxe der Listeriose beim Versuchstier.** Z. Immunitätsforsch. exp. Therap. **123** (1962) Nr. 4/5. S. 432–446. – 13 Tab., 4 Lit. 3. Mitt. vgl. LZ. Abt. IV 7 (1962) Nr. 12. S. 2541.

Der an Versuchstieren durchgeführte Versuch einer Immunisierung gegen Listeriose hatte folgende Ergebnisse. Hyperimmunserum ist in der Lage, die tödliche Erkrankung nach Infektion mit nicht zu hohen Dosen zu neutralisieren. Eine aktive Immunsisierung mit inaktiviertem Antigen ergab bei Maus und Meerschweinchen keinen Schutz. Avirulente, nicht inaktivierte Stämme ermöglichten eine aktive Immunisierung bei Mäusen, wobei jedoch nur der unverdünnte Impfstoff einen Teil der Tiere zu schützen vermochte. Eine Steigerung der Schutzwirkung wird durch Adsorbatimpfstoff (Al_2O_3) erzielt. Versuche einer oralen Immunisierung mit avirulenten, nicht inaktivierten Stämmen zeigten positive Ergebnisse. H. Linsert. 3845.

Mémery, G. und Mémery, L. La streptothricose cutanée. V. Note sur le pouvoir pathogène du micro-organisme de la streptothricose bovine. **(Die cutane Streptotrichose. 5. Mitt. Beobachtungen über die Pathogenität des Mikroorganismus der Streptotrichose des Rindes.)** Rev. Élevage Méd. vétérin. Pays trop. [N.S.] **15** (1962) Nr. 1. S. 5–9. – 4. Mitt. vgl. LZ. Abt. IV 8 (1963) Nr. 5. S. 1120.

Die Streptotrichose läßt sich beim Rind nicht experimentell reproduzieren. Bei i.v. Verabreichung der Keime kommt es zur Periphlebitis und zur Antikörperbildung. Die gleichen Effekte lassen sich bei Ziegen erzeugen. Beim Kaninchen dagegen kann durch wiederholte i.v. Injektionen das Bild der Streptotrichose erzeugt werden. Die pathologischen Veränderungen werden beschrieben. L. Stoll. 3850.

Dimow, I.; Sofia, Ärztefortbildungsinst., Inst. für Mikrobiol. und Virusforsch. **Dysenterieagglutinine in den Seren gesunder Tiere.** Z. Immunitätsforsch. exp. Therap. **124** (1962) Nr. 1. S. 90–95. – 1 Tab., 19 Lit. Zus. in Russ., Engl., Franz., Span.

Die Seren von 1572 klinisch gesunden Schlachttieren einschließlich Hühnern Enten und Gänsen wurden auf das Vorhandensein von Agglutininen gegen Shigellen untersucht. 47,4% der Seren agglutinierten in Verdünnungen bis 1:1600 mit *Sh. flexneri*, 12,1% der Seren mit *Sh. sonnei*, 6,8% mit *Sh. schmitzii* und 3,5% mit *Sh. dysenteriae*. Absättigungsversuche mit einigen der Seren zeigten, daß die in den Seren enthaltenen Antikörper spezifischen Charakter aufwiesen. Bei der bakteriologischen Untersuchung des Kotes von 755 der serologisch untersuchten Tiere konnte nur in der Kotprobe einer Kuh ein Stamm von *Sh. flexneri* nachgewiesen werden. Die Untersuchungsergebnisse lassen den Schluß zu, daß die in den Seren gefundenen Antikörper Immun-Antikörper sind, die nach Kontakt der Tiere mit Shigellen oder anderen Mikroben, die mit den Shigellen gemeinsame Antigene haben, entstanden sind. G. Scheibner. 3850.

Mesároš, E., Pleva, V. und Lucký, Z.; Brno, Mikrobiol. Odd. VÚV-ČSAZV; Odd. pro Nemoci Ryb Parazitol. Katedry VF VŠZ. Použitelnost aglutinace k typizaci kmenů Aeromonas (Pseudomonas) punctata-původců infekční vodnatelnosti kaprů. **(Verwendbarkeit der Agglutination für die Typisierung von Aeromonas [Pseudomonas] punctata-Stämmen, Erreger der infektiösen Bauchwassersucht bei Karpfen.)** Sborník Vysoké Školy zemědělské Brně, Řada B **10(31)** (1962) Nr. 1/2. S. 9–21. – 4 Abb., 6 Tab., 10 Lit. Zus. in Russ., Engl., Dtsch.

Es wurden 97 Stämme von *Aeromonas punctata* von Karpfen mit infektiöser Bauchwassersucht aus verschiedenen teichreichen Gebieten der Tschechoslowakei untersucht. Außerdem standen noch einige ausländische Stämme zur Verfügung. Es sollte die Stammeszugehörigkeit mit Hilfe der Agglutination überprüft werden. Als Agglutinin dienten O- und H-Seren von Kaninchen, die mit Suspension von Stämmen immunisiert wurden, die in Vorprüfungen gute Agglutinationsfähigkeiten mit polyvalenten Seren aufgewiesen hatten. Sämtliche Stämme ergaben positive O-Agglutinationen, die Positivität der H-Agglutinationen war prozentual höher als die O-Agglutinationen. Die Intensität der Agglutinationen war jedoch sehr unregelmäßig, so daß sie eine sichere Unterscheidung der Stammeszugehörigkeit nicht zuließ. Zwischen den Bakterienstämmen sind enge Beziehungen nachgewiesen worden.

F. Nádvorník. 3850.

Ciencia ła, Mieczysław. Wpływ czynników mikrobiologicznych środowiska na zdrowotność zwierząt gospodarskich. **(Der Einfluß mikrobiologischer Umweltfaktoren auf den Gesundheitszustand der landwirtschaftlichen Nutztiere.)** Przegląd Hodowlany **30** (1962) Nr. 6. S. 33–34.
Von den im Boden längere Zeit sich haltenden pathogenen Mikroorganismen treten Milzbrandbazillen-, Gasbrand- und Botulismussporen in den Vordergrund. Der Boden kann weiterhin eine Infektionsquelle für das MKS-Virus sein. Das Wasser kann als Regenwasser (Ausspülen von pathogenen Mikroorganismen aus dem Dünger, Bodeninfektion) und als aus verschiedenen Behältern stammendes Trinkwasser in Betracht kommen. Es bildet eine besonders gefährliche Verbreitungsquelle für Typhus und Paratyphus sowie Tuberkulose und Rotz. Einen ausgezeichneten Bakteriennährboden bildet vor allem das Kraftfutter in Anbetracht seines hohen Eiweißgehaltes. Auf dem unter feuchten Bedingungen gelagerten Ölkuchen kommen zahlreiche Schimmelplitze wie *Penicillium expansum, Scopulariopsis brevicaulis, Scopulariopsis repens* und *Fusarium sp.* vor, die zusammen mit den begleitenden Bakterien eine Ursache tödlicher Intoxikationen besonders bei Rind und Schaf sein können. Die Luft spielt eine Rolle als Infektionsquellein in Tierställen vor allem im Winter; sie ist ein Verbreitungsfaktor für Tuberkel- und Brucellabakterien, für pyogene Staphylokokken und Streptokokken sowie für Starrkrampfbazillen und andere Anaërobier. Als wichtiger Faktor in der Bekämpfung von Infektionskrankheiten in geschlossenen Ställen erwies sich Torfstreu, welche beträchtliche antibiotische Eigenschaften, vornehmlich gegen Brucellen besitzt.

W. Radomiński. 3902.

Hussel, L.; Leipzig, Karl-Marx-Univ., Inst. für Staatsveterinärkunde und Veterinärhyg. **Tiergesundheitspflege im Offenstallkombinat und in der Schweinemastanlage.** Z. ges. Hyg. Grenzgebiete 8 (1962) Nr. 8/9. S. 683–686.
Vf. gibt das Durchschnittsalter der Rinder mit 7 Jahren an. Fruchtbarkeitsstörungen, Tuberkulose und Eutererkrankungen verursachen die frühzeitige Schlachtung. Scep stellte bei Rindern Depressionserscheinungen bei +30 °C fest, da die Wärmeregulierung des Körpers versagt. Auf die notwendige Luftumwälzung im Massivstall wird wegen der hohen Wärmeentwicklung und der H_2O-, CO_2- und NH_3-Ausscheidung durch die GVE hingewiesen. Bei hoher Luftfeuchtigkeit mindern Temperaturen von +2° bis +4 °C die Milchleistung im Gegensatz zu trockener Kälte. Ferkel bedürfen eines zusätzlichen Wärmeschutzes; Läufer sollen „abgehärtet" werden, um den Masterfolg zu sichern. Vf. bezeichnet Klimafaktoren als das A und O der Tiergesundheitspflege im Offenstall und in der Schweinemastanlage. Hunger im Winter, kaltes Wasser uei Frost, Liegeflächen unter 3,5 m² mit schlechter Wärmedämmung verbrsachen Panaritium, Mastitis, Pneumonie und Trichophytie. Das Fehlen des Abkalbestalles fördert die Brucellose. 10–20% der Futtermagermilch sieht der Vf. trotz Molkereibehandlung als tuberkelbakterienhaltig an. Die jährlich gesammelten 200000 t Küchenabfälle müssen nochmals gekocht werden, um Seuchen (Schweinepest) zu vermeiden. Die Tierkörperbesei-

tigung ist nicht nur ein Hygiene-Problem, sie ermöglicht auch die Gewinnung wertvollen Futters. Arzt und Tierarzt haben die Aufgabe, durch hygienische Aufklärung auf dem Lande die Prophylaxe durchzusetzen.

K. Neuffer. 3902.

Fewson, D.; Hohenheim, Landwirtsch. Hochschule, Inst. für Tierzuchtlehre. **Automatenfütterung der Schweine.** Kraftfutter **45** (1962) Nr. 3. S. 120–122.

Mit steigenden Arbeitslöhnen und zunehmendem Mangel an Arbeitskräften wächst das Interesse am Einsatz von Futterautomaten. Die Wirtschaftlichkeit dieser fütterungstechnischen Maßnahme hängt jedoch von dem Ausmaß der Arbeitsersparnis, dem Anschaffungspreis, der Haltbarkeit des Futterautomaten, und dem Einfluß der Automatenfütterung auf die Futterverwertung und die Schlachtkörperqualität ab. Bei Ferkeln bietet die Automatenfütterung den Vorteil, daß ihnen ständig Kraftfutter zur Verfügung steht, vorausgesetzt, daß die Tiere Zugang zu frischem Wasser haben. Auf Grund der Versuche im Hohenheimer Institut für Tierzuchtlehre war der Futterverbrauch beim Mastschweine je Tier und Tag größer als bei Handfütterung. Durch mangelhafte Größe der Freßmulde kam es zur Futterverschwendung, wozu auch die mangelnde Regulierbarkeit des Futterzulaufes beiträgt. Zur Vermeidung der Futterverschwendung muß die Größe der Freßmulde der Größe der Schweine angepaßt sein, weshalb zweckmäßig für die Anfangs- und Endmast verschiedene Automatentypen zu verwenden sind. Bei steigender Fütterungsintensität, einem Merkmale der Automatenfütterung, kann sich zwar die Mastdauer verkürzen und der Anteil des Erhaltungsfutters sich deshalb verringern, andererseits bewirkt aber der steigende Fettansatz eine Verschlechterung der Futterverwertung. Der Reduzierung der Fütterungsintensität durch Beimischung rohfaserreicher Futtermittel sind Grenzen gesetzt, da hiernach eine beträchtliche Verdauungsdepression eintritt. Zu einer Verbesserung der Schlachtkörperqualität kommt es erst bei einem Anteil rohfaserreicher Futtermittel (30–50% Luzernegrünmehl oder Weizenkleie). Durch Begrenzung der Automatenfütterung auf den Mastabschnitt bis 50 oder 60 kg und anschließende Handfütterung mit reduzierten Futtermengen kann der hohe Fettansatz vermieden werden. Allerdings werden auch die arbeitswirtschaftlichen Vorteile der Automatenfütterung nur teilweise genutzt. In dem erwähnten Hohenheimer Institut wurde ein mit einer Schaltuhr gesteuerter Automat erprobt. Er regulierte die Futterzeiten und -mengen verläßlich. Durch parallel geschaltete Wasserzufuhr wurde Trockenfutter zufriedenstellend angefeuchtet. Unter Würdigung der Vorteile einer gezielten Handfütterung für die Schlachtqualität wird hervorgehoben, daß nur Automaten, die eine Futterverschwendung weitgehend vermeiden, den Futterzulauf befriedigend regulieren und eine hohe Haltbarkeit und Lebensdauer besitzen, in der Schweinemast Eingang finden können. H. Busse. 3970.

Baker jun., W. L.; Kennett, Mo. Confinement swine feeding. **(Die Schweinefütterung im Buchtenlaufstall.)** Veterin. Med. **57** (1962) Nr. 1. S. 27–29. — 3 Abb., 1 Tab.

Schweine, die in solchen Gehegen gehalten wurden, hatten 8% höhere Gewichtszunahmen bei einem um 3% niedrigeren Futteraufwand als Tiere, die täglich eine Weile getrieben wurden. 75% der Erzeugungskosten beim Schwein sind Futterkosten. Die Futterverwertung, deren Heritabilität bei 20–30% liegt, muß in Zukunft bei der Selektion mehr Beachtung finden. Auch der Arbeitsaufwand der Fütterung ist in Zukunft durch verstärkte Automation zu vermindern. Die Stalleinrichtungen, die Methoden der Entmistung und die Futterrationen der verschiedenen Gewichtsklassen der Schweine sowie deren Futterverwertung werden besprochen. Die Nachteile der beschriebenen Laufstallhaltung bei Schweinen liegen im Problem der Dungbeseitigung, in der erhöhten Investition, der Möglichkeit der Selbstverstümmelung

(Kannibalismus) und dem häufigen Nährstoffmangel. Die Vorteile sind die Arbeitsersparnis, die Möglichkeit einer verstärkten Automatisierung, höhere Gewichtszunahmen, leichtere Umweltkontrolle, bessere Möglichkeiten der Parasitenbekämpfung, der geringere Futterverzehr und die geringeren Futterverluste. 1975 sollen 3/4 des Schweinebestandes so gehalten werden.
H. Busse. 3970.

Veličkin, P. A. und Kosjak, A. I. (Welitschkin, P. A. und Kosjak, A. I.); Balaschicha, Gebiet Moskau, Landwirtsch. Unions-Inst. für Fernstudium. Sanitarno-gel'mintologičeskaja ocenka silosovannych kormov. **(Hygienisch-helminthologische Untersuchungen der Silage.)** Veterinarija, Moskva **39** (1962) Nr. 7. S. 77–78.
Um die Abtötung von Helmintheneiern und Larven in der Silage zu verfolgen, wurde das Untersuchungsmaterial mit 50–100 g Kot gemischt und in Fließpapier eingewickelt oder die Eier und Larven direkt auf Fließpapier gebracht; ein Teil davon wurde in leicht zugestopfte Reagenzröhrchen getan und 1 m von der Oberfläche und den Wänden des Behälters entfernt in die Silage versenkt. Alle Eier und Larven, mit Ausnahme der Parascariseier aus Pferdekot und der Eier der Schweineascariden, waren schon nach 2monatigem Aufenthalt in der Silage abgetötet. Sie waren aus Mangel an Sauerstoff, infolge erhöhter Temperatur der Silage (über 40 °C und durch die stattfindende Säuerung (pH 4,2–4,5) abgestorben. M. Rolle. 3970.

Balyberdin, N. und Beketov, M. (Balyberdin, N. und Beketow, M.) Ulučšit' ventiljaciju skotnych dvorov. **(Verbesserung der Entlüftung von Ställen.)** Moločnoe i mjasnoe skotovodstvo, Moskva **7** (1962) Nr. 8. S. 43–44. – 1 Abb.
Die Nachteile der bisherigen Entlüftungsanlagen können beseitigt werden durch den Einbau eines Deflektors am Ende des Entlüftungsschachtes. Der Deflektor besteht aus einer Turbine mit 2 Flügeln, die sich schon bei geringer Windgeschwindigkeit drehen. Diese Entlüftungsanlage ist besonders für Betriebe in Gebirgslagen und am Meer geeignet. Die Drehung der Flügel erlaubt gesteigertes Absaugen der Luft aus dem Schacht und verhindert das Eintreten des Windes und atmosphärischer Niederschläge. Die Flügel des Deflektors drehen sich schon bei einer Windgeschwindigkeit von 0,6–0,8 m/sec. Gegenüber anderen Entlüftungsanlagen wird bei dieser die Stalluft schneller aus dem Schacht abgesaugt. Je stärker die Windgeschwindigkeit ist, desto größer ist der Effekt. Durch Einbau des Entlüftungsdeflektors neuen Typs wird im Stall der Kohlendioxyd-, Ammoniak- und Feuchtigkeitsgehalt der Luft beträchtlich gesenkt. Der Luftaustausch wird um 20–30% erhöht, dadurch kann die Zahl der Entlüftungsschächte im Stall verringert und Material eingespart werden. H. Ihssen. 3980.

Jurčenko, G. T. (Jurtschenko, G. T.); Charkow, Forsch.-Inst. für Tierzucht des Waldsteppen- und Polessje-Gebietes der Ukrain. SSR. Novyj variant besprivjaznogo soderžanija. **(Eine neue Variante der Rinderlaufstallhaltung.)** Životnovodstvo, Moskva **24** (1962) Nr. 4. S. 45–47. – 1 Abb., 1 Tab.
Das Asphaltieren des Auslaufs und sein Entmisten alle 1–2 Tage (im Herbst und im Frühjahr) führt zu einer geringeren Verschmutzung der Streu im Stall. Um trockene Liegeplätze bei minimalem Streuverbrauch zu erhalten, wurde ein Rinderstall mit einem betonierten Mittelgang versehen, zu dessen beiden Seiten mit Stangen 180 cm lange und 100 cm breite Liegeplätze abgeteilt wurden, die in der vorderen Hälfte Lehm- und in der hinteren Holzfußboden aufweisen. Pro Tier und Tag werden 0,4–0,6 kg eingestreut. Da sich die Tiere in diesen Ständen nicht umdrehen können, fallen alle Exkremente auf den Mittelgang, der ebenso wie der Auslauf mit einem Entmistungsaggregat gereinigt wird, von dem der Dung sofort auf den Universaltraktoranhänger TUP-3 geladen wird. F. Schenk. 3980.

Dannemann, H. und Fischer, H.; Halberstadt, Dtsch. Bauakad., Inst. für Hochbau, Abt. Bauten der Landwirtsch. **Typenvorschläge für Abkalbeställe.** Tierzucht **16** (1962) Nr. 10. S. 435–439. — 5 Abb., 3 Lit.

Es werden der von der Ständigen Kommission für Landwirtschaftliches Bauen der Deutschen Akademie der Landwirtschaftswissenschaft bestätigte Abkalbestall mit 30 Ständen und 1 Abkalbestall mit 37 Ständen mit Teilvorratslager funktionell und in der räumlichen Aufgliederung besprochen. Die Raumanordnung in beiden Ställen ist gleich. Es wurde weiterhin empfohlen, einen einreihigen Abkalbestall mit 26 Ständen und Vorratslagern an der Längsseite des Gebäudes zu publizieren, der bei Umbauten der Praxis als Anregung dienen kann. Grundsätzlich soll der Abkalbestall in der Nähe der Milchviehstallungen liegen, er muß aber räumlich so von der Anlage getrennt bleiben, daß die gleichen Stallgeräte nicht verwendet und unbefugte Personen den Abkalbestall nicht betreten können. Zum Abkalbestall mit 30 Ständen gehören als Nachfolgeeinrichtungen 1 gesondertes Dunglager und 1 Jauchebehälter so wie ein Behälter für Nachgeburten und tote Kälber, die hier bis zur Beseitigung aufbewahrt werden können. Diese Einrichtungen sind so vorzusehen, daß die Transportwege von Tieren nicht betreten werden. Verteilen sich die Abkalbungen auf das ganze Jahr, so ist ein Abkalbestall mit 30 Plätzen für eine Herde von 300 Tieren ausreichend. Er enthält den Kreißstall und den Wochenstall (Mittellangstände) mit dazwischenliegender Schleuse, in der ein Futtervorratslager für Rauhfutter und Einstreu vorgesehen ist. Von dieser Schleuse sind der Reinigungsraum, der Aufenthaltsraum und die sanitären Anlagen zugängig. Der Stallteil für Tränkkälber wurde am Giebel neben dem Kreißstall angeordnet, so daß eine direkte Verbindung zwischen Kreißstall und Tränkkälberstall besteht. Die Kälber werden hier bis zum Alter von 5 Tagen in Einzelboxen gehalten. Im Kreißstall können an der Außenwand des Dungganges 2 klappbare Tische zur Instrumentenlagerung und eine auf einer Schiene beweglichen OP-Leuchte angebracht werden. Eine Verbindung des Dungganges mit anderen Räumen des Stalles besteht nicht, so daß die Gefahr einer Infektionsverschleppung weitgehend vermieden wird. Für jeden Stand ist ein gesonderter Jaucheabfluß erforderlich. Um im Winter die erforderliche Raumtemperatur von +15 °C zu halten, ist an der Decke ein Heizlüfter (Typ Nema, Netzschkau/Sachs.) anzubringen. Da im Kreißstall mit der Hand gemolken wird, ist dafür Sorge zu tragen, daß die Kälbertränkmilch im Winter erneut auf Körpertemperatur angewärmt werden kann.

H. Busse. 3980.

Reepmeyer, G. A.; Oldenburg/O. **Viele Möglichkeiten stehen offen. Grundsätzliche Fragen zum Schweinestallbau.** Kraftfutter **45** (1962) Nr. 3. S. 116 bis 119. — 3 Abb.

Vor dem Neubau von Schweineställen sind die bodenmäßigen und klimatischen Voraussetzungen sorgfältig zu prüfen, so daß der Stall selbstverständlich an der günstigsten Stelle gebaut wird. Heute werden 80% aller Mastschweineställe mit Mistgangbuchten eingerichtet. Hierbei ist die Trennung vom Freß- zum Liegeplatz wesentlich. Entsprechend dem Alter der Tiere erhalten die Buchten unterschiedliche Abmessungen, so daß auf geringstem Raum möglichst viele Schweine unterzubringen sind. Der Mistgang kann inner- und außerhalb des Stalles liegen. Die Tiere liegen während der Ruhezeit im Trocknen, während der gesonderte Mistgang eine leichte Entmistung auf mechanischem Wege ermöglicht. Bei Schwemmentmistung oder Unterflurförderung kann die Stallfläche weiter reduziert werden. Die Herrichtung des Liegeplatzes auf Spaltenböden hat die Anlage von Dungbehältern unter diesen zur Folge. Wie sich die Mistlagerung im Stall auf das Stallklima auswirkt, ist noch ungeklärt. Im Interesse der Erhaltung der notwendigen Temperaturen ist das Stallvolumen knapp zu halten und die raumumschließenden Bauteile sind aus guten wärmedämmenden Baustoffen herzustellen. Evtl. muß mit künstlicher Wärme nachgeholfen werden. Die Gestaltung des Buchtenfußbodens mit unterschiedlichen Höhen an der Krippe (20 cm) und am Kotgang (10 cm) ist besonders wichtig. Die Krippenseite zum Futtergang hin soll 45 cm hoch sein, um das Auskippen der Eimer zu erleichtern. Zum Abfluß hin hat das Gefälle 1,5–3% zu betragen. Der Fußbodenbelag ist gegen die aufsteigende Bodenfeuchtigkeit und die Bodenkälte gut zu isolieren, so daß die Dämmwirkung des Unterbodens ein Abfließen der Stallwärme in den Untergrund verhindert. Der Belag darf nicht zu glatt sein. Die Deckenausgestaltung ist der Abschluß zum Dachraum. Dieser kann als Lagerraum für Stroh dienen, oder zur Regulierung der Luftverhältnisse im Stall herangezogen werden. Eine Decke aus Holzbalken mit leichtem Belag und 25 cm dickem Strohpolster gilt als sparsame, zweckmäßige Lösung. Bei der Dachdecke ist gegen zu starke Abkühlung und Schwitzwasserbildung an der kalten Dachhaut gut zu isolieren. Eine Dampfsperre zum Stall hin aus Aluminium beeinflußt das Stallklima günstig. Hier ist die Luftzirkulation durch die Decke nicht möglich. Die verbrauchte Luft muß durch Ventilatoren mechanisch abgesogen werden. Deren Leistung hat dem Wärmehaushalt und dem Luftbedarf im Stall genau Rechnung zu tragen. Kostenvergleiche der einzelnen Stallbauten bei verschiedener Deckenkonstruktion liegen noch nicht vor. Die Dachdecke wird zwar billiger, durch die Betriebskosten der Ventilatoren tritt aber eine Kostenerhöhung ein.

H. Busse. 3980.

Comberg und Pechert; Hannover. **Stallklima in Schweineställen.** Mitt. dtsch. Landwirtsch.-Ges. 77 (1962) Nr. 38. S. 1247–1249.

Umweltfaktoren bestimmen den Erfolg der Schweinehaltung, wobei die richtige Stallklimagestaltung entscheidend ist. Vf. weisen auf das unterschiedliche Wärmebedürfnis hin; bei Ferkeln +15 bis +26 °C (Minimum +12 °) bei 50–75% Luftfeuchtigkeit, bei Mastschweinen +16 bis + 18 °C bei 50–70% Luftfeuchtigkeit. Gruppenhaltungen ergeben bei Mastschweinen nach dänischen Versuchen bei +8 °C ohne Einstreu die gleichen Ergebnisse wie bei + 3 °C mit Einstreu, ein wichtiger Hinweis für extrem kalte Tage. Stalltemperatur und Luftfeuchte hängen weitgehend vom Besatz ab und erfordern eine entsprechende Isolierung von Boden, Wänden und Decken je nach Klimagebiet. Leistungsfähige Be- und Entlüftungsanlagen sind einzubauen. Viele in- und ausländische Untersuchungen bringen Hinweise, daß Abferkelställe ohne zusätzliche Heizung kaum auskommen. In Mastställen dürfte das gewünschte Klima durch Wärmedämmung, Besatzdichte u.a. ohne zusätzliche Wärmequelle erreichbar sein. Arbeitswirtschaftliche Forderungen lassen sich mit den stallklimatischen verbinden. Zu prüfen bleibt die Klimagestaltung bei Schwemmentmistung und Kotrostaufstallung. K. Neuffer. 3980.

Kalich, J.; München, Univ., Inst. für Tierhyg. **Stallklima bei der Wintermast der Schweine.** Tierzüchter 14 (1962) Nr. 5. S. 171–172.

Die Konkurrenzfähigkeit am europäischen Markt für die Schweinemast kann nur durch Rationalisierung erreicht werden. Diese beruht auf den 3 Hauptfaktoren: züchterische Auslese, richtige Ernährung und Verbesserung der stallklimatischen Verhältnisse. Gerade bei dem schwach behaarten Schwein ist hierdurch die Beeinflussung groß; es muß in jeder Unterkunft Höchstleistungen vollbringen, ohne daß es nach Bedarf eine kühlere oder wärmere Umgebung aufzusuchen vermag. Das Schwein muß als Warmblüter seine Körpertemperatur in bestimmten Grenzen konstant halten. Die im Körper verbrannten Futterkalorien liefern hierzu die Energie. Ein Teil der Wärme muß abgegeben werden können, da sonst wegen Wärmestauung unter Umständen der Tod eintritt. Es kann dem Organismus auch mehr Wärme entzogen werden als zur Aufrechterhaltung der Körpertemperatur notwendig ist. Dies ist umsomehr der Fall, je niedriger die Temperatur, je höher die Luftfeuchtigkeit und je stärker die Bewegung der umgebenden Luft ist. Dann muß das Tier zusätzliche Wärme erzeugen, um den Temperaturverlust auszugleichen. Hierbei kommt es nicht nur zu einer Mehrbelastung des Organismus, sondern auch zu einem Mehrverbrauch an Futter, also zu einer Futterverschwendung . In einer rentablen Schweinemast muß das Stallklima dem Schwein nach Bedarf die Wärmeabgabe ermöglichen, die verschiedenen Klimafaktoren dürfen ihm jedoch nicht zu viel Wärme entziehen. In eigenen Klimaversuchen bei Mastschweinen stellte Vf. fest, daß die bis jetzt für Schweineställe geforderten Stalltemperaturen von 10–12 °C zu niedrig sind. Im Mastabschnitt von 40–80 kg sieht er etwa 20 °C und 70% relative Luf tfeuchtigkeit, im Gewichtsabschnitt von 80–110 kg 15 °C und 80% relative Luftfeuchtigkeit als günstigste Stallklimawerte an, diese gewährleisten optimale Zunahmen. und die günstigste Futterverwertung. H. Busse. 3980.

Ščerbov, N. A. (Stscherbow, N. A.); Beloruss. Inst. für Mechanisier. der Landwirtsch. Pomeščenija dlja gruppovogo soderžanija matok s porosjatami. **(Ställe für die Gruppenhaltung von Sauen mit Ferkeln.)** Svinovodstvo, Moskva **16** (1962) Nr. 5. S. 13–17. — 6 Abb.
Vf. beschreibt 5 verschiedene Baupläne für Stallanlagen zur Gruppenhaltung von Sauen mit Ferkeln. Die Anlagen weisen eine Zweiteilung auf. Eine Stallabteilung ist in je 6 Abferkelboxen mit gemeinsamen Auslauf gegliedert. Hier werden die Sauen vor dem Abferkeln aneinander gewöhnt. Für eine Woche nach dem Abferkeln blieben die Sauen mit ihren Ferkeln in der Boxe. Anschließend werden sie in den gewohnten Gruppen in die andere Stallabteilung überführt. S. Willer. 3980.

Kurbjuweit, H.-G.; Mannheim-Waldhof, C. F. Boehringer und Soehne GmbH, Pharmakol. Lab. **Tränkventile in der Versuchstierhaltung.** Arzneimittel-Forsch. **12** (1962) Nr. 11. S. 1131–1132. — 1 Abb., 1 Tab., 4 Lit. Zus. in Engl.
Gegenüber den Gruppen von Mäusen, Ratten, Meerschweinchen und Kaninchen mit Gefäßtränkung wiesen die mit Ventiltränken höhere Gewichtszunahmen auf, Kaninchen und Ratten mußten sich jedoch erst an die Ventile gewöhnen. Kaninchen und Meerschweinchen hatten bei Gefäßtränkung eine verminderte Wasseraufnahme, was darauf zurückgeführt wird, daß die Tiere nicht zu jeder Zeit Wasser aufnehmen konnten. So ist mit Tränkventilen die Ernährung mit einem pelletierten Alleinfutter nicht nur bei Mäusen und Ratten, sondern auch bei Kaninchen und Meerschweinchen möglich.
B. Busch. 3980.

Preuschen, G.; Bad Kreuznach. **Rationalisierung der Rindviehhaltung.** Kraftfutter **45** (1962) Nr. 3. S. 110–112. — 3 Abb.
Die Tierhaltung in landwirtschaftlichen Betrieben nimmt während des gesamten Jahresablaufes deren Arbeitspotential in Anspruch. Mit steigenden Arbeits- und Lohnkosten wird die Viehhaltung aber zu einem Sorgenkind der Betriebsplanung. Daher probiert man heute in allen Ländern die verschiedenen Systeme der Viehhaltung, die völlige Spezialisierung auf bestimmte Viehhaltungszweige oder den freien Ackerbau ohne Viehhaltung aus. Vf. untersucht die einzelnen Maßnahmen der Rationalisierung im Rindviehstall auf ihre kostensparende Wirkung, gemessen am Rohertrage. So verringert ein Vorratsbehälter am Futtertisch für 2–3 Tage den Aufwand der Heufütterung um rund 30%. Die Selbstfütterung ist in zwei Formen möglich, mit Absperrgitter am Heustock, das versetzt werden muß, und durch gesteuerte Selbstfütterung in Großraufen. Der Arbeitsbedarf für Stroh- und Heufütterung liegt zwischen 0,5 und 2 Min. je Kuh und Tag und wird durch Selbstfütterung nur vermindert, nicht auf 0 gebracht. Der Zeitbedarf für die wesentlich anstrengendere Silagefütterung liegt bei 1–3 Min. je Kuh und Tag. Für die in Deutschland übliche Gemischtfütterung von Heu und Silage, oder Rüben

werden 2,3–5 Min. je Kuh und Tag benötigt. Hier kann der Arbeitsbedarf durch Selbstfütterung höchstens um 0,5 Min. je Kuh und Tag vermindert werden. Die Arbeitsersparnis beträgt also 15 Std. je Kuh und Jahr. Bei einer sehr hohen Bezahlung der Arbeitskraft im Viehstall mit DM 4,— je Arbeitsstunde werden durch die Selbstfütterung DM 60,— im Jahre eingespart, sofern die freiwerdende Arbeitskraft ebenfalls mit DM 4,— verwertet werden kann, was selten der Fall sein dürfte. Die Rentabilitätsgrenze des Einbaues der maschinellen und baulichen Voraussetzungen zur Selbstfütterung liegt dann bei 500, bis 600 DM je Kuh Kapitalsaufwand, bei geringerer Verwertung der Arbeitskraft niedriger. Kritisch ist die Frage zu betrachten, ob bei Selbstfütterung die gleiche Leistung wie bei Rationsfütterung erzielt wird. Die letztere erlaubt eine bessere Verteilung der vorhandenen Futtermittel, die individuelle Anpassung an die Leistungsfähigkeit der Tiere und gewährt eine Kontrolle der Futterverwertung. Bei Arbeitskosten von 4,— DM je Stunde würde eine um 100–150 l geringere Milchleistung den arbeitswirtschaftlichen Vorteil der Selbstfütterung bereits aufzehren. Bei einem Mindestrohertrag je Kuh und Jahr von 1000,— DM liegen die Möglichkeiten der Einsparung an Futterarbeitskosten nur bei 60,— DM, also bei 6% des Ertrages. Das läßt das Problem der Selbstfütterung im Hinblick auf die Rentabilität an Bedeutung verlieren. Beim Ausmisten liegt der Handarbeitsbedarf bei 4 Min. je Kuh und Tag, die mögliche Arbeitsersparnis befindet sich in derselben Größenordnung wie beim Füttern. Zwischen der fast überall anwendbaren Schleppschaufelentmistung, dem Laufstall und der automatischen Trocken- und Flüssigentmistung besteht nur eine Ersparnis von 1,5 Min. Der Einfluß dieser Maßnahmen auf den Gesamtertrag liegt aber nur bei 3% des Rohertrages. Anders verhalten sich die Dinge beim Melken. Hier sind je Kuh und Tag 16–18, ausnahmsweise 20 Min. Arbeitsaufwand erforderlich. Der natürliche Milchhergabezeitraum beim Schwarzbunten Tieflandrind liegt bei 4 Min. je Melkzeit und Kuh, bzw. bei 8 Min. je Tag und Kuh. Benötigt der Melker für das An- und Abrüsten des Euters und das An- und Absetzen der Melkzeuge 1–1,5 Min, so ist bei einer Hergabezeit von 4 Min. die Zahl der Melkzeuge auf 3 zu begrenzen. Sonst verbleiben die Melkzeuge zu lange am Euter und es entstehen Euterschädigungen. Der Melkstand ist in Laufställen eine zwingende Notwendigkeit. Der Arbeitsbedarf für seine Reinigung ist relativ geringer, je kleiner er im Verhältnis zur Herdengröße ist. Andererseits steigen dadurch die Verlustzeiten für das Ein- und Auslassen der Kühe; während im Anbindestall die Melkzeiten durch die Herdengröße kaum beeinflußt werden, wirkt sich der Melkstand mit zunehmender Herdengröße günstiger aus. Hier verteilt sich die einmalige Reinigungsarbeit auf eine größere Anzahl Kühe. Die Milchkühlung bereits während des Melkens muß in die arbeitswirtschaftlichen Erwägungen einbezogen werden. Kühlanlagen, die schon während des Melkens wirken, kommen mit einer insgesamt geringeren Kälteleistung aus und verursachen keinen zusätzlichen Arbeitsaufwand. — Eine Abb. zeigt die Rostaufstallung im Anbindestall. T-Eisenroste sind schneller zu reinigen und schützen vor orthopädischen Erkrankungen.

H. Busse. 4000.

VIII. PHARMAKOLOGIE, TOXIKOLOGIE

Mackay, A.; Trentham. Some effects of drugs in the „doping" of racehorses. **(Einige Wirkungen von Drogen beim „Doping" von Rennpferden.)** New Zealand veterin. J. **9** (1961) Nr. 6. S. 129–135.

Lidocain hat eine dem Morphin ähnliche Wirkung. Wird Lidocainhydrochlorid injiziert, kann es bereits nach 15 Min. im Harn nachgewiesen werden; nach 8 Std. ist es gewöhnlich vom Organismus ausgeschieden. Aus Lidocainsalbe (Propylenglycol und 5% Lidocain) wird es von einer Wunde nicht resorbiert. Vermag das Pferd die behandelte Wunde zu lecken, fällt der Nachweis im

Speichel positiv aus. Bei Anwendung per os treten im Harn Abbauprodukte von Lidocain auf. Morphin und verwandte Verbindungen beschleunigen Puls und Atmung, erhöhen die Körpertemperatur, erweitern die Pupille und führen zu Unruhe und Erregung der Pferde. Sehr bald nach Erscheinen im Blut werden diese Stoffe mit dem Urin und den Faeces ausgeschieden (65% innerhalb von 24 Std.). Die vorherige Verabreichung eines Tranquillizers schwächt die Morphinwirkung ab, verlängert sie aber. In diesem Fall konnten beide Stoffe nicht im Urin nachgewiesen werden. Nach Fütterung von alkaloidhaltigen Pflanzen (*Laurelia novae-zelandiae, Berberis vulgaris*) wurden bei letzterer ähnliche Erscheinungen wie nach Morphin hervorgerufen. – Xanthinderivate sind sowohl im Speichel als auch im Harn nachzuweisen. Bei i.m. Injektion treten die Wirkungen innerhalb 1 Std . auf, bei peroraler Gabe nach 3 Std.Vitamin B_1 (Thiamin) wirkt bei Injektion von 1000 mg wie ein Tranquillizer; es verlangsamt den Puls und übt auf den Herzmuskel eine ähnliche Wirkung wie Digitalispräparate aus; 500 mg zeigen keine Wirkung, 2000 mg führen zu einer Verschlechterung in der Kondition; oral verabreicht ist es wirkungslos. W. Goldbach. 4220.

Hawkins, George E., Paar, Gary E. und Cannon, R. Y.; Auburn, Ala., Univ., Dairy Sci. Dep. Concentrations and percentage recovery of furacin in milk following intramammary infusions. **(Konzentrationen und prozentuale Reproduktion von Furacin in Milch nach intramammären Infusionen.)** J. Dairy Sci. 44 (1961) Nr. 12. S. 2212–2217.

In 4 Versuchsreihen wurde an 106 Euterviertelń von laktierenden Kühen (Holstein, Jersey und Kreuzung beider Rassen) das Verhalten von Furacin und die Ursache für sein Verschwinden aus der Milch nach intramammärer Infusion geprüft. Dazu wurden jeweils 60 mg Furacin in jedes Euterviertel infundiert. Die Tiere wurden teils manuell, teils maschinell gemolken. Die Konzentrationsbestimmung des Furacins erfolgte spektrophotometrisch nach der Methode von Paar und z.T. auch nach der von Buzard und Mitarbeitern. – In der 1. Versuchsreihe enthielten die Gemelke aus 43 Euterviertelń 12–14 Std. post infusionem nur noch Spuren des Medikaments ($<$ 0,5 ppm). In den folgenden Versuchen ergab sich, daß das Furacin viel schneller aus dem Euter verschwindet; die höchste Konzentration wurde 1–2 Std. nach der Infusion gefunden. Selbstverständlich unterliegt die „Ausscheidungsgeschwindigkeit" des Furacins aus dem Euter individuellen Schwankungen. Spektroanalytische Untersuchungen ergaben keine sicheren Hinweise, daß das in das Euter infundierte Furacin metabolisiert wird, wie es von künstlichen Bebrütungen mit anderen biologischen Präparaten berichtet wird. Es ist anzunehmen, daß das in die Euterviertel infundierte und in der Milch nachweisbare Furacin oder aber seine Metaboliten in die Blutbahn absorbiert werden, oder daß es zu einer chemischen Verbindung zwischen Furacin und den Milchproteinen kommt. Chr. Dietz. 4230.

Addis-Smith, L. F.; Wellington. The changing pattern of "doping" in horse racing and its control. **(Die wechselnden Arten des „Dopings" beim Pferderennen und seine Kontrolle.)** New Zealand veterin. J. 9 (1961) Nr. 6. S. 121–128.

Es wird ein Überblick über die Geschichte des Dopings gegeben und auf die Schwierigkeiten einer wirksamen Kontrolle hingewiesen. Während früher in der Hauptsache Alkaloide (Hervin, Cocain, Strychnin, Coffein u.a.) Verwendung fanden, sind es heute alle Drogen, die das Zentralnervensystem und die Atmung anregen, aber auch solche mit sedativer Wirkung (z.B. Tranquillizer), weiter Antihistamin-Drogen und Analgetica (Aspirin, Phenazetin u.a.) sowie Hormone und Vitamine. Auch vermögen hohe Dosen von nicht toxischen Stoffen (Glukose, Sauerstoff, Wasser) die Leistungsfähigkeit von Rennpferden zu beeinflussen. In vielen Staaten dürfen nur Pferde an den Start, die 48 Std. vor dem Rennen keine Droge erhielten. Zum Nachweis von Drogen eignet sich die Untersuchung des Speichels und des Urins der Pferde. Wegen der nachzuweisenden oft geringen Mengen sind empfindliche Methoden erforderlich (Mikrokristallographie, Spektrophotometrie, Chromatographie). In Neuseleland wird die Entscheidung über angewandte Drogen durch alkaloidhaltige Futterpflanzen erschwert. W. Goldbach. 4235.

Retiene, K., Ditschuneit, H., Fischer, M., Kopp, K. und Pfeiffer, E. F.; Frankfurt/M. I. Med. Univ.-Klin. **Corticotropin-Bestimmung anhand des Corticosteronanstieges im Nebennieren-Venenblut hypophysektomierter Ratten. Vergleich von Dexamethasonblockade und Hypophysektomie.** Acta endocrinol. [Copenhagen] 41 (1962) Nr. 2. S. 211–218. 4235.

Zobkallo, G.I. und Kalinia, M.K.; Leningrad, Akad. derWiss. der UdSSR, Pawlow-Inst. für Physiol., Lab. für Pharmakol. des Zentralnervensystems. **Der Einfluß von Barbituraten auf die höhere Nerventätigkeit der Kaninchen während der Hypnotisierung.** Pawlow-Z. höhere Nerventätigk. 11 (1961) Nr. 1/2. S. 106–113. — 5 Abb., 7 Tab.
Aufgabe vorliegender Arbeit war die Untersuchung des Einflusses der Barbiturate auf die höhere Neventätigkeit von Kaninchen während der durch vorangegangene Barbituratgaben bedingten Nachwirkung. Die Wirkung der Barbiturate auf hypnotisierte Kaninchen mußte anders als bei den Kontrolltieren beurteilt werden. Es wurde festgestellt, daß nach Einwirkungen dieser Substanzen auf das ZNS eine Verkürzung der Latenzzeit der bedingten Reflexe auftrat. Weiterhin kam es zu einer Wiederherstellung der vorher ausgefallenen bedingten Reflexe. Diese Ergebnisse wurden analysiert und die Vorstellungen über die Hypnose von I. P. Pawlow herangezogen, um die Barbituratergebnisse erklären zu können. W. Richter/Kleinmachnow. 4250.

Marsboom, R., Hofkens, C., Mortelmans, J. und Vercruysse, J.; Beerse, Belgium, Res. Lab. Dr. C. Janssen. Diphenoxylate a useful drug in the symptomatic treatment of acute and chronic diarrhoea in domestic and wild animals. **(Diphenoxylat als brauchbares Mittel zur symptomatischen Therapie der akuten und chronischen Gastroenteritis von Haus- und Wildtieren.)** Veterin. Rec. 74 (1962) Nr. 39. S. 1043–1045. E. Wiesner. 4290.

Gray, W. V.; West Chiltington, Pulborough, Sussex. Intensive veal production and a hitherto untried nitrofuran. A preliminary trial. **(Hohe Kalbfleischproduktion und ein bisher nicht erprobtes Nitrofuran. Vorl. Mitt.)** Veterin. Rec. 74 (1962) Nr. 22. S. 628–630.
Etwa 50 Kälber fielen durch unbefriedigende Gewichtszunahmen auf. Die Tiere brauchten bis zu 13 Wochen, um ein Endgewicht von etwa 60 kg zu erreichen. Bei der Schlachtung wurden häufig „Flecknieren“ gefunden. Die Schlachtqualität der Kälber war meist sogar gut, nur über die Ursachen der Nierenveränderungen herrschte keine Klarheit. In Südwest-England wurde eine Clostridien-Nephritis nachgewiesen, in Wilteshire β-hämolytische Streptokokken iosliert, anderwärts Staphylokokken und Leptospiren als mögliche Ursache angesehen. Die bekannte Nephritistherapie durch die parenterale Verabreichung von Streptomycin hatte in einigen Fällen Erfolg, Chlortetracyclin versagte bei den Kälbern. Als Behandlungsversuch wurde Nitrofurantoin (1 cm^3/4,5 kg Lebendgewicht), 2 × täglich im Futter für die Dauer von 5 Tagen verabreicht. Praktisch sind dies 1 Teelöffel je 13,5–18 kg Kgw. Allgemeinbefinden, Freßlust, und Zunahmen der Kälber besserten sich nach der Behandlung sofort. Das Schlachtgewicht betrug bereits mit 11–12 Wochen 68 kg. H. Busse. 4295.

Schmidt, Hans Walter; Erlangen. **Siliconfilm als Hautschutz des Tierarztes.** Prakt. Tierarzt 1962 Nr. 11. S. 432–434. — 4 Lit.

Die neuartige Fissan-Silicon-Hautchutzsalbe enthält 25% Siliconöl sowie das labile Milcheiweiß Labilin (mit Lipoid-Zusätzen) als Trägersubstanz bzw. Salbengrundlage. Die Salbe bildet auf der vorher gründlich gesäuberten und getrockneten Haut der Hände einen dünnen Film, der sich gegenüber hautoberflächenaktiven Stoffen (Wasser, Säuren, Alkalien, Ölen u.a.) als resistent erweist, außerdem werden Krankheitserreger am Eintritt in die Haut wirksam gehindert. Die Salbengrundlage Labilin — verstärkt durch Lipoidzusätze — stellt gleichfalls einen nicht zu unterschätzenden Faktor für Hautpflege dar. Vom Vf. wird die Anwendung der Schutzsalbe für den praktizierenden Tierarzt empfohlen. Chr. Meinecke. 4300.

Feyel-Cabanes, Thérèse; Paris, Centre de Rech. Roussel-Uclaf. Modalités d'action de quelques derivés de la réserpine sur le corps jaune cyclique de la ratte. **(Wirkungsweise einiger Reserpinderivate auf den zyklischen Gelbkörper der Ratte.)** Anatom. Anz. **109** (1960/61) Ergänzungs-Bd. Verh. 1. Europ. Anatom. Kongr. Strasbourg S. 383–389. — 8 Abb., 1 Tab., 7 Lit.
Unter dem Einfluß einer Reserpinbehandlung bildet sich der inaktive zyklische Gelbkörper der Ratte in einen Gelbkörper der aktiven Laktation um. Das 6-Methyl-Reserpin wirkt wie das Reserpin, jedoch stärker. Das 10-Chlorodeserpidin liegt in seiner Wirkung im Bereich jener Transformationssubstanzen, die im Hinblick auf die Aktivität des Gelbkörpers zwischen dem eines Gestations- und dem eines Laktationsgelbkörpers liegen. Das 10-Methoxydeserpidin ist, wenn es allein injiziert wird, ohne Wirkung auf den Gelbkörper. Bei Hinzufügen einer geringen Menge Oestrogens ergibt sich für einen kleinen Prozentsatz der Tiere das Vorhandensein geringer Mengen eines luteotropen Faktors. Es wird darauf hingewiesen, daß die hormonalen Eigenschaften dieser Substanzen mit einer neurodepressiven Wirkung verbunden sind.
R. Berg. 4305.

Balyń, I. R. (Balyn, I. R.); Inst. für Pharmakol. und Chemotherapie der Akad. der Med. Wiss. der UdSSR, Abt. für Exp. Chemotherapie. Proniknovenie kolimicina v limfatičeskie uzly belych krys pri različnych putjach vvedenija. **(Über das Eindringen des Colimycins in die Lymphknoten der Ratte in Abhängigkeit von der Entfernung der Applikationsstelle.)** Antibiotiki, Moskva 7 (1962) Nr. 6. S. 537-539. — 1 Tab., 7 Lit.
Colimycin findet auf dem Wege über die Blutbahn Aufnahme in die Lymphknoten, in denen es weitaus länger nachweisbar ist als im Blut. Die Menge des in einem Lymphknoten lokalisierten Colimycins steht in keiner Beziehung dazu, ob das Antibioticum an einer nahegelegenen oder einer entfernten Stelle des Körpers appliziert wurde. In eitrigem Exsudat ist die Colimycin-Konzentration unterschiedlich. W. Rawald. 4320.

Vojnar, O.J. und Galachova, V.N. (Wojnar, O.J. und Galachowa, W. N.); Med. Donez-Inst., Lehrstuhl für Biochem. Vplyv midi na vmist glikogenu i lipidiv u pečinci. **(Einfluß von Kupfer auf den Glykogen- und Lipidgehalt der Leber.)** Ukrainśkyj biochimičnyj žurnal, Kyïv **34** (1962) Nr. 4. S. 504–506. — 1 Tab., 11 Lit. Orig.: ukrain., Ausz.: russ., engl.
Versuche an Ratten. Nach Applikation von Kupfersulfat steigt der Glykogengehalt der Leber an. Die Steigerung verhält sich proportional der applizierten Kupfermenge. Der Phospholipoidgehalt der Leber sinkt nach Kupfersulfatapplikation ab. H. John. 4350.

Maury, Yves; Alfort, École Nat. Vétérin. Étude de l'action d'un sulfamide hypoglycémiant sur la gestation de la lapine. **(Untersuchungen über die Wirkung eines blutzuckersenkenden Sulfonamids auf das tragende Kaninchen.)** Diss. Alfort **1961** 50 S. — 59 Lit. K. Reinhardt. 4385.

Karpenko, É. P. und Chovanskaja, M. G. (Karpenko, E. P. und Chowanskaja, M. G.); Moskau, II. Med. Pirogow-Inst., Lehrstuhl für Höhere Chirurgie; Zentr. Forsch. Lab. Vlijanie penicillina na tkanevoe dychanie zdorovych životnych i životnych v sostojanii šoka. **(Der Einfluß des Penicillins auf die Gewebeatmung gesunder und im Schockzustand befindlicher Tiere.)** Antibiotiki, Moskva 7 (1962) Nr. 6. S. 522–527. – 3 Tab., 9 Lit.

Unter normalen Bedingungen nimmt Penicillin keinen Einfluß auf die Gewebeatmung von Herz, Leber und Gehirn. Im Schockzustand, wenn die Atmungsquote im Gehirn ansteigt, beim Herz und bei der Leber jedoch absinkt, verursacht prophylaktisch verabreichtes Penicillin ein geringeres Absinken der Herzgewebe-Atmung, ohne jedoch auf Gehirn und Leber zu wirken. Der gleiche Effekt ist für operative Eingriffe am Herzen anzunehmen, wofür sich die Antibiotica-Prophylaxe nachdrücklich empfiehlt. W. Rawald. 4400.

Balyń, I. R. und Solov́ev, V. N. (Balyn, I. R. und Solowjow, W. N.); Inst. für Pharmakol. und Chemotherapie der Akad. der Med. Wiss. der UdSSR, Abt. für Exp. Chemotherapie. Proniknovenie v limfatičeskie uzly zdorovych i zaražennych krys različnych solej penicillina. **(Über das Eindringen einiger Penicillin-Salze in die Lymphknoten gesunder und verletzter Ratten.)** Antibiotiki, Moskva 7 (1962) Nr. 8. S. 729–732. – 3 Tab., 3 Lit.

Das Kaliumsalz des Penicillins dringt aus einem Muskel, wenn auch langsamer, so doch aber auf dem gleichen Wege, nämlich über die Blutbahn in die Lymphknoten ein, wie dies bei entzündlichen Eiterherden der Fall ist; allerdings bleibt es in den Lymphknoten länger erhalten als im Blut. Schwerlösliche Penicillinsalze werden erheblich langsamer aufgenommen als das Kaliumsalz, jedoch ist der Penicillin-Spiegel nach 24 Std. etwa identisch. Der absolute Penicillingehalt infizierter Lymphknoten ist in der Regel höher als der nicht infizierter, wenn auch das Gewicht der Knoten auf über das 2fache anzusteigen pflegt und die auf die Gewichtseinheit bezogene relative Penicillin-Menge vergleichbar ist. W. Rawald. 4400.

Grafnetterova, Ja. (Grafnetterowa, Ja.); Prag, ČSSR, Inst. für Ärztl. Fortbild., Lehrstuhl für Innere Krankh. Amperometričeskoe opredelenie penicillina v moče. **(Über eine amperometrische Bestimmung des Penicillins im Harn.)** Antibiotiki, Moskva 7 (1962) Nr. 8. S. 736–742. – 4 Abb., 4 Tab., 10 Lit.

Entwicklung einer Bestimmungsmethode für Penicillin, die auf der Hydrolyse des extrahierten Penicillins zu Penicillamin und der Titrierung der sulfhydrilen Gruppen des Penicillins mittels $HgCl_2$ unter Anwendung eines Ampèrometers beruht. Die Methode ist sehr zuverlässig (mittlere quadratische Abweichung $= \pm 0{,}64\,\%$) und läßt sich (nach Extraktion mit Chloroform) sowohl auf die Untersuchung der Penicillinkonzentration im Harn als auch in wäßrigen Lösungen anwenden. Bestimmt wird auf diese Weise nur das biologisch aktive Penicillin. W. Rawald. 4400.

Karg, H.; München, Univ., Inst. für Physiol. und Ernähr. der Tiere. **Generationsversuche an Ratten zur mittelbaren Toxizitäts (= Giftigkeits)-prüfung von Chlortetracyclin nach Anwendung in der Tierernährung und Konservierung.** Mitt. Tierhalt. **1962** Nr. 79. S. 5–7.

Vf. untersucht die rein toxischen Eigenschaften von Chlortetracyclin nach den Empfehlungen der Weltgesundheitsorganisation (WHO) für den Einsatz von Antibiotica in der Tierernährung und Lebensmittelkonservierung durch Verfütterung von Hühnerfleisch an 3 Rattengruppen mit ca. 5000 Tieren in 7–8 Generationen bei 22–27monatiger Versuchsdauer. Gr. 1 erhielt Fleisch von Hühnern, deren Mastfutter 1 g Chlortetracyclin/kg in Form von „Aurofac 20" enthalten hat (100fache Konzentration der nutritiven Dosis). Gr. 2 erhielt Hühnerfleisch, das mit der 100fachen Dosis von Chlortetracyclin in der Tauchlösung konserviert worden war. Gr. 3 erhielt Hühnerfleisch ohne Antibiotica (Kontrollgruppe). Kriterien waren: Zuchterfolg, Fruchtbarkeit, Wurfgröße und -gewicht, Körpermasse, pathologische Beobachtungen und Futterverwertung. Ratten der Gruppe 2 – konserviertes Hühnerfleisch – zeigten ab 6. Lebenswoche Knochenfluoreszenz. Ergebnis: Es konnten keine Anhaltspunkte für das Auftreten schädlicher Produkte infolge der Tierpassage von Chlortetracyclin gewonnen werden. K. Neuffer. 4400.

Šuvalova, E. P. (Schuwalowa, Je. P.); Leningrad, I. Med. Pawlow-Inst., Lehrstuhl für Infektionskrankh. Vlijanie levomicetina na reakciju aggljutinacii i nekotorye pokazateli estestvennoj rezistentnosti u vakcinirovannych krolikov. **(Über den Einfluß des Lävomycetins auf die Agglutinationsreaktion sowie einige Indices der natürlichen Resistenz bei vaccinierten Kaninchen.)** Antibiotiki, Moskva 7 (1962) Nr. 6. S. 514–519. – 3 Abb., 1 Tab., 10 Lit.
Das Lävomycetin beeinflußt die Komplementaktivität des Serums kaum und nimmt ungünstigen Einfluß auf die Indizes der natürlichen Resistenz wie der spezifischen Immunitätsreaktionen. Diese Verminderung der Schutzreaktionen des Organismus unter dem Einfluß des Antibioticums macht es notwendig, nach Mitteln zu suchen, die die immunologische Reaktivität des Organismus erhöhen. Von Interesse hierfür sind neue Präparate spezifischer Wirkung, die in Kombination mit Antibiotica den therapeutischen Effekt steigern. W. Rawald. 4400.

Ledneva, R. K., Vyšepan, E. D. und Ivanova, K. I. (Lednew, R. K., Wyschepan, Je. D. und Iwanowa, K. I.); Inst. für Pharmakol. und Chemotherapie der Akad. der Med. Wiss. der UdSSR, Abt. für Exp. Chemotherapie. Vlijanie stereoizomerov cikloserina na sintez belka i lizis kletok Bact. coli. **(Über den Einfluß der Stereoisomere des Cycloserins auf die Eiweißsynthese und die Lysis der Zellen von Bacterium coli.)** Antibiotiki, Moskva 7 (1962) Nr. 8. S. 724–728. – 2 Abb., 1 Tab., 8 Lit.
Objekt: *B. coli 675*. Die Assimilation des Aminostickstoffs und die Eiweißsynthese der Objekte wird durch DL-Cycloserin in erheblich stärkerem Maße inhibiert als duch D-Cycloserin. Die durch D-Cycloserin induzierte Lysis der Coli-Zellen ist mittels Zugabe von L-Cycloserin zu verhindern. In solchen Fällen, in denen L-Alanin im Nährmedium anwesend ist, geht von D-Cycloserin stärkere Hemmwirkung als vom DL-Cycloserin aus, so daß zur Kompensierung der lytischen Aktivität des D-Cycloserins eine höhere L-Cycloserin-Konzentration erforderlich ist. Die unterschiedlichen Wirkungsmechanismen der Stereoisomere des Cycloserins auf die Mikrobenzelle müssen im Falle der klinischen Anwendung Berücksichtigung finden. W. Rawald. 4400.

Kuznecov, V. D. (Kusnezow, W. D.); Unions-Forsch.-Inst. für Antibiotica. O sistematičeskom položenii nekotorych aktinomicetov, producentov geptaenovych antibiotikov. **(Über die systematische Stellung einiger Heptaen-Antibiotica produzierender Actinomyzeten.)** Antibiotiki, Moskva 7 (1962) Nr. 8. S. 675 bis 679. – 6 Tab., 8 Lit.
Die Stämme *Actinomyces griseus 3570*, *Act. albus 3351*, *Act. candidus 4878*, *Act. sulfureus 3007* und *Act. intermedius 3329* sind hinsichtlich der biologischen Merkmale und der Natur der von ihnen gebildeten fungiziden Antibiotica aus der Heptaen-Gruppe vom Typus Candicidin mit *Act. levoris 248* identisch. Somit entpsrechen diese in der Stammsammlung der ATSS als Typenkulturen geführten Stämme nicht den Beschreibungen und den Artcharakteristiken und sind sämtliche Vertreter der Art *Act. levoris*. Untersuchugen auch mit dem Actinophagen 9, der ausschließlich Vertreter der Art *Act. levoris* lysiert. W. Rawald. 4400.

Kaemmerer, K.; Wuppertal-Elberfeld, Farbenfabriken Bayer AG, Veterinärmed. Lab. **Weitere Experimentaldaten über Propionylpromazin.** Veterin.-med. Nachr. **1962** Nr. 3. S. 131–152. – 4 Abb., 12 Tab., 17 Lit.

Propionylpromazin (Combelen) weist im Laufradtest bei weißen Mäusen bei der Überprüfung des Manegetriebes eine eindeutige Dosiswirkungskurve auf. Der S-förmige Kurvenverlauf mit seinem sehr steil verlaufenden Mittelstück zeigt, daß in diesem Bereich der Kurve eine Substanzminderung von einem wesentlich höheren Wirkungsverlust gefolgt werden kann. Die orale LD_{50} von 417 mg/kg ± 7,5% steht in eindeutiger Beziehung zum Wirkungsgrad. Der Wirkungseintritt von Propionylpromazin hängt von der Applikationsart und bei i.v. Verabreichung von der Injektionsgeschwindigkeit ab. Auch bei rektaler Anwendung ist eine Wirkung zu erzielen, die jedoch bei gleicher Dosis deutlich schwächer ist. Coramin, Hypophysin und Ascorbinsäure werden als „Notfallmittel" (Antidot) überprüft. Eine Steigerung der Toxizität von Propionylpromazin nach gleichzeitigen Gaben von Tutocain und Glykokoll kann zum Teil nur bei sehr hohen Dosen festgestellt werden. Paradoxe Reaktionen nach Phenothiazinderivaten soll man den „extrapyramidalen Erregungserscheinungen" zuordnen. Sie sind durch Akineton gut zu dämpfen. Bei Versuchsmäusen werden nach Erzeugung eines künstlichen Vagotonus mit dem Cholinesterasehemmer Neguvon (Wirkstoff Trichlorphon) durch Combelen anstelle einer sedativen Wirkung Unruheerscheinungen hervorgerufen, die jedoch mit relativ hohen Atropindosen gedämpft werden können.

Chr. Meinecke. 4412.

Bhattacharyya, M. M. und Banerjee, B. T.; Calcutta, Bengal Veterin. Coll., Dep. of Gynaecol., Obstetrics & Artificial Insemination. A study on the use of Chlorpromazine hydrochloride (Largactil-M&B) and Promethazine hydrochloride (Phenergan—M&B) for examination of the penis in bulls and buffaloes. **(Untersuchung zum Gebrauch von Chlorpromazin-Hydrochlorid [Largactil—M&B] und Promethazin-Hydrochlorid [Phenergan—M&B] zur Penisuntersuchung bei Bullen und Büffeln.)** Indian veterin. J. **38** (1961) Nr. 7. S. 353–359. E. Wiesner. 4412.

Aizstrauts, A., Dixon, R. T. und Larsen, L. H.; Sydney, Univ., Fac. of Veterin. Sci. A clinical evaluation of „Megimide" (Bemegride) and N. P. 274 in the dog and cat. **(Die klinische Verwendung von „Megimide" [Bemigride] und N. P. 274 bei Hund und Katze.)** Austral. veterin. J. **38** (1962) Nr. 8. S. 424 bis 430. — 23 Abb., 3 Tab., 14 Lit. E. Wiesner. 4415.

Meyer, Wilhelm; Hannover, Tierärztl. Hochschule, Klin. für Rinderkrankh., Richard-Götze-Inst. **Die Prüfung verschiedener Depot-ACTH-Präparate mit dem Thorn-Test am Rind.** Diss. Hannover **1962** 26 S. — 3 Abb., 1 Tab., 33 Lit.

In der Humanmedizin und auch in der Veterinärmedizin haben sich in den letzten Jahren die ACTH-Präparate fest eingebürgert. Ihr Hauptanwendungsgebiet sind Krankheiten, bei denen Störungen des Kohlenhydrat-Eiweiß-Stoffwechsels vorliegen und die verschiedenen sogenannten Stress-Situationen, die zu den Adaptationskrankheiten führen. Nach erfolgter Standardisierung der verschiedenen ACTH-Präparate nach internationalen Einheiten (IE) entspricht 1 IE 1 mg Wirkungssubstanz ACTH. Vf. hat die in der Bundesrepublik Deutschland im Handel befindlichen ACTH-Präparate vergleichend am Rind geprüft, nicht zuletzt auch, um ihre Wirtschaftlichkeit zu ermitteln. Da ACTH das weiße Blutbild verändert, wurde bei den untersuchten gesunden Rindern der Thorn-Test als Maßstab für die Bewertung der einzelnen Depot-Präparate genommen. Die Eosinophilenzählung erfolgte dabei in der Zählkammer nach Thoma-Alt nach Färbung mit der Lösung nach Dunger, modifiziert nach Thorn:

Eosin. sol. aq. 2%ig	5,0
Aceton	5,0
Aqua dest.	ad 100,0.

Geprüft wurden 5 verschiedene Depot-ACTH-Präparate der Firmen Bengen & Co, Farbwerke Hoechst A.G., Impfstoffwerke Frisoythe, Schering, A. G. und Vermehren G.m.b.H. Sämtliche Präparate waren hinsichtlich Wirkungsintensität und Wirkungsdauer gleich. Sie bewirkten bei einer Dosierung von 25 IE/100 kg Kgw. tief i.m. eine eindeutige Veränderung des weißen Blutbildes (Eosinophilenabfall). E. Wiesner. 4420.

Kraft, H.; München, Univ., Med. Tierklin. **Aerosoltherapie in der Veterinärmedizin.** Prakt. Tierarzt **1962** Nr. 12. S. 471–472. 2 Abb., 7 Lit.
Unter einem Aerosol versteht man in feinster Verteilung schwebende flüssige oder feste Stoffe in einer Gasphase. Inhalationsapparate für die Veterinärmedizin müssen transportabel, von geringem Ausmaß sein und eine optimale Tröpfchengröße unter 10 μ erzeugen können. Besonders Antibiotika finden als Aerosole Anwendung, da sie bei infektiösen Erkrankungen der Atemwege als Inhalation besser als peroral oder parenteral wirken. Das Indikationsgebiet erstreckt sich auf nicht infektiöse, entzündliche und infektiöse Prozesse der oberen Luftwege sowie auf Prozesse mit Gewebsveränderungen in der Lunge (z. B. Fremdkörperpneumonie). Bei infektiösen Prozessen der Luftwege sollte die gezielte Therapie nach Resistenzbestimmung der Keime Anwendung finden. Mit Chloromycetin wurden beim Hund dadurch sogar wirksame Blutspiegel erzielt. Katzen mit Katzenstaupe heilten mit der Inhalation mit Penicillin innerhalb weniger Tage aus. Die bisher unheilbare sog. marmorierte Lunge des Pferdes ergab ermutigende Erfolge. Bei einer 5–10 Min. langen Inhalationsdauer genügen oft 3–5 Behandlungen zur Heilung geringgradiger Beschwerden. H. Trolldenier. 4225.

Starčeus, A. P. (Starscheus, A. P.); Nowosibirsk, Versuchs-Forsch.-Stat. für Veterinärmed. des Gebietes. Primenenie insekticidnych aèrozolej v životnovodstve. **(Die Anwendung insektizider Aerosole in der Tierzucht.)** Životnovodstvo, Moskva 24 (1962] Nr. 4. S. 81–82. – 1 Abb.
In Zentralsibirien und im Fernen Osten wurden, um die Tiere vor Bremsen, Mücken usw. zu schützen, mit Erfolg die Weiden und Ställe mit einem Aerosol aus 8% DDT + 3% Hexachloran mit Dieselkraftstoff vernebelt. Die Dauer des Insektizideffekts hängt beim Vernebeln auf der Weide von der Größe der behandelten Fläche ab. F. Schenk. 4450.

Shelton, G. C.; Columbia, Univ. of Missouri, School of Veterin. Med., Dep. of Veterin. Bacteriol. and Parasitol. Some critical evaluations of anthelmintics for ruminants. **(Eine kritische Bewertung einiger Wurmmittel für Wiederkäuer.)** Amer. J. veterin. Res. **23** (1962) Nr. 94. S. 506–509. – 5 Tab., 10 Lit.
Vf. testete in mehreren Versuchsreihen an natürlich und künstlich infizierten Lämmern sowie an künstlich infizierten Kälbern vergleichend die Wirksamkeit von Dithiazaninjodid, Bepheniumhydroxynaphthoat, Ruelene und Phenothiazin (Teilchengröße etwa 3,5 μ), auf Nematoden des Magen-Darmtraktes bei oraler Verabreichung. Dithiazaninjodid war in der Dosis von 150 mg/0,453 kg Kgw. bei Lämmern, nach vorheriger Eingabe von 5 ml 10%iger Kupfersulfatlösung zur Auslösung des Schlundrinnenreflexes, gut wirksam gegen *Haemonchus*, *Trichostrongylus*, *Cooperia*, *Oesophagostomum* und *Trichuris*. Wegen der nach der Behandlung auftretenden, 24 bis 36 Std. andauernden Nebenerscheinungen wie Durchfall und Anorexie wird dieses Mittel für die Praxis nicht empfohlen. Von den drei anderen geprüften Präparaten besaß Phenothiazin in der Dosis von 600 mg/kg Kgw. beim Lamm und 220 mg/kg Kgw. beim Kalb das breiteste Wirkungsspektrum. Bepheniumhydroxynaphthoat war bei Eingeben von 250 mg/kg Kgw. in beiden Tiergruppen gut wirksam gegen *Haemonchus*, weniger wirksam gegen *Ostertagia*, *Nematodirus*, *Oesophagostomum* und *Trichuris*, aber fast ohne Einwirkung auf *Trichostrongylus*.

Ruelene wies in der Menge von 150 mg/kg Kgw. beim Lamm eine 100%ige Wirksamkeit gegen *Haemonchus* auf. Die Dosis von 40 mg/kg Kgw. wirkte beim Kalb gleichfalls 100%ig gegen *Haemonchus*; gegen *Cooperia* war dieses Präparat sogar wirksamer als Phenothiazin. S. Nickel. 4460.

Lienert, E.; Wien, Tierärztl. Hochschule, Pharmakol. Inst. **Bithionol (Actamer) ist im „Leberegeltest" Fasciola hepatica-wirksam.** Z. Tropenmed. Parasitol. **13** (1962) Nr. 3. S. 338–341.
Mit Hilfe des „Leberegeltest" (vgl. LZ. Abt. IV **5** [1960] Nr. 1. S. 179.) wurde die chemische Verbindung Bithionol (Actamer, 3,5,3',5'-Tetrachlor-2,2'-dihydroxydphenylsulfid) mit besonders starker Bakterienwirksamkeit auf seine Wirkung gegen *Fasciola hepatica* geprüft. Das Mittel zeigte, kurz vor der Anwendung 1%ig in Paraffinöl suspendiert, bei einmaliger oraler Applikation von 26,7 mg/kg Kgw. (0,075 × 10^{-3}M) – Dos. therap. min. – bei den als Testtieren dienenden Leberegelratten (weiße Ratten mit sieben unter die Rückenhaut implantierten geschlechtsreifen Exemplaren von *Fasciola hepatica*) eindeutige Leberegelwirksamkeit. Der Phenolabkömmling Hexachlorophen wies in der Dosis von 10,2 mg/kg Kgw. (0,025 × 10^{-3}M) die gleiche Wirkung auf. Bithionol besitzt somit etwa ein Drittel der Leberegelwirksamkeit des Hexachlorophens. Von maßgeblicher Bedeutung für die Leberegelwirksamkeit hält Vf. die Brückenmoleküle zwischen den Phenylguppen und führt die Wirkungsunterschiede zwischen den beiden Phenolen auf den Grad der Halogenierung (Bithionol: 4 Chloratome, Hexachlorophen: 6 Chloratome) zurück. S. Nickel. 4460.

Lienert, E. und Jahn, F.; Wien, Tierärztl. Hochschule, Pharmakol. Inst. **Prüfung von Bromchlorophen im „Leberegeltest".** Wiener tierärztl. Mschr. **49** (1962) Nr. 10. S. 829–832. – 2 Tab., 9 Lit.
In dem von Lienert entwickelten „Leberegeltest", bei dem weißen Ratten geschlechtsreife Exemplare von *Fasciola hepatica* unter die Rückenhaut implantiert werden, hat sich Bromchlorophen (3,3'-Dibrom-5,5'-dichlor-2,2'-dihydroxydiphenylmethan) bei oraler Verabreichung in der Dosis von 149,4 mg pro kg Kgw. als unsicher leberegelwirksam erwiesen. Bromchlorophen ist etwa $^1/_{10}$ so wirksam wie Hexachlorophen. E.-A. Nickel. 4460.

Matevosjan, E. M. und Krjukova, K. A. (Matewosjan Je. M. und Krjukowa, K. A.) Ispytanie freona-112 i četyrechloristogo ugleroda s vazelinovym maslom pri fascioleze krupnogo rogatogo skota v širokich proizvodstvennych opytach v pastbiščnyj period. **(Erprobung von Freon 112 und Tetrachlorkohlenstoff mit Vaselinöl bei der Fasciolose der Rinder in großen Feldversuchen während der Weideperiode.)** Sbornik naučno-techničeskoj informacii Vsesojuznogo instituta gel'mintologii imeni akademika K. I. Skrjabina, Moskva **1961** Nr. 7/8. S. 34–37.
Eine von der Direktion des Skrjabin-Allunions-Institutes für Helminthologie berufene Kommission führte eine Überprüfung der Wirksamkeit von Freon 112 (Difluortetrachloraethan) und Tetrachlorkohlenstoff mit Vaselinöl 1:1 im Kleinversuch an 30 Rindern und im Großversuch an 869 Tieren durch. Freon 112 wurde in einer Dosis von 100 ml an 400 Tieren oral und 61 Tiere intraruminal verabreicht. Die Kontrolluntersuchungen ergaben eine mittlere Extenseffektivität von 59,4%, wobei starke Unverträglichkeitserscheinungen auftraten. An 400 Tieren wurde Tetrachlorkohlenstoff mit Vaselinöl in einer Dosis von je 20 ml Gemisch i.m. auf beiden Seiten in die Glutaeen verabreicht. Die mittlere Extenseffektivität in 6 Kolchosen betrug 84,9%. Die Nachkontrolle sollte erst 30–32 Tage nach der Behandlung erfolgen. Schwere Unverträglichkeitserscheinungen traten nicht auf. Tetrachlorkohlenstoff mit Vaselinöl wird zur breiten Anwendung in der Praxis gegen die Fasciolose empfohlen.
H. Splisteser. 4460.

Prošin, Ju. G. (Proschin, Ju. G.); Astrachan, Veterinär-Bakteriol. Gebietslab. Antigel'mintiki pri ėchinochazmoze svinej. **(Die Antihelminthica bei der Echinochasmose der Schweine.)** Veterinarija, Moskva **39** (1962) Nr. 6. S. 37 bis 38. — 1 Tab.

Für die Bekämpfung der erst seit kurzer Zeit im Astrachaner Gebiet bekannten Schweineerkrankung — der Echinochasmose — wurden eine Reihe von Versuchen zur Erprobung der Wirksamkeit verschiedener Medikamente durchgeführt. Im ersten Versuch wurden Kamala, Filixan und Tetrachlorkohlenstoff geprüft. Die Ergebnise waren bei allen Präparaten ungenügend. Die Wirkung von Hexachloraethan wurde in einem weiteren Versuch geprüft. Das Präparat erwies sich in einer Dosis von 0,4 g/kg Kgw. als gut wirksam gegen die Echinochasmose der Schweine. H. Splisteser. 4460.

Naumyčeva, M. N. und Malachova, E. I. (Naumytschewa, M. N. und Malachowa, Je. I.) Chimioprofilaktičeskie svojstva fenotiazina pri askaridoze svinej. **(Die chemoprophylaktischen Eigenschaften des Phenothiazins bei der Schweineascaridose.)** Sbornik naučno-techničeskoj informacii Vsesojuznogo instituta gel'mintologii imeni akademika K. I. Skrjabina, Moskva **1961** Nr. 7/8. S. 43–50. — 4 Tab.

Die erfolgreiche Anwendung von Phenothiazin gegen die Strongylosen der Schweine ist von vielen Autoren hinreichend bewiesen. Sidorowa konnte auch eine gute Wirkung des Phenothiazins bei der Schweineascaridose feststellen. Vff. führten genaue Versuche unter experimentellen und Feldbedingungen bei Mäusen und Ferkeln durch, um die Wirkung langandauernder geringer Gaben von Phenothiazin gegen die Ascaridose der Schweine festzustellen. In keinem der durchgeführten Versuche konnte eine Wirkung festgestellt werden. H. Splisteser. 4460.

Skerman, K. D.; Sherbrooke, Victoria, Nicholas Inst. for Med. and Veterin. Res. Montrel, a new anthelmintic for sheep. **(Montrel, ein neues Anthelminthicum für Schafe.)** Austral. veterin. J. **38** (1962) Nr. 6. S. 324–334. — 7 Tab., 11 Lit.

Die organische Phosphorverbindung Montrel (4-tert-butyl-2-chlorophenyl-dimethyl-phosphoramidat) entspricht chemisch dem Ruelene; Hersteller Dow Chemical Company, Midland, Michigan, USA. Von verschiedenen erprobten Montrel-Rezepturen erwies sich eine ca 35 Vol.%ige ölige Lösung, oral verabreicht, am zweckmäßigsten. Die Untersuchungen wurden an insgesamt 623 Lämmern durchgeführt. In einer Dosis von 50 mg/kg Kgw. entfaltete Montrel sowohl unter Laboratoriums- als auch unter Praxisbedingungen eine sehr hohe Wirksamkeit gegen Haemonchus contortus. Im Vergleich zu Phenothiazin ergaben 100–150 mg/kg Kgw. eine signifikant höhere Wirksamkeit gegen *Ostertagia spp.* und *Trichostrongylus axei*, jedoch geringere Wirksamkeit gegen *Nematodirus spp.* — Untersuchungen unter Praxisbedingungen ergaben, daß die mit Montrel behandelten Lämmer gegenüber Lämmern, die mit Phenothiazin behandelt worden waren, bessere Gewichtszunahmen aufwiesen. Montrel erwies sich in einer Dosis von 125–130 mg/kg Kgw. als wirksam gegen *Cooperia spp.*, blieb unwirksam gegen *Oesophagostom. columbianum* und *Oes. venulosum* und zeigte nur geringe Wirksamkeit gegen *Chabertia ovina*. Hervorgehoben wird die geringe Toxizität dieser organischen Phosphorverbindung für Säuger und die Tatsache, daß Wollveränderungen nicht auftreten. Th. Hiepe. 4460.

Ozerskaja, V. N., Gnedina, M. P., Sazancy, A. M., Gorina, N. S. und Faljušin, V. S. (Oserskaja, W. M., Gnedina, M. P., Sasanow, A. M., Gorina, N. S. und Faljuschin, W. S.); Skrjabin-Unions-Inst. für Helminthol. Ob ėffektivnosti preimaginal'nych degel'mintizacij pri diktiokauleze ovec. **(Über die Wirksamkeit von Anthelmintica zur präimaginalen Dehelminthisation bei Dictyocaulose der Schafe.)** Veterinarija, Moskva **39** (1962) Nr. 7. S. 41–44.

Panasjuk verwandte zur präimaginalen Dehelminthisation bei Dictyocaulose eine dreimalige Injektion von Jod- bzw. Ditrazinphosphatlösungen und erzielte dabei einen extensiven Effekt von 30–100% und einen intensiven Effekt von 96–100%. Diese Angaben konnten jedoch nicht durch Versuche anderer Autoren bestätigt werden. Vff. untersuchten die anthelminthische Wirkung der Lösungen von Jod (1 g krist. Jod, 2 g KJ, 750 ml Aqua dest.) und Ditrazinphosphat (20% Lösung in Wasser) bei dreimaliger Anwendung und einem Verbrauch von 1 ml/kg Kgw. (Jod) bzw. 0,1 g/kg (Ditrazinphosphat). Die Versuche kamen zur Anwendung an 3–5 Mon. alten Lämmern, die vorher larvoskopisch untersucht und danach per os mit einer gezählten Menge invasionsfähiger Larven infiziert wurden. Als Kontrolle dienten infizierte, jedoch nicht behandelte Tiere. Die Versuche zeigten, daß eine zwei- bzw. dreimalige Injektion der angeführten Lösungen keine Wirkung auf die Larven von *Dictyocaulus* im Vergleich zu den Kontrollversuchen ausübte und die Tiere vor einer Infektion nicht bewahrte. Sie sind daher für eine präimaginale Dehelminthisation bei Dictyocaulose ungeeignet. V. Palm. 4460.

Levine, Norman D. und Garrigus, U. S.; Urbana, Univ. of Illinois, Coll. of Veterin. Med.; Coll. of Agric., Dep. of Animal Sci. The effect of Cu-Nic and organophosphorus anthelmintics on phenothiazine-resistant haemonchus in sheep. **(Die Wirksamkeit von Cu-Nic und organische Phosphorverbindungen enthaltenden Wurmmitteln gegen Phenothiazin-resistente Haemonchus-Würmer beim Schaf.)** Amer. J. veterin. Res. **23** (1962) Nr. 94. S. 489–493. — 2 Tab., 15 Lit.

Vff. prüften an einem Phenothiazin-resistenten *Haemonchus*-Stamm in einer Schafherde die Wirksamkeit von Phenothiazin mit einer Teilchengröße von 4 bis 6 μ und einem Reinheitsgrad von 99%, einer 1% Kupfersulfat und 1% Nicotinsulfat enthaltenden wässerigen Lösung (Cu-Nic), der organischen Phosphorverbindung DDVP (0,0-dimethyl-0-(2,2-dichlorovinyl)phosphat und Bayer L 13/59 (0,0-dimethyl-2,2,2-trichloro-1-hydroxyaethylphosphonat) vergleichend durch Bestimmung des Wurmeivorkommens im Kot und durch Larvendifferenzierungen vor und nach der Behandlung. Einmalige Gaben von 450 mg und 900 mg/kg Kgw. Phenothiazin erwiesen sich als wirkungslos. Cu-Nic verringerte, in der Dosis von 1800 mg/kg Kgw. per os gegeben, die Eiausscheidung und auch den Anteil der *Haemonchus*-Larven wesentlich. Der Grad der Wirksamkeit schien jedoch von der Auslösung des Schlundrinnenreflexes abhängig zu sein. DDVP, in einer schwerlöslichen Form in Gelatinekapseln, in Mengen von 50 und 75 mg/kg Kgw. einmalig verabreicht, war hoch wirksam gegen Haemonchus. Bayer L 13/59, i.m. in der Dosis von 50 und 75 mg/kg Kgw. einmalig injiziert, erwies sich gleichfalls voll wirksam gegen die Phenothiazin-resistenten *Haemonchus*-Würmer. S. Nickel. 4460.

Walley, J. K.; Alderley Park, nr. Macclesfield, Imperial Chem. Ind. Limited, Pharmac. Div. The anthelmintic activity of methyridine by intraperitoneal injection in sheep and cattle. **(Die anthelminthische Wirkung von Methyridin bei intraperitonealer Injektion an Schafen und Rindern.)** Veterin. Rec. **74** (1962) Nr. 35. S. 927–931. — 7 Tab.

Das als Anthelminthicum beim Rind und Schaf weitverbreitete Methyridin (2-[β-Methoxyaethyl] pyridin) scheint beim Rind das Mittel der Wahl zu werden und kann auch mit dem Phenothiazin beim Schaf konkurrieren. Vf. behandelte 453 Rinder und 493 Schafe durch i.p. Injektion von Methyridin. Die hohe anthelminthische Wirksamkeit des Medikamentes wird wiederum bestätigt. Es wird hervorgehoben, daß Methyridin, auf i.p. Wege verabreicht, mindestens ebenso wirksam ist wie bei einer s.c. Injektion. Allerdings nahm die Toxizität leicht zu, was jedoch niemanden von der Anwendung dieses Mittels auf diesem Wege abhalten sollte, der einigermaßen gut Lebendgewichte taxieren kann. G. Diez. 4460.

Gibbs, H. C. und Pullin, J. W.; Quebec, Canada Dep. of Agric., Macdonald Coll., Health of Animal Div., Animal Pathol. Lab., Area Branch Lab. Tests on methyridine as an anthelmintic in sheep. **(Eignungsprüfung des Methyridine als Anthelminthicum beim Schaf.)** Canad. J. comparat. Med. veterin. Sci. **26** (1962) Nr. 7. S. 163–166. – 5 Tab., 10 Lit.

Vff. prüften an natürlich infizierten Schafen die Wirkung von Methyridine (Promintic) – 2 (B-methoxyaethyl)pyridin – in der Dosis von 200 mg/kg Kgw. bei subcutaner Anwendung auf die Helminthen des Magen-Darmtraktes und der Lunge und stellten den Grad der Wirksamkeit durch koprologische Untersuchungen, durch Larvenzüchtungen und durch die parasitologische Sektion der Versuchstiere fest. Bei einem im Spätherbst und frühen Winter an 5 vorwiegend mit kleinen Trichostrongyliden befallenen Lämmern durchgeführten Behandlungsversuch betrug der durchschnittliche Wert der Wirksamkeit bei *Haemonchus sp.* 49%, *Ostertagia sp.* 8%, *Trichostrongylus axei* 84%, *Trichostrongylus sp.* 94%, *Cooperia sp.* 80%, *Nematodirus sp.* 100%, *Bunostomum sp.* 88%, *Strongyloides papillosus* 100%, *Oesophagostomum sp.* 68%, *Chabertia sp.* 29% und *Trichuris ovis* 100%. Auch schien das Präparat nicht ohne Einfluß auf den großen Lungenwurm *Dictyocaulus filaria* zu sein und sich hemmend auszuwirken auf die Larvenentwicklung im Kot.

S. Nickel. 4460.

Flucke, Winfried; Hannover, Tierärztl. Hochschule, Inst. für Parasitol. und Veterinärmed. Zool. **Die Wirkung von Dilombrin beim Nematodenbefall des Hundes.** Diss. Hannover **1962** 48 S. – 7 Tab., 107 Lit

Die Präparate – Dilombrin (Dithiazaninjodid), Methyridine und Thiabendazol – wurden hinsichtlich Anwendbarkeit und Wirksamkeit gegen Nematodenbefall bei 49 künstlich und natürlich infizierten Hunden geprüft. Methyridin, in einer Dosis von 200 mg/kg Kgw. s.c. verabreicht, löste Erbrechen sowie Vergiftungserscheinungen aus und wird deshalb für den Hund als ungeeignetes Präparat angesehen. Das für den Hund gut verträgliche Thiabendazol war gegen *Trichuris vulpis* unwirksam und setzte beim Hakenwurmbefall nur die Eiproduktion herab, obwohl es 5 Tage hintereinander in einer Dosis von 50–100 mg/kg Kgw. (per os in Form von Gelatinekapseln) verabreicht wurde. Gegen Spulwurmbefall weist Thiabendazole im Vergleich zu den Piperazinen keine Vorteile auf. Die weitaus günstigsten Behandlungsergebnisse konnten mit Dilombrin erzielt werden, wenn es in einer Dosis von 20 mg/kg Kgw./Tag an 3 aufeinanderfolgenden Tagen als Pulver in Gelatinekapseln per os verabreicht wurde. Dilombrin erwies sich bei großer therapeutischer Breite als sicher wirksam gegen Spulwurmbefall (*Toxocara canis* und *Toxocara leonina*), Hakenwurmbefall (*Uncinaria stenocephala*) und Peitschenwurmbefall (*Trichuris vulpis*). Es wird hervorgehoben, daß Dilombrin auch gegen noch nicht geschlechtsreife Nematoden wirkt und diätetische Maßnahmen nicht notwendig sind. Dilombrin wird von der Magen-Darm-Schleimhaut nicht resorbiert; der Kot behandelter Hunde ist allerdings blaugrün verfärbt und dünnbreiig. Th. Hiepe. 4460.

Tripathy, R. C. und Misra, S. K.; Bhubaneswar, Orissa Coll. of Veterin. Sci. and Animal Husbandry. Efficacy of Neobedermin (Bayer) in canine practice. **(Die Wirksamkeit von Neobedermin [Bayer] in der Hundepraxis.)** Indian veterin. J. **39** (1962) Nr. 9. S. 504–507. – 1 Tab., 2 Lit.

E. Wiesner. 4460.

Balazs, T., Hatch, A. M., Gregory, E. R. W. und Grice, H. C.; Ottawa, Canada, Dep. of Nat. Health and Welfare, Animal Pathol. Sect., Food and Drug Lab. A comparative study of hymenolepicides in hymenolepis nana infestation of rats. **(Vergleichende Untersuchungen an Hymenolepis-Bekämpfungsmitteln bei Hymenolepis nana-Befall von Ratten.)** Canad. J. comparat. Med. veterin. Sci. **26** (1962) Nr. 7. S. 160–162. K. Reinhardt. 4460.

Breger, M. A.; Moskau, Pharmakolog. und Chemotherapeut. Inst. der Akad. der Med. Wiss. der UdSSR. K voprosu o primenenii novogo protivotuberkuleznogo preparata – tinaida (1314 Th) – v kombinacii so streptomicinom ili ftivazidom. **(Zur Frage der Anwendung eines neuen Antituberkulosepräparates – Thianid [1314 Th] in Kombination mit Streptomycin oder Phthivasid.)** Bjulleteń ėksperimental'noj biologii i mediciny, Moskva **53(27)** (1962) Nr. 4. S. 75–78. – 4 Tab., 1 Lit. Zus. in Engl.

Das 1957 in Frankreich entwickelte 1314 Th wurde unabhängig davon 1958 in der Sowjetunion synthetisiert. Seine Strukturformel lautet:

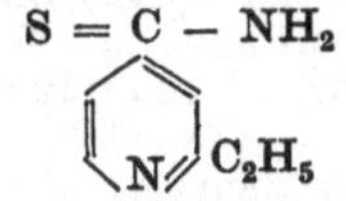

Der therapeutische Effekt des Präparates und seiner Kombinationen mit anderen wurde an weißen Mäusen mit einer hämatogenen Tuberkulose geprüft. Am wirksamsten war die gleichzeitige Anwendung von Thianid in einer Dosis von 0,65 mg und Streptomycin in einer Dosis von 400 IE. Wurden die beiden Präparate getrennt gegeben, so waren sie wirkungslos. Auch die kombinierte Anwendung von Thianid und Phthyvasid führte zu einer potenzierten Wirkung. Die Größe der Dosis hängt auch von dem Tuberkulosestamm ab, der dem Tier einverleibt wird. W. Plaschke. 4490.

Vrba, Čeněk und Kudrnáčová, Květuše. Ferridextran Spofa – nový československý přípravek k parenterální aplikaci železa u domácích zvířat. **(Ferridextran Spofa – ein neues Mittel für die parenterale Applikation des Eisens bei den Haustieren.)** Veterinářství **12** (1962) Nr. 9. S. 274–278. – 3 Abb., 2 Tab.

Es wurden die Wirkung, Unschädlichkeit und praktische Anwendungsmöglichkeit des Präparates Ferridextran Spofa geprüft, das in der ČSSR von Gdovin und Mitarbeitern zur parenteralen Fe-Applikation bei Haustieren vorgeschlagen wurde. Die Wirkung des Präparates wurde in zahlreichen Versuchen an etwa 12200 Ferkeln verfolgt. Es beeinflußte günstig die Bildung von Hämoglobin und von roten Blutkörperchen und förderte den Gewichtszuwachs der Ferkel, die an noch nicht voll entwickelter Hypochromaemie litten (nach i.m. verabreichter Minimalgabe von 2 ml/100 mg). Gute Erfolge erzielte man durch prophylaktische Anwendung des Präparates bei 1–5 Tage alten Ferkeln. Physisch sehr heruntergekommene Ferkel lassen sich mit diesem Mittel jedoch nicht retten, und man darf auch bei der Applikation weder die Stallhygiene noch die richtige Ernährung vernachlässigen. Es wird auch auf evtl. schädliche Wirkung des Präparates hingewiesen. Indikationen und Gaben für andere Tierarten werden genannt. F. Nádvorník. 4490.

Bänder, A., Bauer, F., Häussler, A., Muschaweck, R. und Vogel, G.; Frankfurt/M. Farbwerke Hoechst AG. **Pharmakologische Untersuchungen mit Isonicotinsäure-[3,3-di-(p-chlorphenyl)-propyl-(1)]-amid (Präparat Hoechst 13217).** Zbl. Veterinärmed. **9** (1962) Nr. 7. S. 693–704. – 5 Abb., 3 Tab., 13 Lit. Zus. in Engl., Franz.

Auf Grund von Untersuchungen an Hunden mit Präparat 13217 kamen Vff. zu der Ansicht, daß die Wirkung dieser Substanz nicht auf einer direkten Virusabtötung, sondern auf einer Beeinflussung des Ablaufes der Virusinfektion mit bestimmten Wirkungen auf Stoffwechselvorgänge verbunden ist, die sich pharmakologisch nachweisen lassen. Die Untersuchungen ergaben, daß nach Behandlung mit dem Präparat 13217 Hunde, Meerschweinchen und Ratten eine starke Temperatursenkung, Rinder, Schafe, Affen und Katzen einen etwas geringeren, Kaninchen, Schweine, Frettchen und Hühner keinen Temperaturabfall zeigen. Vff. sind der Meinung, daß der Angriffspunkt für die Temperatursenkung nicht an zentralnervösen Mechanismen, sondern am peripheren Stoffwechsel liegt. Bei langandauernder Verabreichung (1½–2 Mon.) des Präparates 13217 an Hunde trat die Bildung polymorpher Riesenkerne, Riesenzellen und acidophiler Pseudokristalle (evtl. physiologische Alterserscheinung ?) in den Leberzellen auf, die auf eine tiefgreifende Wirkung des Präparates auf den Kernstoffwechsel hindeutet. Chr. Meinecke. 4500.

Bouvier, G.; Lausanne, Serv. Veterin. Cantonal; Inst. Galli-Valerio. Intoxication des porcs par les anticoagulants utilisés pour la lutte contre les rongeurs, une maladie de plus en plus fréquente. **(Vergiftungen von Schweinen durch zur Nagerbekämpfung gebrauchte Antikoagulantien, eine immer häufigere Erkrankung.)** Schweiz. Arch. Tierheilkunde **104** (1962) Nr. 8. S. 519–522. – Zus. in Engl., Ital., Dtsch.

Seit der Einführung der Antikoagulantien auf Cumarinbasis sind durch Nachlässigkeit bei der Anwendung oder beim Verzehren vergifteter Ratten durch Schweine schon Vergiftungen vorgekommen. Vf. hat aber in Ställen, in denen keine Nagerbekämpfung mit Cumarin (C) durchgeführt wurde, trotzdem Vergiftungen von Schweinen festgestellt. 5–10 Tage nach der Aufnahme von C erscheinen Lahmheiten, allgemeine Schwäche, Nasenbluten, Hämatome, die an Injektionsstellen besonders umfangreich sind, und Darmblutungen. Die Sektion zeigt schwere Anämie, farbschwaches Blut, das nicht gerinnt, überall Blutungen, besonders im Darm. Als Ursache der Erkrankung wird die Umstellung auf ein neues, anscheinend einwandfreies Futtermehl vor ca. 10–15 Tagen festgestellt. Verfütterungen dieses Mehles an Meerschweinchen und Kaninchen bewirkte deren Tod nach 19–26 Tagen unter den beschriebenen hämorrhagischen Erscheinungen. Eine chemische Untersuchung wird nicht durchgeführt, da das C zu ungleichmäßig im Futtermehl verteilt ist, und so nur Probeverfütterung großer Mengen Futtermehl Gewißheit bringen kann. Als Ursache der Kontamination des Futtermehles mit C wird die in großem Umfange in Mühlen und Getreidespeichern mit C durchgeführte Nagerbekämpfung erkannt. Vf. verlangt strenge Kontrollmaßnahmen und das Verbot der Verwendung von Antikoagulantien zur Nagerbekämpfung in Mühlen und Getreidespeichern, um die Gesundheit von Mensch und Tier zu schützen.
K. Preißler. 4630.

Kriz, W.; Gießen, Justus-Liebig-Univ., Anatom,. Inst. **Histophysiologische Untersuchungen an der Rattenniere bei Sublimatvergiftung.** Z. Zellforsch. mikroskop. Anatom. **57** (1962) Nr. 6. S. 914–952. 4650.

Szwabowicz, Adam; Warszawa, Centr. Lab. Toksykol. Leczenie bydła zatrutego sześciochloroetanem przy odmotyliczaniu. **(Behandlung der während der Leberegelbekämpfung mit Hexachloraethan vergifteten Rinder.)** Przegląd Hodowlany **30** (1962) Nr. 6. S. 45–47. – 9 Lit.

Zur Leberegelbekämpfung werden gegenwärtig die auf Hexachloraethanwirkung basierenden Präparate Distovet, Avlothane und Egitol benutzt. Obwohl sie verhältnismäßig ungefährlich zu sein pflegen, können sie unter ungünstigen Umständen die Ursache von tödlichen Vergiftungen werden. Die Vergiftungserscheinungen stimmen beim Rind mit dem Tetrachloraethylvergiftungsbild überein und sind durch Appetitlosigkeit, Benommenheit, schwankenden Gang, Magendarmstörungen und Pulsbeschleunigung gekennzeichnet; sie können unmittelbar oder erst am 2.–3. Tag nach der Arzneimittelverabreichung auftreten. Im Zerlegungsbefund werden Labmagen- und Dünndarmentzündung (Vorderteil), Leberhyperämie und fettige Degeneration mit Nekroseherden, Nierenhyperämie und -parenchymdegeneration, Nierenkanälchennekrose sowie subpericardiale Hämorrhagien beobachtet. In der Behandlung treten in den Vordergrund parenterale und perorale Einverleibung hoher Glukosemengen sowie von Calcium und Vitamin B-

Komplex. Im Anfangsstadium der Krankheit ist außerdem eine symtpomatische Behandlung (Cardiaca und Laxantia) anzuwenden. Eine wichtige Rolle spielt bei der Behandlung eine leicht verdauliche, kohlenhydratreiche, eiweiß- und fettfreie Diät. Die diätetische Behandlung ist etwa 7–10 Tage durchzuführen. Bei der Hexachloraethanvergiftung wird eine beträchtliche Rolle der Wasserstoffionenkonzentration zugeschrieben. Darum ist dem Futter Calciumzusatz (Kreide, Knochenmehl, MM-Mischung) vor der Anwendung prophylaktisch beizumischen, und alle die Calciumbilanz ungünstig beeinflussenden Faktoren (Sauerfutter) sind zu beseitigen.
W. Radomiński. 4660.

Bartelheimer, E. W., Friedberg, K. D. und Lendle, L.; Göttingen, Univ., Pharmakol. Inst. **Chemische Reaktionsmöglichkeiten von Kobaltverbindungen als Voraussetzung ihrer Toxizität und Antidotwirksamkeit gegen Blausäure.** Arch. int. Pharmacodynam. Thérap. **139** (1962) Nr. 1/2. S. 99–108.
4660.

Przyborowski, R.; Berlin, Humboldt-Univ., Inst. für Med. Mikrobiol. und Epidemiol. **Nitrat-Reduktionsvermögen von Wasser- und Darmbakterien.** Z. ges. Hyg. Grenzgebiete 8 (1962) Nr. 8/9. S. 574–578. — 1 Abb., 3 Tab.
Das Ferment Nitratreduktase als aërobe Dehydrase katalysiert die Nitratreduktion; es ist ein Sulfhydryl-Molybdän-Flavin-Adenin-Dinucleotid-Protein, bei dem die Funktion des Elektronenüberträgers von Flavin und Molybdän ausgeführt wird. Vf. prüfte 10 Gattungen von Bakterien mit 21 Arten auf ihr Nitratreduktionsvermögen, so z. B. *Bacterium coli* und *Dyspepsiecoli*. An Nährböden wurden u. a. benutzt Nitrat-Peptonwasser sowie Nitrat-Bouillon. Die Ergebnisse zeigen, daß etwa 40% der im Wasser, Darm und in der Milch vorkommenden Bakterienarten Nitrat zu Nitrit reduzieren können. Als empfindlichste Nitrit-Nachweis-Methode erweist sich die mit Sulfanilsäure-Naphthylamin-Essigsäure (0,1 mg Nitrit/l). Bei einer Resorptionsrate von 50–80% ergibt sich die letale Nitritmenge eines 4 Mon. alten Säuglings (6100 g) zu 56,8–34,1 mg Nitrit. H. Liebenow. 4670.

Kunerth, K.; Halle/S., Bezirkshygieneinst., Fachgebiet Wasserhyg. **Nachweis der Nitrate im Trinkwasser.** Z. ges. Hyg. Grenzgebiete 8 (1962) Nr. 8/9. S. 572–574.
Nitrate als Salze der Salpetersäure entstehen bei der Oxydation von organischen und anorganischen Stickstoffverbindungen über Ammoniak und Nitrit. Nitrate treten erst am Ende des aëroben Selbstreinigungsprozesses auf und sind als Zeichen überwundener organischer Verschmutzung anzusehen. Der Nachweis des Nitrat-Ions beruht auf der oxydierenden Wirkung der Salpetersäure oder auf der intensiven Färbung der durch ihre Einwirkung auf organische Reagenzien gebildeten Reaktionsprodukte. Die Brucin-Schwefelsäure-Methode und die Diphenylamin-Schwefelsäure-Methode beruhen auf der oxydierenden Wirkung der Salpetersäure, sie sind aber als qualitative Methoden für quantitative Bestimmungen ungeeignet. Auf dem Einbau einer Nitrogruppe (-NO_2) in das Molekül des Reagens (Nitrierungsmethode) beruhen die Natriumsalicylat-Methode und die Phenoldisulfosäure-Methode. Die erstere Methode ist günstiger, weil relativ große Mengen an Chlor, Eisen und Nitrit nicht stören. H. Liebenow. 4670.

Hartmann, Fred und Seifert, Klaus; Kiel, Univ., Pathol. Inst. **Hexosaminbestimmungen bei experimentellem Lathyrismus.** Klin. Wschr. **40** (1962) Nr. 22. S. 1156–1158. — 2 Tab., 16 Lit.
Bei experimentellem Lathyrismus ist die Mesenchymschädigung in einer fehlerhaften Zusammensetzung der Grundsubstanz zu suchen. Vff. bestimmen colorimetrisch im Eppendorf-Photometer bei 546 μ den Hexosamingehalt (Glucosamin-6-Phosphat) des Rippenknorpels und der Aortenwand bei jungen

Schweinen nach experimentellem Lathyrismus. Die Versuchstiere erhielten 12 Tage täglich 3 g β-Aminopropionitril (BAPN). Der Hexosamingehalt des Knorpels (Kontrolltier) beträgt 2015 γ bzw. 1877 γ (Versuchstier) bei 15 mg Einwaage; beim Aortengewebe entsprechend 310 γ bzw. 302,5 γ. Die letztere geringe Hexosaminverminderung des Versuchstieres ist gegenüber dem Kontrolltier nicht statistisch gesichert. Der durch BAPN hervorgerufene Osteo-Angio-Lathyrismus besteht primär in einer Hemmung der Synthese saurer Mucopolysaccharide, wodurch der Aufbau der Intercellularsubstanz gestört wird.
H. Liebenow. 4670.

Horn, H.; Berlin, Humboldt-Univ., Min. für Gesundheitswes., Inst. für Med. Mikrobiol. und Epidemiol., Staatl. Hygieneinspektion. **Wege zur Lösung des Nitratproblems.** Z. ges. Hyg. Grenzgebiete 8 (1962) Nr. 8/9. S. 578–588. — 4 Tab.
Die Entstehung des Nitratproblems ist sehr eng mit der Nitratanreicherung im Grundwasser verknüpft und wurde erst in den letzten vier Jahrzehnten aktuell, wahrscheinlich als Folge der intensiven und ausgedehnten mineralischen Stickstoffdüngung. In hygienischer Hinsicht sind zwei Forderungen an die Landwirtschaft zu stellen: 1. Lagern N-haltiger Düngemittel nur überdacht und in erheblichem Sicherheitsabstand von Trinkwasserbrunnen. 2. Dosierung der N-Düngemittel und Verteilung auf mehrere Einzelgaben pro Jahr. Auch die Versenkung menschlicher Exkremente und anderer organischer Abfallstoffe in den Erdboden sollte unterlassen werden, denn die Verhinderung des weiteren Versickerns von Nitraten in das Grundwasser ist die erste Voraussetzung zur Lösung des Nitratproblems. Auch die wenigstens dreimonatige Vollstillung aller Säuglinge auf dem Lande würde das Problem lösen, da kein nitrathaltiges Wasser für die künstliche Ernährung verwendet würde (die durch Nitrat bedingte Säuglingsmethämoglobinämie entfiele). Leider wurden aber 1960 nur noch 7,7% der Säuglinge bis zum 3. Monat gestillt (die Berufstätigkeit der Frau, kurzer Urlaub nach der Entbindung, kosmetische Erwägungen und die Schnellebigkeit werden als Ursachen angegeben). Insofern ist das Nitratproblem als Zivilisationsfolge anzusehen. Die Säuglingsmethämoglobinämie ist offensichtlich eine Krankheit der Ebene (das Grundwasser entfernt angesammeltes Nitrat schlechter wegen der geringeren Fließgeschwindigkeit). Wirksame Mittel zur Lösung des Nitratproblems in Landgemeinden: Anschluß an eine zentrale Wasserversorgung; Verwendung von Selterswasser; täglicher Antransport nitratarmen Wassers; Gewinnung vollentsalzten Wassers oder gar Milch und Wasser als sterilisierte Fertignahrung in den Handel bringen.
H. Liebenow. 4710.

Horn, K.; Berlin, Humboldt-Univ., Hyg.-Inst., Abt. Allg. und Kommunale Hyg. **Gesundheitsgefährdung durch nitrathaltige Trinkwässer.** Z. ges. Hyg. Grenzgebiete 8 (1962) Nr. 8/9. S. 569–572. — Vgl. vorst. Ref.
Nitrathaltige Trinkwässer — besonders Brunnenwasser — bedingen bei Säuglingen eine Methämoglobinämie (Nitratcyanose), deren ausgeprägte Form durch schmutziggraue Cyanose, Atemnot und teilweise schon durch eine deutliche Herz-Kreislauf-Schädigung mit elektrokardiographischen Veränderungen gekennzeichnet ist. Durch nitrathaltige Trinkwässer entsteht eine immer größere Gefahr, da sich der Übergang zur künstlichen Ernährung bei Säuglingen — und damit die Verwendung von Trinkwässern — zu einer immer niedrigeren Altersgrenze verschiebt (ca. 25% werden nur noch bis zum 1. Monat gestillt). Andererseits ist das fetale Hämoglobin besonders leicht zu Methämoglobin oxydierbar, was die Erkrankungen während des 1. Trimenons fördert. Eine schwere Cyanose liegt vor, wenn der Methämoglobingehalt mehr als 6,0% beträgt. Fallen mehr als 50% Hämoglobin aus, so liegt eine lebensbedrohende Hypoxämie vor. Trockennahrung, die möglicherweise in nitrathaltigem Wasser aufgelöst wird, birgt Gefahr in sich, da sie primär

oder sekundär bakteriell verunreinigt sein kann, und daher die Möglichkeit der Methämoglobinbildung besteht. Daher sollten Trinkwässer mit mehr als 70 mg Nitrat/l Wasser für die Säuglingsnahrung nicht verwendet werden; solche mit 40–70 mg/l nicht für Trockenmilchnahrung benutzt werden.

H. Liebenow. 4710.

Dorn, P., Kronthaler, O. und Weber, R.; München, Univ., Inst. für Tierpathol., Kleintiergesundheitsdienst Bayern. **Die Diagnose der Kohlenmonoxydvergiftung beim Huhn.** Berliner Münchener tierärztl. Wschr. **75** (1962) Nr. 20. S. 391–393. — 6 Lit. Zus. in Engl.

Eine Kohlenmonoxydvergiftung kann dann entstehen, wenn Tiere in geschlossenen Räumen unter Wärmequellen mit offener Flamme gehalten werden, wie dies unter Umständen bei der Geflügelzaufzucht geschieht. Schon bei einem geringen Gehalt der Stall-Luft an Kohlenmonoxyd treten Anoxaemien auf. 1% CO in der Luft binden 50% des Hämoglobins als CO-Hämoglobin. Außerdem kommt es zu einer Hemmung der Cytochromoxydasen. Ein Teil der durch Kohlenmonoxyd verursachten Schädigungen wird durch eine gewisse Blockierung schwermetallhaltiger Fermente bewirkt. Dabei werden folgende klinische Veränderungen festgestellt: Trauern, erhöhte Atemfrequenz, gesträubtes Gefieder, schwankender Gang und unkoordinierte Bewegungen, bei längerer Dauer Opisthotonus und Excitation. Pathologisch-anatomisch stehen folgende Veränderungen im Vordergrund: himbeerrote Verfärbung der Organe und Skelettmuskulatur, himbeerrote Verfärbung und schlechte Gerinnbarkeit des Blutes, zahlreiche petechiale und flächenhafte Blutungen in den serösen Häuten und im Gehirn, Ganglienzelldegenerationen im Nervensystem. In chronischen Fällen treten Nekrosen im Gehirn und Myocard auf. Für den chemischen Nachweis des Kohlenmonoxyds eignet sich am besten die Methode nach Katayama. Sie eignet sich sowohl für Frischblut und Blutgerinnsel als auch für altes Blut und zeigt eine hohe Empfindlichkeit gegenüber geringem CO-Gehalt in der Atemluft. E. Tempel. 4720.

Evans, I. Antice und Howell, Roy M.; Bangor, Caernarvons., School of Agric., Dep. of Biochem. and Soil Sci. Bovine bracken poisoning. **(Farnkrautvergiftung beim Rind.)** Nature [London] **194** (1962) Nr. 4828. S. 584–585. — 3 Abb., 10 Lit.

Die Blutausstriche von Rindern bei Farnkrautvergiftung haben durch abweichendes Verhalten des Fibrinogens ein fleckiges und streifiges Aussehen. Untersuchungen an einem Kalb mit experimentell erzeugter Vergiftung bestätigen die Annahme einer Beziehung zum Heparin, das mit Fibrinogen reversible Polymere zu bilden vermag. Mit Auftreten des veränderten Blutausstriches stieg der Gehalt an Fibrinogen und Heparin und die Sedimentationsrate der Erythrocyten. Vermutet wird weiterhin eine Schädigung der Mastzellen, die sich im Anstieg von Histamin äußern müßte. Erfolgreich war die Therapie mit Toluidinblau (Antiheparin), „Anthisan" (Antihistamin), „Predsolan" (Hydrocortison), Butylalkohol (Knochenmarkstimulans) und „Distavone" (Antibioticum). Auf die Möglichkeiten der Therapie von Strahlenschäden gleicher Symptome wird hingewiesen. W. Goldbach. 4730.

Therrien, H. P., Hidiroglou, M. und Charette, L. A.; Kapuskasing, Ontario, Canada Dep. of Agric., Res. Branch, Exp. Farm. Note on the toxicity of tall buttercup (Ranunculus acris L.) to cattle. **(Bemerkung über die toxische Wirkung von „Scharfem Hahnenfuß" [Ranunculus acris L.] bei Rindern.)** Canad. J. Animal Sci. 42 (1962) Nr. 1. S. 123–124. — 6 Lit.

Frischer Hahnenfuß soll giftig wirken — besonders im Blütenstadium — durch leicht flüchtiges Protoanemonin, trockener dagegen nicht. Vff. verabreichten 6 dreimonatigen Färsen für 2 Tage einen wäßrigen Extrakt aus 0,5 kg frischem Hahnenfuß; es traten keinerlei Symptome auf. Vier Jungochsen erhielten: 2 Tage täglich 5 kg, während der letzten 3 Tage des 14tägigen Versuches das Gesamtfutter (55 kg) als Hahnenfuß. Klinische Veränderungen wurden wiederum nicht wahrgenommen; auch nicht, als 2 Tiere aus dem vorhergehenden Versuch noch zusätzlich auf einer engen Weide gehalten wurden, wo sie täglich noch bis zu 5–15 kg Hahnenfuß aufnahmen. Die in der Literatur beschriebenen toxischen Fälle führen Vff. auf die empfindlicheren, im Labor gehaltenen Tiere zurück. Trotz ihrer negativen Versuche sind Vff. aber der Meinung, daß ein giftiges Stadium beim Hahnenfuß besteht, das in weiteren Versuchen durch Verfüttern in verschiedenen Entwicklungsstadien ermittelt werden soll. H. Liebenow. 4730.

Jouhier, Claude; Alfort, École Nat. Vétérin. Intoxication des animaux domestiques par les prêles. **(Vergiftungen der Haustiere mit Schachtelhalmen.)** Diss. Alfort **1961** 52 S. – 91 Lit. K. Reinhardt. 4730.

Nayar, N. C. und Misra, D. B.; Bhubaneswar, Orissa Veterin. Coll., Dep. of Animal Husbandry; Cuttack, State Veterin. Lab. Cattle poisoning by Paspalum scrobiculatum (Kodua poisoning). **(Rindervergiftungen durch Paspalum scrobiculatum [Koduavergiftungen].)** Indian veterin. J. **39** (1962) Nr. 9. S. 501–503. – 1 Tab., 6 Lit. E. Wiesner. 4730.

Kjurtov, N. (Kjurtow, N.) Slučaj na otravjane na svine ot ečemik zarazen s fuzarium. **(Ein Fall von Schweinevergiftung durch mit Fusarium infizierte Gerste.)** Veterinarna sbirka, Sofija **59** (1962) Nr. 2. S. 19–20.
Beschrieben werden Fälle einer Erkrankung bei Ferkeln und Schweinen, die mit vom Schimmelpilz *Fusarium graminearium Schw.* befallener Gerste gefüttert worden waren. Krankheitserscheinungen: Erbrechen, Durchfall, Unruhe, Lähmung des Hinterteils, Festliegen und in manchen Fällen tödlicher Ausgang. Bei der Autopsie der gestorbenen Ferkel wurde hämorraghische Gastroenteritis und Leberdystrophie festgestellt. Nach Fütterung tragender Sauen mit dieser Gerste kam es zu Massenaborten und zum Abwerfen von tot- oder lebensunfähig geborenen Tieren. Den Aborten ging nur ein blutig-eitriger Ausfluß aus den Geschlechtsorganen voraus. Andere Krankheitssymptome blieben aus. Die bakteriologische Untersuchung der Feten auf pathogene Mikroorganismen fiel negativ aus. Mit Einstellung der Verfütterung von verschimmelter Gerste klang auch die Erkrankung ab, und es wurden keine Aborte mehr festgestellt. Daher nimmt Vf. an, daß die beschriebene Erkrankung und die Aborte eine Fusariotoxikose darstellen, die auf *Fusarium graminearium Schw.* zurückzuführen ist. G. Radew. 4730.

Singh, B. S. und Yadav, P. C.; Mathura, Uttar Pradesh, Coll. of Veterin. Sci. and Animal Husbandry. Paranormal halling of snake bite. A report. **(Ein Fall einer anomalen Heilung von einem Schlangenbiß.)** Indian veterin. J. **39** (1962) Nr. 9. S. 498–500. – 2 Tab. E. Wiesner. 4740.

Schützler, H.; Dessau, Forsch.-Inst. für Impfstoffe. **Hyperkeratose bei Jungrindern nach Aufnahme von Dachpappe.** Mh. Veterinärmed. **17** (1962) Nr. 19. S. 788–790. – 3 Abb., 21 Lit.
Die Hyperkeratose-Erkrankung entsteht durch Vergiftung mit bestimmten chemischen Produkten (z. B. bei Rindern durch Chlornaphthalin im Bindegarn oder bei Schweinen durch teerhaltige Fußbodenbeläge). Rinder sind am empfindlichsten gegen Keratose erzeugende Stoffe, wozu vorwiegend hochchlorierte Kohlenwasserstoffe (Naphthalin und Kresole) und Acetonoxydiphenyl gehören. Vf. brachte im Herbst 1959 Jungbullen bzw. -färsen in einen mit Dachpappe überdachten Auslauf. Im Frühjahr 1960 zeigten sich Haarausfall im Halsbereich, an Schulter und Rücken sowie hyperkeratotische Hauterscheinungen bei unverminderter Futteraufnahme, aber Gewichtsabnahme. Die Ursache der Hyperkeratose war das Abfressen der überstehenden Dachpappenränder. Heilung wurde erreicht durch verhinderte Aufnahme

weiterer Dachpappe; Applizierung von 2 × Trivitamin (ADE) und mehrere Wochen Vitamin A sowie zusätzlich Vollmilch (3–4 l/täglich über mehrere Wochen). Heilung trat nach 3–8 Wochen ein. Verhinderung der Keratose durch Hochhalten oder Nichtüberstehen-lassen der Dachränder, um Abfressen zu verhindern. Die Aufnahme von Industrieprodukten bei diesen vollwertig ernährten Rindern ist also nicht durch Mineralstoff- und/oder Vitaminmangel bedingt, sondern wohl mehr aus Spielerei und Langeweile erfolgt.
H. Liebenow. 4750.

Pathan, M. H.; Maharashtra, Karjat (Kolaba). Clinical articles. A case record of kerosene poisoning in two goats. **(Feststellung einer Kerosenvergiftung bei zwei Ziegen.)** Indian veterin. J. 38 (1961) Nr. 11. S. 559–561.
E. Wiesner. 4750.

Michalski, Zbigniew und Rudnicka, Jadwiga; Wrocław, Wyższa Szkoła Rolnicza. Doświadczalne zatrucia alkoholem metylowym u królików. **(Experimentelle Methylalkoholvergiftungen bei Kaninchen.)** Med. weteryn. 18 (1962) Nr. 9. S. 531–535. — 2 Abb., 1 Tab., 14 Lit. Zus. in Russ., Engl., Franz., Dtsch.

Wie im allgemeinen angenommen wird, beruht die Methylalkoholvergiftung beim Menschen darauf, daß er nicht wie Aethylalkohol zu CO_2 und H_2O oxydiert, sondern in Formaldehyd, Ameisen- und Milchsäure zerlegt wird. Die Untersuchungen wurden an 24 Kaninchen (2–3 kg Kgw.) durchgeführt. 20 Tieren wurde Methylalkohol in Dosen von 6–15 ml pro kg Kgw. mittels einer Magensonde einmal bzw. mehrmals einverleibt, 4 Kaninchen bekamen dagegen in fraktionierten Dosen 0,5–2 ml Formaldehyd. Bei der Mehrzahl der mit Methylalkohol vergifteten Tiere unterschieden sich die klinischen Vergiftungserscheinungen nicht vom Methanolvergiftungsbild bei Menschen. Im Vordergrund stehen Gleichgewichtsstörungen, Benommenheit, leichte Tympanie, Krämpfe und Blindheit. Die Tiere verendeten unter Lähmungserscheinungen des ZNS; die unmittelbare Todesursache war dagegen eine Lähmung des Atemzentrums. Im Zerlegungsbild wurden Magendarmkanal-, Leber- und Nierenveränderungen beobachtet. In der Magen- und Zwölffingerdarmschleimhaut kann eine akute katarrhalische, häufig mit zahlreichen Hämorrhagien und Blutergüssen verbundene Entzündung festgestellt werden. Die Morphologie der Methylalkohol- und Formaldehydvergiftung ergibt eine weitgehende Ähnlichkeit, was zum Schluß führt, daß der Vergiftungsfaktor in beiden Versuchsgruppen Formaldehyd ist. W. Radomiński. 4750.

Gylstorff, J.; Hannover, Tierärztl. Hochschule, Inst. für Tierhyg. und Geflügelkrankh. **Die Giftigkeit von Castrix-Giftgetreidekörnern für Hühner und Tauben.** Bayer. landwirtsch. Jb. 39 (1962) Nr. 1. S. 19–32. — 6 Abb., 19 Lit.

Castrix-Giftgetreidekörner enthalten 0,1% des salzsauren Pyridinderivates Castrix, welches ein rasch wirkendes, für Nager besonders gefährliches Krampfgift darstellt. Die Giftwirkung kann durch Barbiturate aufgehoben werden. Hühner nehmen Castrixkörner nur sehr ungern auf. Bei Zwangsfütterung mit bis zu 1500 Castrixkörnern pro Mahlzeit treten lediglich bei einzelnen Hühnern narkoseähnliche Erscheinungen auf, die nach einigen Stunden wieder völlig abklingen. 14tägige Fütterung ausschließlich mit Castrixkörnern führt zu keinen Vergiftungserscheinungen. Nach Töten der Versuchstiere finden sich lediglich starke Durchsaftung der Darmwände sowie Quellung des Leber- und Nierenparenchyms. Tauben nehmen Castrix, welches für sie schon in Dosen von 40 Körnern zu tödlichen Krämpfen führt, wahllos auf. Starke Leber-, Nieren- und Darmschädigungen treten ein. Testversuche mit Enten und Gänsen ergeben, daß diese freiwillig keine Giftkörner aufnehmen, bei Zwangsfütterung erbrechen und sonst keine Vergiftungserscheinungen erkennen lassen. Pathologisch-anatomisch finden sich bei dem Wassergeflügel ähnliche Veränderungen wie bei den anderen Geflügelarten. Nach den Untersuchungsergebnissen ist Castrix lediglich für Tauben stark toxisch.

E. Wojaczek-Steffke. 4750.

Koopman, J. J.; Alkmaar, Noord-Holland, Provinciale Gezondheidsdienst voor Dieren. Een geval van vergifting met barbituurzuurderivaten bij varkens. **(Ein Fall von Barbitursäurevergiftung bei Ferkeln.)** Tijdschr. Diergeneeskunde 87 (1962) Nr. 22. S. 1448. E. Wiesner. 4760.

IX. INNERE MEDIZIN, NICHT INFEKTIÖSE KRANKHEITEN, INFEKTIONSKRANKHEITEN

Valach, Zdeněk. Vyšetřeni intraperitoneálního punktátu zdravého a nemocného skotu. **(Die Untersuchung des intraperitonealen Punktates beim gesunden und kranken Rinde.)** Veterinářství 12 (1962) Nr. 9. S. 272–274.

Vf. beschreibt die Entnahme der Bauchflüssigkeit und ihre Untersuchung zur Beurteilung der Krankheitserscheinungen bei traumatischen Reticuloperitonitiden und bei diffusen Peritonitiden der Kühe und stützt sich dabei auf die Überprüfung dieser Methode an 28 gesunden und 74 kranken Rindern. Bei der Punktion der Bauchhöhle, die am niedrigsten Punkt der unteren Bauchwand vorgenommen wurde, benützte man mit Erfolg zwei geschlossene Nadeln nach Siňov. Die Flüssigkeit wurde organoleptisch und labormäßig untersucht (pH, Leukogramm, Erythrocyten- und Epithelienzahl, Eiweißgehalt).

F. Nádvorník. 4926.

Šanda, Alexej. Určování sérového pepsinogenu jako nepřímá vyšetřovací metoda k zjišťování činnosti žaludku. **(Die Verwendungsmöglichkeit der Bestimmung von Serumpepsinogen als indirekte Untersuchungsmethode zur Feststellung der Magentätigkeit.)** Sborník Vysoké Školy zemědělské Brně, Řada B **10(31)** (1962) Nr. 1/2. S. 41–46. – 1 Abb., 3 Tab., 13 Lit. Zus. in Russ., Dtsch.

Um die Bestimmungsweise des Serumpepsinogens als indirekte Untersuchungsmethode zur Diagnostik der Magentätigkeit zu überprüfen, stellte man im ersten Teil des Versuches bei 33 gesunden Pferden, 60 Hunden, 96 Schweinen und 122 Rindern die Grundwerte des Serumpepsinogens von Blutproben fest, die vor der Fütterung, und ferner von Blutproben, die 10 Pferden und 10 Hunden nach der Fütterung entnommen wurden. Im weiteren Teil der Versuchsreihe verfolgte man den Serumpepsinogen-Spiegel bei 10 Pferden und 10 Hunden, denen Histamin Spofa, 1‰ Lösung (4–5 ml bei Pferden und 0,25–0,5 ml bei Hunden) s.c. appliziert wurde, und bei kranken Tieren. Die Blutproben wurden vor der Fütterung entnommen. Die Bestimmung des Serumpepsinogens erfolgte nach einer Methode, deren Prinzip auf der Umwandlung des Pepsinogens in saurem Medium zu Pepsin beruht, wobei durch die Pepsinwirkung auf Eiweißstoffe Tyrosin frei wird, das sich dann photometrisch ermitteln läßt. Nach der Fütterung und Histaminapplikation stieg der Serumpepsinogen-Spiegel an, während kranke Tiere, je nach der Intensität ihrer sekretorischen Magenaktivität, einen niedrigeren Spiegel aufwiesen. Der Tyrosinwert erreichte im Blut von Pferden durchschnittlich 64 ± 19, bei Hunden 347 ± 45, bei Schweinen 305 ± 71 und bei Kühen 221 ± 64. Die Ergebnisse deuten an, daß man diese Methode weiter ausarbeiten und zur Bestimmung der Magenaktivität anwenden könnte.

F. Nádvorník. 4938.

Alterauge, W.; Dortmund. **Über die Wirkungsweise der infraroten und ultravioletten Strahlung in der Medizin.** Tierärztl. Umschau 17 (1962) Nr. 6. S. 202–205.

Die infrarote und ultraviolette Strahlenbehandlung findet in der Medizin in ausgedehntem Maße Anwendung. Bei extremer Dosierung führen beide zur Zellenzerstörung. Diese abgestorbenen Körperbestandteile können auf den eigenen Organismus als Allergen wirken und Ödeme sowie Blasenbildung zur Folge haben. In diesem Falle wird die Vitalität der bestrahlten Zellen „niedergebrochen“, und das physiologische sowie pathologische Geschehen wird von der sich in der Körperflüssigkeit vollziehenden Überkompensation und Resorption bestimmt. Im Anfangsstadium verursacht die infrarote Bestrahlung eine auf einer Wärmewirkung beruhende Ausdehnung des beeinflußten Gewebes. Dadurch wird der Verbrauch an Nährstoffen an dieser Stelle gefördert, und es tritt eine Überkompensation der verbrauchten Stoffe ein. Das bestrahlte Gewebe erfährt eine Vitalitätssteigerung, und es können Funktionsstörungen von Organen und auch Infektionskrankheiten zur Abheilung gebracht werden. Die Ultraviolettbestrahlung dagegen verursacht eine Erhöhung der Arbeitsleistung der beeinflußten Zellen (z. B. Bildung von Pigment). Auf Grund einer sich einstellenden aktiven Hyperaemie und Vitalitätssteigerung der Zellen können ebenfalls Funktionsstörungen in Organen beseitigt werden und Infektions- sowie Konstitutionskrankheiten zur Abheilung gebracht werden. Deshalb sollte die Bestrahlungstherapie in der Veterinärmedizin zur Unterstützung des Wachstums, zur Abwendung oder Heilung von Krankheiten mehr als bisher Anwendung finden. A. Meyer. 4990.

Longuenesse, Guy; Alfort, École Nat. Vétérin. Étiologie et pathogénie de la météorisation aiguë des ruminats. **(Entstehung und Ursache des akuten Aufblähens der Wiederkäuer.)** Diss. Alfort **1961** 49 S. – 2 Tab., 42 Lit.
K. Reinhardt. 5065.

Mai, Walter; Berlin, Humboldt-Univ., Veterinärmed. Fak., Med. Tierklin., Abt. Pathol. Physiol., und Inst. für Gerichtl. Tierheilkunde. **Zur Indigestion des Rindes. – Die Behandlung mit Ursopron und Acetanilid.** Diss. Berlin **1963** 141 S. – 164 Lit.

23 Patienten, die an einer primären alimenträren Indigestion erkrankt sind, werden mit Ursopron (VEB Serum-Werk Bernburg) und Acetanilid behandelt und durchschnittlich zwischen dem 2. und 3. Tag geheilt. Natriumpropionat als wichtigster Bestandteil (40%) des Ursoprons ersetzt die bei der Indigestion verminderte Propionsäure, ist ein wichtiger Vorläufer der Glukose und Glykogensynthese des Rindes, verbessert die Fettsäurebildung im Pansen, fördert das Wachstum gewisser Pansenbakterien und regt die Labmagensekretion an. Acetanilid ist das billigste und stärkste Analgeticum und gerade deshalb für die Großtierbehandlung geeignet. Es wirkt rein zentral auf das Schmerzzentrum, und das bei der primären alimentären Indigestion gestörte Allgemeinbefinden und die Futteraufnahme werden gebessert. Die Kombination Ursopron und Acetanilid hat sich besonders bewährt. Von der primären alimentären Indigestion sind spezifische Krankheiten, die klinisch als Indigestion verlaufen durch eine gründliche Untersuchung, die alle in Frage kommenden Organsysteme umfaßt, abzutrennen. Im Schrifttum werden diese Krankheiten als sekundäre oder symptomatische Indigestionen bezeichnet. Ketonkörper werden in 8 Fällen im Harn nachgewiesen und zeigen die Störung des Kohlenhydratstoffwechsels an. 6 Patienten mit primärer Acetonurie post partum werden mit Ursopron und Acetanilid behandelt und in 2 Tagen geheilt. E. Wiesner. 5065.

Točev, Vladimir. (Totschew, Wladimir.) Kalievijat permanganat pri lekuvane na akutnija timpanit u preživnite. **(Das Kaliumpermanganat bei der Behandlung der akuten Tympanie bei Wiederkäuern.)** Veterinarna sbirka, Sofija **58** (1961) Nr. 12. S. 15.

Vf. applizierte 1%ige wäßrige Kaliumpermanganatlösung bei Kühen mit akuter Tympanie, die sich nach Fütterung der Tiere mit frischgeschnittener Luzerne entwickelt hatte. Bei einigen Kühen wurden 500 cm³ der Kaliumpermanganatlösung nach vorherigem Trokarieren direkt in den Pausen eingespritzt. In anderen Fällen, bei denen sich das Trokarieren nicht als notwendig erwies, wurde 1 Liter der Kaliumpermanganatlösung mit einer Flasche per os verabreicht. Alle auf diese Weise behandelten Tiere wurden geheilt.

G. Radew. 5065.

Dietz, O.; Berlin, Humboldt-Univ., Fac. of Veterin. Sci., Dep. of Surgery. Differential diagnosis of traumatic reticuloperitonitis. **(Differentialdiagnose der traumatischen Reticuloperitonitis.)** J. South African veterin. med. Assoc. **32** (1961) Nr. 1. S. 3–11. — 1 Tab., 5 Lit.

Beim Rind kommt eine Anzahl Gastroenteropathien vor, deren klinisches Bild dem der traumatischen Reticulitis (tR) ähnlich ist und nur durch genaue klinische Untersuchung voneinander unterschieden werden können. Dazu sind eine sorgfältige Untersuchung von Kreislauf, Respirationsorganen, palpabeln Lymphknoten, rectale und äußere Untersuchung der Verdauungsorgane sowie die Ausführung der Fremdkörperproben (Head'sche Linien und Zonen, Rückengriff, Stabprobe) und gegebenenfalls von Blut- und Harnuntersuchungen notwendig. Auf folgende Krankheiten ist differentialdiagnostisch besonders zu achten. Ketose kommt bei der tR sekundär vor, tritt aber auch primär auf, wobei die Fremdkörperproben stets positiv sind. Sie wird durch den Nachweis von Ketonen im Urin und gleichzeitig niedrigem Blutzuckerspiegel diagnostiziert; beide Formen lassen sich aber nicht unterscheiden. Erhalten die Rinder an 3 Tagen je 100 IE ATCH und gleichzeitig 200 ml Propionsäure als Na-Propionat, so deutet ein Fortbestehen positiver Fremdkörperproben, niedriger Blutzuckerwerte, und Ketonkörper im Urin auf eine sekundäre Ketose infolge tR, die dann durch Laparatomie fast regelmäßig nachgewiesen werden kann. Die primäre Psalteratonie, die sekundär auch die tR begleitet, ist durch das Fehlen einer bei der tR stets vorhandenen Leukocytose und Linksverschiebung gekennzeichnet (Sicherheit nur durch diagnostische Rumenotomie). Die Intussusception ist neben allgemeinen Kolikerscheinungen durch das Ausbleiben von Kotabsatz wenige Stunden nach Beginn der ersten Symptome gekennzeichnet. Drängen und Abgang von blutigem Schleim treten auf. Die rektale Untersuchung kann Aufschluß geben, mit Sicherheit liefert ihn in kranial gelagerten Fällen nur die Probelaparatomie in der rechten Flanke. Das klinische Bild der Dilatation und Torsion des Labmagens gleicht dem der Intussusception. Es treten besonders toxische Indigestion, Pulsbeschleunigung, Schmerzhaftigkeit der Labmagengegend, Diarrhoe und Ketose auf. Koliksymptome fehlen im Gegensatz zu Intussusception und Ileus; exsudative Peritonitis und fetaler Hydrops müssen ausgeschlossen werden. Bei der Labmagenverlagerung treten vor allem auf: wechselhafter Appetit, eventuell Bradycardie, Abgang geringer Mengen dunklen, schmierigen Kotes, mehr oder weniger starke Bauchdeckenspannung und namentlich klare Labmagengeräusche unabhängig von den Pansenbewegungen in der linken Flankengrube oder weiter kranial. Bei den stets mit „Fremdkörpersymptomen" auftretenden Zwerchfellshernien schließlich ist folgendes diagnostisch zu beachten: Tympanie mit schaumiger Gärung und heftigen Pansenbewegungen, Dysphagie und wiederholtes Erbrechen von Panseninhalt in die Krippe, Störung von Atmung und Kreislauf bei Fällen mit Einengung von Lunge, Herz und der großen Gefäße, wenn die ganze Haube in die Pleurahöhle getreten ist; Darm- und Magengeräusche in der rechten Pleurahöhle.

C.-U. v. Mickwitz. 5065.

Rossow, N.; Leipzig, Karl-Marx-Univ., Med. Tierklin. **Zur klinischen Diagnostik der Lebererkrankungen des Rindes.** Mh. Veterinärmed. **17** (1962) Nr. 19. S. 769–774.

Obgleich für die Feststellung der Lebererkrankungen des Rindes eine Anzahl von Untersuchungsmethoden bekannt ist, bereiten der meist anikterische Verlauf und das hauptsächlich unspezifische klinische Bild unter Praxisverhältnissen diagnostische Schwierigkeiten. Die verwertbaren labordiagnostischen Möglichkeiten erfordern größere Voraussetzungen, die den Rahmen der Praxis überschreiten. Der praktizierende Tierarzt ist somit bei der Diagnostik der Lebererkrankungen auch heute noch weitgehend auf seine praktischen Erfahrungen angewiesen. Zur Feststellung der Leberparenchymschäden stehen folgende Möglichkeiten zur Verfügung: 1. Beurteilung des Ikterus, 2. Palpation und Perkussion der Lebergegend, 3. Leberfunktionsproben und 4. Leberbiopsie. Der in der Regel schwache Anstieg der Serumbilirubinwerte selbst bei starken diffusen Leberparenchymschäden führt meist zu keiner merklichen Verfärbung der Schleimhäute und begrenzt deshalb die Verwertbarkeit dieses diagnostischen Hilfsmittels. Die Palpations- und Perkussionsergebnisse der Leber werden durch vielerlei Faktoren beeinflußt, so daß ihre Aussagekraft ebenfalls nur beschränkten Wert hat. Bei den Leberfunktionsproben ist zu berücksichtigen, daß kaum eine einzelne Probe ausreicht, weil nicht alle Funktionen gleichzeitig und in gleicher Weise gestört sind. Genügende Spezifität und vertretbare Kosten sind die Forderungen, die an die Leberfunktionsproben gestellt werden müssen. Von der Vielzahl der geprüften Methoden haben sich Fermentaktivitätsbestimmungen, BSP-Test und Serumbilirubinbestimmungen als gut geeignet für die Diagnostik der akuten Leberparenchymschäden herausgestellt. Einzelheiten müssen im Original nachgelesen werden. Der Leberbiopsie, die als Blindpunktion, gezielte Punktion unter Sichtkontrolle oder als chirurgische Biopsie vorgenommen werden kann, wird großer diagnostischer Wert zugesprochen. Kontraindikationen der Leberbiopsie stellen hämorrhagische Diathesen, Leberabszesse, Cholangitis und Echinokokkose dar. Nach Meinung des Vf. sind der BSP-Test in stark vereinfachter Form, die Leberbiopsie sowie evtl. die Ehrlich'sche Aldehydprobe in der tierärztlichen Praxis als diagnostische Hilfsmittel anwendbar. H. Haase. 5085.

Blaser, E.; Aarberg, Schweiz. **Zur Behandlung des Leberkomas beim Rinde.** Berliner Münchener tierärztl. Wschr. **75** (1962) S. 381–382. — 6 Lit. Zus. in Engl.

Im Praxisgebiet des Vf. sind die Lebererkrankungen während der letzten Jahre erheblich angestiegen. Wenn auch die Gründe der Zunahme nicht vollständig geklärt sind, werden doch Erhöhung der Milchleistung, vermehrte Fütterung von Zuckerrübenprodukten und laufende Intensivierung der Bewirtschaftung als Ursache angesehen. Während juvenile und primipare Rinder kaum erkranken, steigt die Anfälligkeit mit zunehmendem Alter. Zahlenmäßig stehen die sekundären Leberstörungen infektiöser oder nicht infektiöser Genese im Vordergrund, das primäre Leberkoma mit dem typischen klinischen Bild tritt dagegen zurück. Puerperalinfektionen, Mastitiden, Pneumonien sind die häufigsten Ursachen der infektiösen und Magen-Darmstörungen, Futtervergiftungen und krasser Futterwechsel die der nicht infektiösen Leberstörungen. Das klinische Bild der einzelnen Lebererkrankungen ist sehr unterschiedlich und erschwert dadurch die Diagnose. Ikterus tritt selten auf, Fieber meist nicht. Fälle, in denen es zum Temperaturanstieg kommt — bis 42 °C —, sind prognostisch sehr vorsichtig zu beurteilen. Pochend und erhöht ist der Puls hauptäschlich bei schweren Erkrankungen. Bei letzteren sind meist noch eine langatmige Dyspnoe, eine begrenzte Apathie und Milchrückgang zu beobachten. Festliegen, zeitweilig mit Krämpfen einhergehend, Schweißausbruch, Schüttelfrost, Taumeln und plötzliches Zusammenstürzen sind weitere klinische Symptome, die häufig auftreten. Zu starken Durchfällen im Wechsel mit tagelangem Sistieren des Kotabsatzes und heftigen Koliksymptomen kam es in Einzelfällen. Eine mäßige bis stark positive Albustixreaktion (Testpräparat der Fa. Ames u. Co., London) im Harn wurde immer festgestellt. Preis und spätes Eintreffen der Untersuchungsergebnisse stehen den Leberfunktionsprüfungen auf der Basis des Blutserums entgegen. Die Diagnose Leberschaden kann meist beim 2. Besuch gestellt werden. Im Laufe der Jahre ergab sich, daß in all den Fällen ein schwerer Leberschaden angenommen werden muß, in denen die übliche Behandlung der Primärerkrankung nicht den gewünschten Erfolg bringt. Oft stimmen klinisches Bild und pathologisch-anatomischer Befund nicht überein. Das Fleisch hat eine verminderte Haltbarkeit. Für die Therapie gibt Vf. folgendes Schema an. 1. Leichte Fälle: Behandlung der Primärerkrankung 1–2 × 50–100 cm³ 20% Methioninlösung und 300–500 cm³ Glukosephosphorlösung i.v. 2. Mittelschwere Fälle: Aderlaß, 1–3 × 100 cm³ Methioninlösung und Glukosephosphorlösung im Abstand von 6–12 Std. 3. Schwere Fälle: 1–2maliger Aderlaß, Euterinsufflation evtl. auch bei nicht puerperalem Leberkoma, 1–3 Dauerinfusionen mit 500 g Glukose, 100–200 cm³ Methionin und 50–100 g Ringer'scher Blutsalzmischung, die in 2–3 l Wasser gelöst sind. Als Infusionsdauer werden 2–3 Std. angegeben. 4. Für besonders wertvolle Tiere wird ein umfangreicheres Dauerinfusionsgemisch, bestehend aus 100 g Fructose, 400 g Glukose, 200 cm³ Methioninlösung 20%, 20 cm³ Cardin, 2–5 g Viamin C, 200 mg Prednisolon und 50–100 g Ringer'sche Lösung empfohlen.

H. Haase. 5085.

Lettow, Ellen; Berlin-Dahlem, Univ., Klin. und Poliklin. für Kleine Haustiere. **Experimentelle und klinische Untersuchungen zur Diagnose der Lebererkrankungen des Hundes.** Zbl. Veterinärmed. 9 (1962) Nr. 1. S. 75–108; Nr. 2. S. 109–157. — 8 Abb., 17 Tab., 404 Lit. Zus. in Engl., Franz., Span.

An 94 Klinikpatienten mit Lebererkrankungen, 20 Hunden mit akuter Tetrachlorkohlenstoffintoxikation und an 36 klinisch gesunden Hunden wurden eine Reihe von Leberfunktionsproben auf ihre Brauchbarkeit für die Diagnose geprüft und mit dem histologischen Organbefund verglichen. Bei allen Hunden wurden jeweils mehrere Funktionsproben durchgeführt und gleichzeitig Lebergewebe mittels Leberpunktion unter Sichtkontrolle gewonnen. Von weitgehend leberspezifisch angesehenen Untersuchungen wurden u.a. ausgeführt: Bilirubin im Harn und im Serum, Serumeiweißgehalt, -fraktionen, Serumlabilitätsproben, Prothrombinzeit, Harnsäure und Harnstoff im Serum, Bromsulfophthalein-Exkretion, Serumfermente (alkalische Phosphatase, GOT, GPT, Milchsäuredehydrogenase). Eine Laparoskopie wurde 78mal bei experimentell geschädigten Hunden und 35mal bei Klinikpatienten ausgeführt; davon verstarben 2 Tiere. Die Anwendung einer Chlorpromazin-Methadionnarkose ist für lebergeschädigte Hunde bei Dosierung nach Wirkung zulässig. Eine Leberpunktion mit der Punktionsnadel nach Silverman und Boecker erfolgte bei experimentell geschädigten Hunden 78mal, während von den 55 Klinikfällen 47 mit dem Sektionsergebnis übereinstimmten. Die experimentellen Studien zeigten eine zuverlässige Abhängigkeit der morphologischen Schäden und der Restitution von den Serumtransaminasen, insbesondere der GPT. Die alkalische Serumphosphatase und Bromsulfophthaleinprobe blieben noch bei Normalisierung des Leberbefundes pathologisch, so daß vermutlich Funktionsstörungen angezeigt werden. Klinische Untersuchungen prüften die Möglichkeit der Erkennung von Lebererkrankungen, ihres Ausmaßes und ihrer Differentialdiagnose, dabei erzielte der Nachweis der alkalischen Phosphatase sowie der GPT und die Bromsulfopthalein-Retention die günstigsten Werte. Andere Proben eigneten sich gleichfalls. Eine Differentialdiagnose ist nicht möglich. Laparoskopie und gezielte Punktion sind notwendige Ergänzungen der Leberfunktionsproben. H. Trolldenier. 5085.

Bässler, H. P. und Prieur, W. D.; Duisburg. **Ein Fall von operativ geheiltem Ascites infolge Pfortaderhochdruckes beim Hund.** Berliner Münchener tierärztl. Wschr. 75 (1962) Nr. 19. S. 369–372. — 2 Abb., 11 Lit. Zus. in Engl.

Der häufigere Stauungsascites wird durch eine intra- oder extrahepatische Abflußbehinderung der Pfortader verursacht und erzeugt eine Ausweitung der Anastomosen zwischen Pfortader und hinterer Hohlvene, die auch vom Hund bekannt wurden. Zur Entlastung des portalen Hochdrucks entstanden Operationsmethoden für die Schaffung künstlicher anastomosierender Verbindungen. Im eigenen Fall konnte der Ascites nach Versagen der Salidiuretica durch Anlegen einer Eck'schen Fistel behoben werden. V. porta und V. cava caudalis wurden freipräpariert und fortlaufend auf 4 cm in Ellipsenform jederseits in der Muscularis vernäht. Mit einem Schneidefaden, der für 1 ½ cm in beiden Lumina lag, wurde die Anastomose aufgeschnitten. Der eintretende Blutverlust betrug nur 3,0 ml. Postoperativ setzte eine umfassende Versorgung mit Antibiotica, Vitaminen und Leberschonpräparaten ein. Der Hund zeigte dreimal nach Fressen von Aas Inappetenz und komatöse Zustände, die auf eine Behandlung mit Glukose gut ansprachen. Nach wahrscheinlich erneutem Aasfressen verstarb der Schäferhund im 4. Monat p.op. Der Sektionsbefund wird angegeben. H. Trolldenier. 5085.

Gibbons, Walter J.; Auburn, Ala., Univ. Bovine pulmonary emphysema. **(Lungenemphysem bei Rindern.)** Mod. veterin. Pract. **43** (1962) Nr. 8. S. 34 bis 38. — 2 Abb.
Vf. bringt eine Gegenüberstellung des primären und secundären Lungenemphysems sowie des Komplexes der pulmonalen Adenomatose beim Rind. Es wird auf die zahlreichen Publikationen auf diesem Gebiet hingewiesen. Es wurden die Ätiologie, die klinischen Symptome, die Behandlungsmethoden und die pathologisch-anatomischen Befunde bei den einzelnen Komplexen erörtert. Im Gegensatz zu den eigentlichen Lungenemphysemen ist die pulmonale Adenomatose durch das gleichzeitige Auftreten von mehr oder weniger starken Ödemen, Hypertrophie und Hyperplasie des Respirationsepithels gekennzeichnet. Tumorähnliche Zellproliferationen umgeben die Alveolen im Struma der Lungen. H.-J. Kuller. 5103.

Wilson, F. D.; Madras Veterin. Coll., Dep. of Surgery. Temporary cystoplegia in canine pyometra. **(Zeitweilige Blasenlähmung bei der Pyometra des Hundes.)** Indian veterin. J. **38** (1961) Nr. 7. S. 370–372.
E. Wiesner. 5145.

Keyser, D.; Newport, Nova Scotia, Canada. Een geval van vagus-indigestie (syndroom van Hoflund) bij het rund. **(Ein Fall von Vagusindigestion [Hoflund'sches Syndrom] beim Rind.)** Tijdschr. Diergeneeskunde 87 (1962) Nr. 22. S. 1449–1453. E. Wiesner. 5157.

Marolt, J., Bego, U., Vukelić, E., Sanković, F. und Zeskov, B.; Zagreb, Univ., Veterinärmed. Fak., Inst. für Pathol. und Therapie; Inst. für Morphol. und Physiol. **Untersuchungen über Funktionsstörungen des Nervus radialis und des Kreislaufes in der Arteria axillaris beim Pferd.** Dtsch. tierärztl. Wschr. **69** (1962) Nr. 7. S. 181–189. — 9 Abb. 12 Lit. Zus. in Engl.
Auf Grund eingehender Versuche wurde festgestellt, daß es sich bei der als Radialislähmung bezeichneten Bewegungsstörung des Pferdes in den meisten Fällen um eine vorübergehende örtliche Kreislaufstörung handelt. Ätiologisch handelt es sich hierbei um eine Kompression der A. axillaris infolge längerdauernder seitlicher Lagerung des Tieres mit an die Hinterextremitäten gebundenen Vorderextremitäten. Die eigentliche Radialislähmung infolge Schädigung des Nerven ist sehr selten. Die mögliche Ätiologie, die klinischen Symptome sowie die Folgen der Radialislähmung werden ausführlich besprochen. I. Aurich. 5160.

Holzer L.; Nitra, ČSSR. **Ein Beitrag zum Krankengeschehen und zur Behandlung der Lähmungsmyoglobinurie des Pferdes.** Mh. Veterinärmed. **17** (1962) Nr. 8. S. 333–337. — 11 Lit.

Da nicht jedes Pferd, dem während längerer Ruhepausen kohlenhydratreiche Nahrung gereicht wird, bei erneutem Arbeitseinsatz an Lähmungsmyoglobinurie erkrankt, kommt Vf. auf Grund physiologischer und biochemischer Überlegungen zu der Ansicht, es liege bei den erkrankenden Pferden ein Mangel an Mineralien, Spurenelementen, essentiellen Aminosäuren und Vitaminen vor. Dieser Mangel kann eine Gleichgewichtsstörung im neuroendokrinen System und eine Funktionsstörung im Fermentsystem der Gewebe herbeiführen. Die infolge der Störungen sich anhäufende Milchsäure führt zu einer Schädigungsacidose und bewirkt eine Quellung der Muskelfasern, Kapillarverengung und Hypoxie. Die Milchsäure kann nicht abtransportiert werden, das Myoglobin wird aus den Muskelfibrillen ausgeschieden, die anaëroben Spaltprodukte können nicht verbrannt werden, die Resynthese des Glykogens wird gehemmt; d.h., die chemischen Reaktionen, die beim Mechanismus der Kontraktur umkehrbar sind, werden irreversibel, was zu myogener Parese, fortschreitender Muskeldystrophie und Dauerstarre führt. Mit Erfolg wurden in eigener Praxis in einigen Fällen 1-Ascorbinsäure in einmaliger Dosis von 7,5–10,0 g i.v. verabreicht, deren positive Wirkung durch Eingreifen in den gestörten Fermentstoffwechsel erläutert wird. Unbeeinflußbar blieben Fälle nach wiederholtem ergebnislosem Zwangsversuch zur Weiterbewegung oder Aufstehen nach Zusammenbrechen. C.-U. v. Mickwitz. 5170.

Stümpel, Göde; Hannover, Tierärztl. Hochschule, Klin. für Rinderkrankh., Richard-Götze-Inst.; Hannover-Kirchrode, Landwirtsch. Forsch.-Anst. Büntehof. **Untersuchungen über das Vorkommen von Kupfermangel bei Rindern in Niedersachsen.** Diss. Hannover **1962** 62 S. – 10 Abb., 10 Tab., 55 Lit.

In verschiedenen Ländern der Welt, besonders in Australien, Neuseeland, England und Holland wird die Kupfermangelkrankheit beobachtet, und auch auf Sand- und Moorböden Deutschlands ist sie bereits aufgetreten. Die hier beim Weidevieh auftretenden Erscheinungen sind zumeist Unfruchtbarkeit, Abmagerung, bräunliches Haarkleid und Knochenauftreibungen. Vf. hat in Niedersachsen 122 Rinder und einige Grasproben untersucht und dabei im Serum einen weit verbreiteten Kupfermangel festgestellt. Es läßt sich jedoch nach den bisherigen Grasanalysen noch keine Aussage darüber treffen, ob es sich um einen primären oder sekundären Kupfermangel handelt. Bei Wechsel von Stallhaltung zu Weidehaltung treten zunächst starke Schwankungen des Serumkupferspiegels (normal $74{,}2 \pm 2{,}9\gamma\%$) auf, die wahrscheinlich auf das Einspielen des Regulationsmechanismus zurückzuführen sind. Nach Erschöpfung der Leberreserven sinkt der Serumkupferspiegel nach gewisser Zeit ab. Ein Wiederanstieg erfolgt nach Rückkehr zu kupferreicher Winterfütterung rasch. Im übrigen erwiesen sich bei Weidetieren 1,0 bzw. 0,5 g $CuSO_4$ pro Tier und Tag als sicheres Prophylakticum. E. Wiesner. 5215.

Bach, S. J. und Hibbitt, K. G.; Bristol, Univ., Dep. of Physiol. Cysteamine therapy of primary bovine ketosis. **(Behandlung der primären Ketose beim Rind mit Cystaminen.)** Veterin. Rec. **74** (1962) Nr. 36. S. 965–966. – 1 Abb.

Im Gegensatz zu früheren guten Erfolgen bei der Anwendung von Cystaminen zur Behandlugng der Ketose der Rinder wurden bei späteren Untersuchungen eine ganze Anzahl von Mißerfolgen beobachtet. Bei der Überprüfung wurde festgestellt, daß die nunmehr zur Anwendung gelangten Präparate instabil waren und es zu Oxydationsvorgängen kam, die eine Umwandlung der Präparate bedingten und somit ihre Wirksamkeit aufhoben. Der Nachweis der Oxydation wurde auf papierelektrophoretischem Wege erbracht. Der Vorgang des Oxydationsnachweises wird eingehend beschrieben. Inzwischen wurden stabile Präparate in den Handel gebracht. Auf die gute Wirkung bei der Anwendung dieser Mittel zur Behandlung der Ketose wird nochmals hingewiesen. H.-J. Kuller. 5230.

Stillings, B. R., Kradel, D. C. und Meyers, C. L. Winter tetany in beef cattle. **(Tetanie bei Rindern im Winter.)** Veterin. Med. 57 (1962) Nr. 8. S. 690 bis 695. — 3 Abb., 3 Tab.
Ähnliche Erscheinungen wie beim Kalbefieber und der Grastetanie wurden in einer Rinderherde auch in den Wintermonaten beobachtet. Die Tiere zeigten klinisch Steifheit, Muskelzuckungen, Schreckhaftigkeit, Aufblähen, temporäre Dyspnoe und fortschreitende Parese. Als Ursache wird eine mangelhafte Versorgung der Tiere während der Wintermonate mit vollwertigem Futter, insbesondere mit Mineralstoffen, angesehen. Bei Blutserumuntersuchungen wurden sehr niedrige Werte an Calcium und Magnesium gefunden. Klinische Erscheinungen traten insbesondere dann auf, wenn Hypocalcaemie und -magnesaemie gleichzeitig vorlagen. Auffallend war, daß besonders ältere Tiere die Erscheinungen der Tetanie zeigten. Durch entsprechende Regulierung der Fütterung konnten weitere Todesfälle verhindert werden. Der Allgemeinzustand der Tiere besserte sich auffallend. H.-J. Kuller. 5232.

Kaplan, V. A. und Sviridenko, V. A. (Kaplan, W. A. und Swiridenko, W. A.) Uglevodno-žirovoj obmen u krupnogo rogatogo skota. **(Kohlenhydrat-Fett-Stoffwechsel bei Rindern.)** Vestnik sel'skochozjajstvennoj nauki, Moskva 7 (1962) Nr. 5. S. 59–63. — 2 Tab., 13 Lit. Zus. in Engl., Franz., Dtsch.
Eine der Hauptursachen von Störungen im Fett-Kohlenhydrat-Stoffwechsel ist eine Änderung des optimalen Verhältnisses von Rohprotein zu den stickstofffreien Extraktstoffen (1 : 3,6–1 : 5) in der Ration durch einseitige Fütterung. Vff. schlagen deshalb vor, die Rationen von Milchkühen, die mit einem hohen Kraftfutteraufwand gefüttert werden, u.a. durch Zuckerrüben zu erweitern. S. Willer. 5236.

Beer, J.; Dresden, Veterinäruntersuchungs- und Tiergesundheitsamt. **Die Bedeutung bakterieller Krankheiten bei der Haltung landwirtschaftlicher Nutztiere in Großbeständen.** Mh. Veterinärmed. 17 (1962) Nr. 18. S. 737–741. — 3 Tab., 13 Lit.
Die 3 Faktoren, die Pathogenese und Epidemiologie von Infektionskrankheiten bestimmen, der Erreger, das empfängliche Tier und die Umwelt, werden in bezug auf die bakteriellen Krankheiten bei der Entstehung von Tiergroßbeständen betrachtet. Von Bedeutung sind dabei die Krankheiten, bei denen infizierte Tiere wegen eines chronischen oder subklinischen Verlaufes der Erkrankung lange Zeit unerkannt blieben. Ähnlich wirken auch ein hoher Prozentsatz von latenten Infektionen oder das Vorkommen von Dauerausscheidern. Diese Krankheiten sind auch dadurch charakterisiert, daß sie infolge starker Anreicherung des Erregers in der Umwelt zu einer schnellen und hochgradigen Durchseuchung des Bestandes führen und nur durch eine planmäßige Sanierung erfolgreich bekämpft werden können. Bedingungen sind dabei, daß die Situation des gesamten Tierbestandes zur Grundlage der tierärztlichen Maßnahmen gemacht wird, daß die Tilgung der Seuche im Betrieb angestrebt wird, und daß wirtschaftliche und organisatorische Faktoren sowie schlechte Hygiene der Sanierung nicht entgegen wirken. Dazu kommt, daß in Anbetracht der Größe des Bestandes die Tatsache ganz besondere Beachtung verdient, daß es sich bei einem großen Teil der enzootisch verlaufenden Seuchen um sogenannte Faktorenseuchen handelt. Dabei sind die äußeren Faktoren in der unzureichenden Fütterung, Haltung und Pflege zu suchen. Von der großen Zahl an bakteriellen Krankheiten der Nutztiere, für die diese allgemeinen Ausführungen zutreffen, werden diejenigen herausgegriffen, die zur Zeit besondere Beachtung verdienen. Als solche werden Tuberkulose, Brucellose, Leptospirose, Listeriose, Salmonellose, die chronischen Mastitiden des Rindes und Trichophytie besprochen. Bei Listeriose, Salmonellose und Mastitiden wird anhand der Untersuchungsergebnisse der letzten Jahre aus

dem Veterinäruntersuchungs- und Tiergesundheitsamt Dresden die steigende Tendenz dieser Infektionskrankheiten dargestellt. Dabei wurde festgestellt, daß fast alle Wassergeflügelzuchtbetriebe mit Salmonellen verseucht sind. Steigende Aufmerksamkeit erwecken auch alle an bestimmte Tierarten angepaßten und bei diesen sich enzootisch ausbreitenden Salmonellentypen, also neben *S. typhimurium*, *S. cholerae suis*, *S. dublin*, *S. enteritidis*, *S. abortus ovis* und *S. pullorum*. Die Ausführungen zeigen, welch unvergleichlich größerer Schaden im Großbetrieb als in der Einzelhaltung von einer Infektionsquelle ausgehen kann. Jederzeit müssen sich alle Personen, die durch die tägliche Pflege und Versorgung der Tiere direkt oder bei der Leitung, Planung und Organisation im Betrieb oder in den Staatlichen Institutionen indirekt mit den Großbeständen in Beziehung stehen, dieser Tatsache bewußt sein.
W. Lehmann. 5350.

Després, P., Paccaud, M. F. und Poncioni, B.; Genève, Serv. Vétérin. Municipal et de l'Abattoir; Inst. d'Hyg., Serv. de Microbiol. Méd., Sect. de Virol. Zoonoses brucellique, rickettsienne et bedsonienne et leurs rapports avec quelques parasitoses fréquemment rencontrées chez le mouton suisse. **(Die Zoonosen Brucellosen, Rickettsiose und Bedsoniose und ihre Beziehungen zu einigen häufiger vorkommenden Parasitosen bei Schweizer Schafen.)** Schweiz. Arch. Tierheilkunde **104** (1962) Nr. 10. S. 569–584.
Es wurden 1000 Schlachtschafe, die überwiegend aus der Schweiz stammten, aber auch aus Deutschland, Italien und den Niederlanden importiert worden waren, auf das Vorkommen von Antikörpern gegen Brucellose, Q-Fieber und Bedsoniosen (Viren der Ornithose–Psittakose–Lymphogranuloma-Gruppe) untersucht; gleichzeitig wurde Wassermannantigen und Testantigen infizierter Hühnereier vergleichend geprüft. Ferner wurde auf das Vorkommen von Distomatose, Cysticercose, Strongylose und pulmonalen Läsionen geachtet. Bei der Brucellose wurden 1,4 bis 5,4% positive Tiere, beim Q-Fieber 1–6,8% Antikörper gefunden. Bei der Bedsonia-Gruppe wurden 14,1–22% positive Titer gefunden, überwiegend bei weiblichen Tieren. Es wird vermutet, daß diese Antikörper durch den Erreger des enzootischen Verwerfens der Schafe hervorgerufen worden sind. Bei den Bedsonia-positiven Tieren wurden auch positive Wassermann-Reaktionen beobachtet. Signifikante serologische Beziehungen zwischen den drei Erregergruppen konnten nicht ermittelt werden; desgleichen konnte durch statistische Untersuchungen festgestellt werden, daß keine Beziehung besteht zwischen Parasiten und den durchgeführten serologischen Reaktionen. L. Stoll. 5350.

Ichihara, Tsuruo, Ichihara, Tsuyoshi, Eto, Masanobu, Watanabe, Sachio, Taneno, Hiraku, Amada, Masanori, Mishima, Kenichi und Ikegami, Hiroyuki; Kumamoto, Chem.-Sero-Therapeutic Res. Inst.; Prefecture of Fukuoka, Animal Ind. Sect. Studies on an epizootic disease in pigs characterized by diarrhea. I. Outline of the disease. **(Arbeiten über eine enzootische Krankheit bei Schweinen mit charakteristischem Durchfall. — 1. Mitt. Krankheitsüberblick.)** Jap. J. veterin. Sci. **23** (1961) Nr. 5. S. 279–285. — 4 Abb., 3 Tab., 13 Lit. Orig.: jap., Ausz.: engl.
In den Präfekturen Kumamoto und Fukuoka brach im Okt. 1958 und im Febr. 1960 unter den Schweinen eine Krankheit aus, deren Besonderheit ein akuter Durchfall war. Die Ursachen blieben jedoch ungeklärt. Die Krankheit trat ganz plötzlich auf und alle Tiere im Stall erkrankten gleichzeitig. 2–3 Tage hielten die Symptome an. Die Mortalität bei den Ferkeln betrug 100%. Es werden in dieser Arbeit weiterhin das klinische Bild, die pathologisch-anatomischen Veränderungen, die histologischen Ergebnisse und die bakteriologischen Untersuchungen beschrieben. Mit ermittelten *Escherichia coli*- und Proteuskeimen konnten im Übertragungsversuch keine Erkrankungen aus-

gelöst werden. Mit bakterienfreien Organfiltraten konnten jedoch bei einem Teil der Versuchsferkel Durchfälle ausgelöst werden.
W. Richter/Kleinmachnow. 5355.

Labour, Jean-Claude; Alfort, École Nat. Vétérin. Salmonellose chez le veau. **(Salmonellenerkrankungen beim Kalb.)** Diss. Alfort **1961** 48 S. — 55 Lit.
K. Reinhardt. 5360.

Achmedžanov, W. A. (Achmedshanow, R. A.); Samarkand, Landwirtsch. Inst. Lečenie nekrobacilleza ovec antibiotikami. **(Die Behandlung der Nekrobazillose der Schafe mit Antibiotica.)** Veterinarija, Moskva **39** (1962) Nr. 1. S. 35–36.
Die zur Behandlung der Nekrobazillose vorgeschlagenen antiseptischen Mittel wirken zwar auf das nekrotisierte Gewebe und den Erreger, verhindern aber nicht die Bildung von Metastasen in den inneren Organen. Deshalb erprobte Vf. die Behandlung von 13 acht Monate alten, experimentell infizierten Schafen. Mit Terramycin (200000 Einheiten zweimal täglich i.m.) und in einer anderen Gruppe mit Penicillin (2000 IE/kg Kgw. zweimal täglich im Verlauf von 10 Tagen) erzielte Vf. eine Ausheilung. Unter Praxisbedingungen behandelte Vf. dann 680 Schafe; 318 symptomatisch, 132 mit Terramycin und 230 mit Penicillin. Die Antibiotica kamen nach entsprechender chirurgischer Behandlung örtlich und intramuskulär zur Anwendung. Während mit Hilfe der Terramycinbehandlung bei 91% der Tiere eine Ausheilung erzielt werden konnte, war der therapeutische Effekt bei der Penicillinbehandlung etwas geringer (82,2%). Die Behandlungsdauer mit Antibiotica nahm 8–9 Tage, die symptomatische 11–12 Tage bei einer Ausheilung von 75% der behandelten Tiere in Anspruch.
W. Bathke. 5405.

Gŭlŭbov, S., Nikolov, P. und Minčev, Iv. (Gâlâbow, S., Nikolow, P. und Mintschew, Iw.) Količestveni promeni na levkocitite u ovce, imunizirane s brucelna vaksina. **(Veränderungen der Leukocythenzahlen bei mit Brucella-Vaccinen immunisierten Schafen.)** Izvestija na Mikrobiologičeskija institut. Bŭlgarska akademija na naukite, Sofija **13** (1961) S. 45–51. — 6 Abb., 2 Lit. Zus. in Russ., Engl.
Als Versuchstiere dienten 47 Schafe, die mit abgetöteter Brucella-Vaccine behandelt worden waren. Es wurde eine gewisse Abhängigkeit zwischen Antikörpertiter und Zahl der weißen Blutkörperchen festgestellt. Mit Zunahme der Agglutinine sei auch eine Zunahme der Leukocythenzahl einschließlich der einzelnen Formenelemente beobachtet worden.
P. Pawlow. 5470.

Zasedateleva, G. S. (Sassedatelewa, G. S.); Kusminki, Gebiet Moskau, Unions-Inst. für Exp. Veterinärmed., Lab. zum Studium der Bucellose. O metodach otbora brucelleznych životnych pered vakcinaciej v svežich očagach infekcii i ėpizootologičeskom značenii korov, dlitel'no reagirujuščich posle vakcinacii. **(Zu den Methoden der Auswahl brucellosekranker Tiere vor der Vaccinierung in frischinfizierten Herden und die epizootiologische Bedeutung von Kühen, die lange Zeit nach der Vaccination Reagenten sind.)** Trudy Vsesojuznogo instituta ėksperimental'noj veterinarii, Moskva **26** (1962) S. 98–101.
Die Vaccinierung der Kühe und Färsen in frischverseuchten Wirtschaften ergibt sehr unterschiedliche Resultate. Die Ursache hierfür versucht Vf. zu klären. In Herden, in denen die Seuche akut verläuft, sollen Tiere, die vor der Vaccination in der Agglutination, der KBR oder allergisch zweifelhaft reagieren, nicht verbleiben, wie das in der Praxis manchmal gehandhabt wird. Viele der Tiere, die 20 Tage nach der Vaccination einen niedrigen Agglutinationstiter zeigen, abortieren in der Folgezeit. Steigt bei vaccinierten Kühen nach dem Abort der Agglutinationstiter an, so sind die Tiere in der Regel als infiziert anzusehen. In Herden, in denen nach der Vaccination klinische Anzeichen für Brucellose auftraten, wurden bei der bakteriologischen Untersuchung

der Milch jener Kühe, die einen Titer von 1:400 und höher zeigten, massenhaft Brucellakeime nachgewiesen. In den gleichen Herden enthielt die Milch der Tiere mit einem niedrigen Agglutinationstiter, jedoch einer positiven KBR ebenfalls viele Keime. In Herden ohne klinische Anzeichen der Krankheit und mit geringen Agglutinationstitern verlief die Untersuchung der Milch negativ trotz hoher Titer in der KBR. Die Bewertung der Agglutination und der KBR richtet sich nach dem Gesamtzustand der Herde.
W. Plaschke. 5475.

Narayana, J. V. und Rao, B. P.; Tirupati, Andhra Veterin. Coll. A case of Brucella orchitis in a bull. **(Eine durch Brucellen bedingte Hodenentzündung beim Bullen.)** Indian veterin. J. **38** (1961) Nr. 11. S. 556–559.
E. Wiesner. 5475.

Gŭlŭbov, S. und Nikolov, P. (Gâlâbow, S. und Nikolow, P.) Sezonni kolebanija na antitelata u ovce, imunizirani s brucelna vaksina. **(Jahreszeitlich bedingte Schwankungen bei den Antikörpern von Schafen, die mit Brucella-Vaccinen immunisiert wurden.)** Izvestija na Mikrobiologičeskija institut. Bŭlgarska akademija na naukite, Sofija **13** (1961) S. 53–63. — 2 Abb., 4 Tab., 1 Lit. Zus. in Russ., Engl.
Die Arbeit dient der Feststellung, ob die humorale Immunität der mit Brucella-Vaccinen immunisierten Schafe jahreszeitlich beeinflußt wird. Als Versuchstiere dienten je Jahreszeit 10 Schafe. Um die Dynamik der Antikörperbildung verfolgen zu können, wurde die Agglutinationsreaktion sowie die KBR durchgeführt. Vff. stellten keinen Unterschied in den Titern der im Winter und im Frühjahr immunisierten Schafe fest. Niedrigere Titer wurden bei derjenigen Gruppe von Schafen verzeichnet, die im Herbst behandelt und untersucht wurden. Der höchste Titer nach beiden Untersuchungsverfahren wurde im Sommer festgestellt. P. Pawlow. 5477.

Das, J., Panda, S. N. und Dutta, N. K.; Bhubaneswar, Orissa Coll. of Veterin. Sci. and Animal Husbandry, Dep. of Bacteriol. Incidence of Brucella reactors among goats and sheep in Orissa. **(Das Vorkommen brucellosepositiver Ziegen und Schafe in Orissa.)** Indian veterin. J. **38**(1961) Nr. 11. S. 547–550.
E. Wiesner. 5477.

Triškina, E. T. (Trischkina, Je. T.); Kusminki, Gebiet Moskau, Unions-Inst. für Exp. Veterinärmed. Ėksperimental'noe izučenie ėritromicina i ėffektivnost' ego pri rožistoj infekcii. **(Experimentelle Untersuchungen des Erythromycins und seine Wirksamkeit gegen Rotlauf.)** Antibiotiki, Moskva **7** (1962) Nr. 6. S. 539–543. — 3 Lit.
Erythromycin wirkt in vitro stark gegen *B. rhusiopathiae suis* (0,01–0,04 E pro ml). Die Anreicherungskonzentration liegt bei Kaninchen und Vögeln höher als bei Schweinen. Erythromycin kann zur praktischen Behandlung des Rotlaufs bei Schweinen empfohlen werden; bei normalem Verlauf ist das beste Ergebnis mit 3–4maliger Applikation einer alkoholischen Lösung in einer Dosis von 8 mg/kg zu erzielen. W. Rawald. 5540.

Anonym. The use and value of laboratory and skin tests in the diagnosis of Johne's disease. **(Die Verwendung und der Wert von Laboratoriumsuntersuchungsmethoden und Hauttesten bei der Diagnose der Johne'schen Krankheit [Paratuberkulose].)** Veterin. Rec. **74** (1962) Nr. 37. S. 990–991.
Eine mit den typischen Symptomen verlaufende Johne'sche Krankheit kann bereits klinisch sicher diagnostiziert werden. Nur in weniger als der Hälfte der klinischen Fälle können auch im Kot die typischen Haufen von *M. johnei* festgestellt werden. Der Nachweis von einzelnen Stäbchen berechtigt nur zur Verdachtsdiagnose. Das Fehlen von *M. johnei* im Kot schließt nicht die Infektion aus. Kulturelle Untersuchungen sind zu zeitaufwendig und besitzen daher keinen praktischen Wert für die Bestätigung einer klinisch manifesten

Infektion. Die Komplementbindungsrektion (KBR) erfaßt über 90% der klinischen Fälle, wobei jedoch nur angezeigt wird, ob eine Infektion vorliegt oder nicht. In klinisch gesunden Herden treten bis zu 50% positive Reaktionen auf. Eine größere Aussagekraft besitzt der negative Ausfall der KBR, obgleich auch klinische Fälle von Johne'scher Krankheit bekannt sind, die in der KBR negativ reagieren. Der Hauttest fällt bei den klinisch manifesten Infektionen selten positiv aus und ist daher nur von geringem Wert für die Unterstützung der klinischen Diagnose. Der Wert der Kotuntersuchungen, einschließlich der Kultur, ist bei den klinisch gesunden Tieren zumindest fraglich. Zur Klärung dieser Frage sind weitere Untersuchungen erforderlich. In den ersten Stadien der Infektion (bis zu 12 Mon.) tritt sehr selten eine positive KBR auf. Eine Herdenuntersuchung mit Hilfe der KBR ist unrentabel und führt lediglich zur Verminderung der klinisch kranken Fälle. Die Tilgung der Johne'schen Krankheit allein auf der Basis der KBR oder des Hauttestes ist nicht möglich. Für die Diagnose der klinisch inapparenten Infektionen scheint die Kombination KBR und Hauttest am günstigsten zu sein, obwohl auch damit falsche positive Reaktionen auftreten bzw. nicht alle Infektionen erkannt werden. E. Kunter. 5590.

Korneev, V. V. (Kornejew, W. W.); Jakut. Forsch.-Inst. für Landwirtsch. Allergičeskaja i serologičeskaja diagnostika paratuberkuleza. **(Allergische und serologische Diagnostik der Paratuberkulose.)** Veterinarija, Moskva **39** (1962) Nr. 1. S. 26–29. – 1 Tab.

Die bekannten Unzulänglichkeiten der allergischen Paratuberkulosediagnostik (nicht alle infizierten Tiere werden erfaßt; Abhängigkeit der allergischen Reaktionen vom Alter und Futterzustand des Tieres) veranlaßten Vf., die diagnostischen Möglichkeiten der Komplementbindung zu überprüfen. In Vergleichsuntersuchungen, bei denen insbesondere die These von den vollwertigen und nicht vollwertigen „Biogeochemischen Provinzen" (Gegenden, in denen vollwertige bzw. minderwertige Futtermittel wachsen) beachtet wurde, konnte gezeigt werden, daß bei Kälbern bis zu 1 Jahr ein anergischer Zustand zu beachten ist. Weiterhin ergab sich, daß die Anzahl positiver allergischer Reaktionen in den biogeochemisch nicht vollwertigen Gegenden um das 3fache die Anzahl der Reaktionen in Bezirken mit vollwertigen Futtermitteln übersteigt. Allergische und serologische Untersuchungen ließen in Verbindung mit der Sektion erkennen, daß sich beide Reaktionen unabhängig voneinander entwickeln, weshalb sie sich nach Ansicht des Vf. auch gegenseitig vervollständigen. Der bei diesen Untersuchungen erbrachte Nachweis von Riesenzellen im sechsmonatigen Fetus einer wegen Paratuberkulose geschlachteten Kuh weist auf einen Durchbruch des Paratuberkuloseerregers durch die Placenta hin. W. Bathke. 5590.

Gajnullin, T. R. (Gainullin, T. R.); Baschkir. Veterinär-Bakteriol. Forsch.-Lab. RSK v diagnostike paratuberkuleza. **(Die Komplementbindung in der Paratuberkulosediagnostik.)** Veterinarija, Moskva **39** (1962) Nr. 1. S. 30. – 1 Tab.

Die Komplementbindung (KB) mit der bei der Brucellosediagnostik üblichen Methodik – es wure lediglich bei 61–62 °C inaktiviert – wurde vergleichend zu allergischen Kontrollen hinzugezogen. Insgesamt 10746 Tieren, von denen 9946 aus paratuberkuloseverseuchten Wirtschaften stammten, wurden untersucht. Aus den tabellarisch niedergelegten Resultaten ist ersichtlich, daß die KB auch bei ausgeprägter Klinik positiv verläuft, während der allergische Test negativ ist. Bei der Sektion sich positiv in der KB verhaltender Rinder ohne Klinik konnten typische, für Paratuberkulose sprechende Veränderungen ermittelt werden. Die Resultate der KB wurden auch durch bakterioskopische Untersuchungen bestätigt. W. Bathke. 5590.

Landau, M., Peled, D. und Tamarin, Ruth; Bet Dagan, Veterin. Inst. Further observations on Johne's disease of sheep in Israel. **(Weitere Beobachtungen über die Johnesche Krankheit der Schafe in Israel.)** Refuah Veterinarith [Jerusalem] **19** (1962) Nr. 1. S. 57–53. — 3 Tab., 6 Lit.
Untersuchungen von Schafen mittels des allergischen Testes und der Komplementbindungsreaktion ergaben, daß in mit Johnescher Krankheit infizierten Herden der Prozentsatz der infizierten Tiere auch dann beträchtlich sein kann, wenn klinische Erkrankungen selten auftreten. Die beiden Reaktionen verliefen nur bei einem Teil der infizierten Tiere positiv. Der Prozentsatz der „falschen positiven" Reaktionen war bei dem allergischen Test hoch. In infizierten Herden zeigten 6–8 Mon. alte Lämmer vorübergehende Reaktionen in der Komplementbindungsreaktion. 89 Herden wurden auf Johnesche Krankheit untersucht; 45 davon wurden als infiziert ermittelt. Die Komplementbindungsreaktion bewährte sich auch bei diesen Untersuchungen. In zwei infizierten Herden wurde versucht, die Krankheit durch wiederholte Untersuchungen mit Hilfe der Komplementbindungsreaktion und durch Schlachtung der infizierten Tiere zu tilgen. Die Versuche wurden abgebrochen, als nach 4 bzw. 6 Untersuchungen immer noch positive Reagenten auftraten. Da z.Z. kein wirksames Mittel zur Tilgung der Krankheit zur Verfügung steht, wird für solche Herden, in denen die Johnsche Krankheit wirtschaftliche Bedeutung hat, die Vaccination der jungen Schafe mit isländischer Vaccine empfohlen. W. Wittig. 5590.

Hatakeyama, Hideo, Yugi, Hiroyuki und Nemoto, Hisashi. An outbreak of Johne's disease among goats. **(Ein Ausbruch von Johnescher Krankheit [Paratuberkulose] unter Ziegen.)** Nat. Inst. Animal Health Quart. **1** (1961) Nr. 4. S. 209–211. — 2 Abb., 1 Tab., 5 Lit. Orig.: engl.
Die histopathologischen Befunde von 4 wegen positiven Johnin-Tests getöteten Ziegen werden dargestellt. Auffällige Abmagerung mit Anämie und positiver bakteriologischer Kotbefund war nur in einem Fall zu beobachten. Im Vordergrund des histologischen Bildes stand die Proliferation mit Epitheloidzellen in den Marksinus der geschwollenen Mesentierallymphknoten. Die Epitheloidzellen hatten große runde oder ovale Nuclei und enthielten im Plasma eine unterschiedliche Menge säurefester Bakterien. Duodenum, Jejunum, Ileum und Caecum zeigten in den oberflächlichen Schichten der Schleimhaut eine auffallende Proliferation durch Epitheloidzellen, welche granulomatöse Veränderungen ohne Verkäsung bildeten. Riesenzellen wurden dabei nicht gefunden. Durch kulturelle Untersuchung wurde aus allen 4 Tieren *Mycobacterium johnei* isoliert. Zwischen den Ergebnisen der Hämagglutination und der pathologischen Anatomie sowie zwischen Johnin-Test und pathologischer Anatomie bestanden einige Diskrepanzen, für die keine Erklärung gegeben wird. W. Lehmann. 5590.

Sleight, Stuart D. und Langham, Robert F.; East Lansing, Michigan State Univ., Dep. of Veterin. Pathol. The effects of Leptospira pomona hemolysin on pregnant ewes, cows and sows. **(Wirkungen von Leptospira pomona-Haemolysin auf trächtige Schafe, Kühe und Schweine.)** J. infect. Diseases **111** (1962) Nr. 1. S. 63–77.
Die überstehende Flüssigkeit von *L. pomona*-Kulturen wurde auf den Gehalt an Hämolysin gegenüber verschiedenen trächtigen Haustieren geprüft. Durch i.v. Verabreichung kam es bei trächtigen Schafen innerhalb von 48 Std. zum Absinken des Hämoglobingehaltes um durchschnittlich 57%. Drei von acht Feten waren abgestorben. Bei den Schafen war eine starke Veränderung der Kotyledonen festzustellen. Histopathologisch waren Nekrosen in Leber und Nieren zu beobachten. Die fetalen Hämoglobinwerte waren normal. Bei den Versuchen mit 8 tragenden Rindern starben 2 Tiere unmittelbar nach der Injektion, offenbar an einem Proteinschock. Bei den 6 Rindern, die

überlebten, war eine schwere Hämolyse zu beobachten, die zu einer Verminderung des Hämoglobins bis zu 62% führte. Zwei von 6 Feten wurden nach 3 bzw. 8 Tagen abortiert. In der Placenta der Muttertiere waren ausgedehnte Nekrosen festzustellen. Veränderungen in Leber, Niere, Milz waren minimal. Bei einem Kalb waren die Hämoglobinwerte verändert. Bei Schweinen oder ihren Feten waren keinerlei Wirkungen von *L. pomona*-Hämolysinen festzustellen. Entsprechend den Untersuchungen anderer Autoren, wurde aus den Versuchen geschlossen, daß die Wirkung von Leptospirenhämolysinen vom Bau der Placenta der jeweiligen Tierart abhängig ist. L. Stoll. 5702.

Bar-Moshe, B.; Bet Dagan, Veterin. Inst. Bovine leptospirosis in Israel. **(Rinderleptospiprose in Israel.)** Refuah Veterinarith [Jerusalem] **19** (1962) Nr. 1. S. 44–41.
Seit 1941 ist das Vorkommen von Leptospiren in Israel bekannt. 1945 wurde das erste Vorkommen bei Rindern beobachtet. Seit 1956 kommt es zu größeren Verlusten unter den Rinderbeständen Israels, besonders in Galiläa und im Bereich des Jordans. *L. grippotyphosa* und *L. canicola* sind die ursprünglich in Israel vorkommenden Typen, *L. pomona* wurde durch importierte Rinder eingeschleppt. Der Gipfelpunkt der Erkrankungen liegt in den Wintermonaten. Die klinischen Symptome sind Fieber, Gelbsucht und Haemoglobinurie. Ähnliche Symptome werden aber auch bei den verschiedenen Zeckenfiebern beobachtet, so daß erst die serologische Untersuchung die Diagnose sichert. L. Stoll. 5710.

Gomez-Lus, Rafael; Hamburg, Bernhard-Nocht-Inst. für Schiffs- und Tropenkrankh., Protozool. Abt. **Die Behandlung der experimentellen Toxoplasmose der Maus mit unlöslichem Oxytetracyclin.** Z. Tropenmed. Parasitol. **13** (1962) Nr. 3. S. 312–317.
Von Castaneda und Cardenas wurde mit Erfolg unlösliches Oxytetracyclin zur Behandlung der menschlichen Brucellose verwendet. Die unlöslichen Tetracyclinkristalle werden durch Phagocyten aufgenommen und an das RES weitergeleitet, wo der Kontakt mit den intracellulären Brucellen erfolgt. Es wurde nun die Wirkung des unlöslichen Oxytetracyclins auf die akute Toxoplasmose der Maus untersucht, da ein ähnlicher Mechanismus in der Pathogenese angenommen wurde. Im Gegensatz zu den Behandlungserfolgen bei der Brucellose des Menschen sind die Ergebnisse mit dem unlöslichen Oxytetracyclin bei der Toxoplasmose unbefriedigend. L. Stoll. 5740.

Urbaneck, D.; Leipzig, Karl-Marx-Univ., Veterin.-Pathol. Inst. **Ein Beitrag zur experimentellen Listeriose bei Haus- und Versuchstieren. 3. Mitt. Versuche zur Klärung der Neuropathogenese der zentralnervösen Listerioseform bei Schafen durch Applikation von Listerien am Nervus trigeminus.** Arch. exp. Veterinärmed. **16** (1962) Nr. 4. S. 641–677. – 2. Mitt. vgl. LZ. Abt. IV 7 (1962) Nr. 10. S. 2131.
Vf. konnte bei allen Versuchstieren, die mit *L. m.* intra- bzw. perineural infiziert wurden, entzündliche Veränderungen an den infizierten Nerven nachweisen. Auf Grund der Befunde wird eine ascendierende Infektion angenommen. Von 11 Versuchstieren verendeten jedoch nur 2 an klinischen Erscheinungen der Listeriose, während die übrigen lediglich vorübergehende Krankheitserscheinungen zeigten. Für eine Keimstreuung von der Applikationsstelle aus sprechen Fieber, positive serologische Titer und nekrotische entzündliche Prozesse an den regionären Lymphknoten und Blutgefäßen sowie der positive bakteriologische Organbefund bei 5 Schafen. Die Ausbreitung des Erregers kann daher sowohl lymphogen wie hämatogen vor sich gehen. Pathologische Veränderungen waren sowohl an den infizierten Teilen des N. trigeminus in Form entzündlicher Infiltrate ausgebildet als auch teilweise an den nicht infizierten Kopfnerven. Die Infiltrate konnten in den meisten Fällen bis zum

Trigeminusstamm verfolgt werden. Gleichzeitig konnte histologisch auch eine zentrifugale Listerienwanderung nachgewiesen werden, wobei der lymphogenen Erregerausbreitung besondere Bedeutung zuzumessen ist. Vf. verweist dabei auf die Tatsache, daß encephalitische Prozesse experimentell bisher fast ausschließlich durch intra-, peri- und paraneurale Infektionen an cerebralen Nerven erzeugt werden konnten. H. Linsert. 5760.

Train, G.; Berlin, Staatl. Veterinärmed. Prüfungsinst. **Jahresbericht 1961 der Listeriose-Zentralstelle am Staatlichen Veterinärmedizinischen Prüfungsinstitut.** Mh. Veterinärmed. 17 (1962) Nr. 18. S. 745–750. — 6 Tab., 19 Lit.
Im Berichtsjahr kamen 508 Listerienerkrankungen bei Tieren zur Kenntnis, von denen 469 durch bakteriologische und 39 durch histologische Befunde gesichert wurden. Bei Schafen beträgt der Anteil encephalitischer Symptome 91%, bei Lämmern 71%. Die Listeriosefälle verteilen sich auf 470 Schafe, 21 Rinder, 10 Hühner, 2 Ziegen, 2 Katzen, je 1 Schwein, Hund und Kaninchen. Epidemiologische Zusammenhänge durch bestimmte Typen unter den einzelnen Tierarten lassen sich nicht erkennen. Der Typ I herrscht vor, während der Typ IVa und b nur vereinzelt bei verschiedenen Tierarten gefunden wurde. Die jahreszeitliche Häufung der Erkrankungen liegt in den Monaten Februar, März und April. Im Gegensatz zu den bei Tieren nachgewiesenen Listeriosen verteilen sich die Erkrankungen des Menschen fast gleichmäßig über das ganze Jahr. Zusammenfassend kommt Vf. zu dem Schluß, die Listeriose nicht als Zoonose zu bezeichnen, sondern als Sapronose, eine durch fakultativ pathogene Saprophyten unter resistenzmindernden Faktoren ausgelöste Erkrankung, die in der Regel nicht als Infektion durch das Tier entsteht. H. Linsert. 5760.

Annagiev, A. A. und Ėminov, M. M. (Annagijew, A. A. und Eminow, M. M.); Aserbaidshan. Forsch.-Inst. für Veterinärmed.; Nachitschewan, Nachitschewan. ASSR, Zonale Versuchs-Stat. Ėncefalitnaja forma listerioza ovec v Nachičevanskoj ASSR. **(Die encephalitische Form der Schaflisteriose in der Nachitschewanischen ASSR.)** Veterinarija, Moskva **39** (1962) Nr. 1. S. 34.
In 2 Betrieben eines Kreises, die keine Verbindung untereinander besaßen, erkrankten Schafe auf der Sommerweide an Listeriose mit zentralnervösen Erscheinungen. Die Temperatur betrug anfangs 39,7–41,5 °C und ging dann wieder zurück. Neben dem Ausfluß aus Nase, Augen und Maul trat eine Steigerung der Reflexempfindlichkeit auf. Krämpfe, kreisförmige Bewegungen und Festliegen waren die weiteren Entwicklungsstadien. Die Krankheit endete nach 7–9, manchmal auch nach 17–22 Tagen letal. Die Sektion ergab Schwellung der Lymphknoten, Hyperämie des Gehirns, herdförmige eitrige Meningitis und Encephalitis sowie Infiltration und Blutungen auf den Hirnhäuten. Die Diagnose wurde durch den Erregernachweis aus dem Gehirn gesichert. Behandlungsversuche mit Antibiotica verliefen ergebnislos. Die Bekämpfungsmaßnahmen bestanden aus der Isolierung erkrankter und der Erkrankung verdächtiger Tiere, aus der Säuberung und Desinfektion des Territoriums mit 20%igem frisch gelöschtem Kalk und der biothermischen Dungentkeimung. Unter Beachtung einer möglichen Erregerübertragung durch Zekken und Ratten wurden entsprechende systematische Maßnahmen eingeleitet. W. Bathke. 5760.

Iwanow, I.; Sofia, Bulg. Akad. der Wiss., Zentr. Veterin. Inst. für Infektiöse und Parasitäre Erkrank. **Untersuchungen über die Listeriose der Schafe in Bulgarien.** Mh. Veterinärmed. 17 (1962) Nr. 18. S. 729–736. — 11 Abb., 1 Tab., 55 Lit.
Durch Listerien verursachte Aborte bei Schafen werden in Bulgarien gehäuft beobachtet. Während bei erstgebärenden Schafen bis 45% abortierten, beträgt der Prozentsatz bei älteren Tieren i. allg. 4%. Meningoencephalitische

und septikämisch-intestinale Formen werden in diesen Fällen nicht beobachtet. Im größten Teil der Fälle wurde *L.m.* Typ I isoliert, in einer geringeren Zahl Typ IVb. Ein weiterer Teil der Stämme wich in seinem serologischen und biochemischem Verhalten von den bisher bekannten Untertypen des Typ IV ab. Es handelt sich um einen 0-Faktor, der mit den bisher bekannten Listerien-0-Faktoren nicht adsorbiert wird. Diese Stämme vergären nicht Rhamnose, Laktose, Saccharose und Trehalose sowie Glycerin. Sie zeigen starke β-Hämolyse auf Hammelblutagar. Vf. schlägt vor, diese Variante als Typ V [0-(III) (V) VI, VII und X und H-A,B,C] zu bezeichnen. Diese Stämme zeigen eine ausgesprochene Affinität zum graviden Uterus. H. Linsert. 5760.

Gall, Chr.; München, Univ., Inst. für Tierzucht, Vererbungs- und Konstitutionsforsch. **Listeriose in einer Ziegenherde.** Berliner Münchener tierärztl. Wschr. **75** (1962) Nr. 19. S. 365–367. — 8 Lit.

Vf. beobachtete eine Listerienepidemie in einer Ziegenherde, bei der sowohl cerebrale Symptome, Verlammen sowie enterale Symptome nach der Geburt auftreten. Der Krankheitsverlauf war akut in Form cerebraler Störungen; die klinische Form war gekennzeichnet durch enterale Störungen nach dem Lammen, langsames Hinsiechen sowie am Ende der Krankheit vereinzelt durch cerebrale Symptome. Eine vorbeugende Antibiotica-Behandlung, verbunden mit Zufuhr von Vitamin A-Gaben, verhinderte weitere Erkrankungen, insbesondere das Auftreten chronischer Erscheinungen nach dem Lammen. H. Linsert. 5760.

Akiyama, Yutaka, Asahi, Okimasa und Hosoda, Tetsuya. Experimental infection of rats, guinea pigs, hamsters, dogs, and cats with Listeria monocytogenes through a branch of Nervus trigeminus. **(Experimentelle Infektion von Ratten, Meerschweinchen, Hamstern, Hunden und Katzen mit Listeria monocytogenes durch einen Zweig des Nervus trigeminus.)** Nat. Inst. Animal Health Quart. **1** (1961) Nr. 1. S. 20–31. — 6 Abb., 4 Tab., 21 Lit. Orig.: engl.

14 Albinoratten, 10 Meerschweinchen, 5 Hamstern, 3 Hunden und 2 Katzen wurde eine Aufschwemmung von Kulturen von *L. monocytogenes* submukös in die Lippen geimpft und das Verhalten der Tiere nach der Injektion beobachtet. Außerdem wurden hämatologische, bakteriologische und histopathologische Untersuchungen an den Tieren durchgeführt. Bei allen geprüften Tierarten war es möglich, durch die o. a. Injektionsart eine Listerienencephalitis auszulösen, wenn auch nur bei einem Teil der Tiere. Damit konnte erstmalig bei Fleischfressern experimentell die encephalitische Form der Listeriose erzeugt werden. Die pathologischen Veränderungen im Gehirn verhielten sich nach der Tierart unterschiedlich. Auch das klinische Verhalten der erkrankten Tiere war nicht einheitlich. Aus dem Hirnstamm, teilweise zusätzlich aus Leber, Milz, Niere oder Myocard der erkrankten Tiere konnte *L. monocytogenes* isoliert werden. G. Scheibner. 5760.

Hamzová, Blanka; Praha, MZLVH, Ústav Vědeckotechn. Informací. Atrofická rinitida prasat (sípavka). **(Atrophische Rhinitis der Schweine.)** Studijní Inform. Veterinářství **1962** Nr. 3. S. 1–32. — 60 Lit.

Nach historischer Einleitung und Darstellung des klinischen Krankheitsbildes folgt eine Übersicht in- und ausländischer Arbeiten aus den Jahren 1958–1962 über die Ätiologie und Diagnostik dieser Krankheit. Die Rhinitis contagiosa atrophicans ist erstmalig 1830 in Deutschland beschrieben und nach dem ersten Weltkrieg in mehreren Staaten gefunden worden, darunter auch in der Tschechoslowakei; sie verursacht große Schäden. Verschiedene Autoren meinen, sie sei auf unzureichende, an den Vitaminen A und D arme Ernährung der Ferkel und Sauen zurückzuführen. Es wird auch über angeborene Anfälligkeit berichtet. Im Nasensekret fand man eine Anzahl von

Erregerarten, Trichomonaden, zum Teil auch verschiedene Viren im Zusammenhang mit Ferkelgrippe oder Inklusionsrhinitis, ferner PPL-Organismen und Rickettsien, oft als Sekundärinfektionen. Ein spezifischer Krankheitserreger ist bisher noch nicht festgestellt worden. Es werden einzelne diagnostische, besonders auch histologische Methoden beschrieben sowie Vorbeuge- und Behandlungsfragen diskutiert. Die Anwendung von Antibiotica hat sich in der Praxis nicht bewährt. Die in der Tschechoslowakei geltenden Richtlinien entsprechen im großen ganzen den Erfahrungen anderer Länder. Bestimmte Maßnahmen sollen noch vertieft werden. Auch sollte man dem histologischen Krankheitsbild und seiner Beziehung zur Inklusionsrhinitis Aufmerksamkeit widmen. F. Nádvorník. 5767.

Laganovskis, S. und Saulīte, E.; Mikrobiol. Inst. der Akad. der Wiss. der Lett.SSR. Izučenie infekcionnogo atrofičeskogo rinita u svinej. **(Zum Studium der infektiösen atrophischen Rhinitis der Schweine.)** Izvestija Akademii nauk Latvijskoj SSR, Riga **1962** Nr. 2. S. 119–124. – 1 Tab., 23 Lit. Orig.: lett., Ausz.: russ., engl.
Es wurde Material aus der Nase von 110 Schweinen aus 50 Wirtschaften bakteriologisch untersucht. 70 der Tiere wiesen Erscheinungen der atrophischen Rhinitis auf, 24 Tiere litten an Pneumonie. 16 Tiere waren gesund und stammten aus unverseuchten Wirtschaften. Es wurde festgestellt, daß die Mikroflora der Nase gesunder Tiere sich von der Mikroflora rhinitiskranker oder an Pneumonie leidender Ferkel unterscheidet. – Bei den gesunden Tieren fanden sich in der Hauptsache Kokken und Darmstäbchen. Bei den pneumoniekranken Tieren wurden in 83 % der Fälle Pasteurellakeime nachgewiesen. Daneben fanden sich Kokken und Darmstäbchen,. Bei den Tieren mit atrophischer Rhinitis fand man in 97% der Fälle Pasteurellen, in 50% Eitererreger, in 73% Trichomonaden, daneben Kokken und andere Bakterien. W. Plaschke. 5767.

Lebedev, P. T. (Lebedew, P. T.); Omsk, Sibir. Forsch.-Inst. für Veterinärmed. Zoogigieničeskie meroprijatija v profilaktike infekcionnogo atrofičeskogo rinita svinej. **(Veterinärhygienische Maßnahmen bei der Prophylaxe der infektiösen atrophischen Rhinitis der Schweine.)** Veterinarija, Moskva **39** (1962) Nr. 1. S. 66–69. – 2 Tab.
In einer stationär mit infektiöser atrophischer Rhinitis verseuchten Schweinezuchtfarm führte Vf. verschiedene Fütterungs- und Haltungsversuche mit dem Ziel einer Verminderung dieser Erkrankung durch. Die unterschiedliche Fütterung von 3 Sauengruppen in der zweiten Trächtigkeitshälfte (die aus jeweils 7 Komponenten bestehende Futterration wird tabellarisch dargelegt) zeigte, daß auch mit einer quantitativ und qualitativ vollwertigen Fütterung der Muttertiere in dieser Periode der Ausbruch der Erkrankung unter den Ferkeln nicht verhindert werden kann, unter der Voraussetzung, daß die Ferkel bis zum 2. Monat beim Muttertier verbleiben. Weiterhin ermittelte Vf., daß der verminderte Hämoglobingehalt im Blut der Ferkel die Entwicklung der Krankheit fördert. Um die Infektionskette zu unterbrechen, wurde in der Wirtschaft ein Sanierungsplan entwickelt, in dem die Einrichtung von vier untereinander getrennt liegenden Sommerlagern auf der Weide (ganztägige Weidehaltung) die wichtigste Voraussetzung ist. Im 1. Lager werden hochtragende und säugende Sauen gehalten und eine Stallung für Absatzferkel geschaffen. Im 2. Lager befinden sich die Absatzferkel, die bis zum 15. Mai geboren wurden, im 3. nichttragende Sauen und Sauen in der ersten Trächtigkeitshälfte und im 4. Mastschweine. Bei der Schaffung optimaler Fütterungsbedingungen und der ständigen Absonderung klinisch erkrankter Tiere gelang es, die Krankheit stark einzudämmen; bereits 60 Sauen der eigenen Nachzucht konnten zur Zucht eingesetzt werden. W. Bathke. 5767.

Zacharova, F. V. (Sacharowa, F. W.); Kusminki, Gebiet Moskau, Unions-Inst. für Exp. Veterinärmed. Izmenenija v razvitii porosjat i pokazatelej ich krovi pri atrofičeskom rinite. **(Veränderungen in der Entwicklung der Ferkel und ihrer Blutwerte bei der atrophischen Rhinitis.)** Veterinarija, Moskva **39** (1962) Nr. 1. S. 43–46.
30 Ferkel aus 3 Würfen, von denen 8 spontan an atrophischer Rhinitis erkrankten, 9 im Alter von 4 Tagen und 4 im Alter von 13 Tagen experimentell infiziert und die restlichen als Kontakt- bzw. Kontrolltiere gehalten wurden, dienten als Ausgangsbasis für die Beurteilung der Wachstumsbesonderheiten und der funktionellen Veränderungen innerer Organe und Drüsen. Die Untersuchungen bestanden aus der klinischen Beobachtung, elektrophoretischer Eiweißbestimmung und Phosphor-Calciumbestimmung unter Verwendung markierter Atome. Es wurden Veränderungen des Mineralstoffwechsels und des Eiweißstoffwechsels ermittelt, die durch das Auftreten einer Hypophosphorämie und Veränderungen im Calcium-Phosphorverhältnis gekennzeichnet sind. Im Blut ergab sich eine Erhöhung des Serumeiweißes (Gesamt- und Reststickstoff). Die Zusammensetzung der einzelnen Eiweißfraktionen erkrankter Ferkel nähert sich der Zusammensetzung gesunder Tiere weitaus höheren Alters. Typisch ist für den Infektionsverlauf das anfänglich rapide Abfallen des Körpergewichtes, dem eine Periode folgt, in der Gewichtszunahmen wieder registriert werden; dennoch bleiben erkrankte Tiere hinter den Gewichtszunahmen gleichaltriger gesunder Tiere zurück. Die ermittelten gewichtsmäßigen Veränderungen an den parenchymatösen Organen und Drüsen (Gewichtsabnahme von Leber und Milz sowie die Hyperplasie der Drüsen mit innerer Sekretion) wurden nicht durch grundlegende Veränderungen in der Zellstruktur begleitet. Es erkrankten bei experimenteller Infektion Tiere verschiedener Gewichtsklassen, unter der Voraussetzung, daß das beta-Globulin im Blut vermindert war. W. Bathke. 5767.

Shirlaw, J. F. und Ashford, W. A.; Kabete, Dep. of Veterin. Serv., Veterin. Res. Lab. The occurrence of caseous lymphadenitis and Morel's disease in a sheep flock in Kenya. **(Das Vorkommen von verkäsender Lymphadenitis und Morel'scher Krankheit in einer Schafherde in Kenia.)** Veterin. Rec. **74** (1962) Nr. 38. S. 1025–1026. — 5 Lit.
In einer Herde von 500 Schafen traten gleichzeitig zwei Krankheiten auf, die bisher in den Schafbeständen Kenias unbekannt waren: die Morel'sche Kranheit und eine verkäsende Lymphadenitis. Der als causales Agens ermittelte grampositive Mikrococcus erwies sich nicht nur für das Schaf, sondern auch für das Kaninchen virulent; Meerschweinchen dagegen erkrankten nicht. Die Virulenz des Erregers blieb in Kulturen über 1 Jahr lang erhalten. Sowohl bei natürlichen als auch experimentellen Infektionen standen Zellgewebsentzündungen und Abszesse, die grünlich-gelben Eiter enthielten im Vordergrund. Die pathologisch-anatomischen und histologischen Veränderungen, die bakteriologischen Untersuchungsergebnisse und Studien zur Pathogenese werden eingehend beschrieben. Th. Hiepe. 5770.

X. HÄMATOLOGIE

Butler, E. J.; Edinburgh, Moredun Inst., Biochem. Dep. Apparatus for collecting blood samples for copper estimation. **(Apparatur zum Sammeln von Blutproben für die Kupferbestimmung.)** Veterin. Rec. **74** (1962) Nr. 44. S. 1178–1179. — 1 Abb., 5 Lit.
Bei Untersuchungen von Blutproben auf Kupfer besteht die Gefahr, daß bereits andere Cu-Quellen (Nadeln, Stopfen, Gefäße und gerinnungshemmende Stoffe) zu falschen Ergebnissen führen. Vf. verwendet eine enghalsige Polyaethylenflasche, die die gereinigte gerinnungshemmende Substanz enthält. Durch den Polyaethylenstopfen reicht eine Spezialstahlnadel, die in der Flasche

durch eine Stahlscheibe als Unterstützung beim Einführen der Nadel gehalten wird. Eine weithalsige Flasche kommt vor und nach dem Gebrauch über die Nadel. Zur Reinigung Cu-freies Wasser; Citrat und Heparin lassen sich ebenfalls leicht reinigen, während Oxalat wegen häufig hohen Cu-Gehaltes ungeeignet ist. Die mit diesem Gerät durchgeführten Bestimmungen sind weniger variabel. H. Liebenow. 5910.

Raghavan, R. S., Mahendar, M. und Gaffar, A. A.; Hyderabad, Osmania Univ., Veterin. Coll. Specific gravity of blood and serum in relation to packed cell volume in buffaloes. **(Das spezifische Gewicht von Blut und Serum in Beziehung zum Zellvolumen bei Büffeln.)** Indian veterin. J. **38** (1961) Nr. 7. S. 349–352. E. Wiesner. 5910.

Misra, S. K. und Biswal, N.; Bhubaneswar, Orissa Coll. of Veterin. Sci. and Animal Husbandry, Dep. of Med. Some haematological values for the normal Orissa cattle. **(Einige Blutwerte beim gesunden Orissarind.)** Indian veterin. J. **38** (1961) Nr. 6. S. 296–301. E. Wiesner. 5910.

Busch, B.; Dummerstorf, Inst. für Tierzuchtforsch. der Dtsch. Akad. der Landwirtsch.-Wiss. zu Berlin. **Morphologische Blutuntersuchungen an Weißen Pekingenten amerikanischer Zuchtrichtung.** Arch. Geflügelzucht Kleintierkunde **11** (1962) Nr. 5/6. S. 334–339. – 2 Tab., 10 Lit. Zus. in Russ., Engl.

Vf. führt morphologische Blutuntersuchungen an 100 weißen Pekingenten amerikanischer Zuchtrichtung durch. Die Tiere befinden sich in einem Alter von 4 und 5 Mon. sowie über 1 Jahr. Die Blutentnahmen werden aus der V. cutanea ulnaris vorgenommen. Ammoniumoxalat wird als gerinnungsverzögerndes Mittel verwendet. Die Zählung der Erythrocyten und Leukocyten wird mit folgender Lösung vorgenommen: NaCl 3,88, Na_2SO_4 2,50, $Na_2HPO_4 \cdot 12\,H_2O$ 2,91, KH_2PO_4 0,25, Formalin (37%) 7,50, Methylviolett B B 0,10, Aq. dest. ad 1000,00, pH = 7,3. Da Lymphocyten und Monocyten nicht klar unterscheidbar sind, werden beide als Mononucleare angeführt. Die Pseudoeosinophilen mit ihrer orangeroten Granula und ihrem schwach grünblau gefärbten, segmentierten Kern sind gut von den Eosinophilen mit leuchtend roter Granula und kräftig basophil gefärbtem Kern abgrenzbar. Die Granula der Granulocyten sind rund und nicht stäbchenförmig. In der Anzahl der Erythrocyten wird ein geschlechtsbedingter Unterschied ermittelt. Auf Grund der Ergebnisse sollen als Normalwerte für weiße Pekingenten amerikanischer Zuchtrichtung folgende Mittelwerte gelten: Erythrocyten: 2,6 Mill., Hämoglobin: 13,6 g%, Färbeindex: 1,0, Leukocyten: 10112. Mononucleare: 75,6%, Pseudoeosinophile: 15,8%, Eosinophile: 7,7% und Basophile 0,9%. W. Verter. 5910.

Mäsiar, Pavel; Košice, ČSSR, Univ. of P. J. Šafárik, Fac. of Med., Dep. of Biochem. Analogies and differences between human and horse haemoglobin. **(Analogien und Unterschiede zwischen dem Hämoglobin von Mensch und Pferd.** Nature [London] **195** (1962) Nr. 4840. S. 507–508. – 1 Tab., 12 Lit.

Etwa 1 g der neutralen und mittleren basischen Gruppe von durch Trypsinverdauung gewonnenen Peptiden des Hämoglobins von Mensch und Pferd werden mit Ionenaustauscher-Säulen fraktioniert. Die durch Hochspannungspapierelektrophorese mit Pyridin-Acetat-Puffer bei pH 6,5 und pH 3,5 isolierten Peptide aus dem Trypsinhydrolysat des Pferde-Hb. werden mit den aus dem menschlichen Hb. isolierten Peptiden verglichen. Zur Bestimmung der N-terminalen Aminosäuren bestimmter Peptide diente die Technik nach Fraenkel-Conrat und Harris (vgl. J. Amer. chem. Soc. **76** [1954] S. 6058.) und zur Analyse der Aminosäuren die Hochspannungs-Ionophorese mit 2,5%iger Ameisensäure bei 4000 V/cm über 40 Min. (vgl. Michl Mh. Chem. **82** [1951] S. 489.; vgl. Sanger und Shaw, Nature [London] **187** [1960] Nr. 4740.

S. 872.) und die Papierchromatographie in n-Butanol-Essigsäure-Wasser (4:1:5) als Lösungssystem. Die hier zusammengestellten Peptide sind solche mit identischen elektrophoretischen und chromatographischen Bildern und anderen ähnlichen Eigenschaften wie terminale Aminosäure und Aminosäurenzusammensetzung:

Peptid Nr.	Aminosäuren-Zusammensetzung und Reihenfolge	Gefunden in Trypsin-Digeraten von Hämoglobin		Stellung in Hämoglobinketten
		Pferd	Mensch	
1	Lys. Lys.	+	–	
2	Leu. Arg.	+	+	91–92 α
3	Tyr. Arg	+	+	140–141 α
4	Tyr. His	+	+	145–146 β
5	Ala. Try. Gly. Lys	+	–	12–16 α
6	Ala. Try. Ser. Lys	–	+	12–16 α
7	Phe. Gly. Lys		+	118–120 β
8	Val. Lys	+	+	60–61 β
9	Lys	+	+	61,66 α, β
10	Val. (Gly, Ala, His, Ala, Gly, Glu). Tyr. Gly. Ala. (Glu, Ala, Leu, Glu). Arg	+	+	17–31 α
11	Val, His, Leu. Thr. Pro. Glu. Glu. Lys	+	–	1–8 β
12	Ala. His. Gly. Lys. Lys	+	+	62–66 β
13	Ala. His. Gly. Glu. Lys		+	

C.-U. v. Mickwitz. 5926.

Nikolajczuk, M., Coquelet, Eyquem, A. und Traverse, P.-M. de; Paris, Univ., Inst. de Biol. Clin.; Inst. Pasteur, Lab. d'Hématol. et des Groupes Sanguins. Étude des hémoglobines des bovidés à l'aide de l'électrophorèse sur papier, de la chromatographie et de la dénaturation alcaline. **(Untersuchung der Rinderhämoglobine mit Hilfe der Papierelektrophorese, der Chromatographie und der Alkalidenaturierung.)** Ann. Inst. Pasteur **103** (1962) Nr. 3. S. 421–432.

Vff. haben 164 erwachsene Rinder aus verschiedenen Beständen untersucht. Mit Hilfe der Papierelektrophorese ermittelten sie bei den meisten Tieren einen langsam wandernden Hb-Typ α im Blut, ein Rind hatte den schnell wandernden Typ β, und mehrere Tiere zeigten beide Typen α und β zusammen. Mittels der Chromatographie ließ sich der Typ α noch in 4 Fraktionen trennen, von denen die zweite am stärksten ist. Beziehungen zwischen der Beständigkeit des Hämoglobins gegenüber der Alkalidenaturierung und der Zusammensetzung der einzelnen Hämolysate wurden nicht gefunden. Der Mittelwert der Hämoglobinresistenz betrug 67% nach 30 Min. und 35% nach 2stündiger Einwirkung der Alkalilösung. Bei Kälbern unter 10 Wochen wurde mittels Papierelektrophorese der Hb-Typ α gefunden, dagegen zeigten Neugeborene ein einheitliches fetales Hb, dessen Wanderungsgeschwindigkeit sich der des Typ β erwachsener Rinder nähert, oder es waren bei ihnen zwei Typen (fetales Hb und das erwachsener Tiere) vorhanden, die sich nicht vollständig trennen ließen. Im Verlauf des ersten Vierteljahres nach der Geburt ging der Anteil des fetalen Hb zugunsten des Hb erwachsener Tiere zurück. Die Beständigkeit des Hb gegenüber der Alkalidenaturierung war bei den neugeborenen Kälbern erheblich geringer als bei erwachsenen Tieren. Vff. halten weitere Untersuchungen des Hb für erforderlich, da hieran Anpassungsfähigkeit neugeborener Tiere an die Umwelt und Widerstandskraft gegenüber parasitären Erkrankungen gebunden zu sein scheinen. A. Meyer. 5926.

Anker, Sijbrandus Johannes van den; Utrecht, Rijksuniv., Fac. der Diergeneeskunde. Bijdrage tot het onderzoek van den erythropoese bij gezonde en anemische biggen. **(Beitrag zur Untersuchung der Erythropoese bei gesunden und anämischen Ferkeln.)** Diss. Utrecht **1962** 135 S. — 23 Abb., 13 Tab., 85 Lit.

12 Ferkelgruppen wurden teils mit Auslauf, teils ohne einen solchen aufgezogen. Ein Teil der Tiere jeder Gruppe erhielt ein Eisendextranpräparat, der Rest blieb unbehandelt. Sowohl die im Sommer als auch die im Winter aufgezogenen Ferkel bekamen keine Anämie, sofern sie mit Auslauf aufgezogen wurden. Bei ihnen wurde lediglich in den ersten drei Wochen eine geringe Abnahme des Hämoglobingehaltes, des Hämatokritwertes und der Erythrocytenzahl beobachtet, die sich danach wieder normalisierten: Hb 10,0g-%, Ery 5,0 Mill/mm^3, Hk 30,0 mm%. Bei Ferkeln ohne Auslauf trat zwischen der 2. und 7. Woche eine Abnahme des Hämoglobingehaltes und des Hämatokritwertes auf, während die Erythrocytenzahl während des 1. Monats nahezu konstant blieb. Die Erscheinungen der Anämie waren im Winter stärker als im Sommer. Im Laufe des ersten Monats nahm die Zahl der Erythroblasten im Knochenmark nicht-anämischer Ferkel schneller ab als bei anämischen. Die größte Aktivität des erythrocytären Systems anämischer Ferkel zeigte sich im Knochenmark in einer echten Hyperplasie mit einer mehr oder minder starken Rechtsverschiebung. Die Anzahl der Normoblasten im Knochenmarkausstrich mit einem polychromatischen oder selbst basophilen Cytoplasma war bei anämischen Ferkeln größer als bei nicht anämischen. Bei Auslauf und 1–2 Wochen nach parenteraler Eisendextrangabe erhöhte sich die Zahl der Sideroblasten, während sie bei anämischen Ferkeln geringer blieb. E. Wiesner. 5940.

Pollycove, Myron und Maqsood, Mohammad; Berkeley, Univ. of California, Donner Lab. Existence of an erythropoietic labile iron pool in animals. **(Existenz einer labilen Eisenreserve für die Erythropoiese bei Tieren.)** Nature [London] **194** (1962) Nr. 4824. S. 152–154. — 3 Abb., 1 Tab., 2 Lit.

Untersuchungen am Hund und Kaninchen über den Eisenstoffwechsel unter Verwendung von ^{59}Fe deuten darauf, daß auf den Membranen unreifer „Erythrocyten" (erythrons) eine Anreicherung von Fe stattfindet. Diese labile Eisenreserve bildet sich aus dem transferringebundenen Plasmaeisen und kann sowohl in das Plasma zurücktreten als auch irreversibel zur Hämsynthese in die roten Zellen eintreten. Kurz nach der Injektion markierten Plasmas erscheint das ^{59}Fe im Knochenmark fast ausschließlich in Nicht-Häm-Form, 8 Std. p.i. lag etwa die Hälfte des im Knochenmark nachweisbaren ^{59}Fe in Nicht-Häm-Form vor, während danach das in Hämform gebundene ^{59}Fe in dem Maße zunimmt, wie das nicht hämgebundene ^{59}Fe der roten Zellen abnimmt. Mehrfach gewaschene ^{59}Fe-markierte Reticulocyten Phenylhydrazin-anämisierter Kaninchen ließen nach Incubation mit unmarkiertem Plasma und Säure-Citrat-Dextrose-Lösung sowohl im Plasma als auch in der Lösung ^{59}Fe erscheinen. Weitere Untersuchungen werden bei Menschen angestellt. C.-U. v. Mickwitz. 5940.

Linman, James W.; Chicago, Ill. Factors controlling hemopoiesis: Erythropoietic effects of „anemic" plasma. **(Hämatopoese kontrollierende Faktoren. Erythropoietische Wirkung von „anämischem" Plasma.)** J. Lab. clin. Med. **59** (1962) Nr. 2. S. 249–261. — 5 Abb., 4 Tab., 27 Lit.

Erwachsene Kaninchen werden durch 5–7tägige Injektionen von 1 ml einer 2,5%igen Phenylhydrazinhydrochlorid-Lösung anämisiert, bis ihr Hb-Gehalt 5 g% oder weniger beträgt. 9 Teile Kaninchenblut werden mit 1 Teil 3,8%iger

Na-Citrat-Lösung versetzt, mit 1 n HCl auf pH 5,5 eingestellt und verschieden lange gekocht und filtriert. Gesunde Wistar-Ratten erhalten innerhalb von 14 Tagen 10 intraperitoneale Injektionen von täglich 2 ml Filtrat je 100 g Kgw. Im Mittel von jeweils 6 Ratten wurden folgende Werte nach Injektion von 1 Min. oder 30 Min. gekochtem „Anämieplasma-Filtrat" bzw. 30 Min. gekochtem Normalplasmafiltrat ermittelt: Versuchsbeginn. Erythrocyten (E) 6,76 ± 0,32; 6,86 ± 0,14 und 6,73 ± 0,11 Mill./cm³; Reticulocyten 3,4 ± 0,3; 4,8 ± 0,7 und 4,4 ± 0,7%; Hb 13,9 ± 0,7; 12,6 ± 0,4 und 13,3 ± 0,5 g%; Hämatokrit 44,6 ± 0,9; 41,4 ± 1,3 und 43,2 ± 1,1 Vol%; nach 2 Wochen: E 8,67 ± 0,22; 8,20 ± 0,28 und 6,61 ± 0,17 Mill./cm³; Reticulocyten 11,4 ± 1,2; 7,2 ± 0,8 und 4,6 ± 1,0%; Hb 13,7% ± 0,5; 15,6 ± 0,9 und 12,7 ± 0,5 g Hämatokrit 45,6 ± 1,2; 52,7 ± 1,2 und 42,9 ± 1,4 Vol%. Nach dem 30 Min.-Filtrat konnten Mikrocyten festgestellt werden. Die Zufuhr der Plasmafiltrate per os erzeugte vermehrtes Auftreten von Mikrocyten, ohne die Werte für Hb und Hämatokrit wesentlich zu beeinflussen. Sowohl nach oraler als auch nach intraperitonealer Filtratzufuhr zeigte das Knochenmark erhöhte Aktivität. Es wird das Vorhandensein von zwei humoralen Faktoren angenommen: 1) ein relativ thermolabiler, per os unwirksamer Faktor, der die Hb-Produktion durch Beeinflussung der Rate der Erythrocytendifferenzierung von der primitiven Knochenmarkszelle beherrscht, und 2) ein thermostabiler, per os wirksamer Faktor, der die Zahl der Mitosen beeinflußt, denen die Erythrocytenvorläufer unterworfen sind. C.-U. v. Mickwitz. 5940.

Linman, James W.; Chicago, Ill. Factors controlling hemopoiesis: Thrombopoietic and leukopoietic effects of „anemic" plasma. **(Hämatopoese kontrollierende Faktoren: Thrombopoetische und leukopoetische Wirkung von „anämischem" Plasma.)** J. Lab. clin. Med. **59** (1962) Nr. 2. S. 262–274. — 5 Abb., 6 Tab., 22 Lit. Vgl. vorst. Ref.
Plasmafiltrat Phenylhydrazin-anämisierter Kaninchen erzeugt bei gesunden Ratten nach täglich wiederholter intraperitonealer Injektion eine Leukocytose und Thrombocytose. Das Differentialblutbild zeigt keine wesentliche Veränderung. Die Leukocytenvermehrung umfaßt alle Arten weißer Blutzellen und wird von einer Granulocytenhyperplasie im Knochenmark begleitet. Normalplasma hat eine gleichsinnige, aber weitaus geringere Wirkung. Der Wirkstoff (mehrere ?) ist thermostabil und parenteral und per os wirksam. Auf Grund der Ergebnisse wird vermutet, daß, evtl. neben anderen Mechanismen, ein einzelner humoraler Faktor die Proliferation aller Blutzellen-Vorläufer beeinflußt. Dies erklärt auch das Auftreten von Leukocytose und Thrombocytose bei bestimmten Formen von hämolytischer Anämie, Anämie nach akuter Hämorrhagie und bei Patienten mit Polycythaemia vera.
C.-U. v. Mickwitz. 5940.

Reincke, U.; Freiburg, Chirurg. Univ.-Klin., Röntgeninst. **Über die Hämatopoese junger Wistar-Ratten.** Arch. exp. Veterinärmed. **16** (1962) Nr. 2. S. 303–314. — 4 Abb., 4 Tab., 23 Lit.
Viele Autoren berichteten über die Blutmorphologie neugeborener und junger Ratten, der Versuch jedoch, die Blutveränderungen durch den entsprechenden Funktionszustand des Knochenmarks zu erklären, unterblieb bislang. In eigenen Versuchen gibt Vf. eine derartige Deutung. 142 laboreigene Albinoratten, deren Ernährung aus Küchenabfällen unter Zusatz von Lebertran und einem eisenhaltigen Mineralsalzgemisch bestand, standen zur Verfügung. Einmal wöchentlich wurden Mais und grüner Salat oder Karotten gefüttert. Dazu tranken die Tiere Wasser, während der Tragzeit und Säugeperiode Vollmilch ad libitum. Die Würfe kamen gruppenweise und in periodischem Wechsel zur Untersuchung. Die Versuchstiere wurden nach festem Schema ausgewählt und Geschwister nicht am gleichen Tag verwendet. Diese Voraussetzungen ließen sich jedoch nur bis zum 30. Tag streng durchführen. Die

Untersuchungen wurden bis zum 10. Lebenstag täglich, bis zum 30. Lebenstag alle 2 Tage, bis zum 70. Lebenstag alle 10 Tage und am 120. Tag einmalig durchgeführt. Blutentnahme (Aethernakrose): eröffnete Femoralgefäße; für den Ausstrich wurde die Schwanzspitze gekappt. Zur Knochenmarkgewinnung wurde der linke Femur distal angeschnitten, und zur Orientierung über die extramedulläre Blutbildung wurden ferner sporadisch Tupfpräparate von Milz und Leber angefertigt. Blutkörperchenzählung: Neubauer-Kammer (Verdünnung für Ery.: 1:200, Verd. für Leukoc.: 1:20). Normoblasten wurden bei der Leukocytenzählung miterfaßt und erst mit Hilfe des Differentialblutbildes abgesondert. Die Thrombocytenzahl wurde n. Brecher im Phasenkontrastmikroskop unter Auszählung von 10 Zählkammerquadraten zu 0,4 mm^3 bestimmt. Die Hämoglobinwerte wurden nach Sahli bestimmt und die Blut- und Knochenmarkausstriche nach Pappenheim gefärbt, wobei an 2 verschiedenen Stellen differenziert wurde. Je Blutbild kamen meist 100, je Knochenmark meist 600 Zellen zur Auszählung. Mitosen wurden auf 1000 kernhaltige Knochenmarkzellen berrechnet (Näheres s. Orig.). Während der Saugperiode kam es zu einer Eisenmangelanaemie mit Hämoglobinabfall von 16 auf 10 g%. Normalwerte wurden mit 19–20 g% um den 60. Tag erreicht. Die Erythrocyten, deren Durchmesser während der Jungtierperiode allmählich abnahm, stiegen von 2,9 Mill./mm^3 kontinuierlich an bis auf 9 Mill. pro mm^3 am 70. Tag. Die Leukocytenzahlen blieben lange niedrig und erreichten erst im 3. Mon. Werte über 9000/mm^3. Mit Hilfe einer speziellen Versuchsanordnung wurde festgestellt, daß Aethernarkose die Leukocytenwerte herabzusetzen vermag und daß die Leukocytenkonzentration im Schwanzblut höher war als im Femoralisblut. Die Thrombocytenzahlen stiegen bis zum 10. Tag von 0,6 auf 1 Mill./mm^3 an und gruppierten sich auch später um diesen Wert. Das Knochenmark war beim neugeborenen Tier noch zellarm und erlangte erst im Laufe der 1. Woche die volle Funtkionsfähigkeit. Bis zum 40. Lebenstag überwog die Erythropoiese, danach beherrschte die Granulopoiese das Knochenmarkbild. Lymphatische Zellen waren vor allem im jugendlichen Knochenmark häufig und erreichten in der 3. Woche ein Maximum von 37,5%. Chr. Garlt. 5940.

Hoffman, Joseph F.; Bethesda, Nat. Inst. of Health; Nat. Heart Inst., Lab. of Kidney and Electrolyte Metabolism. The active transport of sodium by ghosts of human red blood cells. **(Der aktive Natriumtransport durch „Ghosts" der Erythrocyten des Menschen.)** J. gen. Physiol. **45** (1962) Nr. 5. S. 837–859. — 8 Abb., 5 Tab., 25 Lit.

Der Austritt von ^{24}Na aus vormarkierten „ghosts" wird unter verschiedenen Bedingungen gemessen. Die Markierung erfolgte durch hypotone Hämolyse in Gegenwart von ^{24}Na-Lösung. Die dabei erhaltenen „ghost"-Zellen behalten 10–20% des in ihnen enthaltenen ^{24}Na-Gehaltes, wenn sie gewaschen werden. Nur ein Teil der Gesamtzahl von „ghost"-Zellen verhält sich so, während die übrigen das ^{24}Na wieder ins umgebende Medium abgeben. Die „ghosts" verhalten sich bezüglich des ^{24}Na-Austrittes ähnlich wie intakte Zellen. Der Na-Austritt aus den „ghosts" besteht aus 3 Komponenten: aktiver und passiver Transport und Austausch-Diffusion. Das aktive Transportsystem bedarf der Gegenwart von Kalium in der extracellulären Phase und wird durch Strophanthidin stark gehemmt. Der Einfluß der Konzentration von extracellulärem Kalium und intracellulärem Natrium auf den „pump flux" von Na ist bei „ghosts" und intakten Erythrocyten gleich.
C.-U. v. Mickwitz. 5955.

Dressler, J.; Brno, VŠZ, Agronom. Fak., Katedra Veterin. Disciplin. Osmotická lomivost červených krvinek u hospodářských ptáků. I. Kur domácí. **(Osmotische Resistenz der Erythrocyten bei Hausgeflügel. 1. Mitt.**

Haushuhn.) Sborník Vysoké Školy zemědělské Brně, Řada A **1962** Nr. 1. S. 73–76. — 5 Abb., 1 Tab., 10 Lit. Zus. in Russ., Dtsch.

Mit der Entwicklung der Hühnerzucht wächst auch die Bedeutung bestimmter Krankheiten, von denen die Geflügelgroßhaltungen befallen werden können (z. B. Leukosen). Bei der Erforschung ihrer Ätiologie verfolgt man auch den osmotischen Wert der Erythrocyten. Aus diesem Grunde wurde auch die Methode zur Bestimmung des osmotischen Wertes der Erythrocyten bei Säugetieren und hinsichtlich der Arbeit mit den Blutkörperchen einzelner Vogelarten überpfüft. So wurde der osmotische Wert der Erythrocyten beim Haushuhn mit max. 0,32–0,40 (Durchschnitt 0,34) und min. 0,44–0,48 (Durchschnitt 0,45) festgestellt, was mit den Angaben von Wirth (1950) ungefähr übereinstimmt. In hypotonischen Wasserlösungen von NaCl änderte sich nur die Länge und Breite der Vogelerythrocyten, während die Dicke fast unverändert blieb. F. Nádvorník. 5955.

Nambiar, K. T. K., Venugopal, A. T. und Govindan Nayar, K. N.; Madras Veterin. Coll., Dep. of Physiol. A method of staining for differential leucocyte count of the fowl blood . **(Eine Methode der Färbung des Differentialblutbildes von Geflügelblut.)** Indian veterin. J. **38** (1961) Nr. 11. S. 551–554. E. Wiesner. 5968.

Cury, G.; Nancy, France, Univ., Lab. d'Embryol. Observations sur le comportement en culture d'explants hématopoiétiques (rate d'embryon de poulet). **(Beobachtungen über das Verhalten hämatopoetischer Explantate in der Kultur [Milz des Hühnchenembryos].)** Anatom. Anz. **109** (1960/61) Ergänzungs-Bd. **109** Verh. 1. Europ. Anatom. Kongr. Strasbourg S. 238–240.

Die organotypischen Kulturen der embryonalen Hühnchenmilz gestatteten dem Vf. eine Beobachtung der Evolution (Differenzierung und Reife) der Blutzellen in vitro vom Myeloblastenstadium bis zum polynucleären Stadium. Die Elemente der granulocytären Reihe sind wie folgt lokalisiert: während sich in der Nähe des Zentrums alle Stadien (Hämocytoblasten, Myeloblasten, Promyelocyten, Myelocyten, Metamyelocyten und Polynucleäre) in unterschiedlichen Proprotionen je nach Alter der Kultur finden, wurden an der Peripherie nur die älteren Elemente, wie Metamyelocyten und Polynucleäre vom Typ prinzipiell der Eosinophilen und Pseudoeosinophilen, beobachtet. R. Berg. 5975.

Hornung, Maria; New Orleans, La., Tulane Univ., School of Med., Dep. of Trop. Med. and Public Health, Div. of Parasitol. Preservation recrystallization and preliminary biochemical characterization of Charcot-Leyden crystals. **(Konservierung, Rekristallisation und vorläufige biochemische Kennzeichnung der Charcot-Leyden-Kristalle.)** Proc. Soc. exp. Biol. Med. **110** (1962) Nr. 1. S. 119–124. — 6 Abb., 2 Tab., 10 Lit.

Charcot-Leyden (CL)-Kristalle treten im Blut des Menschen zusammen mit eosinophilen Leukocyten auf, ferner im Stuhl bei solchen Krankheiten, bei denen eine eosinophile Infiltration der Darmschleimhaut besteht, sowie bei eosinophilen Granulomen. Elektronenoptisch konnte gezeigt werden, daß diese 20–40 μ großen Kristalle in den Eosinophilen gebildet werden, und daß deren Granula in die Kristalle eingebaut sind. Zur genaueren Bestimmung der chemischen Zusammensetzung wurden Versuche zur Anreicherung und zur Konservierung der CL-Körperchen durchgeführt. Die Kristalle wurden aus dem Stuhl von Patienten gewonnen, die infolge eines Parasitenbefalls an Durchfall erkrankt waren. Es wird eine Methode beschrieben, die eine Anreicherung und Konservierung der Kristalle ermöglicht, so daß deren Löslichkeit, histochemisches Verhalten sowie das Verhalten gegenüber verschiedenen Enzymen geprüft werden konnte. Weiterhin erfolgten Bestimmung des Stickstoffgehaltes, des Absorptionsspektrums, Ninhydrinreaktion, Farbreaktionen zur Proteinbestimmung, Ultazentrifugation der gelösten Kristalle und Rekristalli-

sation. Es wurde festgestellt, daß sich die CL-Kristalle mit sauren und basischen Farbstoffen färben und sich aus einem Polypeptid von niedrigem Molekulargewicht, das Tyrosin, Tryptophan oder beide enthält, zusammensetzen, ferner daß sie in schwach basischen oder sauren Medien löslich sind, aus denen sie sich leicht bei pH 7,2 rekristallisieren lassen. Es war nicht möglich, in ihnen die Gegenwart von Zink oder Phosphor nachzuweisen.
D. Matthias. 5990.

Lanco, Joël; Alfort, École Nat. Vétérin. Contribution à l'étude du myelogramme de la poule. **(Zur Untersuchung des weißen Blutbildes der Henne.)** Diss. Alfort **1961** 41 S. — 1 Tab., 20 Lit. K. Reinhardt. 5990.

Heinecke, H.; Jena, Inst. für Mikrobiol. und Exp. Therapie der Dtsch. Akad. der Wiss. zu Berlin; Halle/S., Martin-Luther-Univ. Halle-Wittenberg, Zool. Inst. **Über Einflüsse der Haltung und des Hunger sauf das Differentialblutbild der Maus (Agnes-Bluhm-Stamm/Jena).** Folia haematol. [Leipzig] **79** (1962) Nr. 3. S. 324–335. — 4 Abb., 6 Tab., 13 Lit. 5990.

Nicolau, A. und May, J.; Bukarest, Veterinärmed. Fak., Semiol. und Röntgenol. **Beitrag zum Studium der Neutrophilie der Haustiere. 2. Mitt. Die neutrophile Reaktion des Rindes.** Mh. Veterinärmed. **17** (1962) Nr. 6. S. 272–278. — 8 Tab., 41 Lit. 1. Mitt. vgl. LZ. Abt. IV **5** (1960) Nr. 1. S. 107.
An Hand der Blutbilder von 60 Rindern mit verschiedenen Erkankungen wurden unter Zugrundelegung der normalen Daten nach Wirth die zur Deutung einer neutrophilen Granulocytose verwendeten Kriterien positiv angetroffen: erhöhte Neutrophilenwerte je cm³ bei 25 Fällen (41,7%), erhöhte relative Zellwerte bei 34 Fällen (56,7%), unreife Neutrophile bei 46 Fällen (76,7%) und Linksverschiebung des KVI in 3 Fällen (5%). Häufigkeit und diagnostischer Wert der einzelnen Kriterien schwanken stark. Die quantitative Reaktion wird am besten durch die absoluten Zellwerte erfaßt. Daneben kommt dem Auftreten von Jugendlichen größte Bedeutung zu. Bei 30% der Hämogramme stellte ihr Auftreten das einzige Anzeichen einer neutrophilen Reaktion dar. Den Stabkernigen und damit dem KVI kann bei der Festsetzung einer qualitativen Reaktion keine Bedeutung zugemessen werden. Eine Abhängigkeit zwischen relativer und absoluter Neutrophilie bestand in 19 Fällen (31,66%), d. h. bei 76% der Fälle mit quantitativer Reaktion. Es traten auf: quantitative Reaktion allein in 9 Fällen (15,0%), qualitative Reaktion allein in 30 Fällen (50,0%), gemischte Reaktionen in 16 Fällen (26,7%) und falsche relative Neutrophilie in 5 Fällen (8,3%). Bakterielle subkutane Entzündungen zeigten in 71,4% (Gesamtzahl 14 Fälle) eine absolute Neutrophilie, Jugendliche in 35,7%. Die durch Terpentinöl erzeugte Unterhautentzündung (5 Fälle) bewirkte jeweils das Auftreten einer qualitativen Neutrophilie, eine quantitative Reaktion fehlte; die absoluten Granulocytenwerte lagen sogar unter der Norm, desgleichen die Leukocytenwerte. Serosenerkrankungen zeigten in 22% der Fälle Leukocytose, in 33% quantitative Neutrophilie und bei 88% Jugendliche. Suppurative Serosenentzündung führte häufig zu oligocythämischer Anämie, die bei nichteitriger Reizauslösung fehlte. Bei toxischen Erkrankungen fanden sich zu 100% (9 Fälle) qualitative Veränderungen, nur bei 33% quantitative Reaktion und bei 33% eine Leukocytose. Häufig wurde neben der neutrophilen Reaktion des Rindes eine auf Hypoglobulie beruhende Anämie, Leukocytose, Monocytopenie und Eosinopenie gefunden, seltener dagegen eine Lymphopenie. Diese Verhältnisse ändern sich während des Ablaufes der neutrophilen Granulocytose. Nach der Reizauslösung kommt es beim Rind häufig zu einer vorübergehenden Neutropenie, der nach 6, meistens erst nach 24 Std. und später eine Neutrophilie folgt, die von unterschiedlicher Dauer ist und keine eindeutige Abhängigkeit zum Verlauf des Krankheitsherdes zeigt. C.-U. v. Mickwitz. 5995.

Lewis, Jessica H. und Szeto, Isabel L. F.; Pittsburgh, Pa., Univ., Dep. of Med. Effects of intravenous tissue thromboplastin in dogs: Development of an anticoagulant. **(Die Wirkung intravenöser Infusionen eines Gewebethromboplastins bei Hunden: Entwicklung eines Antikoagulans.)** J. Lab. clin. Med. 60 (1962) Nr. 2. S. 261–273. — 7 Abb., 6 Tab., 21 Lit.

18 Hunde erhielten langsame i.v. Infusionen eines hochwirksamen Thromboplastins aus Hundehirn in Mengen von 125–420 ml. Bei allen — außer 5 — Tieren war das Blut ungerinnbar geworden. Alle zeigten eine Verlängerung der Plasma-Thrombin-Zeit, welches durch die Gegenwart eines Hemmstoffes bedingt war, wie nachgewiesen werden konnte. Weiterhin trat eine deutliche Abnahme der Zahl der Thrombocyten sowie der Blutgerinnungsfaktoren V und VIII und eine geringere Verminderung des Prothrombins, des Faktors VI und des Fibrinogens ein. Der Hemmstoff war nicht dialysierbar, hitzestabil (56 °C) und wurde in der γ-Globulinfraktion des Plasmas (Ausfällung mit 33% $(NH_4)_2SO_4$ bzw. 0,15% Äthanol) gefunden. Bei Zugabe zu normalem Plasma oder Fibrinogen bewirkte er eine Verlängerung der Thrombinzeit. Er konnte nicht mit $BaSO_4$ absorbiert oder mit Protamin neutralisiert werden. Das Fibrinogenmolekül selbst schien durch ihn verändert zu werden, da es nach der Infusion an normale Hunde eine erhöhte Umsatzrate zeigte. Eine Aktivierung des fibrinolytischen Enzymsystems konnte dabei nicht nachgewiesen werden. Bei 2 Hunden, welche sofort getötet wurden, nachdem das Blut ungerinnbar war, wurden Gewebsschnitte mit fluoreszierendem Antihundefibrin gefärbt, wobei jedoch keinerlei intravaskuläre Fibringerinnsel festgestellt werden konnten. Der Mechanismus der Hemmwirkung wird diskutiert. E. Grün. 6000.

Nambiar, K. T. K., Gopalakrishnan, L. V. und Nayar, K. N. Govindan, Madras Veterin. Coll., Dep. of Physiol. Erythrocyte sedimentation rate in cattle — the influence of sex and age. **(Der Einfluß von Geschlecht und Alter auf die Blutkörperchensenkungsgeschwindigkeit beim Rind.)** Indian veterin. J. 38 (1961) Nr. 7. S. 360–362. E. Wiesner. 6010.

Lötsch, D. und Müller, J.; Berlin, Humboldt-Univ., Med. Tierklin., Abt. für Pathol. Physiol. **Beziehungen zwischen den Blutsenkungswerten und den papierelektrophoretisch trennbaren Serumeiweißfraktionen sowie der Erythrocytenzahl beim Pferd.** Arch. exp. Veterinärmed. 16 (1962) Nr. 1. S. 129–135. — 3 Abb., 16 Lit.

Es wurden die Seren und das Blut von 58 klinisch gesunden und kranken Pferden verschiedenen Alters, verschiedenen Geschlechts und verschiedener Rassen mit Hilfe der Papierelektrophorese bzw. der Blutsenkungsreaktion untersucht. Die Blutsenkung wurde nach der Methode von Neumann-Kleinpaul und Weyers (1937) durchgeführt. Die elektrophoretischen Untersuchungen erfolgten wie bei Müller (1961) u. a. angegeben. Die Zahl der Erythrocyten wurde nach Hallmann (1947) ermittelt. Die Blutsenkungen wurden nach 10, 20, 30, 40, 50 und 60 Min. abgelesen. Die erhaltenen Werte wurden mit Hilfe der Korrelationsrechnung nach Weber (1956) mit den Fraktionen der Albumine, der α-, β- und γ-Globuline und mit der Zahl der Erythrocyten verglichen. Die höchsten r-Werte wurden beim Vergleich der Blutsenkungswerte mit den Albuminen und der Erythrocytenzahl gefunden. Zwischen den Senkungswerten und den γ-Globulinen ergab sich eine geringere Korrellation. Für die α- und β-Globuline ergab sich unter Zugrundelegung der 99%-Sicherungsstufe keine Korrelation zu den Senkungswerten.
Chr. Garlt. 6010.

Šlesingr, Lubomír, K diagnostice jaterních a srdečních chorob domácích zvířat. **(Zur Diagnostik der Leber- und Herzkrankheiten der Haustiere.)** Veterinářstvi 12 (1962) Nr. 9. S. 270–271.

Mit Rücksicht auf die Bedeutung einer erfolgreichen und ökonomischen Krankheitsbehandlung wird den tierärztlichen Bezirks- und Kreislaboratorien empfohlen, bei der Diagnostik von Leber- und Herzmuskelerkrankungen auch die Aktivität der Glutaminoxalessig- und der Glutaminbrenztraubensäure zu bestimmen. Vf. beschreibt die Methodik der Transaminasebestimmung, nach der über 3000 Blutserumproben von Pferden, Rindern, Hunden und anderen Haustieren untersucht worden sind. Gleichzeitig werden die diesbezüglichen Ergebnisse bewertet. F. Nádvorník. 6022.

Panda, S. N., Patnaik, R. K. und Das, J.; Bhubaneswar, Orissa Coll. of Veterin. Sci. and Animal Husbandry, Dep. of Bacteriol. A simple method of dispatching serum in filter paper strips. **(Eine einfache Methode zur Serumbearbeitung auf Filtrierpapierstreifen.)** Indian veterin. J. **38** (1961) Nr. 7. S. 363–365. E. Wiesner. 6027.

Tanaka, Kyoichi und Hirasawa, Kiyoshi. Chromatography of serum protein on DEAE-cellulose. I. Chromatographic patterns of horse serum and antibodies of fractions eluted from some antisera. **(Die chromatographische Auftrennung von Serumprotein auf Diaethylaminoaethyl [DEAE]-Cellulose. 1. Mitt. Chromatogramm von Pferdeserum und Antikörpern aus Fraktionen einiger Antisera.)** Nat. Inst. Animal Health Quart. **2** (1962) Nr. 1. S. 31–36. – 4 Abb., 3 Tab., 7 Lit.

Seren vom Pferd, Rind und Kaninchen wurden auf DEAE-Cellulose fraktioniert chromatographisch aufgetrennt (Säulenadsorptionschromatographie). Die Proteinanteile der einzelnen Fraktionen wurden mit Hilfe der Papierelektrophorese und immunologisch weiter untersucht. Bei der aus Pferdeserum mit 0,05 m NaCl eluierten Proteinfraktion handelte es sich im wesentlichen um Gamma-Globulin, während die fraktionierte Auftrennung mit 0,1 m NaCl vornehmlich Beta-Globulin und mit 0,15 m NaCl Albumin- und Alpha-Globulin ergab. Bei der fraktionierten Auftrennung von Rotlauf-Immunserum vom Pferd zeigte die 0,05 m NaCl-Fraktion den höchsten Agglutinationstiter, der jedoch nicht höher war als der des Originalserums. Die Untersuchungen an Brucellose-Serum vom Rind führten bei der Agglutination zu gleichen Ergebnissen. Dagegen zeigte die 0,05 m NaCl-Fraktion in der Komplementbindungsreaktion einen höheren Titer als das Originalserum, so daß angenommen werden kann, daß komplementbindende Antikörper in großen Mengen in der 0,05 m NaCl-Fraktion enthalten sind. E. Kunter. 6032.

Carlström, G.; Skara, Sweden, Veterin. Inst., Res. Stat. Phosphorus, magnesium, and pH in bovine blood serum normally, after parturition, and in parturient paresis. **(Phosphor- und Magnesiumgehalt sowie pH-Wert im Blutserum vom Rind unter normalen Verhältnissen nach dem Kalben und bei Gebärparese.)** Acta veterin. scand. **2** (1961) Nr. 4. S. 350–356. – 2 Tab., 8 Lit. Zus. in Schwed., Dtsch.

Die Phosphor-, Magnesium- und pH-Werte werden nach den vom Vf. (vgl. LZ. Abt. IV 8 [1963] Nr. 1. S. 109.) angegebenen Methoden bestimmt. Danach zeigten 60 gesunde Kühe im Durchschnitt je 100 ml Serum: 14,09 ± 0,32 mg Gesamtphosphor, 6,04 ± 0,13 mg anorganischen Phosphor und 8,05 ± 0,31 mg organischen Phosphor, 2,59 ± 0,03 mg Mg bei einem pH-Wert von 7,65 ± 0,01. Bei 60 Kühen post part. wurden festgestellt: 9,98 ± 0,20 mg Gesamtphosphor, 4,95 ± 0,16 mg anorganischen Phosphor und 5,03 ± 0,09 mg organischen Phosphor, 2,47 ± 0,5 mg Mg bei einem pH-Wert von 7,65 ± 0,01. Kühe mit Gebärparese (47 Tiere): 6,35 ± 0,28 mg Gesamtphosphor, 1,79 ± 0,21 mg anorganischen Phosphor und 4,56 ± 0,17 mg organischen Phosphor, 2,67 ± 0,11 mg Mg bei pH 7,66 ± 0,01. Der Gehalt organischen Phosphors normal kalbender Kühe war bei älteren Tieren niedriger als bei jüngeren. Ein hoher Mg-Gehalt ist demnach kein für Gebärparese (Gp) charakteristisches Symptom. Die als normales Phänomen zu betrachtende Senkung des Phosphorgehaltes bei normal gebärenden Kühen umfaßt sowohl anorganischen als auch organischen Phosphor, während die weitere Erniedrigung bei Tieren mit Gp fast ausschließlich durch einen Abfall des anorganischen Phosphors bewirkt wird. C.-U. v. Mickwitz. 6050.

Hayakawa, Tatsuo und Takayama, Tomonori; Nagano, Prefecture, Shimotakai Livestock Hyg. Serv. Center. Effect of administration of copper and cobalt on the whole blood copper level and chronic diarrhea of cattle. **(Die Wirkung von Kupfer und Kobalt auf den Kupfer-Blutspiegel und die chronische Diarrhoe des Rindes.)** Nat. Inst. Animal Health Quart. 1 (1961) Nr. 2. S. 113–117. — Orig.: engl.

Die Untersuchungen wurden an 19 piroplasmose- und fasciolosefreien Rindern, die auf der Nagano-Hochebene weideten, auf der der Cu-Gehalt des Weidegrases äußerst niedrig war, durchgeführt. Der durchschnittliche Cu-Blutspiegel der Rinder belief sich vor dem Versuch auf 0,81 μg/ml. Nach 60tägiger Applikation von 18 mg Cu und 15 mg Co pro Kuh mit einer festgelegten Futterration, die überwiegend aus Rauhfutter bestand, wurde ein durchschnittlicher Cu-Blutspiegel von 1,39 μg pro ml erreicht. Gleichzeitig mit dem Cu-Defizit wurde eine chronische Diarrhoe beobachtet, die nach langdauernder Behandlung geheilt werden konnte. H.-J. Gußmann. 6050.

Kolb, Erich und Schimmel, Dietrich; Leipzig, Karl-Marx-Univ., Veterin.-Physiol.-Chem. Inst. **Zur Kenntnis des Eisen- und Mangangehaltes im Blut und Serum von Rindern, Schweinen und Gänsen.** Naturwissenschaften 49 (1962) Nr. 17. S. 397–398. — 2 Tab., 5 Lit.

Es werden Analysen über den Eisen- und Mangangehalt im Blut und Serum von Rindern, Schweinen und Gänsen durchgeführt. Die Bestimmung des Eisens erfolgt in Anlehnung an Rechenberger und Hevelke, die des Mangans nach Fore und Morton. Die Ergebnisse zeigen, daß der Eisengehalt im Blut von erwachsenen Rindern und Schweinen eine beträchtliche Schwankungsbreite aufweist (Rinder 30–60 mg%, Schweine von 8–10 Wochen 18,2–23,8 mg%, von 8–10 Mon. 43,2–62,4 mg%). Erhebliche Unterschiede bestehen ferner im Eisengehalt der Erythrocyten. — Der Mangangehalt im Gesamtblut bei Rindern und Schweinen ist ziemlich gering (Rinder 1,2–2,4 γ%, Schweine von 8–10 Wochen 5,6–11,2 γ% und Schweine von 8–10 Mon. 3,5–10,2 γ%). Erwachsene Schweine weisen im Blut und Serum einen niedrigeren Mangangehalt als Jungtiere auf. Die Anzahl der untersuchten Tiere beträgt jeweils 10. Im Serum werden beim Rind 72–160 γ% Fe und 0,8–1,9 γ Mangan festgestellt. Schweine von 8–10 Wochen haben 221–394 γ% Fe und 2,5–5,9 γ% Mangan im Serum. — Im Alter von 8–10 Mon. liegen die Werte für Fe zwischen 127–194 γ% und für Mn zwischen 1,4–3,0 γ%. Ferner werden 5 Gänse untersucht, bei denen die Werte für Eisen im Gesamtblut zwischen 41–64 mg% und die Manganwerte zwischen 2,4–9,5 γ% schwanken. Im Serum liegt der niedrigste Wert von Fe bei 95 γ% und der höchste bei 205 γ%. Die Manganwerte schwanken zwischen 1,8 und 2,3 γ%. W. Verter. 6050.

Itabisashi, Tomoo, Shimbayashi, Koichi und Yonemura, Toshio. A method for determination of glutamine in serum and glutamine content in some animals. **(Eine Methode zur Bestimmung von Glutamin im Serum und der Glutamingehalt im Serum bei einigen Tierarten.)** Nat. Inst. Animal Health Quart. 1 (1961) Nr. 3. S. 150–156. — 6 Abb., 3 Tab., 10 Lit. Orig.: engl.

Der Glutamingehalt im Plasma beim Menschen schwankt zwischen 4 und 12 mg pro 100 ml und entspricht etwa 25% des Plasma-Aminogruppen-N. Bei vorliegenden Untersuchungen wurde das Serum verschiedener Tierarten mittels einer neuen Methode auf den Glutamingehalt untersucht. Die Trennung des Glutamins vom Eiweiß, vom Harnstoff sowie vom Ammoniak erfolgt

mittels einer Ionenaustauschersäule (Dowex-50) unter Verwendung eines Citratpuffers mit einem pH-Wert von 2,6. Nach Eluierung des Glutamins aus dem Harz mit Citratpuffer wird dieses mit Schwefelsäure hydrolysiert und das gebildete Ammoniak mittels der Indophenolblau-Reaktion nachgewiesen. Es wurden folgende Serum-Glutamin-Konzentrationen ermittelt: Milchrind 4,1 mg pro 100 ml (2,7–5,9), Pferd 3,8 mg pro 100 ml (2,8–5,6), Schwein 4,1 mg pro 100 ml (3,1–5,0) und Hund 11,9 mg pro 100 ml (8,5–15,5).
E. Kolb. 6060.

Rogers, Thomas E. und Dimopoullos, George T.; Baton Rouge, Louisiana State Univ., Agric. Exp. Stat., Dep. of Veterin. Sci. Electrophoretic studies of bovine serum. V. Complement-fixing antibodies in serum fractions in anaplasmosis. **(Elektrophoretische Untersuchungen an Rinderserum. 5. Mitt. Komplementbindende Antikörper in den Serumfraktionen bei Anaplasmose.)** Proc. Soc. exp. Biol. Med. **110** (1962) Nr. 2. S. 359–362. — 2 Abb., 1 Tab., 14 Lit. 4. Mitt. vgl. LZ. Abt. IV **5** (1960) Nr. 7. S. 1258.
In einem früheren Bericht wurde über die Veränderungen der Serumeiweißkörper, die bei mit *Anaplasma marginale* infizierten Kälbern beobachtet wurden, berichtet. Darin wurde angedeutet, daß die Komplementbindung-(CF-) Antikörper-Aktivität während der akuten Phase der Anaplasmose mit den α- und β-Globulinen in Zusammenhang stehe, während im Stadium der Genesung mit den γ-Globulinen Beziehungen bestünden. Vorliegende Untersuchungen wurden durchgeführt, um die Anaplasma-Antikörper in den Serumeiweißfraktionen von im akuten Stadium und im Stadium der Genesung befindlichen Kälbern näher zu lokalisieren. Ferner wurden die Beziehungen zwischen den Globulinkonzentrationen und den CF-Antikörpertitern untersucht. Es wurden 30 Blutproben infizierter Kälber untersucht (akutes Stadium und Genesungsstadium) und 18 Blutproben gesunder Tiere. Die Seren von im akuten Stadium befindlichen Tieren, die schwere Anämie und hohe Anaplasmosekörpermengen (AB) zeigten, wurden von den übrigen getrennt. Die Seren genesender Tiere waren durch Erythrocytenanstieg und Abfall der AB-Menge gekennzeichnet. Das CF-Antigen wurde aus hämolysierten, Anaplasmose-infizierten Erythrozyten präpariert. Gesamteiweißbestimmungen (Biuretmethode modifiziert nach Weichselbaum) und papierelektrophoretische Untersuchungen (Veronal-Puffer; pH = 8,6; Ionenstärke 0,075) wurden durchgeführt. Für die großen Serumfraktionierungen wurden die Proben 1:2 in Veronalpuffer gelöst (pH = 8,6; Ionenstärke 0,025; Tempertur 1°; 93 mA; 96 Std.) (Einzelheiten s. Original). Die Versuche ergaben, daß die Anaplasmose-Seren (akute Phase) und die anschließende Untersuchung dieser Fraktionen durch die Komplementbindung hinsichtlich der serologischen Aktivität mit den α- und β-Globulinen (geringe Beweglichkeit) verbunden war. Die γ- Globuline zeigten die höchste Beweglichkeit. Bei rekonvaleszenten Seren lag ein komplettes Fehlen der Komplementbindungsaktivität bei den α-Globulinen vor. Die CF-Aktivität der β-Globulinfraktionen war verteilt. Die CF-Aktivität war bei den γ-Globulinen im Rekonvaleszenzstadium mit den Fraktionen von hoher und mittlerer Beweglichkeit verbunden. Es konnte bestätigt werden, daß eine Beziehung zwischen den Konzentrationen der Globulin-Komponenten und den CF-Antikörpertitern besteht.
Chr. Garlt. 6060.

Brummerstedt-Hansen, E. und Hirschfeld, J.; Copenhagen, Denmark, Royal Veterin. and Agric. Coll., Dep. of Physiol., Endocrinol. and Bloodgrouping; Stockholm, Sweden, State Inst. for Blood Group Serol., Statens Rättskemiska Lab. Grouped variations in pig sera demonstrated by an immuno-electrophoretic technique. **(Mit Hilfe immunoelektrophoretischer Technik gruppierte Variationen bei Schweineseren.)** Acta veterin. Scand. **2** (1961) Nr. 4. S. 317–322. — 2 Abb., 1 Tab., 9 Lit. Zus. in Schwed., Dtsch.

Mit Hilfe der von Hirschfeld (vgl. Science Tools 7 [1960] S. 18.; Acta pathol. microbiol. scand. 49 [1960] Nr. 1. S. 255.) modifizierten immunoelektrophoretischen Technik (Lactatpuffer, 1% Agargel) werden in den Seren von 37 Schweinen der dänischen Landrasse 3 Hauptvarianten im Gebiet der α_2- und β_1-Fraktion festgestellt. Es werden eine langsam wandernde, eine schnell wandernde oder das Vorhandensein beider Fraktionstypen unterschieden. Das ergibt die Möglichkeit von 9 verschiedenen Typen. Von den 37 Schweinen lassen sich 21 in einen der 9 Haupttypen einordnen, die restlichen 16 Seren stellen intermediäre Typen dar oder besitzen noch andere variable Komponenten, wodurch ihre Einordnung unsicher ist. Eine genetische Grundlage der gefundenen Variationen ist wahrscheinlich, aber noch nicht bewiesen. C.-U. v. Mickwitz. 6060.

Ansay, M. und Hanset, R. Polymorphisme des β-globulines sériques dans la race bovine de Moyenne et Haute Belgique. **(Der Polymorphismus der Serum-β-Globuline bei der mittelbelgischen Rinderrasse und dem belgischen Hochlandrind.)** Ann. Méd. vétérin. **106** (1962) Nr. 3. S. 155–169. — 1 Abb., 3 Tab., 17 Lit.

Mit Hilfe der Papierelektrophorese wurde beim Rinde in den β-Globulinen ein Polymorphismus nachgewiesen. In den ersten Untersuchungen wurden 5 Phänotypen ermittelt, die genetisch auf 3 Allelen (A, E, D) beruhen und in 6 Genotypen auftreten können. Jedes Allel bewirkt die Ausbildung von 4 Zonen, die bei den Homozygoten als 4 deutliche Streifen zutage treten; bei den Heterozygoten erscheint das Bild wie bei den Homozygoten, aber mit stärkeren Kombinationen und undeutlich. Von den klassischen 6 serologischen Typen wurden 5 in der untersuchten Rinderpopulation gefunden (AA, AD, DD, DE und AE). Bei dieser Rasse ist das Allel E häufiger als in anderen Rassengruppen vorhanden. Daher muß sie in der Vergangenheit stark von den Shorthorns und den schwarzbunten Friesen beeinflußt worden sein. Über die Entstehung des Polymorphismus in der genetischen Struktur gibt es trotz zahlreicher Hypothesen noch keine Klarheit. Durch die Selektion werden bestimmte Allele begünstigt, andere benachteiligt und daher eliminiert. Das führt jedoch zu einem Zustand, der gerade das Gegenteil von Polymorphismus ist. Möglicherweise haben in einer auf ein genügend großes Gebiet verteilten Population verschiedene Umwelteinflüsse bestimmte Paarungskombinationen nicht zustande kommen lassen. Eine Selektion innerhalb der Geschlechter kann auch ausgleichend hierzu beitragen. Im vorliegenden Falle äußerte sich der Polymorphismus in verschiedener Weise. Entweder können alle 3 Allele vorhanden sein, das 3. evtl. etwas weniger häufig als die anderen, oder das Allel E fehlt vollkommen. Ashton hat 1959 von einem abnormen Verhalten der serologischen Faktorenkombination bei den Nachkommen bestimmter Paarungen (AD, AA und AD, DD und den Reziproken) berichtet, wo die Mehrzahl der Nachkommen den serologischen Typ der Mutter geerbt hatte (Mother preference effect). 1961 konnte der gleiche Autor bei der Paarung ähnlicher und verschiedener Homozygoten bessere Befruchtungsergebnisse ermitteln, eine Beobachtung, die 1961 von Ogden bestätigt wurde. Im Stallgefährtinnenvergleich erwiesen sich Töchter von DD-Bullen den Nachkommen von AA-Bullen in der Milchleistung überlegen. $^1/_6$ der gesamten genetischen Variation der Milchleistung wurde von diesem Locus beeinflußt. Die Gesamtvariation betrug hierbei $\pm$ 300 gallons Milch. Kürzlich sind bei den Ayrshires als einziger der bisher untersuchten Milchviehrassen die gleichen Zusammenhänge nachgewiesen worden. H. Busse. 6065.

Azarnoff, Daniel L. (unter techn. Mitarb. von Esker, Margaret M. und Brock, Frances E.); Kansas City, Univ. of Kansas, Med. Center, Dep. of Med. Micromethod for the determination of serum lipids. **(Eine Mikro-**

methode zur Bestimmung der Serumlipoide.) J. Lab. clin. Med. **60** (1962) Nr. 2. S. 331–338. – 1 Abb., 4 Tab., 12 Lit.
Mit Hilfe der vom Vf. entwickelten Mikromethode können Gesamtcholesterin, Glycerin (aus nichtphosphorhaltigen Glyceriden stammend) nach quantitativer Trennung von den Phospholipoiden mit Hilfe von Kieselsäure quantitativ im Serum bestimmt werden. Mengen von 1–10 μg Cholesterin wurden in einem Isopropylaether-Extrakt fluorimetrisch mit einem modifizierten Liebermann-Burchardt-Reagenz bestimmt (Methode von Albers und Lowry). Die Bestimmung des Glycerins erfolgt nach der Verseifung nach einer Methode von Lambert und Neish, wobei das durch eine Perjodatoxydation gebildete Formaldehyd mit Chromotropsäure colorimetrisch ermittelt wurde. Mengen zwischen 0,2 und 2 μg können reproduzierbar nachgewiesen werden. Die Phospholipoide werden in Mengen von 0,1–0,8 μg durch Nachweis des Phosphors in einem Aceton-Alkohol-Extrakt des Serums bestimmt. Die Methode zeichnet sich durch eine schnelle Durchführbarkeit bei Verwendung geringer Mengen Serum aus. E. Grün. 6090.

Evans, Laura und Patton, Stuart; University Park, Pennsylvania Agric. Exp. Stat., Dep. of Dairy Sci. Lipid exchange between bovine serum lipoproteins. in vitro. **(Lipoidaustausch zwischen Rinderserum-Lipoproteinen in vitro.)** J. Dairy Sci. **45** (1962) Nr. 5. S. 589–594. – 1 Abb., 3 Tab., 18 Lit.
Der Lipoidaustausch im Blut durch Rinderserumlipoproteine einmal von hohem ($D > 1{,}063$) und zum anderen von niedrigem ($D < 1{,}063$) spezifischen Gewicht in vitro war Gegenstand vorliegender Untersuchungen. Die Lipoproteine mit hohem spezifischem Gewicht zeigen eine starke Bindungsfähigkeit für Cholesterin und Phosphorlipoide. Eine große Affinität u. a. zum Tripalmitin zeigen die Lipoproteine mit niedrigem spezifischen Gewicht. Die Palmitin- und Linolsäure wurden vollständig von den Serumproteinen gebunden. Das Cholesterin wird auch zwischen den beiden Lipoproteingruppen mit unterschiedlichem spezifischem Gewicht ausgetauscht.
W. Richter/Kleinmachnow. 6090.

Braun, Dieter; Hannover, Tierärztl. Hochschule, Klin. für Kleine Klauentiere und Forens. Med. und Ambulator. Klin. **Bestimmung der freien 17-Hydroxycorticosteroide im Plasma des Schweines vor und nach der ACTH-Applikation.** Diss. Hannover **1962** 38 S. – 3 Abb., 1 Tab., 67 Lit.
Nach der von Bierich (vgl. Endokrinologie **37** [1959] S. 25.) angegebenen Modifikation der Methodik von Eik-Nes zur Bestimmung der freien Plasma-Hydroxycorticosteroide wurden Untersuchungen an 38 VL-Schweinen im Gewicht zwischen 12 und 254 kg durchgeführt. Bis zu einem Kgw. von 50 kg ($n = 17$) wurde vor der ACTH-Applikation ein Mittelwert von $2{,}88 \pm 2{,}82$ μg-% (Gruppe A) und bei einem Gewicht von über 50 kg ($n = 21$) von $2{,}62 \pm 1{,}74$ μg-% (Gruppe B) ermittelt. Gesamtmittel war $2{,}74 \pm 2{,}21$ μg-%. An 34 Tieren wurde der Anstieg der Hydroxycorticoidblutkonzentration 5 Stunden nach der Stimulierung der NNR mit 0,5 IE Coricotrophin A pro kg Kgw. (ACTH-Fredericksberg) gemessen. Es war bei Gruppe A ein Anstieg auf $9{,}81 \pm 4{,}44$ μg-% ($n = 17$, $P = 0{,}001$), bei Gruppe B auf $11{,}61 \pm 4{,}09$ μg-% ($n = 18$, $P = 0{,}001$) und im Gesamtmittel auf $10{,}77 \pm 4{,}38$ μg-% ($P = 0{,}001$) zu verzeichnen. Die beschriebene Methodik eignet sich somit ausgezeichnet zur NNR-Funktionsprüfung am Schwein. S. Willer. 6110.

Grossowicz, N., Sulitzeanu, D. und Merzbach, D.; Jerusalem, Hebrew Univ.; Hadassah Med. School, Dep. of Bacteriol.; Haifa, Israel, Rambam Government Hospital, Dep. of Bacteriol. Isotopic determination of vitamin B_{12} binding capacity and concentration. **(Bestimmung der Vitamin B_{12}-Bindungskapazität und Konzentration mit der Isotopenmethode.)** Proc. Soc. exp. Biol. Med. **109** (1962) Nr. 3. S. 604–608. – 2 Abb., 2 Tab., 16 Lit.

Zur Bestimmung der Vitamin B_{12}-Bindungskapazität des Serums wird unbehandeltes (frisches oder eingefrorenes) Serum mit ^{60}Co-B_{12} incubiert und der Überschuß von nicht gebundenem radioaktivem Vitamin an Holzkohle adsorbiert. Aus der Differenz zwischen der gesamten Radioaktivität und der an Kohle gebundenen ergibt sich die Bindungskapazität. Zur Bestimmung des Vitamin B_{12}-Gehaltes in biologischen Flüssigkeiten nach obiger Methode wird das Vitamin zunächst vom Trägereiweiß getrennt und das freie Vitamin mit einem Serum von bekannter Bindungskapazität in Gegenwart einer bestimmten Menge ^{60}Co-B_{12} bebrütet. Der Vitamin-Gehalt ergibt sich dann aus der Radioaktivität des Kohleadsorbats. Die Ergebnisse zeigten gute Übereinstimmung mit den auf anderen Wegen erhaltenen Werten. Mit dieser Methode wurden Gesunde, Schwangere, Neugeborene und Kranke (Lebererkrankungen, Leukämie, Polycytämie u. a.) untersucht.
W. Goldbach. 6115.

Dikov, Vŭlo. (Dikow, Wâlo.) Učenieto za krŭvnite grupi pri selskostopanskite životni. **(Über die Blutgruppen der landwirtschaftlichen Nutztiere.)** Selskostopanska nauka, Sofija 1(7) (1962) Nr. 1. S. 89–91.
Vf. berichtet über die Blutgruppen bei den landwirtschaftlichen Nutztieren und stellt ein Schema für die Gewinnung von spezifischen, in der Praxis bei der Bestimmung der Blutgruppen von Rindern benötigten Antiseren auf. Nach einem Überblick der in einigen Ländern auf diesem Gebiet gewonnenen Erfahrungen schildert er die in Bulgarien bisher erzielten Ergebnisse. Bei der Untersuchung von 121 Kühen im VEG Samokow wurden 56 Blutgruppenfaktoren festgestellt. Es werden auch die im Phänotyp mitwirkenden Blutgruppenantigene analysiert und die Bedeutung festgelegt, die den Blutgruppen bei der Identifizierung des Tieres und Bestimmung der Abstammung der Nachzucht bei künstlicher Besamung landwirtschaftlicher Nutztiere zukommt. Es wird hervorgehoben, daß an Hand der Blutgruppen die ein- oder zweieiige Abstammung von gleichgeschlechtlichen Zwillingen bestimmt wird und ferner auch die Fälle, in denen Anastomosen in deren placentarer Blutversorgung vorhanden sind. Die Blutgruppenlehre ist nicht allein bei den hämolytischen Erkrankungen von Bedeutung; sie spielt eine Rolle bei der Zuchtarbeit in der Genetik und der Veterinärmedizin. G. Radew. 6125.

Matoušek, Josef; Liběchov, ČSAV, Lab. Biol. Rozmnožování. Krevní skupiny skotu. **(Blutgruppen des Rindes.)** Studijní Inform., Veterinářství 1962 Nr. 4. S. 1–25. — 53 Lit.
Die Arbeit bietet eine Übersicht des Studiums menschlicher und tierischer Blutgruppen und seiner theoretischen Grundlage, behandelt die antigenen Eigenschaften der roten Blutkörperchen, die Bildung der Antikörper und sog. antigenen oder Blutfaktoren, d. h. der Antigene, deren verschiedene Mengen im Stroma der roten Blutkörperchen anwesend sind und gegen die sich bei der Immunisierung Antikörper bilden, ihre Blutgruppen, die Herstellung spezifischer Antiseren, Verbindung des Antigens mit dem Antikörper des Blutfaktors mit entsprechendem Antiserum und die Vererbung der Blutgruppen. Die Blutgruppen sind auf Grund von Vererbungseigenschaften in sog. Blutsysteme eingeteilt worden. Beim Rind sind bis jetzt 10 solcher Systeme nachgewiesen worden. Einige Autoren schlagen noch weitere zwei vor. Ferner werden die Blutsysteme (AH, J, L und Z′, F, V, Z, M, SU, B, C) einzeln besprochen. Auch wird über die praktische Anwendung der Blutgruppen berichtet (Identifizierung der Einzelindividuen, Vaterschaftsbestimmung, Bestimmung des Zuchtwertes von Färsen, die heterosexuellen Zwillingen entstammen, Zuchtanalysen). Fast alle Blutsysteme weisen rassenbedingte Unterschiede auf. Die Rassen differieren auch in bezug auf die Zahl der Blutgruppen, so daß es möglich ist, die Entwicklung und gegenseitigen Beziehungen zwischen den Rassen zu verfolgen. F. Nádvorník. 6125.

Uhlenbruck, G. und Schmid, D. O.; Köln, Univ., Physiol.-Chem. Inst.; München, Tierzuchtforsch. e.V., Inst. für Blutgruppenforsch. **Ein Mucoid mit Blutgruppeneigenschaften aus Rindererythrocytenstroma.** Z. Immunitätsforsch. exp. Therap. **123** (1962) Nr. 4/5. S. 466–472. — 11 Lit. Zus. in Russ., Engl., Franz., Span.

Mit Hilfe von Phenol/Wasser wurden aus Rindererythrocytenstroma Mucoide frei gemacht. Die Mucoide wiesen jeweils die Blutgruppeneigenschaften des betreffenden Tieres auf. Allerdings konnten z. B. die Faktoren V und J im Mucoid nachgewiesen werden, obwohl mit dem Blut keine Reaktion auftrat. Es schien daher, daß durch die chemische Behandlung Blutgruppenfaktoren (BF) freigemacht werden konnten, die im Nativblut nicht nachweisbar waren. Umgekehrt wurde der BF F, der sehr häufig bei den Rindern auftritt, bei den Mucoiden nicht nachgewiesen, obwohl im Nativblut eine Hemmung vorhanden war. Es ist also anzunehmen, daß sich durch die chemische Behandlung einige BF dem Nachweis entziehen. G. Becker. 6125.

Buschmann, H.; München, Blutgruppeninst. der Tierzuchtforsch. **Blutgruppenforschung beim Schwein. Über die Technik der Blutentnahme und Blutkonservierung.** Zbl. Veterinärmed. **9** (1962) Nr. 3. S. 251–256. — 1 Abb., 8 Lit. Zus. in Engl., Franz., Span.

Um die für die Blutgruppenforschung notwendige Menge Blut vom Schwein zu erhalten, wird das Tier fest fixiert, der Kopf hochgebunden und darauf geachtet, daß es alle 4 Beine belastet. Mit Hilfe einer evakuierten Glasflasche kann aus der vorderen Hohlvene bis zu 1 Liter Blut entnommen werden. Um die Gerinnung zu verhindern, erweist sich folgende Lösung als geeignet: 216 g Natrium citricum, 234 g Dextrose, 50 g Acidum citricum, 40 cm³ Formalin 40%ig ad 10 Liter Aqua dest. (Lösung: Blut wie 1:3). Wird das Blut zur Immunisierung verwendet, wird das Formalin weggelassen. Soll das Blut länger aufbewahrt werden, erweist sich ein Tiefkühlen unter Zusatz von 2 Vol. Aethylenglykol (40 Vol.% Aethylenglykol, 3 Gew.% tert. Natriumcitrat) auf ein Vol. gewaschene Schweineerythrocyten als besonders vorteilhaft. Allerdings ist das Einfrieren mit großem Materialverlust verbunden. Andererseits war es möglich, mit diesem Blut Schweine zu immunisieren. G. Becker. 6125.

Verter, W.; Berlin, Humboldt-Univ., Med. Tierklin., Abt. für Pathol. Physiol., Inst. für Gerichtl. Tierheilkunde. **Die Veränderungen des roten Blutbildes nach verschieden starken Aderlässen beim Pferd.** Arch. exp. Veterinärmed. **16** (1962) Nr. 2. S. 229–242. — 3 Abb., 75 Lit.

Vf. untersuchte an 3 Versuchsgruppen mit insgesamt 20 Pferden die Beeinflussung des Erythrocytendurchmessers (Okularschraubenmikrometer, gemessen wurden im Differentialblutbild 200 Zellen, die an verschiedenen Stellen des dünnen Teils des Ausstrichs lagen.) in der Regenerationsphase des roten Blutbildes nach verschieden starkem Blutentzug beim Pferd. Ferner wurden die Erythrocytenzahl, der Hämoglobingehalt (Methode n. Betke und Savelsberg; der bei 1 cm Schichtdicke der Kleinküvette gefundene Extinktionswert wurde in den prozentualen Hb-Gehalt n. Sahli umgerechnet) und der Hb_E-Wert (g% $\times 10^{-12}$) bestimmt. Während Alter, Geschlecht und Rasse keine Berücksichtigung fanden, wurde Wert auf den Gesundheitszustand (klinisch und hämatologisch gesund erscheinend), einheitliche Pflege, Fütterung, Haltung, Arbeitsleistung und die regelmäßige Blutentnahme gelegt. Zur Erstellung von Normalwerten wurden von jedem Tier vor dem Aderlaß 3 Blutuntersuchungen in größeren Abständen vorgenommen. Die ermittelten Werte wurden bei einem $p = 0{,}05$ statistisch gesichert. Die Berechnung der Korrelation zwischen Erythrocytengröße und Hb_E-Wert erfolgte nach der Formel $r = \frac{s \times y}{sx \times sy}$. In der 1. Versuchsgruppe

(10 Tiere fast gleiche Gewichtsgruppe) wurden den Pferden 8 Liter Blut entzogen. Dabei dienten die Einzelbestimmungen dazu, die Veränderungen, die kurz nach dem Aderlaß auftraten, zu erfassen. In der 2. Versuchsgruppe (6 Tiere) wurden den Tieren $^1/_3$ der mit $^1/_{15}$ des Körpergewichts angegebenen Gesamtblutmenge entzogen (8,5–14 Liter/Tier). Die Versuchsdauer erstreckte sich über 5 Wochen; die Beeinflussung des Zelldurchmessers der Erythrocyten in der Regenerationsphase sollte erfaßt werden. Versuchsgruppe 3 bestand aus 4 Pferden, denen durch zweimaligen Aderlaß 50% der bei $^1/_{15}$ des Körpergewichts angegebenen Gesamtblutmenge entzogen wurde (13,6 bis 18,4 Liter/Tier). Der Abstand zwischen den beiden Blutentzügen, bei denen je 25% der Gesamtblutmenge entnommen wurden, betrug 2 Tage. Versuchsdauer 5 Wochen. Erfaßt werden sollten die Veränderungen des Zelldurchmessers der Erythrocyten in der Regenerationsphase nach starker Reizeinwirkung. Die Ergebnisse zeigten, daß die Abnahme der Erythrocytenzahl nach dem Aderlaß abhängig war von der Stärke des Blutentzuges und von den zur Verfügung stehenden Blutreserven. Die Regenerationszeit der Erythrocyten war abhängig von der Menge des entzogenen Blutes und von den vorhandenen Blutreserven. Die Größe der Blutreserven war individuell verschieden. Die Entleerung der Blutdepots führte zu einem signifikanten Abfall des mittleren Erythrocytendurchmessers. Die Regeneration des Hämoglobingehaltes erfolgte schneller als die der Erythrocytenzahlen. In der nach größeren Blutentzügen einsetzenden Regenerationsphase des roten Blutbildes kam es zu einem periodischen Anwachsen des mittleren Erythrocytendurchmessers. Eine Korrelation zu den ähnlich verlaufenden Veränderungen im Hb_E-Wert bestand nicht. Chr. Garlt. 6135.

Reichstein, Karl; Hannover, Tierärztl. Hochschule, Klin. für Kleine Klauentiere und Forens. Med.; Ambulator. Klin. **Intravitale Sternalpunktion bei Absatzferkeln mit Spulwurmbefall unter Berücksichtigung der Behandlung mit Piperazin und Neguvon.** Diss. Hannover **1962** 48 S. — 20 Abb., 1 Tab., 34 Lit.

Zunächst wurden von 10 gesunden Schweinen mit parasitologisch negativem Kotbefund durch Sternalpunktion Normalwerte gewonnen zwecks Aufstellung eines Myelogramms. Bei 8 Ferkeln mit Spulwurmbefall war durch die Sternalmarkuntersuchung eine erhöhte Aktivität des erythropoietischen Systems nachweisbar. Die beiden Anthelminthica Uvilon-Bayer (Piperazinphosphat; Dosis 250 mg/kg Kgw.) und Neguvon-Bayer (Dosis 50 mg/kg Kgw.) hatten keinen Einfluß auf das myelopoetische System, wie aus den Myelogrammen zu ersehen ist. Th. Hiepe. 6135.

XI. VIRUSKRANKHEITEN

Andrewes, C. H. Nomenclature of enteroviruses. **(Nomenklatur der Enteroviren.)** Virology **17** (1962) Nr. 1. S. 221.

Vom Committee on Enteroviruses (vgl. Virology **16** [1962] S. 501–504.) wurde vorgeschlagen, die Enteroviren des Menschen — Poliomyelitis-, Coxsackie-, ECHO-, Rhinoviren — auf Grund bestehender Schwierigkeiten bei der Abgrenzung der genannten Untergruppen vorerst lediglich mit fortlaufenden Nummern zu versehen und auf die Bildung von Untergruppen zu verzichten. Vf. weist darauf hin, daß dieser Vorschlag auf internationaler Ebene (Internationale Nomenklaturkommission, Virussubkomitee) diskutiert werden muß. Ferner verweist Vf. auf den von Andrewes, Burnet, Enders, Gard, Hirst, Kaplan und Zhdanov (vgl. Virology **15** [1961] Nr. 1. S. 52–55.) unterbreiteten Vorschlag zur Klassifizierung der animalen Viren.
S. Wagner. 6200.

Kiselev, L. L. (Kisseljow, L. L.); Moskau, Inst. für Strahlen- und Physiko-Chem. Biol. der Akad. der Wiss. der UdSSR, Lab. für Funktionelle En-

zymol. Nekotorye aspekty vzaimodejstvija opucholerodnych virusov i kletok na molekuljarnom urovne. **(Einige Aspekte über die Wechselbeziehungen zwischen cancerogenen Viren und Zellen auf molekularer Basis.)** Voprosy virusologii, Moskva 7 (1962) Nr. 3. S. 267–277. — 3 Abb., 33 Lit. Zus. in Engl.
Die Umwandlung einer normalen Zelle in eine neoplastische Zelle erfordert die Integration von Virus und Zellgenom sowie die Reduktion oder Ausschaltung der „Repression" durch die Virus-DNS (die vermutlich ein strukturelles Gen der Zelle ist) und andere strukturelle Gene. Die Rolle carcinogener Einflüsse liegt darin, Bedingungen zu schaffen, die eine Einverleibung der Virus-DNS in das Zellgenom erlauben. Somatische Mutationen des gesamten Genoms der Zelle bedingen die Ausschaltung der „Repression" bei der Inaktivierung von Gen-Regulatoren. Es wird angenommen, daß ein spezieller vermittelnder Träger existiert, der die genetische Information von der Virus-DNS auf die Ribosomen überträgt, selbst wenn weder reifes Virus noch seine Bestandteile im Tumor nachweisbar sind. Die angenommene Hypothese berechtigt, zahlreiche Einwände gegen die Virushypothese der Carcinogenese zu entkräften und eine Reihe von Problemen über die Wechselbeziehungen zwischen Tumorvirus und Zelle vom allgemeinen Standpunkt zu analysieren.
A. Veckenstedt. 6200.

Smith, Kendall O. und Melnick, Joseph L.; Houston, Tex., Baylor Univ. Coll. of Med., Dep. of Virol. and Epidemiol. A method for staining virus particles and identifying their nucleic acid type in the electron microscope. **(Eine Methode zur Darstellung von Viruspartikeln und zur Identifizierung ihrer Nucleinsäuretypen im Elektronenmikroskop.)** Virology 17 (1962) Nr. 3. S. 480 bis 490. — 14 Abb., 18 Lit.
Mit Uranylacetat (UA) bzw. Phosphorwolframsäure (PWS) kontrastierte Viruspartikel aus flüssigen Virussuspensionen ergeben je nach Ribonucleinsäuregehalt (RNS) und Desoxyribonucleinsäuregehalt (DNS) unterschiedliche Bilder. Untersucht wurden verschiedene Viren (Herpes, Polyoma, Molluscum contagiosum, Vaccinia, Reovirus, Influenza u.a.). Gegenüber der sonst üblichen Spraymethode genügen für diese Methode 100–1000 mal geringere Viruskonzentrationen. Durch kombinierte Anwendung von Nuclease, Negativ- (PWS-) und Positiv-(UA-)Kontrastierung war eine Unterscheidung zwischen RNS und DNS-Viren im Elektronenmikroskop möglich.
W. Wittmann. 6205.

Nagington, J., Plowright, W. und Horne, R. W.; Cambridge, England, Public Health Lab. Serv.; Muguga, Kikuyu, Kenya, East African Veterin. Res. Organization; Babraham, Cambridges, England, Inst. of Animal Physiol. The morphology of bovine papular stomatitis virus. **(Die Morphologie des Virus der Stomatitis papulosa des Rindes.)** Virology 17 (1962) Nr. 2. S. 361–364·
Das Virus wurde aus den Zellen einer Kalbshodengewebekultur gewonnen und aus seuchenpolizeilichen Gründen mit Formalin mindestens 10 Tage inaktiviert. Es wurde mit Hilfe der Negativkontrastierung durch Phosphorwolframsäure nach Brenner und Horne im Elektronenmikroskop in zwei Aufnahmen sehr hoher Auflösung dargestellt. Der Körper des Virus ist ovoid oder zylinderförmig mit abgerundeten Enden. Er ist hohl und wird durch „Tubuli" mit unterschiedlichen Helligkeitsperioden und 80–90 Å Durchmesser gebildet, die ihn kreuzweis diagnonal umspinnen, ähnlich wie bei dem Virus der Pusteldermatitis der Schafe. Seine Größe beträgt im Mittel 1695 mal 2770 Å. Die Virushülle war durch das Formalin zerstört.
W. Vetterlein. 6205.

Padgett, Billie L., Moore, Merry S. und Walker, Duard L.; Madison, Univ. of Wisconsin, Med. School, Dep. of Med. Microbiol. Plaque assays for myxoma and fibroma viruses and differentiation of the viruses by plaque form. **(Plaqueuntersuchungen am Myxoma- und Fibromavirus und die Unterscheidung der**

Viren durch die Plaqueform.) Virology **17** (1962) Nr. 3. S. 462–469. – 2 Abb., 3 Tab., 14 Lit.

Durch die verschiedenen Plaqueformen des Myxoma- (Stamm Moses) und das Fibromavirus (Patuxentstamm) auf einschichtigen Kaninchennieren- und Kaninchenfibroblastenkulturen war eine Unterscheidung möglich. Zwischen Viruskonzentration und Plaquezahl bestand eine lineare Abhängigkeit. Außerdem erwies sich die in der üblichen Weise ausgeführte Plaquetechnik empfindlicher als die bisher üblichen Methoden zum Nachweis des Myxomavirus (Pockenprobe auf der Chorioallantoismembran des Hühnerembryo) und des Fibromavirus (Intradermalprobe am Kaninchen). W. Wittmann. 6205.

Kujumdžiev, Il. und Todorov' T. G. (Kujumdshiew, Il. und Todorow, T.G.) Tŭkannokulturelni i elektronnomikroskopski proučvanija vŭrchu virusa na Ecthyma contagiosum. **(Gewebekulturelle und elektronenmikroskopische Untersuchungen des Ecthyma contagiosum-Virus.)** Izvestija na Mikrobiologičeskija institut. Bŭlgarska akademija na naukite, Sofija **13** (1961) S. 21–29. – 10 Abb., 23 Lit. Zus. in Russ., Engl.

Vff. verwendeten ausgetrocknete Krusten des einheimischen Stamms GM-53 des Virus wobei es ihnen gelang, denselben auf Gewebekulturen aus Nieren eines neugeborenen Kaninchens zu züchten, indem sie vier aufeinanderfolgende Passagen durchführten. Der cytopathogene Effekt war in den Gewebekulturen gut ausgeprägt. Er konnte bereits in der 24. Stunde festgestellt werden, war aber am deutlichsten in der 72. Stunde; Flüssigkeitstiter der infizierten Kulturen: $5 \times 10^{-3,5}$ $TCID_{50}$ je ml. Beobachtet wurden auch charakteristische Cytoplasmaeinschlüsse, die mehrere Entwicklungs- und Reifestufen durchmachten. Bei der elektronenmikroskopischen Untersuchung der Gewebekulturenflüssigkeit mit ausgeprägtem cytopathogenen Effekt wurden elementare Körperchen ovaler Form beobachtet. P. Pawlow. 6205.

Urbach, Heinz. **Die Viruskultur im embryonierten und exembryonierten Brutei.** Wiss. Z. Friedrich-Schiller-Univ. Jena/Thür., math.-naturwiss. R. **11** (1962) Nr. 1/2. S. 183–196.

In einem allgemeinen Teil werden die Bedeutung der Embryonalzellen des Hühnerembryos für den Virusstoffwechsel, seine Entwicklung und die für die Viruskultur nötigen Vorarbeiten erörtert. Im anschließenden speziellen Teil beschreibt der Autor ausführlich die geläufigsten Impfverfahren, die Gewinnung von virushaltigem Material sowie die Anwendungsbereiche der einzelnen Brutei-Kulturverfahren. Besonders eingehend wird die Züchtung des Pocken-, Herpes-, Influenza- und Mumps-Virus sowie von Rickettsien und verschiedenen Erregern der Lymphogranuloma-Psittakose-Gruppe dargestellt. U. Schmidt. 6210.

Cliver, D. O. und Bohl, E. H.; Columbus, Ohio State Univ., Dep. of Dairy Sci. and Bacteriol. Isolation of enteroviruses from a herd of dairy cattle. **(Isolierung von Enteroviren in einer Rinderherde.)** J. Dairy Sci. **45** (1962) Nr. 7. S. 921–925. – 1 Abb., 4 Tab., 12 Lit.

Vff. berichten über in Kälbernieren-Gewebekulturen isolierte Enteroviren aus Kotabstrichen von Kühen und Kälbern einer gesunden Rinderherde. Bei 7 Kühen wurden Kotabstriche während der Geburtsperiode untersucht; es konnte nur ein Virusausscheider ermittelt werden. Kotabstriche der dazugehörigen Kälber und die 5 weiterer Kälber wurden von der Geburt wöchentlich bis zur 25. Woche auf Virusgehalt geprüft. Hierbei war auffallend, daß die ersten Virusisolierungen von der 4. bis zur 12. Woche möglich waren, während in der 7. Woche der Hauptanteil lag. Nur bei einem Kalb verliefen die Untersuchungen negativ. Kreuzneutralisationsteste mit Kaninchenhyperimmunseren ergaben bei den isolierten Virusstämmen 2 serologische Typen. Die Plaquemethode wurde zur Charakterisierung der isolierten Virusstämme herangezogen. V. Falk. 6210.

Yoshida, Takashi. Antigenicity of cell components of antigenic variants of contagious bovine pleuropneumonia organisms in serological tests. **(Antigenität der Zellkomponenten antigener Varianten des Erregers der ansteckenden bovinen Pleuropneumonie in serologischen Untersuchungen.)** Nat. Inst. Animal Health Quart. 1 (1961) Nr. 4. S. 199–206. – 2 Abb., 5 Tab., 6 Lit. Orig.: engl.

Im Verfolg der vom Vf. gemachten Beobachtung, daß gewisse Stämme des Erregers der bovinen Pleuropneumonie nach längerer Aufbewahrung im Laboratorium in der Komplementbindungsreaktion zwar mit Immunseren von Kaninchen und Ziegen, nicht aber mit solchen von Rindern reagierten, wurden die Zellkomponenten eines Normalstammes und einer antigenen Variante auf ihr serologisches Verhalten in der Komplementbindung und im Präzipitationstest untersucht. Geprüft wurden die Lipoid-, die Protein- und die Polysaccharidfraktionen der Zellen der Stämme. Die Lipoidfraktion enthielt im wesentlichen das komplementbindende Antigen, die Polysaccharidfraktion das Präzipitinogen. Die beiden geprüften Stämme unterschieden sich im Ausfall der Komplementbindungsreaktion, wobei die Variante einen Verlust des komplementbindenden Antigens für positives Rinderserum aufwies, was auf eine Veränderung der Lipoidfraktion in den Zellen des Stammes zurückgeführt wird. G. Scheibner. 6210.

Hackett, Adeline J.; Berkeley, Univ. of California, School of Public Health, Naval Biol. Lab. The cellular changes produced by two variants within type E54 of vesicular exanthema of swine virus in tissue culture. **(Über Zellveränderungen in Gewebekulturen, die durch zwei Varianten des Typs E 54 des vom Schwein stammenden Virus des vesiculären Exanthems verursacht wurden.)** Virology 15 (1961) Nr. 2. S. 102–112.

Die beiden untersuchten Virusavarianten die einem einzigen Typ des Erregers angehörten, unterschieden sich zunächst in der Größe der gebildeten Plaques. Im Cytoplasma der Gewebekulturzellen wurden durch die Variante, die die kleinen Plaques erzeugte (KPV), peripher gelegene Vacuolen gebildet, während die die großen Plaques verursachende Variante (GPV) primär den Nucleolus angriff. Im Frühstadium der Infektion mit beiden Varianten kam es zur Vergrößerung der Nucleoli, die dann zu einem intensiv färbbaren Körper verschmolzen. Die KVP erzeugte keine weiteren Veränderungen; dagegen bewirkte die GPV im späten Verlauf der Infektion eine Ausschleusung des im Nucleolus enthaltenen RNS-positiven Materials. Die in der Mitose befindlichen Zellen wurden in der Metaphase durch beide Virusvarianten blockiert.
D. Schmidt. 6210.

Woyciechowska, Stanislawa; Paris, Inst. Pasteur. Sensibilité in vitro de différents types de cellules à l'infection par le virus de l'avortement infectieux des juments (Dimock). **(In vitro-Empfindlichkeit verschiedener Zelltypen gegen die Infektion mit dem Virus des infektiösen Abortes der Stute [Dimock].)** Ann. Inst. Pasteur 102 (1962) Nr. 3. S. 353–355. – 8 Abb., 10 Lit. Zus. in Engl.

Das Virus des infektiösen Abortes der Stute, Stamm RAG-H am Hamster gezüchtet, gibt in der ersten Passage auf der Gewebekultur einen totalen cytopathogenen Effekt auf die Schafnierenzellen sowie auf Zellen des Stammes EPL. Eine teilweise cytopathogene Wirkung wird auf Affennieren, HeLa, KB und Detroit 6 erhalten, keine auf Kaninchennieren und L-Zellen. Die mikroskopischen Schäden sind genau beschrieben. G. Godglück. 6210.

Morimoto, Tomiaki, Tokuda, Goichi, Omori, Tsuneyoshi, Fukusho, Kanematsu und Watanabe, Morimatsu. Cytopathogenic agents isolated from the feces and the intestinal content of pigs. I. Their isolation and serological classification. **(Cytopathogene Agenzien, die aus den Faeces und dem Darminhalt von Schweinen isoliert wurden. 1. Mitt. Ihre Isolierung und sero-**

logische Klassifizierung.) Nat. Inst. Animal Health Quart. 2 (1962) Nr. 2. S. 59–65. — 5 Tab., 14 Lit. Orig.: engl.
Im Verlauf von drei Jahren wurden neun cytopathogene Agenzien aus Faeces und Darminhalt von stark fiebernden Schweinen nach Infektion mit Schweinepestvirus und auch von scheinbar gesunden Schweinen mit Hilfe der Gewebekultur isoliert. Die Anzahl der Isolierungen betrug 15,8% (9/57). Drei Isolate (SF 1, SF 12, SF 16) konnten in Schweinenierenzellkulturen passagiert werden. Außerdem wurden ihre Infektionstiter bestimmt, Antiseren durch Verwendung von Meerschweinchen hergestellt und Kreuzneutralisationen ausgeführt. Auf Grund der serologischen Untersuchungsergebnisse mit den drei Antiseren konnte festgestellt werden, daß unter den neun isolierten Agenzien zwei verschiedene Typen vorhanden waren. W. Fritzsch. 6210.

Morimoto, Tomiaki, Tokuda, Goichi, Omori, Tsuneyoshi, Fukusho, Kanematsu und Watanabe, Morimatsu. Cytopathogenic agents isolated from the feces and the intestinal content of pigs. II. Properties of the isolates. **(Cytopathogene Agenzien, die aus den Faeces und dem Darminhalt von Schweinen isoliert wurden. 2. Mitt. Eigenschaften der isolierten Agenzien.)** Nat. Inst. Animal Health Quart. 2 (1962) Nr. 2. S. 66–75. — 3 Abb., 4 Tab., 14 Lit. Orig.: engl. 1. Mitt. vgl. vorst. Ref.
Aus Darminhalt und Faeces von Schweinen wurden einige Enteroviren isoliert, deren Eigenschaften charakterisiert wurden durch Vermehrung und cytopathogenen Effekt in Schweinenierenzellkulturen, durch Filtrierbarkeit, Aetherresistenz und durch Apathogenität für das bebrütete Hühnerei, Saugmäuse und Meerschweinchen. In Nierenzellkulturen von Rinderembryo, Schaf, Hund und Katze sowie den Hautmuskelzellkulturen des Kükenembryos fand keine Vermehrung statt. Außerdem konnte keine Hämagglutination beobachtet werden. Weiterhin war Resistenz gegen Trypsin und Natriumdesoxycholat sowie eine relative Stabilität gegen Hitze und Lagerung festzustellen. Kürzlich isolierte Viren wurden nach den Veränderungen, die sie in Zellkulturen erzeugten, in die sie inoculiert worden waren, in 2 Typen eingeteilt. Ein Typ war besonders charakterisiert durch die Bildung kleiner Plaques, einer guten Virusausbeute zusammen mit der Abrundung und Verklumpung der befallenen Zellen, welche in der Schweinenierenzellkultur stark lichtbrechend geworden waren, und einer geringen Virusausbeute ohne cytopathogenen Effekt in Schweinehodenzellkulturen. Der andere Typ erzeugte große Plaques, eine geringe Virusausbeute zusammen mit sanfter Abrundung mit Granula der nicht verklumpenden befallenen Zellen in Schweinenierenzellkulturen und eine gut e Virusausbeute mit cytopathogenem Effekt in Schweinehodenzellkulturen. Diese Einteilung steht in Übereinstimmung mit den antigenen Eigenschaften, die in einem früheren Bericht bekannt gegeben wurden.
W. Fritzsch. 6210.

Paucker, Kurt, Skurska, Zofia und Henle, Werner; Philadelphia, Children's Hospital, Virus Lab.; Univ. of Pennsylvania, School of Med. Quantitative studies on viral interference in suspended L cells. I. Growth characteristics and interfering activities of vesicular stomatitis, Newcastle disease, and influenza A viruses. **(Quantitative Studien über Virusinterferenz bei suspendierten L-Zellen. 1. Mitt. Kennzeichen des Wachstums und interferierende Fähigkeiten des Stomatitis vesicularis-, Newcastle disease- und Influenza A-Virus.)** Virology **17** (1962) Nr. 2. S. 301–311.
In Suspension sowie in Einschichtzellkulturen wachsende L-Zellen zeigten gegenüber der Infektion mit verschiedenen Virusarten folgende Reaktionen. Während nur ein Teil der Zellen mit Newcastle disease (ND)-Virus infiziert werden konnte und hier auch ein Teil der Viruspartikel am Infektionsgeschehen unbeteiligt blieb, waren alle Zellen empfänglich für eine Infektion mit dem Virus der Stomatitis vesicularis (St.v.). Um die Synthese von In-

fluenza(I)-Virusantigen in allen Zellen zu veranlassen, mußten der Gewebekultur mindestens 100 LD_{50} des Erregers pro Zelle zugesetzt werden. Nach Inaktivierung mit ultraviolettem Licht zeigten die genannten Virusarten unterschiedliche interferierende Eigenschaften. Während das behandelte ND-Virus gegen heterologe Infektionen schützte, besaß das I-Virus keine derartigen Eigenschaften. Das St.v.-Virus konnte nicht als interferierendes Agens benutzt werden, weil es nach der UV-Bestrahlung noch cytotoxische Eigenschaften aufwies. D. Schmidt. 6210.

Cantell, Kari, Skurska, Zofia, Paucker, Kurt und Henle, Werner; Philadelphia, Children's Hospital, Virus Lab.; Univ. of Pennsylvania, School of Med. Quantitative studies on viral interference in suspended L cells. II. Factors affecting interference by UV-irradiated Newcastle disease virus against vesicular stomatitis virus. **(Quantitative Untersuchung über Virusinterferenz bei suspendierten L-Zellen. 2. Mitt. Faktoren, die die Interferenz durch UV-bestrahltes Newcastle disease-Virus gegen das Virus der Stomatitis vesicularis beeinflussen.)** Virology **17** (1962) Nr. 2. S. 312–323. 1. Mitt. vgl. vorst. Ref.
Durch Behandlung mit UV-inaktiviertem Newcastle disease (ND)-Virus konnten L-Zellen nur gegen kleine Dosen des Stomatitis vesicularis (St.v.)-Virus geschützt werden. Wenn die Interferenz nicht vollständig ausgebildet war oder die Zellen ihre Empfänglichkeit teilweise wiedererhalten hatten, wurde infektiöses Antigen gebildet; die Ausbeute pro Zelle war hier jedoch wesentlich geringer als in unbehandelten Kulturen. Bei Anwendung großer Dosen des St.v.-Virus synthetisierten die mit UV-bestrahltem ND-Virus behandelten L-Zellen nichtinfektiöses St.v.-Antigen. UV-inaktiviertes St.v.-Virus zerstörte, wenn es in großen Dosen angewendet wurde, sowohl normale als auch mit ND-Virus geschützte L-Zellen. Dabei wurde jedoch kein St.v.-Virusantigen gebildet. Diese Eigenschaft des behandelten St.v.-Virus war an das Viruspartikel gebunden. D. Schmidt. 6220.

Paucker, Kurt, Cantell, Kari und Henle, Werner; Philadelphia, Children's Hospital, Virus Lab.; Univ. of Pennsylvania, School of Med. Quantitative studies on viral interference in suspended L cells. III. Effect of interfering viruses and interferon on the growth rate of cells. **(Quantitative Studien über Virus-Interferenz bei suspendierten L-Zellen. 3. Mitt. Beeinflussung der Wachstumsrate der Zellen durch interferierende Virusarten und Interferon.)** Virology **17** (1962) Nr. 2. S. 324–334. — 9 Tab., 15 Lit. 2. Mitt. vgl. vorst. Ref.
Nach 24stündiger Einwirkung von UV-inaktiviertem Newcastle disease-Virus oder Interferon auf suspendierte L-Zellen war das Zellwachstum für mehr oder weniger lange Zeit gehemmt, und bei noch längerer Einwirkung wurde es fast vollständig unterdrückt. Die Intensität des wachstumshemmenden Effekts entsprach der interferierenden Aktivität dieser Agentien. Durch Interferon, das von einem heterologen Wirt stammte, sowie durch UV-inaktiviertes Influenza-Virus, das keine interferierenden Eigenschaften zeigte, wurde die Zellteilung nicht beeinflußt. Der in den Interferonpräparaten enthaltene, für die Wachstumshemmung verantwortliche Faktor, der vom interferierenden Prinzip nicht abtrennbar war, war stabil bei pH 2, trypsinempfindlich und bei 105000 g nicht sedimentierbar. Durch höhere Dosen der UV-Bestrahlung wurde der wachstumshemmende Faktor in gleichem Maße zerstört wie die interferierende Komponente. D. Schmidt. 6220.

Cliver, D. O. und Bohl, E. H.; Columbus, Ohio State Univ., Dep. of Dairy Sci. and Bacteriol. Neutralization of bovine enteroviruses by colostrum, milk, and blood serum. **(Neutralisationen boviner Enteroviren mit Colostrum, Milch und Serum.)** J. Dairy Sci. **45** (1962) Nr. 7. S. 926–932. — 4 Tab., 25 Lit.

Neutralisierende Antikörper wurden im Serum, Colostrum und in normaler Milch von frischmelkenden Kühen gegen 2 serologische Typen boviner Enteroviren, die von der gleichen Herde isoliert waren, nachgewiesen. Das Kälberserum der entsprechenden neugeborenen Tiere wurde in mehreren Zeitintervallen ebenfalls auf seinen Antikörpergehalt gegen die gleichen Enteroviren geprüft. Die Neutralisationen wurden mit der Plaquemethode durchgeführt. V. Falk. 6220.

Meinecke, Georg; Hamburg, Hyg.-Inst. **Steriles Öffnen von Bruteiern auf chemischem Wege.** Mikrokosmos **51** (1962) Nr. 9. S. 263–264.
Vf. beschreibt eine Methode, nach der man das bei virologischen und bakteriologischen Arbeiten mit Bruteiern nötige Öffnen der Kalkschale durch Aufsägen chemisch, mit Hilfe von Salzsäure durchführen kann. U. Schmidt. 6225.

Tanaka, Kyoichi und Hirasawa, Kiyoshi. Chromatographic behavior of equine infectious anemia (EIA) virus on the DEAE-cellulose column. I. Chromatography of the serum of horse infected with EIA. **(Chromatographisches Verhalten des Virus der infektiösen Anämie der Pferde an Säulen von DEAE-Cellulose. 1. Mitt. Chromatographie des Serums von infizierten Pferden.)** Nat. Inst. Animal Health Quart. **2** (1962) Nr. 2. S. 82–90. — Orig.: engl.
1 ml infektiöses Pferdeserum wurde mit 20 ml 0,002 m Phosphatpuffer pH 7,1 verdünnt und auf eine 50 × 1 cm Säule von DEAE-Cellulose gegeben. Die Elution erfolgte stufenweise mit 0,015 m, 0,03 m, 0,05 m, 0,2 m und 0,5 m NaCl-Lösungen, die mit 0,002 m Phosphatpuffer auf pH 7,1 eingestellt worden waren. Die Menge der einzelnen Fraktionen betrug 150 ml bei einer Durchflußrate von 150 ml/h. 0,6–0,7 mg Protein jeder Fraktion wurden an je ein Pferd verimpft. Virus ließ sich in den Fraktionen nachweisen, die 0,2 m und 0,5 m NaCl waren. Eine Titration des Virus erfolgte nicht.
A.-F. Olechnowitz. 6255.

Wetzel, Walter; Berlin, Humboldt-Univ., Veterinärmed. Fak., Med. Tierklin., Abt. Pathol. Physiol. **Die infektiöse Anämie in den Kreisen Havelberg, Genthin und Burg.** Diss. Berlin **1963** 53 S. — 4 Tab., 38 Lit.
Vom Jahre 1956 an entfallen ca. 30% der in der DDR als an infektiöser Anämie verseucht gemeldeten Gehöfte auf die Kreise Havelberg, Genthin und Burg (Bezirk Magdeburg). Die meisten Erkrankungsfälle zeigen die Monate März und August. Die Ausbreitungstendenz ist gering, es läßt sich eine Konzentration und Beschränkung der Seuchenfälle auf bestimmte Ortschaften und Gehöfte feststellen. Von der Deutschen Versicherungsanstalt mußten von 1.1.1953–31.7.1959 in diesem Gebiet bei einer Auszahlungsquote von 80% 131073,— DM als Entschädigung für Pferde mit i.A. gezahlt werden. Bei einer Betrachtung der staatlichen Bekämpfungsmaßnahmen läßt sich keine Einwirkung gesetzlicher Maßnahmen auf die Verluste durch die infektiöse Anämie erkennen. Wenn auch die Pferdehaltung in den letzten Jahren erheblich zurückgegangen ist, hat doch die infektiöse Anämie in wirtschaftlicher Beziehung ihre Bedeutung keineswegs verloren. Einzelne Beispiele zeigen, daß mit der Zusammenlegung der Pferdebestände im Rahmen der LPG Typ III erhebliche Verluste durch diese Krankheit aufgetreten sind. Aus diesem Grunde werden vom Vf. verschiedene Maßnahmen zur Ergänzung der bestehenden gesetzlichen Bestimmungen vorgeschlagen.
E. Wiesner. 6255.

Winqvist, G.; Stockholm, Schweden, Kungl. Veterinärhögskolan, Avd. för Anatomie och Histol. **Die Hämatologie der Rinderleukose.** Dtsch. Akad. Landwirtsch.-Wiss. Berlin, Tagungsber. **1961** Nr. 49. S. 23–32. — 4 Abb., 1 Tab., 9 Lit. Zus. in Russ., Engl.
Vf. empfiehlt zur Feststellung der Bestandsverseuchung die Auszählung der Lymphocyten pro mm³ Blut. Die Untersuchung des Sternalpunktates be-

deutet in zweifelhaften Fällen eine große Hilfe. Die Zahl der aleukämisch verlaufenden Fälle schwankt zwischen 24% und 33%. Von 5 im Uterus infizierten Föten zeigten 4 abnorm hohe Lymphocytenwerte. Weiterhin wurde ein Zusammenhang zwischen dem gehäuften Leukoseauftreten bei Rindern und der Piroplasmose-Impfung dann beobachtet, wenn der Impfstoff von Kälbern, die aus Leukosebeständen stammten und erhöhte Lymphocytenwerte hatten, gewonnen wurde. Auf Grund von Untersuchungen nach größeren Zukäufen von Rindern aus verseuchter Gegend in ein fast leukosefreies Gebiet kommt Vf. zu dem Schluß, daß hierdurch nicht immer die Gefahr einer Verbreitung der Leukose vergrößert wird. Welcher Natur die Leukosezellen sind, läßt sich nicht mit Sicherheit sagen. Fermentative Untersuchungen haben gezeigt, daß die AT Phase diffus verteilt im Plasma bei leukotischen Tumorzellen vorliegt, während sie in normalem lymphatischen Gewebezellen fast nur in den Mitochondrien vorkommt. G. Becker. 6288.

Rosenberger, G.; Hannover, Tierärztl. Hochschule, Richard-Götze-Inst., Klin. für Rinderkrankh. **Ergebnisse zehnjähriger Leukoseuntersuchungen an der Rinderklinik Hannover.** Dtsch. Akad. Landwirtsch.-Wiss. Berlin, Tagungsber. **1961** Nr. 49. S. 33–45. — 6 Abb. Zus. in Russ., Engl.
Es wird die Nützlichkeit des Leukoseschlüssels für die Diagnose erneut betont. Die Ursache der Leukose wird als geklärt angesehen, da keine Zweifel mehr an ihrer Übertragbarkeit bestehen. Dafür sprechen: 1) bestands- und gebietsweises Auftreten, 2) jahrzehntelanges Bestehen der Krankheit im Bestand, 3) Verschleppen des Erregers durch Tiere, 4) nicht Erkranken der negativen Tiere nach Absonderung der positiven Rinder, 5) Erlöschen der Krankheit nach Räumung des Bestandes, 6) gelungene Übertragungsversuche. Von 17 infizierten Kühen blieben 4 hämatologisch und klinisch negativ, 3 hämatologisch verdächtig, 10 wurden hämatologisch positiv, und von diesen erkrankten 5 an tumoröser Leukose. Von 10 Kälbern, bei denen die Möglichkeit einer placentaren Übertragung geprüft wurde, zeigten alle ein positives Ergebnis, und ein Tier mußte wegen Leukose geschlachtet werden. Der intracutane Versuch wurde an 1 Tier durchgeführt, das nach 4 Jahren wegen Leukose notgeschlachtet wurde. Der Übertragungsversuch durch die Milch war nicht eindeutig. Aus diesen Gründen kommen als Übertragungswege nach Ansicht des Vf. in Frage: 1) die placentare Übertragung, 2) die Übertragung durch die Milch, 3) durch therapeutische, diagnostische u.s.w. Eingriffe, 4) durch Kontakt. Vf. schlägt nach seinen Erfahrungen als Bekämpfungsmaßnahmen die Anzeigepflicht und Gehöftsperre bei Leukose, die Aufhebung der Sperre bei Gehöften mit unter 20% blutpositiven Tieren, wenn 2–3 Jahre keine blutpositiven Rinder mehr nachgewiesen wurden, bei mehr als 20% blutpositiven Tieren Bestandsräumung und staatliche Entschädigung oder Ausmerzungsbeihilfe. G. Becker. 6288.

Bendixen, H.-J.; Kopenhagen, Statens Veterin. Serumlab. **Die Grundlage der Kontroll- und Tilgungsmaßnahmen der Rinderleukose in Dänemark.** Dtsch. Akad. Landwirtsch.-Wiss. Berlin, Tagungsber. **1961** Nr. 49. S. 47–58. — 3 Abb., 3 Tab., 21 Lit. Zus. in Russ., Engl.
Es wird auf die Feststellung der Verbreitung der Leukose im Bestand mit Hilfe des Blutbildes, ihre vermutlichen Übertragungswege und ihre Verbreitung in Dänemark eingegangen. Die Kenntnis über die Ausbreitung ist für die Bekämpfung von großer Wichtigkeit, da die als frei betrachteten Gebiete so ständig kontrolliert und die verseuchten Bestände immer überwacht werden können. Meldepflicht besteht seit 1959. Aus Leukosebeständen darf kein Zuchtvieh verkauft werden, ansteckungsgefährlicher Verkehr mit anderen Rindern und Verbreitung seuchengefährlichen Materials ist verboten. Die Tiere eines verseuchten Bestandes werden gekennzeichnet. Die beste Tilgungsmethode ist die Totalausmerzung, hierfür gibt es seit 1960 eine gesetzliche Ent-

schädigung. Eine langwierigere, aber wahrscheinlich ebenfalls Erfolg versprechende Methode ist das Abschlachten der haematologisch positiven Tiere und gesonderte Kälberaufzucht. Für die nicht enzootisch auftretende Haut- und Jungtierleukose werden diese Maßnahmen nicht angewendet. Im Vergleich zu einigen anderen Ländern liegt die Leukosefrequenz (4 Fälle je 100000 Rinder) in Dänemark niedrig. G. Becker. 6288.

Wiesner, E.; Berlin, Humboldt-Univ., Veterinärmed. Fak., Inst. für Tierzucht und Tierernähr. **Untersuchungen zur Frage der Ätiologie der Rinderleukose.** Dtsch. Akad. Landwirtsch.-Wiss. Berlin, Tagungsber. **1961** Nr. 49. S. 59–71. — 7 Tab. Zus. in Russ., Engl.
8jährige Untersuchungen an 351 Nachkommen von 9 Bullen sprechen gegen einen erblichen Einfluß väterlicherseits auf die Entstehung der Leukose. Bei der Untersuchung von Kuhfamilien konnte bei den Nachkommen leukosekranker Mütter häufiger Leukose festgestellt werden als bei den Nachkommen leukosefreier Mütter. Diese Differenz konnte im t-Test mit einem P-Wert unter 5% gesichert werden (t = 2,64). Auch Paarungsversuche zeigten das gleiche Ergebnis. Trotzdem ist ein genetischer Einfluß, wie Inzestversuche bewiesen, unwahrscheinlich. Ein rassengebundenes Auftreten konnte ebenfalls durch Versuche ausgeschlossen werden. Der Einfluß des Bodens (Mineralstoffmangel und Vegetationstypen mit starkem Wassereinfluß) verdient ebenfalls Berücksichtigung. Mit größter Wahrscheinlichkeit ist aber ein infektiöses Agens als primäre Ursache anzusehen. Hierfür spricht das sinkende Ersterkrankungsalter, die zunehmende Bestandserkrankung und Kontaktinfektionsversuche. Von 12 gesunden Rindern, die in Kontakt mit 11 hämatologisch positiven Tieren standen, erkrankten 2 Tiere nach 2½ Jahren an tumoröser Leukose; ein Tier war hämatologisch stark verdächtig, obwohl die Herde in einer leukosefreien Gegend stand. Die Versuche der Leukoseerzeugung durch Milch lieferten kein eindeutig positives Ergebnis. Eine Beziehung zwischen Alter und Leukoseverdächtigkeit war deutlich nachweisbar.
G. Becker. 6288.

Meyer, A.; Berlin, Humboldt-Univ., Med. Tierklin.; Inst. für Gerichtl. Tierheilkunde. **Bisherige Ergebnisse über die Verbreitung der Leukose des Rindes in der Deutschen Demokratischen Republik und vorzuschlagende Maßnahmen.** Dtsch. Akad. Landwirtsch.-Wiss. Berlin, Tagungsber. **1961** Nr. 49. S. 73–86. — 7 Abb., 7 Lit. Zus. in Russ., Engl.
Es wird die Verbreitung der Leukose in der DDR auf Grund von Rückfragen an Tierärzte nach Wiesner und von Schlachthofstatistiken nach Noack und die Zunahme in den einzelnen Bezirken angegeben. Weiterhin wird auf die Verbreitung in VE-Gütern, in den Gemeinden einzelner Kreise und in den Besamungsstationen eingegangen. Es handelt sich um eine echte Zunahme der Leukose. Als Bekämpfungsmaßnahmen werden vorgeschlagen: 1) Erarbeitung umfassender statistischer Grundlagen über die Verbreitung, 2) Meldepflicht für den Tierarzt, 3) Ermittlung des Wertes der Verluste, um die Frage der Entschädigung zu klären, 4) Bestandsuntersuchungen bei Auftreten von Leukose mittels hämatologischer Untersuchung, sogen. L-Bestand karteimäßig erfassen, 5) Überwachung der Zuchtbullen, 6) Maßnahmen beim Verkauf von Zuchtvieh, ebenso bei Import und Export, 7) Änderung der Fleischbeschaustatistik, um auch hier die Leukose zu erfassen.
G. Becker. 6288.

Pasternak, G., Horn, K.-H. und Graffi, A.; Berlin-Buch, Inst. für Exp. Krebsforsch. der Dtsch. Akad. der Wiss. zu Berlin. **Untersuchungen zur Frage der Isoimmunität gegen virusinduzierte Leukosen der Maus.** Acta biol. med. german. [Berlin] **9** (1962) Nr. 3. S. 314–317. — 2 Tab., 8 Lit.
Die Resistenz von Mäusen gegenüber Methylcholanthrentumoren ist in Übereinstimmung mit der Literatur nach Erzeugung von Isoimmunität deutlich

erhöht. Die Isoimmunität wurde durch Applikation von bestrahlten Tumorzellen bzw. von ligiertem intra- oder subcutan wachsendem Tumorgewebe von Mäusen des gleichen Stammes bei zwei Inzuchtstämmen erzielt. Der Grad der induzierten Resistenz ist offenbar stammesabhängig; weitere Untersuchungen zur Klärung der Ursache dieser Beobachtung sind in Vorbereitung. G. Becker. 6297.

Graffi, A., Gimmy, J. und Fey, F.; Berlin-Buch, Inst. für Exp. Krebsforsch. der Dtsch. Akad. der Wiss. zu Berlin. **Zur zellfreien Übertragbarkeit transplantierter Leukosen bei Ratte und Maus.** Acta biol. med. german. [Berlin] **9** (1962) Nr. 3. S. 280–292. — 7 Abb., 5 Tab., 17 Lit. Zus. in Russ., Engl.
Bei Übertragungsversuchen mit zellfreien Filtraten zweier transplantabler Leukosestämme auf Ratten und Mäuse zeigte sich, daß die leukämogene Wirkung auf die Ratte im Gegensatz zur Maus schon nach wenigen Impfpassagen erlischt. Diese Beobachtung wurde sowohl bei dem myeloischen als auch bei dem lymphatischen Stamm gemacht. Dabei kam es wie in früheren Versuchen wieder zur Aufsplitterung der Leukämien in die verschiedenen hämatologischen Formen (myeloisch, lymphatisch, reticulocellulär). Eine Gesetzmäßigkeit für diese besonders bei der Maus deutliche Erscheinung ist noch nicht erkennbar. Die Ungeeignetheit der Ratte für derartige Versuche beruht wahrscheinlich auf ihrer geringen Empfindlichkeit gegenüber diesem Virus, das infolge des Konzentrationsverlustes in späteren Passagen den erforderlichen Schwellenwert bei der Ratte nicht erreicht. G. Becker. 6297.

Zotov, A. P. (Sotow, A. P.); Kusminki, Gebiet Moskau, Unions-Inst. für Exp. Veterinärmed. Afrikanskaja čuma odnokopytnych. **(Afrikanische Pest der Einhufer.)** Veterinarija, Moskva **39** (1962) Nr. 5. S. 65–72.
Vf. gibt eine umfassende Beschreibung der afrikanischen Pferdesterbe unter Beachtung der Weltliteratur, die in kurzer Form dargelegt wird. Nach ausführlichen Angaben über die Ausbreitung dieser Infektion folgen Angaben über den Krankheitserreger, über empfängliche Tiere, über mögliche experimentelle Übertragungen, über die Isolierung des Virus, über epizootiologische Besonderheiten, über das klinische Bild, bei gesonderter Darstellung der einzelnen klinischen Verlaufsformen, über Prognose, über pathologisch-anatomische Veränderungen und über die Möglichkeiten der Schutzimpfung. Außerdem werden allgemeine prophylaktische Maßnahmen und notwendige Schritte zur Bekämpfung dieser Tierseuche erläutert. W. Bathke. 6310.

Plowright, W., Cruickshank, J. G. und Waterson, A. P.; Kikuyu, Kenya, East African Veterin. Res. Organization; Cambridge., England, Univ., Dep. of Pathol., Virus Lab. The morphology of rinderpest virus. **(Die Morphologie des Rinderpestvirus.)** Virology **17** (1962) Nr. 1. S. 118 bis 122.
Das Rinderpestvirus aus der zentrifugierten Kulturflüssigkeit von Kalbsnierengewebekulturen wurde mit Hilfe der Negativkontrastierung durch Phosphorwolframsäure nach Brenner und Horne im Elektronenmikroskop mit hoher Auflösung dargestellt. Der Durchmesser der kugelähnlichen Partikel beträgt 1200–3000 Å. Sie haben Ähnlichkeit mit dem Virus der Massen und der atypischen Hühnerpest (NDV), sind aber pleomorpher als ersteres. Das Nucleoid besteht aus einer Helix von 175 Å Dm, einer Länge von 25000 bis 35000 Å und Helligkeitsperioden von 50–60 Å. Es kommen auch Fadenformen vor. Die Außenmembran beider Formen zeigt ganz oder teilweise dichten Besatz mit 90 Å langen Projektionen. W. Vetterlein. 6330.

Chawla, S. K. und Sinha, K. C.; Izatnagar, Uttar Prodesh, Indian Veterin. Res. Inst., Biol. Products Div. Detection of the virus of rinderpest in goat and rabbit foetuses, after inoculation during pregnancy. **(Nachweis des Virus der Rinderpest in Ziegen- und Kaninchenfeten nach Inoculation während der Trächtigkeit.)** Indian veterin. J. **38** (1961) Nr. 6. S. 273–280. E. Wiesner. 6330.

Joshi, T. P. und Sinha, K. C.; Izatnagar, Uttar Pradesh, Veterin. Res. Inst., Biol. Products Div. Observations on the susceptibility of adult buffaloes to rinderpest. **(Beobachtungen über die Empfänglichkeit erwachsener Büffel für die Rinderpest.)** Indian veterin. J. **38** (1961) Nr. 11. S. 527–535. E. Wiesner. 6330.

Senior, Martin, Halnan, C. R. E. und Tong, E. H.; Dunstable, Beds., Whipsnade Park. An outbreak of malignant catarrh among the Père David deer. **(Ausbruch von bösartigem Katarrhalfieber bei Peer David-Hirschen.)** Veterin. Rec. **74** (1962) Nr. 35. S. 932–936.
Im Gehege des Whipsnade-Parkes kam es zunächst zu Einzelerkrankungen bei einer Herde von Peer David-Hirschen, die in ihrer Ätiologie unerkannt blieben. Klinisch waren Lippenschwellungen, kleine Ulcerationen, auf Conjunctiven und Mundschleimhaut festzustellen, ferner Risse zwischen den Klauen. Da Begleitbakterien gefunden wurden, dachte man an Nekrobazillose, später dann an Mucosal Disease. Nach einiger Zeit erkrankten 4 Tiere gleichzeitig mit den gleichen Symptomen und Temperatur von 38,3 °C. Zunächst wieder Behandlung mit Antibotica und Sulfonamiden. Im weiteren Verlauf der Untersuchungen wurden im Institut von Weybridge Übertragungsversuche auf Hirsche unternommen, bei denen erkannt wurde, daß die Erkrankung durch das Virus des bösartigen Katarrhalfiebers verursacht wird. Die Incubationszeit betrug bis zum Erscheinen der typischen Symptome 17–23 Tage, bei Kälbern 35 Tage. Um die Herde zu schützen, gleichzeitig sollten Sekundärinfektionen niedergehalten werden, wurden Sulphamezathine im Futter verabreicht und eine Insektenbekämpfung eingeleitet. Die Gehege wurden drei Monate nur von Pferden beweidet. Differentialdiagnostisch muß bei dieser Erkrankung an MKS, Stomatitis vesicularis, Rinderpest, Blue tongue und Mucosal Disease gedacht werden. Letztere Krankheit hat jedoch nur eine Incubationszeit von etwa 12 Tagen. L. Stoll. 6335.

Pilz, W. und Beck, W.; Köln, Farbenfabriken Bayer AG Leverkusen, Maul- und -Klauenseuche-Stat. **Auswertungsergebnisse der Serumneutralisationsteste. Eine Ergänzung zur Veröffentlichung „Versuche zur Bestimmung der Immunitätsdauer von 4 verschiedenen trivalenten MKS-Kultur- und Natur-Virus-Vaccinen am Rind.** Mh. Tierheilkunde **14** (1962) Nr. 3. S. 91–94. — 1 Abb., 1 Tab., 7 Lit.
Vff. berichten ergänzend zu einer früheren Veröffentlichung, die sich mit der Immunitätsdauer von 4 verschiedenen trivalenten MKS-Vaccinen aus Natur- bzw. Kulturvirus befaßte, über die Ergebnisse der Neutralisationstests zu verschiedenen Zeiten p.v. Danach besteht offensichtlich bei den einzelnen Typen kein Zusammenhang zwischen der Höhe der Antikörpertiter und der tatsächlich festgestellten Immunität. Die Summe der Antikörperwerte scheint jedoch gewisse Rückschlüsse auf den immunisierenden Wert der Vaccinen zuzulassen. A. Heinig. 6360.

Tomescu, V., Surdan, C., Popa, M. und Dohotaru, V. Comportarea tulpinei de virus aftos O_2 din ţară în producţia de vaccin. **(Das Verhalten des im Lande isolierten MKS-Virusstammes O_2 bei der Vaccineproduktion.)** Lucrările ştiinţ. Inst. Seruri Vaccinuri Pasteur — Bucureşti **5** (1962) S. 35–48. — 2 Abb., 5 Tab., 15 Lit. Zus. in Russ., Franz., Dtsch.
Vff. stellten erstmalig in Rumänien eine MKS-Vaccine mit aus einem Seuchenherd stammenden, als O_2 ermittelten Stamm her. Die Adaptation dieses Stammes an das Rinderzungenepithel erfolgte nach 3 Passagen. Die durchschnittliche Ausbeute an virulentem Zungenepithel belief sich auf 36 g. Die Virulenz

erreichte nach 20 Passagen einen Titer von 10^{-9}. Der Stamm O_2 erwies sich als sehr immunogen bzw. die verliehene Immunität als sehr dauerhaft. Vaccine, zu deren Herstellung aus dem Seuchenherd isolierte Stämme verwendet wurden, erwiesen sich in der Praxis jenen aus Kollektionsstämmen überlegen.
M. Petrovszky. 6360.

Bran, L., Carp, N., Rusu, V., Bîrnaure, Gh. und Simion, Mario de. Determinarea conținului in virus al sîngelui și al organelor după intervale de timp diferite dela infecția experimentală cu virus pestos procin. **(Die Bestimmung des Virusgehaltes im Blute und den Organen in verschiedenen Zeitabschnitten nach experimenteller Infektion mit Schweinepest-Virus.)** Lucrări științ. Inst. Seruri Vaccinuri Pasteur-București **5** (1961) S. 91–103. — 3 Tab., 6 Lit. Zus. in Russ., Franz., Dtsch.
Vff. verfolgten zeitlich die Vermehrung des Schweinepestvirus (SPV) im Blut und in Organen von Schweinen die mit 2 DL min virulentem Blut infiziert wurden. Im Blut konnte 24 Std. p.i. kein SPV ermittelt werden. 48 Std. p.i. war der Titer 1:100 ml. Der Höchsttiter wurde nach 6 Tagen erreicht mit mindestens 1:5 Mill. Einen Tag später sank er auf 1:2700000 ab. Der Infektionstiter von Milz und Lymphknoten liegt etwas unter dem Bluttiter. Zwischen Blutinfektionstiter und immunogenem Wert des Impfstoffes (aus Blut) besteht eine direkte Wechselbeziehung. M. Petrovszky. 6382.

Quin, A. H.; Kansas City Mo. African swine fever. **(Die Afrikanische Schweinepest.)** Veterin. Med. **57** (1962) Nr. 2. S. 152. — 9 Lit.
Vf. warnt die amerikanischen Schweinehalter vor einer möglichen Invasion der Afrikanischen Schweinepest. Besser sollte die Erkrankung als Afrikanische Schweineseuche bezeichnet werden; denn sie beruht nachweislich auf einem spezifisch und in der Antigenstruktur sich streng von der Schweinepst unterscheidenden Virus, das auch keine Variante desselben darstellt. In anderer Hinsicht ähnelt die A.S.D. (African Swine Disease) stark der Schweinepest. Bei beiden Erkrankungen dominieren die septikämischen Merkmale; die Fieberkurve, die Erkrankungshäufigkeit und die Sterblichkeit sind ähnlich bzw. stimmen überein. Mit Schweinepestvaccine kann hier prophylaktisch nichts ausgerichtet werden. Über das Vorhandensein mehrerer Typen dieses Erregers herrscht eine übereinstimmende Auffassung, während bei der Schweinepest nur ein Erreger bekannt ist. In Afrika gilt das Warzenschwein als natürliches Seuchenreservoir; von ihm aus breitet sich die Seuche unter den Hausschweinen aus. 1958 ist die Erkrankung mit stärksten Verlusten von Afrika nach Portugal und Spanien vorgedrungen. Von 10731 in 216 Gehöften bei Lissabon erkrankten Schweinen starben 5222. Seit Januar 1958 ist die Seuche in 16457 Gehöften ausgebrochen. Die Diagnose kann nur durch den serologischen und histpathologischen Befund exakt geklärt werden. Als pathologisch-anatomische Merkmale werden für den Praktiker die bei der A.S.D. hyperlastische, dunkle und endurierte Milz genannt, die bei der Schweinepest in der Größe unverändert ist und nur einen oder mehrere Randinfarkte aufweist. Durchseuchte Tiere sind 2–10 Mon. als Ausscheider anzusehen. Die Antigenbildung durch das Virus ist im Vergleich zur klassischen Schweinepest gering. Die Tierärzte werden aufgefordert, Bestände die auf die Schweinepestvaccinierung nicht entsprechend reagieren, dem staatlichen Veterinärdienst zu melden. H. Busse. 6382.

Weide, Kenneth D. und King, Nelson B.; Wooster, Ohio Agric. Exp. Stat., Dep. of Veterin. Sci. Electrophoretic studies of passive immunity against hog cholera in young pigs. **(Elektrophoretische Untersuchungen über passive Immunität gegen Schweinepest bei jungen Schweinen.)** Amer. J. veterin. Res. **23** (1962) Nr. 95. S. 744–747. — 2 Abb., 2 Tab., 11 Lit. Zus. in Interlingua.
Das Serumeiweiß von 101 Ferkeln, die von Muttertieren ernährt wurden, die mit verschiedenen Methoden gegen Schweinepest immunisiert worden waren,

wurde bis zu einem Alter der Ferkel von 70 Tagen elektrophoretisch untersucht. Ein signifikanter Einfluß der Immunisierungsart auf die Serumeiweißwerte konnte nicht beobachtet werden. 14 nichtimmunisierte Ferkel erhielten virulentes Schweinepestvirus. Die Serumalbuminfraktion dieser Ferkel sank ab, das α-Globulin stieg an, die Mengen an β- und γ-Globulin veränderten sich nicht. Die Verimpfung von virulentem Schweinepestvirus an 87 Ferkel, die vollständig oder teilweise resistent gegen Schweinepestvirus waren, ergab ebenfalls erniedrigte Albumin- und erhöhte α-Globulinfraktionen. Die γ-Globulin-Werte waren bei diesen Tieren 14 Tage oder später nach der Virusinjektion erhöht. Die β-Globulin-Werte veränderten sich bei diesen Ferkeln nach der Virusapplikation nicht. G. Scheibner. 6395.

Pascu, L., Gheorghiu, I., Albu, T. und Elefterescu, A. Valoarea imunogenă a vaccinurilor antipestoase porcine inactivate cu cristal violet, preparat în RPR, RDG, şi RPU, faţă de tulpina de virus romînească. **(Der immunogene Wert der Schweinepest-Vaccine, inaktiviert mit Kristallviolett, hergestellt in der RVR, DDR und UVR, geprüft mit dem rumänischen Virusstamm.)** Lucrările ştiinţ. Inst. Seruri Vaccinuri Pasteur — Bucureşti 5 (1961) S. 151–156. — 1 Tab., 19 Lit. Zus. in Russ., Franz., Dtsch.
Bei der vergleichenden Auswertung der rumänischen (Bucureşti), ungarischen (Phylaxia) und deutschen (Riems) Kristallviolett-Vaccine mittels Testung mit dem rumänischen Produktionsvirus-Stamm Bucureşti erwies sich die rumänische Vaccine als wirksamer. Sie immunisierte den größten Prozentsatz von Tieren gegen die mit homologem Virus ausgeführte Infektion.
M. Petrovszky. 6395.

Bran, L., Mihăiţă, S., Bercan, A. und Albu, T. Valorarea imunizantă a virusului pestos porcin lapinizat, inoculat singur sau în asociaţie cu serul antipestos sub diferite forme. **(Der immunisierende Wert von lapinisiertem Schweinepestvirus, allein oder simultan mit Schweinepestserum in verschiedenen Varianten verimpft.)** Lucrările ştiinţ. Inst. Seruri Vaccinuri Pasteur — Bucureşti 5 (1961) S. 105–118. — 1 Tab., 21 Lit. Zus. in Russ., Franz., Dtsch.
Das lapinisierte Schweinepest-Virus (LSB) Stamm Koprowski (Rovac) immunisiert das Schwein sehr unterschiedlich, je nachdem ob es allein oder simultan mit Serum appliziert wurde, bzw. ob nach der Simultanimpfung eine Nachimpfung mit LSV erfolgte oder der LSV-Impfung eine Serumiimpfung vorausging, der Prozentsatz schwankt zwischen 50–94,4%, die Immunitätsdauer beträgt mindestens 10 Mon. Die postvaccinalen Reaktionen betragen 30%, die Verluste bis 10%, falls mit LSV allein geimpft wird. Bei Simultanimpfung sinken diese Werte auf ein Minimum. Durch Kohabitation mit LSV beimpften Tieren können sich Schweine bis zu 30–35% immunsieren. Es wird empfohlen, 30 Tage nach der Simultanimpfung eine Nachimpfung mit LSV auszuführen, um den Prozentsatz immuner Tiere zu vergrößern.
M. Petrovszky. 6395.

Gheorgiu, I., Albu, T., Popa, M., Nica, T. und Armeanu, Gh. Valoarea imunogenă a vaccinurilor antipestoase preparate cu masă antigenică dela porci vaccinati, care sau îmbolavit de pestă după infecţia cu virus. **(Der immunogene Wert der Schweinepest-Vaccine, hergestellt mit Antigen von geimpften Schweinen, die nach der Virusinfektion an Pest erkrankt sind.)** Lucrările ştiinţ. Inst. Seruri Vaccinuri Pasteur — Bucureşti 5 (1961) S. 139–144. — 1 Tab., 2 Lit. Zus. in Russ., Franz., Dtsch.
Organe und Blut von Schweinen die mit inaktivierten Vaccinen gegen Schweinepest geimpft wurden, sowie jene von nichtgeimpften Schweinen, die nach der Kontrollinfektion erkranken, besitzen einen fast gleichen immunogenen Wert. Formol-Adsorbat-Gewebe-Vaccine in einer Dosis von 5–10 ml sowie Kristallviolett-Vaccine in einer Dosis von 2,5–10 ml, aus dem Blut derselben

Schweine hergestellt, immunisieren mindetens 95% der Impflinge. Die für die Vaccineherstellung gewonnene Milz sowie die Lymphknoten behalten ihren Antigenwert im tiefgefrorenen Zustand 8–9 Mon. lang.

M. Petrovszky. 6395.

Mihăiţă, S. und Popa, M. Rezultate obţinute în aplicarea experimentală a virusului lapinizat în mediu contaminat cu pestă porcină. **(Ergebnisse, die bei der experimentellen Applikation von lapinisiertem Virus in der mit Schweinepest verseuchten Umgebung erzielt wurden.)** Lucrările ştiinţ. Inst. Seruri Vaccinuri Pasteur-Bucureşti **5** (1961) S. 119–128. – 1 Tab., 13 Lit. Zus. in Russ., Franz., Dtsch.

Mit lapinisiertem Virus (LV) geimpfte Schweine von 30–40 kg wurden in einer verseuchten Umgebung zu über 60% gegen Schweinepest geschützt. Simultan mit Serum angewendet, verleiht das LV einen über 90%igen Impfschutz und eignet sich als wirksames Verfahren in verseuchten Beständen oder in solchen, die sich in verseuchter oder gefährdeter Umgebung befinden.

M. Petrovszky. 6395.

Pascu, L., Gheorghiu, I., Elefterescu, A. und Albu, T. Cercetări asupra valabilităţii vaccinului antipestos porcin adsorbit şi a celui inactivat cu cristal violet. **(Untersuchungen über die Laufzeit der Schweinepest-Adsorbat- sowie der Kristallviolett-Vaccine.)** Lucrările ştiinţ. Inst. Seruri Vaccinuri Pasteur-Bucureşti **5** (1961) S. 145–150. – 2 Tab., 11 Lit. Zus. in Russ., Franz., Dtsch.

Die Schweinepest-Formol-Adsorbat-Vaccine, nach dem im Pasteur-Institut Bukarest üblichen Verfahren hergestellt, zwischen +4–8 °C gelagert, behält ihren immunogenen Wert mindestens 12 Mon. unverändert. Die Schweinepest-Kristallviolett-Vaccine behält unter denselben Bedingungen mindestens 13 Mon. ihre Wertigkeit. Impfversuche mit halben Dossen (10 ml Adsorbat-Vaccine, 5 ml Kristallviolett-Vaccine) zu diesem Zeitpunkt ausgeführt, zeitigten Immunitätsergebnisse, die sich den mit vollen Dosen erzielten nähern. M. Petrovzsky. 6395.

Pascu, L., Elefterscu, A., Albu, T. und Carp, N. Cercetări privind îmbunatătirea calitativă a serului antipestos porcin prin filtrare si ultracentrifugare precum şi prin folosirea de antigene mixte. **(Untersuchungen über die Qualität des filtrierten oder ultrazentrifugierten Schweinepestserums.)** Lucrările ştiinţ. Inst. Seruri Vaccinuri Pasteur – Bucureşti **5** (1961) S. 157–163. – 3 Tab. Zus. in Russ., Franz., Dtsch.

Nach ein bis zweimaliger Filtrierung durch Seitz-EKS-Schichten oder nach Ultrazentrifugierung 15 Min. bei 11000 Umdrehungen behält das Schweinepestserum seinen Schutzwert. Vereinzelt kann ein leichter Titeranstieg festgestellt werden, der vermutlich infolge der Beseitigung der Blutzellen sowie der Mikroflora auftritt, die den Schutzwert wahrscheinlich negativ beeinflussen. Der spezifische Antikörpergehalt des Schweinepestserums wird von der im verwendeten Virus enthaltenen apathogenen Mikroflora nicht beeinflußt.

M. Petrovszky. 6395.

Dinculescu, P. und Ursache, R. Acţiunea mertiolatului de sodiu şi merfenului asupra virusului rabic fix. **(Der Einfluß von Natriummerthyolat und Merfen auf das Lyssa-Virus.)** Lucrările ştiinţ. Inst. Seruri Vaccinuri Pasteur – Bucureşti **5** (1961) S. 179–186. – 3 Tab., 9 Lit. Zus. in Russ., Franz., Dtsch.

Natriummerthyolat 1:5000 einer 3,5%igen Virussuspension mit Virus fixe Stamm Babeş) hinzugesetzt, besitzt keine virusschädigende Wirkung. Die Pathogenität für die Maus bleibt nach 121tägiger Lagerung bei +4 °C fast unverändert (0,03 ml der Verdünnung 10^{-5}). Die Tollwut-Adsorbat-Vaccine aus Virus fixe behält ihre immunisierende Kapazität, falls Natriummerthyolat oder Merfen 1:5000 statt Antibiotica verwendet werden. Zwischen den Tollwut-Adsorbat-Vaccinen mit Antibiotica oder Merthyolatzusatz konnte hinsichtlich des immunisierenden Wertes kein Unterschied festgestellt werden. Die Testungen wurden 90 und 120 Tage nach der Herstellung ausgeführt. M. Petrovszky. 6412.

Petzsch, H. **Inwiefern könnten Fliegen eine Mittlerrolle bei der Tollwut (Lyssa)-Ausbreitung unter Wild- und Haussäugetieren spielen?** Anz. Schädlingskunde verein. Schädlingsbekämpf. **35** (1962) Nr. 8. S. 123–125. — 29 Lit.
Angeregt durch Untersuchungsergebnisse und Meinungen verschiedener Autoren, wird die Frage aufgeworfen, ob nekrophage Insekten verschiedener Gattungen (*Lucilia, Sacrophaga* u.a.) eine Rolle als Vektoren des Lyssavirus spielen können. Die vom Vf. an Hand längerer Ausführungen aufgestellte Meinung, daß Maden dieser Insekten, die im Zentralnervensystem von an Tollwut verendeten Wildtieren zur Entwicklung gelangen, das Virus beherbergen und so als direkte oder indirekte Überträger des Lyssavirus in Frage kommen, bedarf einer Nachprüfung in entsprechend durchgeführten Laboratoriumsuntersuchungen. W. Wittmann. 6412.

Polonÿ, R., Vrtiak, O. Ja., Koppel, S. und Augustinski, V.; Košice, ČSSR, Fak. für Veterinärmed.; Veterinär-Bakteriol. Lab. Osobennosti tečenija bešenstva v odnoj oblasti. **(Besonderheiten des Tollwutverlaufes in einem Gebiet.)** Veterinarija, Moskva **39** (1962) Nr. 5. S. 63–65.
Vom epizootiologischen Standpunkt lassen sich bei der Tollwut drei ineinander übergehende Formen unterscheiden: die vorwiegend im Wald auftretende, die vorwiegend unter den Haustieren vorkommende und die sog. humane Form. Als Krankheitsreservoir nimmt unter den in freier Wildbahn vorkommenden Tieren der Fuchs die erste Stelle ein, dann folgen Reh, Wildschaf, Wolf und unter den kleine Nagern Hamster, Eichhörnchen, Ratte, Maus, Fledermaus und schließlich sogar Raubvögel. Vff. beschreiben Tollwutfälle in 7 Ortschaften eines Bezirks. Die eingehenden epizootiologischen Untersuchungen lassen erkennen, daß in den untersuchten Fällen dem Wolf und Fuchs bei der Verbreitung der Tollwut in der Slowakei die größte Bedeutung zukommt. W. Bathke. 6412.

Vanenkov, M. V. und Desjatnikov, B. L. (Wanenkow, M. W. und Desjatnikow, B.L.); Aktjubinsk, Kasach. SSR, Veterinärmed. Abt. der Landwirtsch. Gebietsverwalt., Veterinär-Bakteriol. Lab. des Gebietes. Diagnostika i epizootologija bešenstva. **(Diagnostik und Epizootiologie der Tollwut.)** Veterinarija, Moskva **39** (1962) Nr. 1. S. 23–24. — 1 Tab.
Seit 1955 wurden in einigen Wirtschaften des Bezirkes Aktjubinsk unter den landwirtschaftlichen Nutztieren, insbesondere unter Rindern, Erkrankungen mit zentralnervösen Störungen beobachtet, die bei der Sektion Hyperämie und Ödeme des Nervengewebes, Blutungen auf dem Epi- und Endocard sowie Entzündungen von Magen und Darm ergaben. Es wurden verschiedenartige Diagnosen gestellt, wie: Tollwut, Listeriose, Aujeszkysche Krankheit oder Vergiftung durch Gräser. Spezielle Untersuchungen erbrachten bei Rindern und Pferden selten den Nachweis der Negrischen Körperchen. Seit 1960 wurde die Agar-Gel-Präzipitation mittels γ-Globulinen in die Tollwutdiagnostik einbezogen. Sie erwies sich als genauer. Es wird hervorgehoben, daß eine bei Tollwut gleichzeitig vorliegende Listeriose die Durchführung des Tollwuttierversuches bedeutend erschwert. Obwohl häufig Verfolgsuntersuchungen eingeleitet wurden, konnte nur in den seltensten Fällen der Ansteckungsherd ermittelt werden. Meistens handelte es sich hierbei um Füchse und streifende Hunde. Die Mäuse werden als latente Virusträger angesehen. Füchse, die diese Mäuse fressen, infizieren sich. Als ein weiterer, jedoch nicht so wichtigen Ansteckungsherd werden die Windhunde angesehen, die mit auf die Fuchsjagd genommen werden. W. Bathke. 6415.

Kudrjavcev, G. A., Gorcevskij, S. A. und Kolosovskij, V. L. (Kudjrawzew, G. A., Gorzewski, S. A. und Kolossowski, W. L.); Belaja Zerkow, Landwirtsch. Inst. O projavlenii bešenstva u teljat. **(Über das Auftreten von Tollwut bei Kälbern.)** Veterinarija, Moskva **39** (1962) Nr. 5. S. 61–62.

Entgegen der in der Spezialliteratur vorhandenen Auffassung beobachteten Vff. bei Kälbern gehäuft die paralytische oder sog. stille Form der Tollwut, die unter verschiedensten klinischen Symptomen verlaufen kann. Im März beobachtete man bei 2 Kälbern leichte Abgeschlagenheit, Atonie der Vormägen, Parese des Schlundes. Ungeachtet der eingeleiteten symptomatischen Behandlung verendeten die Tiere am 4. bzw. am 5. Tage. Die Sektion ergab katarrhalische Enteritis und Pneumonie. Im Mai erkrankten in der gleichen Gruppe noch 2 Kälber (Futterverweigerung, Brüllen, Unruhe, Atonie des Magen-Darm-Kanals, Absonderung geringer Schleimmengen aus der Maulhöhle, zunehmende Abmagerung). Die Tiere drängten sich zur Tränke, nahmen aber kein Wasser auf; am 5. Tage verendeten die Tiere. Die Sektion ergab katarrhalische Gastroenteritis, Laryngopharingitis, Degeneration der großen Parenchyme, Blutungen der Serosa und Schleimhäute. Histologisch konnte der Nachweis von Negrischen Körperchen erbracht werden. Im Tierversuch verendeten Kaninchen 15 Tage p.i. an Tollwut (paralytische Verlaufsform). Nach der Behandlung der restlichen Kälber mit Tollwutvaccine traten keine weiteren Fälle auf. W. Bathke. 6420.

Baljet, J. W. und Tiecken, G. W.; Haarlem. Casuistische mededelingen over gevallen van rabies te Amstelveen. **(Kasuistischer Beitrag über das Auftreten von Tollwut in Amstelveen.)** Tijdschr. Diergeneeskunde **87** (1962) Nr. 22. S. 1446–1448. E. Wiesner. 6420.

Nazarov, V. P. und Šiškov, V. E. (Nasarow, W. P. und Schischkow, W. Je.); Staatl. Wiss. Kommiss. für Erfindungswes.; Verwalt. für Veterinärmed. des Min. für Landwirtsch. der RSFSR. Bešenstvo i profilaktičeskaja immunizacija životnych. **(Tollwut und die prophylaktische Immunisierung der Tiere.)** Veterinarija, Moskva **39** (1962) Nr. 5. S. 58–61.

Der in der UdSSR bestehende Komplexplan zur Verminderung der Tollwut unter den Tieren und der Tilgung der Hydrophobie des Menschen (1960 bis 1965) stellt an die Veterinärmedizin große Anforderungen. Da bei Tieren die Therapie keine Verwendung findet, ist das gesamte Augenmerk auf die Prophylaxe zu richten, die ihrerseits aus allgemeinen vet.-hygienischen Maßnahmen, der Schutzimpfung und der Aufklärungsarbeit unter der Bevölkerung besteht. Epizootiologische Beobachtungen zeigen, daß die Tollwut zyklisch verläuft. 50% der Tollwutfälle bei Haustieren entfallen auf das 1. Quartal; im Sommer ist eine Verminderung zu verzeichnen, die ab Oktober wieder einen neuen Anstieg erfährt. In letzter Zeit wurden auch blutsaugende Insekten, Käfer und Fledermäuse als Virusträger ermittelt. Geographisch gesehen tritt die Tollwut am häufigsten in der mittleren Zone der UdSSR auf. In den nördlichen Gebieten wird — wie auch in Kanada — eine besonders verlaufende Form der Tollwut beschrieben. In der UdSSR konnte wiederholt die These von den endemischen Naturreservoiren der Tollwut bestätigt werden, z. B. in den Nachkriegsjahren in der Ukraine. Vff. unterscheiden zwei Formen der Tollwut: die Natur- oder Waldtollwut und die Stadttollwut. Erstere Form wird meistens nur bei Epizootien bekannt. Als wichtigster Schritt zur Bekämpfung werden die prophylaktischen Impfungen der Tiere bezeichnet, insbesondere die der Hunde. Vff. geben einen kurzen Überblick über die Entwicklung der Tollwutvaccine in der UdSSR. Z. Z. findet die über das Schaf gewonnene 20%ige lyophylisierte Vaccine Verwendung. Mit ihr wurden seit 1954 jährlich mehr als 3 Mill. Tiere, insbesondere Hunde, behandelt. Im Vergleich zu 1954 konnten jetzt die Tollwutfälle um 70–75% gesenkt werden, was besonders auf die Vaccine zurückgeführt wird. Vff. sehen folgende

Punkte bei der Beseitigung der Tollwut als wichtig an: Vernichtung der umherstreifenden Hunde und Katzen; umfangreiche prophylaktische Schutzimpfungen der landwirtschaftlichen Nutztiere und Hunde in den tollwutgefährdeten Gebieten; Abschießen wildlebender Tiere in Tollwutgebieten, Regulierung der Haltung und Registrierung von Dienst- und Jagdhunden; Popularisierung der veterinärmedizinischen Maßnahmen unter der Landbevölkerung sowie die Verbesserung gegenseitiger Informationen zwischen Human- und Veterinärmedizin. W. Bathke. 6425.

Gheorghiu, I., Niţoiu, I., Dinculescu, P. und Stanca, M. Valoarea immunogenă a vaccinurilor antirabic şi antivariolic aviar, preparate cu tulpini vii modificate şi a congenerelor respective, fenolate. **(Der immunogene Wert der Tollwut- und Pockenvaccine, hergestellt mit lebenden veränderten sowie mit phenolisierten Stämmen.)** Lucrările ştiinţ. Inst. Seruri Vaccinuri Pasteur – Bucureşti **5** (1961) S. 197–208. – 2 Tab., 23 Lit. Zus. in Russ., Franz., Dtsch.

Die von der Phenol-Glycerin-Vaccine (Kondo) oder der an $Al(OH)_2$ gebundenen Lebend-Vaccine (nach Popovici-Stamatin) an Kaninchen verliehene Immunität wird von der Verimpfungsart nicht beeinflußt. Die Lebendvaccine schützt in der Dosis von 0,6 ml 14–20 Tage p.i. 55,1%, hingegen die Phenol-Glycerin-Vaccine nur 24,7% der Kaninchen gegen die intraaoulär mit 0,2 ml 15%iger Virus-fixe-Suspension ausgeführte Kontrollinfektion. Die Adsorbat-Vaccine und die lebende lyophilisierte Vaccine gegen Geflügelpocken, beide mit dem Hühnervirusstamm „U" hergestellt, verleihen eine ausreichende Immunität. Bei einer strengeren Testung nach einem größeren Zeitraum p.i. erwies sich die lyophilisierte Lebendvaccine der Adsorbat-Vaccine überlegen. Im Durchschnitt immunisiert die Adsorbat-Vaccine vollständig zwischen 10–120 Tagen nach ihrer Herstellung 41,1% der Hühner, die lebende lyophilisierte Vaccine dagegen zwischen 61–63 Tagen nach der Lyophilisierung 84,4% der geimpften Tiere. M. Petrovszky. 6425.

Suhaci, I., Dinculescu, P. und Ursache, R. Date asupra procesului tehniologic de producţie a vaccinului antirabic. **(Herstellungstechnik der Tollwutvaccine.)** Lucrările ştiinţ. Inst. Seruri Vaccinuri Pasteur – Bucureşti **5** (1961) S. 187–195. – 12 Abb., 3 Lit. Zus. in Russ., Franz., Dtsch.

Es werden die Vorteile der suboccipitalen Infektion der Schafe im Vergleich zur Trepanation bei der Gewinnung von virulentem Virusmaterial zur Tollwut-Vaccineherstellung angeführt. Der infektiöse Titer des durch beide Verfahren erzielten Virus ist gleich. Das Ernten des Virus geschieht nach vorheriger Fixierung der Köpfe in entsprechenden Schraubstöcken. Die Vaccineherstellung geht im geschlossenen Arbeitsgang vor sich durch Abdichtung des Turmix, Zwischenmontage eines abgedichteten Filters und direktes Ansaugen der Virussuspension in das Abfüllgefäß über das vorher sterilisierte Aluminiumhydroxyd. M. Petrovszky. 6425.

Naškova, O., Bovjanski, V. und Naškov, D. (Naschkowa, O., Bowjanski, W. und Naschkow, D.) Proučvane vŭrchu rastvorimite virusni antigeni. I. Izrabotvane, lokalizacija i njakoi svojstva na virusa na Aueski. **(Studien über die löslichen Virusantigene. 1. Mitt. Bildung, Lokalisierung und einige Eigenschaften des Aujeszky-Virus.)** Izvestija na Centralnija veterinaren institut za zarazni i parazitni bolesti, Sofija **4** (1962) S. 71–76. – 3 Tab., 14 Lit. Zus. in Russ., Engl.

Untersucht wurden Bildung und Verteilung des löslichen Virusantigens in Groß- und Kleinhirn sowie in der Medulla oblongata und im Rückenmark. Es werden Angaben über den Einfluß der Temperatur, einiger Säuren, Laugen und Enzyme auf die serologische Aktivität des Antigens angeführt. Z. Tomow. 6458.

Ognjanov, Dimitŭr. (Ognjanow, Dimiter.) Virusnijat abort i virusnata pnevmonija po ovcete ti tjachnoto identificirane. **(Der Virusabort und die Viruspneumonie bei Schafen und deren Identifizierung.)** Veterinarna sbirka, Sofija **59** (1962) Nr. 3. S. 5–8. — 2 Abb.

Festgestellt wurde, daß in Bulgarien als Erreger des Virusabortus und der Viruspneumonie *Neorickettsia* angesehen werden kann. Vf. isolierte auf Hühnerembryonen und weißen Mäusen adaptierte Stämme. Bei Untersuchung der nach Macchiavello gefärbten Abklatschpräparate von veränderten placentaren Dottersäckchen und Lungen gestorbener Mäuse wurden extra- und intracelluläre rot gefärbte Elementarkörperchen festgestellt, die bisweilen gruppenweise im Cytoplasma der Endothelzellen verteilt waren. Die Ätiologie der Krankheit wurde auch serologisch (KBR) mit Hilfe eines vom Vf. gewonnenen Antigens bei allen von der Krankheit befallenen Beständen bewiesen. Die Krankheit wurde auch bei trächtigen Schafen künstlich mit isoliertem Virus, das auch bei den angesteckten Tieren festgestellt worden war, hervorgerufen. Der Infektion verfallen außer Schafen und Widdern auch die Lämmer, bei denen die Krankheit in latenter Form verläuft und deren Infektionsquellen sie sind. Die charakteristischsten Veränderungen werden in der Placenta festgestellt. Sie können bei der Diagnosenstellung in Betracht gezogen werden. Die mikroskopische Untersuchung von Placenta-Ausstrichen hat desgleichen eine differentialdiagnostische Bedeutung. Es wurden auch 55 Seren von abortierten Kühen mit Schafvirusabort-Antigen untersucht; acht von ihnen reagierten positiv. Auf Grund dessen nimmt Vf. an, daß manche Aborte bei Kühen von *Neorickettsia* verursacht werden. Bei einer im Jahre 1961 festgestellten enzootischen Erkrankung bei Schafen mit Todesfällen und Pneumonieerscheinungen hat Vf. das Virus auf sechstägigen Hühnerembryonen isoliert, die 5–6 oder 13–14 Tage nach der Inoculation verendeten. Bei ihnen wurden Hyperämie der Dottersäckchen und Blutungen an den Embryonen selbst beobachtet. Weiße Mäuse, die als Versuchstiere dienten, starben mit Pneumonieerscheinungen 10 bis 12 Tage nach der Inoculation. In nach Macchiavello gefärbten Präparaten von betr. Versuchstieren wurden intra- und extracellulläre Elementarkörperchen beobachtet, die den polymorphen Charakter von *Neorickettsia* hatten. P. Pawlow. 6485.

Reber, Elwood F.; Illinois, Univ. Nutritional deficiencies resulting from diarrhea in pigs. **(Der bei Schweinen infolge Durchfalles entstehende Nährstoffmangel.)** Veterin. Med. **57** (1962) Nr. 1. S. 30–32.

Hauptursache der Erkrankung ist das Virus der infektiösen Gastroenteritis (Transmissible Gastroenteritis, TGE). Zuweilen ist dieser Erreger auch nicht vorhanden. Bei neugeborenen, erkrankten Ferkeln schwankt der Blutglukosegehalt zwar beträchtlich, aber es kommt zu keiner ständigen Hypoglykämie, obwohl der Leberkglykogengehalt bis an den Nullwert absinkt. Das Virus kann in den Faeces infizierter Schweine bis zu 8 Tagen nach Beginn der Erkrankung nachgewiesen werden. Die Zunahmen dieser Tiere zeigten eine gewisse Abhängigkeit von der Persistenz des Virusgehaltes im Kote. Zuchtsauen, die 3–10 Tage lang 3 Wochen vor dem Abferkeln erkrankten, brachten normale Würfe zur Welt. Sie waren also immun geworden, und die erworbene Immunität ging auf die Ferkel über. Young konnte in vitro die Serumneutralisation des Virus darstellen. Hiernach kommt es nicht nur bei erwachsenen Tieren zu latenten Infektionen, sondern es gibt auch Tiere, die p.i. Antikörper bilden, während andere scheinbar nicht infiziert werden. Doyle und Hutshings glaubten, daß nach einer Infektion keine Dauerimmunität zustande kommt. In großen Zuchtherden spielt das Problem der Dauerausscheider eine Rolle. Durch Verlängerung der Zeitspanne zwischen zwei Abferkelungen wurde die wiederholte Erkrankung unterbunden. In der alimentären Substitutionstherapie versagen der Vitamin B-Komplex und Mineralstoffgemische. Der

Eiweißsubstitution durch Weizen und Hafer und der Aufwertung einer Maisration durch die Aminosäuren Tryptophan und Lysin kommt einige Bedeutung zu. Die durch den Durchfall verursachten Nährstoffverluste ähneln sehr den beim Durchfall der Kinder zu beobachtenden Mangelerscheinungen. In der Hauptsache werden K, Na und Wasser abgegeben. Bei Ferkeln im Alter von 28–49 Tagen zeigen die bisher sehr unsicheren Therapieerfolge, daß der Erforschung der Elektrolyte Bedeutung zukommt. Bei K-reicher Ration muß der Na-Gehalt erhöht werden. Bei Na-reicher Ernährung nimmt die täglich retinierte K-Menge und der retinierte Anteil des aufgenommenen K stärker zu als bei Na-armer Fütterung. Während der Erkrankung wird durch das Na die K-Retention also begünstigt. In dieser Phase werden N, Na und K ausnahmslos in größeren Mengen im Kote ausgeschieden, als es bei gesunden Tieren der Fall ist. Anscheinend benötigen Saugferkel einen höheren Na-Gehalt in der Futterration als es einem Kochsalzgehalt von 0,45 % entspricht. Die Relation zwischen Na und K in den Faeces ist bei gesunden und infizierten Saugferkeln gleich. Der Na- und K-Verlust bei durchfallerkrankten Kindern ist höher. In der Substitutionstherapie bei Saugferkeln muß sowohl K als auch Na enthalten sein. H. Busse. 6485.

Eernstman, T.; Wageningen, Centrum voor Landbouwpublikaties en Landbouwdocumentatie. De invloed van het micro- en het macroklimaat en van isoleringsmaatregelen op het optreden van enzoötische of viruspneumonie bij varkens. En kritisch literatuuroverzicht. — II. **(Der Einfluß des Mikro- und Makroklimas und von Isolierungsmaßnahmen auf das Auftreten der enzootischen oder Viruspneumonie der Schweine. Eine kritische Literaturübersicht. 2. Mitt.)** Tijdschr. Diergeneeskunde **87** (1962) Nr. 18. S. 1188–1204. — 2 Tab., 49 Lit. Zus. in Engl., Franz., Ital., Dtsch. 1. Mitt. vgl. LZ. Abt. IV 8 (1963) Nr. 4. S. 814.

Es wird Literatur referiert und besprochen, die sich mit dem Einfluß der Temperaturhöhe und des Temperaturwechsels, der Luftströmungen, der Staubbildung und der Haltung im Freien auf das Auftreten und den Verlauf der Viruspneumonie der Schweine befaßt. W. Wittig. 6485.

XII. TUBERKULOSE UND IHRE BEKÄMPFUNG

Zubec, A. M. (Subez, A. M.); Beloruss., Forsch.-Inst. für Tuberkulose. K ėpizootologii i ėpidemiologii tuberkuleza. **(Zur Epizootiologie und Epidemiologie der Tuberkulose.)** Veterinarija, Moskva **39** (1962) Nr. 5. S. 53–58. — 1 Tab.

In der Belorussischen SSR konnte die Tuberkulose in den Sowchosen von 1948–1951 von 28 auf 1,5% und 1958 sogar auf 0,16% gesenkt werden. In einer Reihe von Wirtschaften liegt die Verseuchung jedoch über dem Republikdurchschnitt. Es werden mehrere Beispiele angeführt und im Zusammenhang damit verschiedene Fragen diskutiert. So wird die Häufigkeit der Erkrankung der Menschen eines Rayons an Tbc berührt, die in stärker verseuchgten Gemeinden wohnhaft sind, in Reagentenställen arbeiten bzw. Reagenten in der individuellen Hauswirtschaft besitzen. Der Prozentsatz ist nachweislich hoch. Vielfach wird die Milch der eigenen Kühe in rohem Zustand genossen. Die festgestellten Lungentuberkulosefälle sind meist auf den humanen Erregertyp zurückzuführen. Nicht in einem Falle wurde bei der Sputumuntersuchung der bovine Typ ermittelt. Die übrigen Erkrankungen (Bauchhöhlenorgane, Halslymphknoten, Haut, weiche Hirnhäute und Knochen-Gelenksystem) werden auch nur teilweise durch den bovinen Typ hervorgerufen. Es wird festgestellt, daß dem letzteren nur in einzelnen Fällen eine epidemiologische Rolle bei der Menschentuberkulose zukommen soll. Im überprüften Rayon kamen Menschen als Infektionsquelle für das Rind nicht in Frage. M. Rauch. 6500.

Očakovskij, Z. M. (Otschakowski, S. M.) Nekotorye voprosy ėpizootologii i diagnostiki tuberkuleza krupnogo rogatogo skota. **(Einige Probleme der Epizootiologie und Diagnostik der Rindertuberkulose.)** Veterinarija, Moskva **39** (1962) Nr. 1. S. 24–26.

Vf. setzt sich aufgrund eigener praktischer Erfahrungen mit den bei der allergischen Diagnostik auftretenden unspezifischen Reaktionen auseinander. Diese wurden von ihm insbesondere in tuberkulosefreien Gebieten bei erwachsenen Tieren (jedoch nie bei Kälbern) festgestellt. Nachuntersuchungen verliefen dann in der Regel negativ. Die Anordnung zur Tuberkulosebekämpfung sieht aber nochmalige Untersuchungen positiv reagierender Tiere nicht vor, gleich wo sie auftreten. Vf. fordert, daß hierbei unbedingt die epizootiologische Lage des jeweiligen Gebietes Beachtung finden muß. Zum schnelleren Erkennen infizierter Tiere in einer Wirtschaft ist es zweckmäßig, gleichzeitig den allergischen Test als Intracutanprobe und Ophthalmoreaktion durchzuführen. Bei Massenuntersuchungen ist dies nicht möglich, da die Ophthalmoreaktion schon allein durch die notwendig werdende gewissenhafte Augenuntersuchung vor dem Ansetzen des Testes zu viel Zeit in Anspruch nimmt. Geringgradige Conjunctivitiden und Hyperämien des Auges führen fast immer zu fehlerhaften Reaktionen. Während man bei der aviären Tuberkulose bereits nach 2–3 Untersuchungen alle infizierten Tiere erfassen kann, soll dies bei dem bovinen Typ nicht möglich sein. Wichtige Voraussetzung für eine erfolgreiche Tuberkulosebekämpfung sei nach Ansicht des Vf. die Mitteilung aller positiven Tuberkulosebefunde seitens des Schlachthofes an den praktizierenden Tierarzt. W. Bathke. 6513.

Andrejew, A. und Gernez-Rieux, Ch.; Lille, Inst. Pasteur. Essais de différenciation des mycobactéries d'après la sensibilité de leur activité catalasique aux inhibiteurs. **(Versuche zur Differenzierung der Mykobakterien nach der Empfindlichkeit ihrer Katalaseaktivität gegenüber Hemmsubstanzen.)** Ann. Inst. Pasteur **103** (1962) Nr. 2. S. 201–215. – 5 Tab., 8 Lit. Zus. in Engl.

INH und andere Arzneimittel der chemischen Tuberkulosetherapie hemmen die Wirkung von Katalase und Peroxydase. Katalase tritt in allen lebenden Zellen, also auch in Bakterien, auf. INH hemmt so die Katalaseaktivität (KA) von Tbc-Bakterien um 80%, von *Mycobacterium phlei* um 35%. Vff. wollen in ihrer Arbeit klären, ob die Tbc-Bakterien gegenüber den saprophytischen Mykobakterien in ihrer KA besonders empfindlich gegenüber INH sind, wie ihre Empfindlichkeit gegenüber anderen Substanzen wie D-Cykloserin, Hydrazin, Hydroxylamin ist, ob man die Mykobakterien nach der Art der Hemmung ihrer KA einteilen kann. Die klassische Katalase (K.K.) wird von anderen Substanzen gehemmt als die Katalase der Tbc-Bakterien (Tbc-K). Die klassische Katalase wird von INH wenig gehemmt, aber von Azoture (N 3Na). Die Tbc-K. dagegen wird von INH stark gehemmt. Die Katalase aller photochromogenen Mykobakterien, z. B. *M. Kansasii*, ähnelt der K.K. Die scotochromogenen Mykobakterien und die Mykobakterien mit schnellem Wachstum zeigen eine Zwischenstellung, und die nicht photochromogenen zeigen eine Katalase, ähnlich der der Tbc-Bakterien. Es wird bei den Tbc-Bakt. die Resistenz gegenüber Azoture (N3 Na) und die Empfindlichkeit gegenüber INH bestätigt. Virulente und avirulente Tbc-Bakterien reagieren gleich. Im allgemeinen besitzen Mykobakterienstämme mit hoher Katalaseaktivität die K.K. und Stämme mit niedriger K.A. die Tbc-K. Die Katalase der Tbc-Bakterien unterscheidet sich also, was ihre Hemmung durch verschiedene Hemmsubstanzen betrifft, deutlich von der klassischen Katalase. Die Tbc-Bakterien-Katalase ist sehr empfindlich gegenüber Hydrazin, INH, Hydroxylamin und D-Cykloserin und wenig empfindlich gegen Azoture.

K. Preißler. 6530.

Lauber, E., Hurni, H., Schmid, U. und Aebi, H.; Bern, Univ., Med.-Chem. Inst.; Dr. A. Wander AG, Forsch.-Inst. **Aufnahme und Retention von p-Aminosalicylsäure (PAS) und Benzoyl-p-aminosalicylsäure (B-PAS) durch Mycobacterium tuberculosis.** Z. Naturforsch. **17b** (1962) Nr. 10. S. 663–670. 6543.

Al'tšuler, N. S. (Altschuler, N. S.); Moskau, Forsch.-Inst. für Tuberkulose des Min. für Gesundheitswes. der RSFSR. Zadači medicinskich i veterinarnych rabotnikov v bofbe s tuberkulezom. **(Aufgaben der Human- und Veterinärmedizin bei der Tuberkulosebekämpfung.)** Veterinarija, Moskva **39** (1962) Nr. 5. S. 50–53.
Die Zusammenarbeit zwischen den Mitarbeitern dieser Einrichtungen ist unbefriedigend. Für die gemeinsame Arbeit bis 1965 werden folgende Aufgaben gestellt. 1. Studium der örtlichen epidemiologischen und epizootiologischen Situation unter Beachtung der Besonderheiten in Randgebieten. 2. Durchführung gemeinsamer Maßnahmen zur prophylaktischen Untersuchung von Mensch und Tier auf Tbc. Beseitigung von Isolierungsställen, Schutz unverseuchter Bestände. 3. Ausdehnung und Vertiefung der wissenschaftlichen Forschungstätigkeit. 4. Einbeziehung der Öffentlichkeit in die Durchführung der Maßnahmen. Für die gemeinsame Arbeit erlangt die Methode der wechselseitigen Information größte Bedeutung. Wie in anderen Ländern sollte eine zentrale Kartei der tuberkulösen Gebiete eingerichtet werden. Die Bekämpfungspläne zwischen Veterinär- und Gesundheitswesen müssen koordiniert werden. In größerem Umfang sind zeit- und ortsgleich Testungen bei Mensch und Tier vorzunehmen. Die Aufklärungsarbeit muß erneut intensiviert werden. Aufgabe der Wissenschaft sollte es sein, die Methodik der Tuberkulinproben weiter zu verbessern. M. Rauch. 6560.

Poddubskij, I. V. (Poddubski, I. W.); Kusminki, Gebiet Moskau, Unions-Inst. für Exp. Veterinärmed. Voprosy bofby i diagnostiki tuberkuleza krupnogo rogatogo skota i pticy. **(Fragen der Bekämpfung und Diagnostik der Tuberkulose des Rindes und Geflügels.)** Veterinarija, Moskva **39** (1962) Nr. 5. S. 45–50.
Der Verseuchungsgrad betrug 1960 in der UdSSR bei Rindern 0,7%, jedoch ist die Verseuchung in einzelnen Wirtschaften, Rayons und Gebieten höher. In einer Reihe von Betrieben erfüllen die Isolierungsställe ihre eigentlichen Funktionen nur ungenügend. Die Forderung nach vollständiger Tilgung wird mit Einführung der Laufstall-Haltung noch dringlicher. Die Isolierställe müssen nunmehr beseitigt werden. Die Milch von Reagenten soll vor Ablieferung an die Molkereien in der Wirtschaft 30 Minuten bei 85 °C pasteurisiert werden. In den letzten Jahren gab es durch das Auftreten von atypischen und unspezifischen Reaktionen Schwierigkeiten in der allergischen Diagnostik. In diesem Zusammenhang werden die auch in anderen Ländern bekannten Ursachen und sowjetische Versuchs- und Praxisergebnisse diskutiert. So reagierten Rinder bei Kontakt mit tuberkulösen Hühnern. Die Reaktionen blieben aus, wenn dieser Kontakt unterbrochen wurde. Bei der Schlachtung zeigten die Rinder keine tuberkulösen Veränderungen. In verschiedenen Wirtschaften wurden in letzter Zeit, besonders von Januar bis April, gehäuft atypische, wenig charakteristische Reaktionen (derb. umschrieben) festgestellt, die mit schlechten Haltungs- und Fütterungsbedingungen in Verbindung gebracht werden. Bei der Tuberkulinaugenprobe traten oft unspezifische Reaktionen bei Tieren auf, die an einer chronischen Conjunctivitis litten. Aus den Erfahrungen werden diesbezügliche Schlußfolgerungen für die Praxis abgeleitet. M. Rauch. 6560.

XIII. CHIRURGIE

Kullander, S. und Olsson, A.; Lund, Sweden, Univ. Hospital, Dep. of Gynaecol.; Dep. of Surgery. On the tensile strength of healing cutaneous wounds in pregnant rats. **(Über die Dehnbarkeit heilender Hautwunden bei trächtigen Ratten.)** Acta endocrinol. [Copenhagen] **41** (1962) Nr. 2. S. 314–320.
E. Wiesner. 6607.

Gubajdullina, M. Z. (Gubaidullina, M. S.); Baschkir. Med. Inst., Lehrstuhl für Mikrobiol. Lečenie associirovannych ranevych processov kombinaciej metacila i micerina. **(Zur Behandlung simultaner Wundinfektionen durch kombinierte Anwendung von Methacyl und Mycerin.)** Antibiotiki, Moskva 7 (1962) Nr. 6. S. 527–531. — 1 Tab., 9 Lit.
Behandlung von Tieren, die mit Staphylokokken und Proteus infiziert wurden. Methacyl allein angewendet, führt zur Beseitigung der Infektion nach 45 Tagen oder später, Mycerin allein bis zum 30. Tag und die Kombination beider bis zum 23. Tag. Obgleich die Agglutinationsreaktion im erstgenannten Fall intensiver als bei Anwendung der Kombination oder Mycerin allein verläuft, ist der Heilungsverlauf vergleichbar mit dem bei unbehandelten Tieren.
W. Rawald. 6616.

Bérubé, Richard; Montréal, Québec, Univ., École de Méd. Vétérin. Les fractures de la première phalange chez le cheval. **(Die Frakturen des Fesselbeins beim Pferd.)** Canad. J. comparat. Med. veterin. Sci. **26** (1962) Nr. 7. S. 167–170. — 3 Abb., 8 Lit.
Eine Fesselbeinfraktur des Pferdes darf nur behandelt werden, wenn die Wirtschaftlichkeit gegeben ist. Es müssen Alter des Tieres, Zustand, Schwere des Bruches und vorgesehene Verwendung des Tieres nach der Heilung beurteilt werden. Die Ursachen der Brüche sind prädisponierender Natur (Rasse, Alter, Funktion, Fehler beim Fußen, Tendinitis) oder auslösender Natur (Verletzungen von außen, Greifen, Fehltritte, plötzliches Anhalten, Muskelzug gegen Fesselung). Vor der Behandlung muß eine Röntgendurchleuchtung genauestens den Sachverhalt klären. Außer bei unvollständigen Brüchen wird das Tier narkotisiert und der Bruch reponiert. Am Huftragerand werden durch Löcher Fäden gezogen, die das Reponieren erleichtern. Dann folgt das Fixieren der Bruchstelle durch einfachen (Pariser) Gipsverband oder durch Gips mit Harz oder durch Gips verstärkt durch starre Schienen. Vf. heilte mit einem einfachen Gipsverband einen unvollständigen Bruch des Fesselbeins. Nicht empfohlen wird die Schiene nach Thomas. Brüche mit einzelnen Bruchstücken oder Querbrüchen mit Knochensubstanzverlusten können mit Schrauben und Platten fixiert werden. Vf. hat mit einem neuen Apparat einen mehrfachen Bruch des linken vorderen Fesselbeines eines 7jährigen Vollbluthengstes geheilt. Dabei wird das Gewicht des Körpers durch einen Halteapparat sozusagen vom intakten Metacarpus aufgefangen und die Bruchstelle entlastet und immobilisiert. Der Apparat besteht aus einer metallischen Fußplatte in der Form des Tragerandes und je einer davon in der Trachtengegend senkrecht nach oben bis zur Höhe des Metacarpus reichenden Strebe. Diese hat am oberen Ende je 2 übereinanderliegende Löcher, durch die der Apparat quer im Metacarpus befestigt wird. Das Tier wird mit Pentobarbitalnatrium narkotisiert, die Bruchstücke werden unter Röntgenkontrolle reponiert, und ein Gipsverband wird um das Fesselbein gelegt. 7 und 14 cm vom proximalen Ende des Metacarpus werden an jeder Seite 2 Einschnitte von 1,75 cm gemacht und Schrauben aus nicht rostendem Stahl mit Hilfe eines elektrischen Bohrers eingeführt. Das distale Ende der Gliedmaße wird durch Schrauben von der metallischen Sohle in den Hufrand an den Apparat fixiert. Zur Vermeidung von Verletzungen wird alles mit einer dicken Bandage umwickelt. Das Tier wird nun mit B-Aethyl-B-Methyl-Glutarimide geweckt und kann wieder laufen. Im beschriebenen Fall brach am 12. Tag die obere

und einige Tage später die untere Schraube. Als Ersatz wurde ein Gipsverband oberhalb der Schrauben angelegt. Der Apparat wird 1 Monat nach der Operation abgenommen, der Gips am Fesselbein erst 1 Monat später. Vf. meint, daß eine bessere Unterstützung der Trachtengegend des Apparates den Bruch der Schrauben vermieden hätte, ebenso eine Ruhigstellung des an sich sehr heftigen Pferdes durch Tranquillizer. Die Ausheilung der Schraubenwunden verläuft langsam, aber ohne Zwischenfälle. K. Preißler. 6634.

Honma, Keizo, Yamakawa, Munenori, Yamauchi, Shotaro und Hosoya, Seiichi; Sapporo, Japan, Hokkaido Univ., Fac. of Veterin. Med., Dep. of Physiol. Statistical study on the occurrence of dental caries of domestic animals. I. Horse. **(Statistische Untersuchungen über das Auftreten von Karies bei Haustieren. 1. Mitt. Pferd.)** Jap. J. veterin. Res. **10** (1962) Nr. 1. S. 31–36. — 5 Tab. Orig.: engl.
Die Karies der Tiere bedingt wie beim Menschen ein Sinken der Nahrungsaufnahme durch Schmerz oder Verlust der Zähne. Als Ergebnis zeigen die Tiere Unterernährung, Milchverlust, Arbeitsverminderung, Resistenzschwäche gegen Infektionen. Die Karies wird in 5 Grade eingeteilt. Von 365 geschlachteten Pferden zeigten zwischen 2 Mon. bis zu 2 Jahren 17%, zwischen 3 bis 5 Jahren 33%, zwischen 6 bis 11 Jahren 85,3% und über 12 Jahre 97% der Tiere eine Karies. Stuten zwischen 1–5 Jahren waren häufiger befallen als männliche Altersgenossen. Bei nur 12 über 6 Jahren alten Tieren trat ein Zahnverlust (durch Karies) auf, in den meisten Fällen war der M_1 unten, nachfolgend der P_3 oben oder unten betroffen. Die häufigste Verteilung der Karies auf das Gebiß wird für alle Altersgruppen angegeben. Die Karies der Pferde nimmt mit dem Alter zu, über 12 Jahre tritt sie fast zu 100% auf. Das vermehrte Vorkommen an den Molaren scheint morphologisch bedingt zu sein. H. Trolldenier. 6762.

Appert, André; Alfort, École Nat. Vétérin. L'excision des cordes vocales chez le chien. Opération de convenance. **(Die Durchschneidung der Stimmbänder beim Hunde.)** Diss. Alfort **1961** 53 S. — 2 Abb., 15 Lit.
K. Reinhardt. 6771.

Karasek, E.; Jena, Friedrich-Schiller-Univ., Veterinäranst. **Zur Behandlung der Otitis externa.** Mh. Veterinärmed. **17** (1962) Nr. 18. S. 741–742.
Die Otitis externa nonparasitaria entsteht wahrscheinlich auf der Grundlage einer Ekzemneigung. 32% der an Otitis externa erkrankten Hunde waren gleichzeitig oder zu einem anderen Zeitpunkt mit Ekzemen behaftet gewesen. — Rezidive sind bei 23,2% der in der Poliklinik der Veterinäranstalt Jena behandelten Otitisfälle aufgezeichnet. An 71 Otitisfällen ist geprüft worden, welche Heilungserfolge durch Prednisolonsalbe erreicht werden können. Diese Salbe wurde allerdings in Kombination mit Chloramphenicol bzw. Mamycin verabreicht. Bei dem weitaus größten Teil der Erkrankungen gehen die klinischen Erscheinungen in verhältnismäßig kurzer Zeit zurück. Otitisformen, die mit starker Otorrhoe einhergehen, sind schlecht oder gar nicht zu beeinflussen. Rezidive treten in gleichem Maße wie bei anderen konservativen Behandlungsverfahren auf. O. Dietz. 6774.

Begg, James G. und Drummond, John N.; Ayr. Rupture of the rectum in a pony mare associated with coitus. **(Rectumruptur während des Coitus bei einer Ponystute.)** Veterin. Rec. **74** (1962) Nr. 44. S. 1179–1180.
E. Wiesner. 6812.

Vöhringer, K.; Halle/S., Martin-Luther-Univ. Halle-Wittenberg, Inst. für Veterinärwes. und Tierklin. **Ein weiterer Beitrag zur Kastration des geschlechtsreifen Ebers.** Mh. Veterinärmed. **17** (1962) Nr. 19. S. 774–776.
Die Kastration des geschlechtsreifen Ebers führt, wenn sie nach herkömmlicher Art mit breiter Spaltung der Haut des Scrotums erfolgt, im Heilungs-

verlauf öfter zu Komplikationen. Um diesen Unannehmlichkeiten aus dem Wege zu gehen, wurden in den letzten Jahren verschiedene Operationsverfahren entwickelt, die eine möglichst reaktionslose oder perprimam-Heilung zum Ziele hatten (Tillmann und Gehring, F. Rohde und F. H. Rohde, Sander und Scheffler, Dietz und Dorn). Die Methode von Dietz und Dorn wurde in folgender Weise modifiziert. Der Hautschnitt wird in der Medianlinie angelegt und lediglich im ganzen um ein geringes nach hinten verlagert, so daß er noch in den Bereich des nabelwärts vorgeschobenen Hodens fällt. Sodann wird ein Hoden in die Schnittwunde hineingedrückt, mit einem weiteren Schnitt die Scheidenhaut freigelegt und diese mit der Schere oder dem Messer so weit eröffnet, daß der Hoden durchtreten kann. Nach Durchtrennung des Nebenhodenbandes mit dem Messer wird der Samenstrang mit Catgut unterbunden und mit dem Emaskulator abgesetzt. Eine Wundnaht unterbleibt. — Bei „fingerfreiem" Operieren entstehen nur glatte Schnittflächen, wodurch die Gefahr einer Wundinfektion weitgehend ausgeschaltet wird. O. Dietz. 6818.

Račev, Račo. (Ratschew, Ratscho.) Operativno lekuvane na izpadane na penisa pri mŭžki nekastrirani praseta. **(Operative Behandlung des Penisvorfalls bei männlichen unkastrierten Ferkeln.)** Veterinarna sbirka, Sofija **59** (1962) Nr. 1. S. 22.
Es wird ein neues chirurgisches Verfahren zum Reponieren des vorgefallenen Penis bei unkastrierten Ferkeln beschrieben. Rechts der Bauchlinie des Ferkels wird in der Gegend des Präputialsackes operativ eine subcutane Tasche geschaffen, in die der prolabierte Penis reponiert wird. Der operative Schnitt wird durchgehend zugenäht und darauf mit Sulfathiazol, Streptocid u. a. behandelt. Das Ferkel wird nach der inguinalen Methode kastriert.
G. Radew. 6818.

Neal, Fred C. und Nelson, H. A.; Ames, Iowa State Univ., Coll. of Veterin. Med., Dep. of Veterin. Med. and Surgery. Use of a surgical cradle and incision retractor for cattle. **(Der Gebrauch einer Liegevorrichtung für chirurgische Eingriffe und eines Wundspreizers für Rinder.)** J. Amer. veterin. med. Assoc. **141** (1962) Nr. 4. S. 459–461.
Es wird eine Art von Liegegestell für Rinder beschrieben, in dem die Tiere gut in Rückenlage fixiert werden können. Das Gestell hat sich für Eingriffe — besonders von der Medianlinie aus — am Uterus, am Labmagen, zur Fremdkörperoperation und zur Cystotomie gut bewährt. Das Gestell ist in zwei verschiedenen Größen vorhanden, und es kann damit gleichzeitig bei Rückenlage des Tieres eine Becken- oder Brusthochlagerung erreicht werden. — Gleichzeitig wird ein Wundspreizer beschrieben, der sich ebenfalls besonders für intraabdominale Eingriffe eignet und mit dem gleichzeitig sämtliche Schichten der Bauchdecke gespreizt bzw. erfaßt werden können. Beide Geräte und ihre Anwendung werden in 4 Abb. demonstriert, und die entsprechenden Maße werden angegeben. O. Dietz. 6872.

Warren, Alan G.; Zurich, Switzerland, Univ., Inst. of Veterin. Surgery. Some observations on cyclopropane anaesthesia in animals using a portable closed circuit apparatus with special reference to conditions in Central Africa. **(Einige Beobachtungen bei der Cyclopropannarkose von Tieren mit Hilfe eines transportablen geschlossenen Systems unter besonderer Berücksichtigung der Bedingungen in Zentralafrika.)** Diss. Zürich **1960** 78 S. — 9 Abb., 2 Tab., 42 Lit.
Vf. beschreibt insgesamt 107 Narkosen mit Cyclopropan im geschlossenen System (Western Reserve Portable Anaesthesia Machine) unter den örtlichen Bedingungen Zentralafrikas in Zomba (Nyassaland). Narkotisiert wurden überwiegend Hunde, daneben einige Kälber, Katzen und Ziegen zu den verschiedensten Operationen. Tiere bis zu einem Gewicht von etwa 100 kg

wurden mittels Gesichtsmaske anaesthesiert. Als besonderer Vorzug des Gerätes wird gerühmt, daß es innerhalb von Sekunden zusammengesetzt werden kann und deshalb besonders für die Außenpraxis außerordentlich geeignet ist. Gelegentlich wurden jedoch Erbrechen und Excitation beobachtet. Cyclopropan wird als eines der sichersten Anaesthetica bezeichnet, besonders für Kurznarkosen. E. Wiesner. 6876.

Wintzer, H.-J.; Utrecht, Reichsuniv., Chirurg. Klin. für Große Haustiere. **Lahmheit und Röntgenuntersuchung beim Rind.** Berliner Münchener tierärztl. Wschr. **75** (1962) Nr. 18. S. 341–343. — 8 Abb.
Bei den chirurgischen Leiden des Rindes nehmen die Lahmheiten einen sehr wichtigen Platz ein. In der Pathogenese von Lahmheitsfällen beim Rind spielen infektiöse Arthritiden und Tendovaginitiden eine wesentliche Rolle. Gegenüber dem Pferd sind Lahmheiten als Folge degenerativer Abnutzungserscheinungen seltener anzutreffen. Die klinischen Untersuchungsmethoden sind für das Rind weniger variabel als für das Pferd, weil eine Lahmheitsbeurteilung beim großen Wiederkäuer nur im Stand der Ruhe und in der Schrittbewegung möglich ist. Die adspektorischen und palpatorischen Untersuchungsmöglichkeiten helfen in der Regel, den Sitz der Krankheitsursache grob zu lokalisieren und der Diagnose näherzukommen. Neben der Einführung der Gelenk- und Sehnenscheidenpunktion hat schließlich auch die Röntgenuntersuchung bedeutende Fortschritte in der Lahmheitsdiagnostik gebracht, weil die Wahrnehmungen mit unbewaffneten Sinnesorganen meistens nicht ausreichen, eine sichere Beurteilung von örtlichen Veränderungen an den Extremitäten zu erhalten. Mit Röntgenapparaten mit einem Leistungsvermögen von bereits 70–80 KV und 20–50 mA lassen sich brauchbare Röntgenaufnahmen von den Extremitäten des Rindes anfertigen. — Von den Krankheiten der Zehe werden zunächst die Folgen des chronischen Klauensohlengeschwürs erwähnt. Die Ausbreitung dieses Prozesses ist auf zwei Wegen üblich; bei dem am häufigsten festzustellenden Weg konzentriert sich der Entzündungs- und Nekroseherd auf die Insertionsleiste der tiefen Beugesehne. Der andere Weg der Ausbreitung führt von der Sohlenlederhaut direkt auf den Klauenbeinkörper. — Eine andere Erkrankung der Zehe ist das Zwischenklauenpanaritium, dessen chronische Form bisweilen diagnostische Schwierigkeiten bereitet. Der Entzündungsvorgang kann sich rumpfwärts an den Zehengliedern ausdehnen und selbst noch auf das Kron- und Fesselgelenk übergreifen. — Als drittes Vorbild für einen gezielten Röntgeneinsatz ist die Osteomyelitis purulenta erwähnenswert. Ätiologisch wird es sich primär um eine Ansiedlung hämatogen verschleppter Keime handeln, die in blutversorgten Knochenabschnitten haftet. — Nicht nur in diagnostischer Hinsicht, sondern auch für eine begründete Prognose kann die Röntgenuntersuchung wertvolle Angaben liefern. O. Dietz. 7000.

Szemes, Alajos László; Hannover, Tierärztl. Hochschule, Klin. für Pferde. **Epiphysen und Apophysen in der röntgenologischen Darstellung an den Vorder- und Hinterextremitäten des Schweines.** Diss. Hannover **1962** 31 S. — 12 Abb., 16 Lit.
Gute anatomische und röntgenanatomische Kenntnisse sind unentbehrlich, um krankhafte Veränderungen von normalen Verhältnissen unterscheiden zu können. Hierzu gehört die Kenntnis von der Lage und dem Verlauf der Epiphysen- und Apophysenlinien in den verschiedenen postnatalen Entwicklungsabschnitten. Es wurden insgesamt 204 Röntgenaufnahmen von sämtlichen Gelenken des Schweines ausgewertet. Die Auswertung erfolgte in der Reihenfolge: grobe anatomische Situation, röntgenologische Betrachtung der Epiphysen und Apophysen kurz nach der Geburt, röntgenologische Betrachtung der Epiphysen und Apophysen in verschiedenen Lebensaltern und Verknöcherung der Apo- bzw. Epiphysenfuge. Dem Epiphysenschluß wurde

besondere Aufmerksamkeit gewidmet. Er erfolgt im allgemeinen früher als bisher angenommen wurde. Einige besonders charakteristische Röntgenaufnahmen von einzelnen Gelenken wurden ausgewählt und davon maßgetreue Zeichnungen angefertigt. O. Dietz. 7000.

Nechvátal, Miroslav. Příspěvek k rentgenologickému vyšetřeni rypáku prasete z hlediska bezpečnosti práce. **(Beitrag zur röntgenologischen Untersuchung des Schweinerüssels vom Gesichtspunkt des Arbeitsschutzes.)** Veterinářství **12** (1962) Nr. 9. S. 271–272. — 3 Abb.
Es werden die Methode des Festhaltens bei der Röntgenuntersuchung des Schweinerüssels sowie die Methode der Exposition ohne Gehilfen beschrieben, wobei es sich darum handelt, daß die Arbeit mit dem Röntgenapparat ohne Gefährdung des bedienenden Personals vor sich gehen soll. Aus den vorgenommenen Messungen der Luft geht hervor, daß die Gehilfen während der Exponierung mindestens 11–12 m vom behandelten Tier erntfernt sein müssen, um nicht mitbestrahlt zu werden; evtl. müssen sie sich in einen Nebenraum begeben, wo sie hinter der Mauer Schutz finden. Im Gelände hat die Exposition aus einer Entfernung von 4 m zu erfolgen, wobei die Bedienung hinter einer Schutzwand aus Bleigummi arbeitet. F. Nádvorník. 7000.

Vogel, Jean-Claude; Alfort, École Nat. Vétérin. Contribution à l'étude radiologique des réactions périostiques chez les carnivores domestiques. **(Beitrag zur röntgenologischen Untersuchung der Periostreaktionen bei den Haustier-Carnivoren.)** Diss. Alfort **1961** 61 S. — 26 Lit.
K. Reinhardt. 7000.

Leblond, Claude; Alfort, École Nat. Vétérin. Examen radiologique de l'appareil génital de la chienne et de la chatte. **(Röntgenologische Untersuchungen des Geschlechtsapparates der Hündin und der Katze.)** Diss. Alfort **1961** 49 S. — 1 Tab., 38 Lit. K. Reinhardt. 7000.

XIV. HUF-, KLAUEN- UND ZEHENKRANKHEITEN, HUF- UND KLAUENBESCHLAG

Hendrikse, Reijer Pieter; Utrecht, Rijksuniv., Fac. der Diergeneeskunde. Het tussenklauwpanaritium bij het rund. **(Das Zwischenklauenpanaritium beim Rind.)** Diss. Utrecht **1962** 110 S. — 5 Abb., 26 Tab., 113 Lit.
Ätiologie, Pathogenese und Therapie des Zwischenklauenpanaritium sind bisher noch nicht mit Sicherheit bekannt. Vf. sieht als wichtigsten Erreger *Spherophorus necrophorus* an, der die Zwischenklauenhaut als Eintrittspforte benutzt. Die Krankheit tritt am häufigsten im Sommer und bei 2–4jährigen Kühen auf und kommt öfter an den Hinterbeinen als an den Vorderbeinen vor. Verletzungen der Zwischenklauenhaut wirken prädisponierend. Zu den klinischen Symptomen gehört eine Temperaturerhöhung. Spontanheilung ist möglich, Rezidive sind nach völliger Heilung nicht zu erwarten. Therapeutisch werden Sulfonamide und Antibiotica, insbesondere Penicillin, empfohlen.
E. Wiesner. 7144.

Kojnaš, V. A. (Koinasch, W. A.); Poltawa, Zuchtstat. Prostye i nadežnye prisposoblenija. **(Stände zur Klauenpflege bei Zuchtbullen.)** Životnovodstvo, Moskva **24** (1962) Nr. 5. S. 71–73. — 3 Abb.
Der Ganzmetallstand besteht aus einem 240 cm langen und 145 cm breiten Rechteck aus U-Stahl, auf das ein Holzboden gelegt wird. An das Rechteck werden in einem Längsabstand von 58–65 und 130 cm drei Rohre angeschweißt, die oben (über dem Bullen) rund gebogen werden. Auf dem Scheitelpunkt wird ein Längsrohr aufgelegt, das vorn übersteht und an dem der Nasenring festgezogen werden kann. Zwischen dem 1. und 2. Rohr werden in 96 cm Höhe kurze Rohre angeschweißt, an denen ein Seil mit einer Schlinge zum Hochziehen der vorderen Extremitäten befestigt wird; dem gleichen Zweck

dienen die Rohre, die zwischen dem 2. und 3. Rohr befestigt werden und, leicht nach oben gebogen, 90 cm über dieses hinausstehen. Zum Fixieren des Kopfes und zur Verhinderung einer Rückwärtsbewegung des Bullen dienen ebenfalls Rohre, die durch Krampen in das vordere bzw. hintere vertikale gebogene Rohr geschoben werden. Der Stand kann auch aus Holz und Metall angefertigt werden. F. Schenk. 7194.

XV. GEBURTSHILFE, KRANKHEITEN DER MUTTERTIERE UND DER NEUGEBORENEN

Lunaas, Torleiv; Oslo, Veterin. Coll. of Norway, Dep. of Reproductive Physiol. and Pathol. A new method for the detection and estimation of urinary oestrogens in the sow and its application for the early pregnancy diagnosis. **(Eine neue Methode für Nachweis und Bestimmung von Oestrogenen im Harn der Sau und ihre Anwendung zur Frühdiagnose der Trächtigkeit.)** Acta veterin. scand. 2 (1961) Nr. 4. S. 301–310. – 2 Tab., 10 Lit. Zus. in Norweg., Dtsch.

Im Prinzip werden die wasserlöslichen Oestrogenkonjugate durch Zusatz von Schwefelsäure in Gegenwart von Toluol hydrolysiert, die durch Toluol extrahierten Oestrogene durch Alkali fortschreitend reextrahiert und einer modifizierten Kober-Reaktion unterworfen, woran sich eine erneute Extraktion der gefärbten Substanzen, die von den Oestrogenen gebildet werden, anschließt. Rotfärbung und grüne Fluoreszenz im Endextrakt zeigen Gegenwart von Oestrogenen an. Der gesamte Arbeitsvorgang beansprucht 30 Min. Mit Hilfe der Colorimetrie lassen sich die Oestrogene quantitativ bestimmen. Die größten Oestrogenmengen finden sich bei Sauen gegen Ende der 4. Trächtigkeitswoche. Die individuellen Variationen im Harnoestrogengehalt sind bedeutend. Anwendung und Genauigkeit des Verfahrens als Trächtigkeitsprobe werden diskutiert. C.-U. v. Mickwitz. 7225.

Wright, J. N.; Ithaca, New York State Veterin. Coll. Some incompatibilities in the blood of cattle. **(Einige Unverträglichkeiten in Rinderblut.)** Cornell Veterinarian 52 (1962) Nr. 3. S. 327–343. – 1 Tab., 24 Lit.

Zur Untersuchung des Einflusses von Bluttransfusionen auf die Trächtigkeit erhalten 8 gesunde Kühe in verschiedenen Trächtigkeitsstadien wiederholte Blutinfusionen von 50 bis 1000 ml mit Na-citrat-Zusatz. 4 Kühe zeigten keinerlei Bluttiter und geringfügige Reaktion nach der Transfusion. 4 weitere Kühe, deren Blut in vitro nur in Spuren hämolysierte, zeigten ebenfalls geringe bis schwere Allgemeinreaktionen. Infusionen von Aqua dest. aus unsterilen Gefäßen und alter Na-citrat-Lösungen aus unsterilen Gefäßen führten bei einer Kuh zum Abort des Fetus, aus dem keine Bakterien isoliert werden konnten. Im Wasser und Na-citrat-Lösung wurden *A. fecalis* und Bazillen gefunden. Es sollten daher zur Transfusion nur frisch bereitete Citratlösungen mit pyrogenfreiem Wasser verwendet werden. Zur Bestimmung der Verträglichkeit von Transfusionsblut ist die Probeinjektion der einzig sichere Weg. C.-U. v. Mickwitz. 7270.

Dockhorn, Werner; Berlin, Humboldt-Univ., Veterinärmed. Fak., Tierklin. für Geburtshilfe und Fortpflanzungsstör. **Die Mumifikation der Frucht. Literaturstudie und forensische Betrachtungen.** Diss. Berlin 99 S. **1963** – 297 Lit.

Der Vorgang der Mumifikation, Schicksal und Beschaffenheit der Frucht bei Tier und Mensch werden beschrieben. Als Ursachen für die Mumifikation kommen Einflüsse und Zustände in Betracht, die den Fruchttod herbeiführen, jedoch gleichzeitig den Zutritt von Fäulniskeimen weitgehend verhindern. Die früher angenommene Erblichkeit wird abgelehnt. Unter den landwirtschaftlichen Haustieren treten Steinfrüchte am häufigsten beim Rind auf. Die Diagnose der vollständig mumifizierten Frucht bereitet bei den großen Haustieren keine Schwierigkeiten. Für die Therapie stehen beim Rind die

Enucleation des Gelbkörpers, die Anwendung von Oestrogenen, Uterusinfusionen sowie chirurgische Methoden zur Verfügung. Die Entfernung einer Steinfrucht ist für das Muttertier nicht gefahrlos und kann vorübergehende oder dauernde Unfruchtbarkeit nach sich ziehen. Neben der intrauterin gelegenen Steinfrucht wird der bei Tieren sehr selten und beim Menschen gelegentlich vorkommende Fetus papyraceus besprochen. Im forensischen Teil der Arbeit werden zunächst Betrachtungen über die Gewährleistung beim Vorliegen einer Steinfrucht im Tierhandel angestellt. Da ein Tier mit einer Steinfrucht als „nicht trächtig" gilt, muß der Verkäufer grundsätzlich haften. Wurde jedoch beim Kaufabschluß keine Gewährfrist vereinbart, so muß der Käufer nachweisen, daß der Fruchttod vor dem Übergang der Gefahr eingetreten ist. Das Vorhandensein oder Entstehen einer Steinfrucht kann ferner zu Haftpflichtansprüchen an den Tierarzt Anlaß geben. Die Haftpflicht ist unterschiedlich bei Fehldiagnosen, bei unmotivierter Therapie und bei Mumifikation der Frucht nach Trächtigkeitsuntersuchungen und konstraindizierten Behandlungen. E. Wiesner. 7270.

Michna, S. W.; Glasgow, Univ., Veterin. School, Dep. of Veterin. Pathol. Abortion in the sow due to infection by Leptospira canicola. A preliminary report. **Fehlgeburt bei Schweinen durch Infektion mit Leptospira canicola. Vorl. Mitt.** Veterin. Rec. **74** (1962) Nr. **34.** S. 917–919.
In zwei Schweinefarmen wurden schlechte Aufzuchtergebnisse festgestellt. Als Ursache wurde das Vorkommen von *Leptospira canicola* ermittelt. Auf Grund dieser Beobachtungen wurden 5 tragende Schweine, die sich in der 4.–12. Trächtigkeitswoche befanden, s.c. mit 0,5 cm^3 Kultur von *L. canicola* infiziert, um den Verlauf der Trächtigkeit zu studieren. 2 Schweine, die in der 4.–5. Woche tragend waren, abortierten. Bei insgesamt 3 Schweinen war eine Leptospirurie festzustellen. Die Serotiter bewegten sich in einer Höhe von 1:1000 bis 1:30000. Mitreaktionen bis 1:1000 mit *L. icterohaemorrhagiae.* 2 weitere Schweine, die in der zweiten Hälfte der Trächtigkeit mit *L. canicola* infiziert wurden, brachten 29 lebensschwache Ferkel zur Welt, von denen 8 innerhalb der ersten 24 Std. starben. Makroskopische Veränderungen an den Nieren waren bei insgesamt 3 Tieren zu beobachten.
L. Stoll. 7275.

Pišev, Dimo, Savov, Nikola, Minčev, Petŭr und Želev, Vladimir. (Pischew, Dimo, Sawow, Nikola, Mintschew, Peter und Shelew, Wladimir.) Proučvanija vŭrchu entiologijata na abortite pri kravite. **(Studien über die Ätiologie der Aborte bei den Kühen.)** Veterinarna sbirka, Sofija **59** (1962) Nr. 1. S. 14–18. — 3 Tab.
Zur Ermittlung der Ursachen für das Auftreten von Aborten bei Kühen wurden bakteriologisch 443 abortierte Feten untersucht. Von 272 Feten (61,2%) wurden verschiedene Mikroorganismen isoliert, ohne den eigentlichen Erreger des Abortus herausfinden zu können. Bei 29,4% der Feten wurde der Erreger der Vibriose, bei 3,4% der Erreger der Trichomonose und bei 3,1% der Erreger der Listeriose festgestellt. Aus 266 (59,8%) Feten wurden bedingt pathogene Mikroorganismen und bei 33 (7,4%) Feten überhaupt keine Mikroorganismen isoliert. Außerdem wurden patho-histologische Untersuchungen an 28 abortierten Feten angestellt. Bei 11 von diesen Feten wurde Vibriose, die sich in lymphocytärer Infiltration geäußert hatte, festgestellt. In einem Fall wurde Paratyphus festgestellt, der sich in leukocytärer Infiltration geäußert hatte. Bei 11 Feten wurde lympholeukocytäre Infiltration mit unspezifischer Infektion beobachtet. Bei 5 Feten wurde weder eine Reaktivität im Organismus festgestellt, noch irgendwelche Infektion isoliert. Vff. haben in manchen genossenschaftlichen Kuhfarmen Aborte festgestellt, die auf Fütterung der Tiere mit verdorbenen Glykosebrei und mit Futtermitteln, die zum großen Teil Ackersenfsamen enthielten, zurückzuführen waren. G. Radew. 7285.

Friend, D. W., Cunningham, H. M. und Nicholson, J. W. G.; Nappan, Nova Scotia. Canada Dep. of Agric. The duration of farrowing in relation to the reproductive performance of Yorkshire sows. **(Die Dauer des Ferkelns im Verhältnis zur Fortpflanzungsleistung bei Yorkshire-Sauen.)** Canad. J. comparat. Med. veterin. Sci. **26** (1962) Nr. 6. S. 127–130. — 1 Abb., 4 Tab., 9 Lit.

212 Würfe von 38 Yorkshire-Sauen wurden untersucht. 80% der Geburten dauerten weniger als 6 Std., 18% 6–12 Std. und 2% 12–17 Std. Eine klare Beziehung zwischen der Geburtsdauer und der Wurfgröße bestand anscheinend nicht. Obwohl der Anteil der Totgeborenen bei den Eberferkeln größer war, kamen mehr männliche (52,3%) als weibliche Ferkel lebend zur Welt. Verlängerte sich die Geburtsdauer von 1–3 Std. auf mehr als 8 Std., stieg der Prozentsatz der togeborenen Ferkel und der Prozentsatz der Würfe mit totgeborenen Ferkeln von 2,4 auf 10,5 bzw. von 18,2 auf 61,1%. 29% der Würfe wurden am 111. Trächtigkeitstage geboren. Verlängerte sich die Trächtigkeitsdauer auf 117 Tage oder mehr, bzw. verringerte sie sich auf 113 Tage, erhöhte sich die Geburtsdauer und die Zahl der Totgeburten, wobei die Wurfgröße abnahm. Mit der Fortpflanzungsleistung der Sauen bei unterschiedlicher Nahrungsintensität haben sich Salmon-Legagneur und Jacquot (1961) befaßt. Die in der Schwangerschaft üppig ernährten Sauen brachten 1,7 lebende Ferkel weniger, dafür aber 0,6 Totgeburten mehr bei einer um eine Stunde längeren Geburtsdauer zur Welt. Untersuchungen über die Anwendbarkeit von Hormonen zur Einleitung und Beschleunigung des Geburtsvorganges sind im Interesse einer Minderung der Zahl der Totgeburten angezeigt.

H. Busse. 7300.

Teuscher, R. und Lange, I.; Eberswalde, Bezirks-Tierklin. **Über die intraabdominale Behandlung der Torsio uteri des Rindes.** Mh. Veterinärmed. **16** (1961) Nr. 22. S. 839–845.

Nach den Angaben der Literatur tritt die Torsio uteri in den Niederungen mit einer Häufigkeit von 10,6 und in bergigem Gelände mit 30% auf. Als Ursachen werden das Wachstum des Uterushornes über den cranialen Rand der Insertionsstelle der Ligg. lata, Placentaverhältnisse, das Fruchtwasser und Nachlassen der Bauchdeckenspannung bei älteren Tieren angegeben. Die Behandlungsmöglichkeiten bestehen im Wälzen des Muttertieres, Aufdrehen des Uterus bei stehendem Muttertier und Zurückdrehen der Gebärmutter nach Laparatomie. Vff. berichten über 61 Fälle, was ca. 30 Prozent der in die Tierklinik Eberswalde eingelieferten Rindergeburten ausmacht. Da das Einzugsgebiet nur aus Niederungen besteht, wird die Umstellung der Tiere in die Offenställe und die damit verbundenen veränderten Haltungsbedingungen für das gehäufte Auftreten dieses Krankheitsbildes verantwortlich gemacht. Bei 45 Tieren erfolgt eine intraabdominale Lageberichtigung mit sich anschließender Sectio caesarea. Die Indikation zu einem derartigen Vorgehen sehen Vff. in folgenden Punkten. Verlängerte Geburtsdauer und Retorsionsversuche vor der Einlieferung wirken sich nachteilig auf die Aussicht einer Entwicklung per vias naturales aus. Des weiteren ist mit einer vollständigen Erweiterung der Cervix nicht zu rechnen. Ebenso kann der Anteil der lebend entwickelten Kälber verbessert und ein günstiger Einfluß auf den Geburtsverlauf und damit auf das gesamte Puerperium genommen werden. — Von den 45 so behandelten Tieren sind 44 als geheilt entlassen. Insgesamt lassen sich 63,6% lebende Kälber entwickeln. In 65,9% der Fälle tritt eine Retentio secundinarum ein, und bei 11,4% entstehen Puerperalstörungen. 65,9% der Kühe haben eine zufriedenstellende Milchleistung. 22 Rinder werden zur weiteren Zucht verwendet, wovon 17 trächtig, 2 steril und 3 zum Zeitpunkt der Auswertung zu kurzfristig besamt sind.

W. Busch. 7327.

Freudiger, U. und Gerber, H.; Bern, Univ., Veterin.-Chirurg. Klin.; Kleintierklin. **Zur Anwendung von Lorfan als Morphinantagonist beim Hund unter spezieller Berücksichtigung der Geburtshilfe.** Schweiz. Arch. Tierheilkunde **104** (1962) Nr. 10. S. 585–591.
Auch die Tierheilkunde macht sich die Erfahrungen der Humangeburtshilfe in bezug auf die Wahl der unter der Geburt verwendeten Präparate zunutze. U. a. sind es sog. Morphinantagonisten, die rasch Eingang finden, weil die beim Morphin gefürchteten Nebenwirkungen nicht auftreten. Das überprüfte Präparat „Lorfan“ (Roche), dessen N-Allyl-Gruppe wie auch bei anderen Morphinantagonisten die N-Methylgruppe des Morphins ersetzt, erweist sich als sehr gut brauchbar bei Kaiserschnitten. Im Gegensatz zur Morphinmedikation, die im Durchschnitt nur 75% lebende Welpen beim Kaiserschnitt verspricht, sind es bei Lorfan 93%. Der Schwerpunkt liegt hier aller Wahrscheinlichkeit nach in der stark herabgesetzten Gefahr der Asphyxie.
F. Schaetz. 7375.

Steiner, H.; Beverstedt. **Spontane Gebärmutterrupturen intra partum beim Schwein.** Dtsch. tierärztl. Wschr. **69** (1962) Nr. 10. S. 283–284.
Uterusrupturen sind beim Rind ursächlich durch starke Eigenbewegungen der Frucht, Mißbildungen, Torsionen, Flexionen sowie durch emphysematöse Früchte bedingt. Dem steht die große Zahl der artifiziellen Perforationen gegenüber. Vf. berichtet über 4 Fälle von Uterusruptur beim Schwein, von denen 3 nach Laparatomie geheilt werden können. Bei 3 Tieren ist eine Spontanruptur anzunehmen, während beim 4. Tier eine Laiengeburtshilfe vorausgegangen ist. Die Tiere zeigten sofort Allgemeinstörungen mit Symptomen einer Peritonitis (gespannte Bauchdecken, Erbrechen usw.). Vaginal sind keine Abweichungen zu fühlen. Die Tiere müssen sofort laparatomiert werden, wobei die zum Teil in der Bauchhöhle liegenden Früchte und Eihäute zu entfernen sind und die Uteruswunde geschlossen wird. Es ist möglich, daß noch Früchte intrauterin liegen! Eine reichliche Versorgung mit Antibiotica schließt die Behandlung ab. W. Busch. 7380.

Espersen, G.; Kopenhagen, Chirurg. Veterinärklin. **Artifizielles Pneumatoperitoneum gegen Tenesmen beim Rinde.** Wiener tierärztl. Mschr. **49** (1962) Nr. 10. S. 825–829.
Das artifizielle Pneumoperitoneum wurde als Therapeuticum bei Tenesmus benutzt. Als Indikation werden angegeben: Tenesmus post partum, Tenesmus im Gefolge von Wunden und Kontusionen der Vagina, Tenesmus im Zusammenhang mit Retentio secundinarium, Tenesmus infolge von Prolapsus vaginae, Prolapsus uteri, Uterusamputation, Torsio uteri, Tenesmen im Gefolge von Entwicklung einer toten Frucht bzw. nach Embryotomie, Tenesmen nach künstlicher Besamung und Tenesmen bei Enteritis. — Als Komplikationen kamen subcutane oder subseröse Emphyseme zur Beobachtung. Das subcutane Emphysem ist ohne Bedeutung. Das subseröse Emphysem fällt klinisch erst auf, wenn die Luft bis in die Regio perinealis weitergedrungen ist. — An der rechten oder linken Flanke wird die Bauchwand mit einer Kanüle an einer desinfizierten Stelle perforiert. Eine Milchfieberpumpe mit Luftfilter wird auf die Kanüle montiert, und man pumpt so lange, bis die normal eingefallenen Flanken ins Niveau der letzten Rippen kommen oder sich sogar etwas über diese vorwölben. Während der Luftinsufflation achtet man auf die Respirationsfrequenz des Tieres und hält inne, wenn diese auffallend steigt, oder man hört mit dem Pumpen überhaupt auf. Da das Pneumoperitoneum nur eine Beendigung des Symptoms Tenesmus anstrebt, ist auch eine zusätzliche Bekämpfung der Ursache nötig. Bei 108 von 157 Tieren wurde ein therapeutischer Erfolg festgestellt, indem der Tenesmus entweder sofort verschwand oder langsam an Stärke und Frequenz nachließ, um schließlich nach 12 bis 24 Std. ganz aufzuhören. O. Dietz. 7400.

Mečev, R. (Metschew, R.) Ch'ostaciklinovite prŭčici v akušero-ginekologičnata praktika. **(Die Hostacyclin-Stäbchen in der geburtshiflichen-gynäkologischen Praxis.)** Veterinarna sbirka, Sofija **58** (1961) Nr. 12. S. 14.

Vf. prüfte den Heileffekt der Hostacyclin-Stäbchen an 18 Kühen mit verschiedenen puerperalen Erkrankungen infolge Schwergeburt, Embryotomie, Kaiserschnitt, Gebärmuttervorfall, Placenta-Retention u.a. Bei solchen Kühen wurden 4–5 Stäbchen in die Gebärmutter einmalig eingeführt und, wenn nötig, wurde die Therapie nach 2–3 Tagen wiederholt. Besonders guter Heilerfolg wurde bei gleichzeitiger Behandlung mit Hostacyclin-Stäbchen und Kontraktionsmitteln erzielt sowie bei Anwendung der Stäbchen nach vorherigem Auspumpen des in der Gebärmutter zurückgehaltenen Lochialsekrets. Die Wirkung der Hostacyclin-Stäbchen ist auf das darin enthaltene Tetracyclin und Vitamin E zurückzuführen.

G. Radew. 7400.

Steiner, H.; Beverstedt. **Dünndarmvorfall beim Schwein, eine seltene puerperale Komplikation.** Tierärztl. Umschau **17** (1962) Nr. 11. S. 400–401. 7400.

Christov, Georgi. (Christow, Georgi.) Priloženie na kislorodnija inchalacionen aparat pri asfiksija na novorodenite. **(Einsatz des Sauerstoffinhalationsapparates bei Asphyxie der Neugeborenen.)** Veterinarna sbirka, Sofija **59** (1962) Nr. 1. S. 20–21. — 1 Abb.

Um asphyktisch geborene Kälber zu retten, hat Vf. den an Kälber angepaßten Sauerstoffinhalationsapparat für Pferde der Dräger-Werke angewandt. Im voraus wurden bei den Neugeborenen Atemweg und Lunge von aufgenommenem Fruchtwasser gesäubert. Dann wurde dem Kalb 10–15 Minuten eine Inhalationsmaske aufgelegt und der Regulator des Inhalationsapparates auf 20–30 l/Min. eingestellt. Auf Grund des erzielten Behandlungserfolges wird empfohlen, diesen Apparat in Fällen von Asphyxie bei neugeborenen Kälbern und bei anderen Atemstörungen einzusetzen. G. Radew. 7450.

Barlow, R. M., Robertson, J. M., Owen, E. C. und Proudfoot, R.; Edinburgh, Moredun Inst.; West of Scotland Agric. Coll., Veterin. Investigation Dep.; Ayr, Hannah Dairy Res. Inst. A condition in the goat resembling swayback in lambs. **(Ein Zustand bei der Ziege, der dem „Swayback" [Fallkrankheit] bei Schaflämmern ähnelt.)** Veterin. Rec. **74** (1962) Nr. 26. S. 737 bis 739. — 2 Abb., 18 Lit.

Die Störung wurde bei einem einzelnen Ziegenlamm nach der Geburt beobachtet. Es konnte nicht aufstehen und verharrte in der Stellung eines liegenden Hundes. Wenn es auf die Füße gestellt wurde, vermochte es zwar zu saugen, konnte aber nur den Kopf für kurze Zeit anheben, dann wackelte er in seitlicher Richtung hin und her. Geringe Bewegungen mit den Vorderextremitäten waren möglich, aber es konnte sich nicht von der Stelle bewegen. Der Sektionsbefund war ohne Abweichungen vom Normalen. Histologisch war ein geringes Ödem der Pia-Arachnoidea und eine Weitung der perivasculären Räume zu beobachten. Das Centrum semiovale und das Kleinhirn waren o.B. Einige Zellen des Nucleus ruber waren gewuchert oder wiesen eine starke Chromatolysis oder hyaline Nekrosen auf. Ähnliche Veränderungen lagen im medialen Vestibularkern, der reticulären Formation und den Ventralhörnern des Rückenmarkes, besonders im Hals- und Lendenmark vor. Die Substantia alba waren von reichlich Marchi-positiven und sudanophilen Fasern, besonders in den an die dorsalen Nervenwurzeln angrenzenden lateralen Bezirken, durchzogen. Die Ursachen dieser Entwicklungsstörung des ZNS werden mit dem niedrigen Blutkupfergehalt der Mutter in Beziehung gebracht. Dieser liegt ebenfalls bei dem „Swayback" der Schaflämmer vor. Das zum Berichtszeitpunkt dreijährige Muttertier hatte im Vorjahre gesunde Zwillingsbocklämmer geworfen. Das fragliche Lamm entstammte der Paarung der

Mutter mir ihrem Halbbruder. Es wurde nach 156 Trächtigkeitstagen geboren, die Mutterziege wies in der Endphase der Trächtigkeit allerdings schon eine schlechte Kondition auf. H. Busse. 7450.

Watson, R. H. und Elder, E. Marigold; Victoria, Australia, Animal Health Res. Lab., Div. of Animal Physiol. Neonatal mortality in lambs: further observations in a corriedale flock with a history of high lamb mortality. **(Neonatale Mortalität bei Lämmern; weitere Beobachtungen in einer Corriedale-Herde mit hoher Lämmersterblichkeit.)** Austral. veterin. J. **37** (1961) Nr. 8. S. 283–290. — 1 Abb., 5 Tab., 6 Lit.
In einer Corriedale Herde war Jahre hindurch hohe Neugeborenensterblichkeit zu verzeichnen. Zunächst wurden ungünstige Witterungsbedingungen als Hauptfaktor für die entstandenen Verluste angesehen. Die Mortalitätsziffer ging zurück, nachdem die Lammzeit vom Winterausgang in die Mitte des Frühjahrs verlegt worden war. Eingehende Untersuchungen führten zu dem Ergebnis, daß nicht so sehr die Witterungseinflüsse, sondern hauptsächlich matrokline Faktoren das Ausmaß der neonatalen Mortalität bestimmten.
Th. Hiepe. 7450.

XVI. TRÄCHTIGKEITSDIAGNOSTIK, STERILITÄT, BESAMUNG

Belling jun., Theodore H.; University Park, New Mexiko State Univ. Pregnancy diagnosis: a management aid in commercial beef cattle operations. **(Trächtigkeitsdiagnose, eine wertvolle Hilfe zur Untersuchung der Rinder.)** Veterin. Med. **57** (1962) Nr. 7. S. 595–597. — 3 Tab.
Vf. beschreibt für die Durchführung von Trächtigkeitsuntersuchungen in größeren Herden auf der Weide die Anwendung einer Schleuse und eines transportablen Zwangsstandes. Nur durch die Ruhigstellung der Tiere, die so mit geringen Anstrengungen der Farmer vorgenommen werden kann, sind eine exakte Untersuchung und Diagnosestellung möglich.
H.-J. Kuller. 7502.

Raina, R. K.; Murtse, Leh, Ladakh Kashmir, Cattle Development Farm. Diagnosis of early pregnancy on cows. **(Frühdiagnose der Trächtigkeit bei Kühen.)** Indian veterin. J. **39** (1962) Nr. 9. S. 507–508. E. Wiesner. 7515.

Stoye, Manfred; Hannover, Tierärztl. Hochschule, Richard-Götze-Inst., Klin. für Geburtshilfe und Gynäkol. des Rindes. **Untersuchungen über das Zellbild von Vaginalabstrichen des Rindes mit Hilfe der Färbemethode nach Papanicolaou. 6. Beitrag. Entnahmeort und Entnahmetechnik sowie technische Fehler bei der Anfertigung cytologischer Präparate.** Diss. Hannover **1962** 65 S. — 2 Abb., 13 Tab., 28 Lit.
Im Verfolg der Untersuchungen werden die Abstriche mit der Drahtöse im dorsalen Bereich des Scheidenvorhofes vorgenommen; dabei werden je 100 Zellen von 10 an 7 verschiedenen Stellen entnommenen Präparaten ausgezählt. Im übrigen eignet sich beim Rind nur das Vestibulum als Entnahmestelle, da nur dort geschichtetes Plattenepithel vorhanden ist. Die verschiedenen Partien zeigen geringfügige Unterschiede bei der Auswertung. Von allen Instrumenten ist die Drahtöse weitaus am geeignetsten, da sie vor allem die gewünschten Zellagen einheitlich garantiert. Wichtig ist auch, daß die Ausstriche vor ihrer Fixation nicht lufttrocken werden, da dadurch Fehlfärbungen und morphologische Veränderungen zustandekommen können.
F. Schaetz. 7515.

Sokolovskaja, I. I., Drozdova, L. P., Gorochov, L. N. und Kurganov, V. A. (Sokolowskaja, I. I., Drosdowa, L. P., Gorochow, L. N. und Kurganow, W. A.); Dubrowizy, Gebiet Moskau, Unions-Inst. für Tierzuchtforsch. Soderžanie obščego azota i reducirujuščich veščestv v cervikal'nom sekrete korov. **(Gehalt an Gesamtstickstoff und an reduzierenden Substanzen im Cervi-**

calschleim von Kühen.) Vestnik sel'skochozjajstvennoj nauki, Moskva 7 (1962) Nr. 5. S. 64–72. – 7 Abb., 8 Tab., 16 Lit. Zus. in Engl., Franz., Dtsch.
Die Frühträchtigkeit von Kühen (15–30 Tage) konnte durch die Untersuchung der chemischen Zusammensetzung des Cervikalschleims mit einer 87%igen Sicherheit diagnostiziert werden. Zur Auswertung herangezogen wurden der Gesamtstickstoffgehalt (nach Kjeldahl), der Gehalt an reduzierenden Substanzen (nach Hagedorn-Jensen) und das spezifische Gewicht (Tauchmethode nach Sokolowskaja). Der Gesamtstickstoffgehalt bei nichttragenden Kühen (I) hatte einen Mittelwert von 172 mg-%. 96% der Werte lagen im Bereich bis 320 mg-%. Bei brünstigen Tieren waren die Werte noch etwas geringer. Hier lagen alle Einzelwerte im 320-mg-%-Bereich. Frühträchtige Tiere (II) zeigten einen Mittelwert von 746 mg-%. Noch 5% der Werte lagen über 1760 mg-%. Diese Werte kamen vor allen Dingen durch den hohen Eiweißgehalt des Cerivikalsekrets zustande, das der Blutkonzentration an Eiweiß angenäherte Werte aufwies (durchschnittl. 4,663 g-% bei II gegenüber 1,075 g-% bei I). Der Gehalt an reduzierenden Substanzen war bei II wesentlich höher als bei I. 94% der Werte lagen im Bereich bis 30 mg-%. Bei II waren es nur 32%. Diese Werte wurden durch den hohen Zuckergehalt hervorgerufen, der nach der Gärmethode oder photometrisch bestimmt wurde. Bei I lagen alle Zuckerwerte im Bereich bis 30 mg-%, bei II aber nur 37%. Ein Merkmal für dieses Verhältnis gab auch die Auswertung der „reduzierenden Substanzen ohne Zucker". Alle I zeigten Werte bis 10 mg-%, von II aber nur 37%. Entsprechend dem Trockensubstanzgehalt war das spez. Gewicht des Cervikalschleims bei II höher als bei I. 93% der Werte von I lagen unter 1,008 (Mittelwert 1,006). Von II lagen nur 7% in diesem Bereich (Mittelwert 1,016). Der Bewertung wurde folgendes Schema zugrunde gelegt: A. Spez. Gewicht bis 1,008, Gesamtstickstoff nicht höher als 160 mg-%, Zucker bis 20 mg-% = nichttragend, B. Spez. Gewicht über 1,008, Gesamtstickstoff über 200 mg-% und Zucker über 20 mg-% = tragend. S. Willer. 7525.

Schweizer, R.; St. Gallen, Bakteriol. Inst. des Kantons St. Gallen. **Trächtigkeitsuntersuchungen an Haflinger Stuten.** Schweiz. Arch. Tierheilkunde **104** (1962) Nr. 10. S. 591–593.
Für die Trächtigkeitsuntersuchung beim Pferd hat sich die von Küst modifizierte Aschheim-Zondek-Reaktion bewährt. Neuerdings wird diese nach Santamarina und Joven auf 48 Std. zusammengedrängt. Nach diesem Verfahren werden 99 Haflinger Stuten getestet. Zutreffende positive Reaktionen sind mit Sicherheit zwischen dem 45. und 99. Tag nach dem Deckakt zu erwarten; die äußersten Grenzen liegen zwischen dem 38. und 124. Tag, jedoch ist hier mit Fehlreaktionen zu rechnen. Die massivste Ausscheidung von Gonadotropien erfolgt zwischen dem 50. und 80. Tag. Demnach verhalten sich die Haflinger Stuten hinsichtlich der Testbarkeit auf Gravidität mittels des Gonadotropinnachweises wie die übrigen Stuten. F. Schaetz. 7525.

Campbell, E. A.; Queensland, Univ., Dep. of Animal Husbandry.[1] Pregnancy diagnosis in the sow. **(Trächtigkeitsdiagnose bei der Sau.)** Austral. veterin. J. **38** (1962) Nr. 7. S. 357–362. – 9 Abb., 2 Tab., 23 Lit.
Während der Trächtigkeit und Brunst kommt es im Blutserum der Sau zu einem Anstieg des Globulin- und einer Abnahme des Albumingehaltes. Da das Albumin-Globulin-Verhältnis beim Schwein aber schon normalerweise Schwankungen unterworfen ist, können diese Veränderungen nicht zur Trächtigkeitsdiagnose herangezogen werden. Bei den Lipoproteinen ist das Verhältnis der Beta- zu den Alpha-Lipoproteinen bei nichtträchtigen Tieren stets < 1 und bei trächtigen und brünstigen > 1. Mit fortschreitender Trächtigkeit nimmt der Anteil an Alpha-Lipoproteinen zugunsten des Beta-Lipoproteingehaltes ab. Die Erythrocytensenkungsgeschwindigkeit ist bei trächtigen und brünstigen

Tieren erhöht und liegt im allgemeinen über 40. Häufig tritt die oestrusbedingte Zunahme der Senkungsgeschwindigkeit schon 3 Tage vor der Brunst auf und bleibt nach Ablauf derselben noch 7 Tage bestehen. Eine später als 7 Tage nach der Paarung auftretende Erhöhung der Senkungsgeschwindigkeit weist daher auf eine Trächtigkeit hin. J. Jürgens. 7535.

Loen, A. van; Utrecht, Holland, Reichsuniv., Veterinärmed. Fak., Zootechn. Inst. **Gedanken über die Maßstabsfrage der Fortpflanzungsfähigkeit des Rindes.** Zuchthyg., Fortpflanzungsstör. Besam. Haustiere 6 (1962) Nr. 6. S. 343 bis 352. – 2 Abb., 2 Tab., 22 Lit.

Im Hinblick auf die zukünftige Entwicklung der Tierzucht ist es wichtig, Kriterien für die Fortpflanzungsfähigkeit bzw. Fruchtbarkeitslage zu schaffen. Mit der KB. und den mit ihr verbundenen Aufzeichnungen gelingt es, die Sterilität rasch und vollzählig zu ermitteln. Ebenso kann der Zuchtwert der Bullen durch die Feststellung seines eigenen Fortpflanzungsvermögens und das seiner Nachkommen eindeutig beurteilt werden. Hauptsächlich handelt es sich bei den gebräuchlichsten Maßstbäben um den Trächtigkeitsprozentsatz nach der ersten Besamung, den Besamungsindex und die Zwischenkalbezeit. Letzten Endes aber liegt der Schwerpunkt der Probleme in der Fragestellung, im Sammeln und Ausarbeiten der Daten, in der Erläuterung der gefundenen Werte und den Konsequenzen. Es erscheint wichtig, daß in Zukunft bewährte, auf den praktischen Gebrauch abgestimmte Ermittlungs- und Registrierverfahren benutzt werden, um den richtigen Überblick über den Wert der Bestände zu gewinnen. F. Schaetz. 7537.

Gehrke, E.; Berlin, Humboldt-Univ., Veterinärmed. Fak., Inst. für Tierzucht und Tierernähr. **Die regelmäßige zuchthygienische Überwachung großer Rinderbestände.** Tierzucht 16 (1962) Nr. 10. S. 425–428. – 4 Tab., 2 Lit.

Die züchterischen Bedenken, daß durch die Sterilitätsbekämpfung eine Gegenauslese gegenüber der Fruchtbarkeit betrieben werden könne, werden vom Vf. mit dem genetischen Argument widerlegt, daß nach der Reduktionsteilung durch dieVereinigung der Eizelle mit der Samenzelle eines gut veranlagten Vaters eine veränderte Genkombination erreicht würde. Daher brauche die schlechte Fruchtbarkeitsveranlagung der Mutter bei der Nachkommenschaft nicht mehr vorhanden zu sein. Die Auslesequote der Kühe dürfte erst nach abgeschlossener Kuhvermehrung und Seuchentilgung erhöht werden und müsse auf Kühe mit schlechter Konzeptionsbereitschaft und bei genetischer Ursache auf deren Nachkommenschaft ausgedehnt werden. Der geringe oder sogar negative Selektionserfolg in der Zucht auf Langlebigkeit kann nur in der Variabilität der Vererbung im Zusammenwirken mit der Umwelt als den Ursachen einer geringen Nutzungsdauer in der Nachkommenschaft langlebiger Kühe gesucht werden. Bei schlechter Umwelt würden besonders Hochleistungskühe und ein hoher Anteil aus der Variationsbreite des Kuhbestandes zuchtuntauglich werden. Die schlechte Umwelt bewirkt gegenüber dem züchterischen Streben nach höherer Einzelleistung in stärkerem Maße eine Gegenauslese, als der in Höhe des (ohnehin geringen, d. Ref.) Erblichkeitskeitsgrades der Fruchtbarkeit negativ angenommene Einfluß der regelmäßigen zuchthygienischen Überwachung. Die Kosten der tierärztlichen Überwachung sind im Verhältnis zu dem Gewinn aus der Milchleistung der nächsten Laktation gering und lassen sich durch Verbesserung der Umwelt noch mindern. Der Tierarzt habe die Pflicht und das Recht, eine Verbesserung der Umwelt der Rinderbestände zu fordern und die LPG und VEG in ihren Bemühungen zu unterstützen. Vf. schildert dann die Organisation und Überwachung des Zuchtgeschehens des Rinderbestandes eines VE-Lehr- und Versuchsgutes im 6jährigen Zeitraum von 1955 bis 1960. Als wertvolle Unterlagen werden ein Trächtigkeitskalender, eine Färsenkarte, eine Kuhkarte und eine Bestandsübersicht geführt. Hierbei gewährt die Kuhkarte den Vorteil, daß bei Verwendung einer Doppelseite die Zuchtdaten von 3 Jahren bei einer größeren Anzahl Tiere mit einem Male übersehen werden. Aus der Tabelle 5 läßt sich aus Zeile 1b (Erstkalbealter in Tagen) der interessante Tatbestand entnehmen, daß die Färsen 1958 mit etwa 26 Monaten, 1960 aber bereits mit 20 Monaten konzipierten. Die Besserung der Fruchtbarkeitslage und der Aufzuchtleistung in diesem Bestande ermöglichte bereits nach 6 Jahren eine Tilgung der Tuberkulose. Innerhalb dieser Zeitspanne hatten sich der Kuh- und Gesamtrinderbestand sowie die Milchproduktion verdoppelt, die Milchablieferung mehr als verdreifacht. H. Busse. 7537.

Senze, Alfred und Żebracki, Antoni; Wrocław, Wyższa Szkoła Rolnicza. Ocena prawidłowej rui u krów na podstawie krystalizacji śluzu szyjkowego i testu glikogenowego. **(Beurteilung der regelmäßigen Kuhbrunst auf Grund der Cervikalschleimkristallisierung und des Glykogentests.)** Med. weteryn. 18 (1962) Nr. 9. S. 544–549. — 4 Abb., 1 Tab.

Die Untersuchungen betrafen 100 trotz regelmäßig verlaufender Brunst unfruchtbare Kühe. Zum Vergleich wurden 2 Methoden, und zwar der Kristallisations- und der Glykogentest (die Feststellung des während der Brunst abgesonderten Glykogens im Cervikalschleim) angewandt. Die Schleimentnahmezeit schwankte von 6 bis 14 Std. nach den ersten Brunsterscheinungen. Der entnommene Schleim wurde auf dem Objektträger ausgestrichen; zwei Präparate davon wurden der Einwirkung von Joddämpfen während 10 Min. ausgesetzt (auf eine Petrischale wird Lugol'sche Lösung ausgegossen und 3 cm darüber werden die mit Ausstrichfläche zur Lösung gerichteten Präparate auf 2 Korkstöpseln fixiert) und zwei übrige Objektträger bis zum Lufttrocknen belassen. Die Ergebnisse beider Tests bilden ein Kriterium für den Oestrogenspiegel des Eierstockes, d.h. beide Tests sind von der Leistungsfähigkeit des Eierstockes abhängig. Da die beiden Reaktionen unter Landpraxisbedingungen sehr leicht anwendbar sind, sind sie der Uterusbiospie und der cytologischen Vaginalausstrichbeurteilung überlegen. Beide Tests besitzen praktische Bedeutung, wenn sie gleichzeitig zusammen mit rectaler Genitalkontrolluntersuchung während der Brunst durchgeführt werden. Eine negative Reaktion beider Tests begründet die hormonale Behandlung während der Brunst. Die zweifellos positive Reaktion beider Tests schließt hingegen die hormonale Behandlung während der Brunst völlig aus.

W. Radomiński. 7537.

Kaemmerer, K.; Wuppertal-Elberfeld, Farbenfabrik Bayer, Veterin. Lab. **Über die Wirkung von Tranquillizern auf primäre und sekundäre Geschlechtsfunktionen (am Modell des Propionylpromazins). 1. Mitt. Sexualverhalten, weibliche und männliche Genitalien.** Zuchthyg., Fortpflanzungsstör. Besam. Haustiere 6 (1962) Nr. 5. S. 272–284. — 5 Abb., 6 Tab., 32 Lit. Zus. in Russ., Engl.

Tranquillizer beeinflussen ganz allgemein das Sexualverhalten durch Erregungsdämpfung. Bei den üblichen Dosierungen werden die Sexualreflexe beim Bullen nicht völlig unterdrückt, insbesondere dann nicht, wenn es vor der Medikation bereits zur Erregung gekommen ist. Immerhin aber erschlafft der Penis wieder schneller und es besteht bei erschöpften oder lebergeschädigten Tieren, insbesondere aber beim Pferd, ein verhältnismäßig lange dauernder Penisvorfall. Ganz allgemein ist die Latenzzeit bis zum Aufsprung verlängert, während die Ejakulationsphase kaum prolongiert erscheint. — Bei weiblichen nichtbrünstigen Tieren ist mit Tranquillizern, die Duldung des Deckaktes zu erreichen, wie auch infolge der allgemeinen Beruhigung diagnostische und chirurgische Eingriffe besser durchzuführen sind, wobei aber die Uterusmotilität nicht aufgehoben wird. Außerdem lassen sich derartige Präparate mit Vorteil beim Ferkelfressen anwenden. F. Schaetz. 7537.

Basu, S.; Izatnagar, Indian Veterin. Res. Inst. Seasonal variation of fertility in Murrah buffaloes. **(Jahreszeitlich bedingte Schwankungen der Fruchtbarkeit bei Murrah-Büffeln.)** Indian veterin. J. **39** (1962) Nr. 8. S. 433–438. E. Wiesner. 7552.

Berchtold, M., Leidl, W. und Haeger, O.; München, Univ., Gynäkol. und Ambulator. Tierklin. **Über den Einfluß des Samenalters auf den embryonalen Fruchttod beim Rind.** Dtsch. tierärztl. Wschr. **68** (1961) Nr. 19. S. 553 bis 555.

Nach Tilgung der infektiösen Sterilitätsursachen tritt der embryonale Frühtod immer mehr in den Vordergrund. Bei geschlechtsgesunden Rindern ist mit 10–20% embryonaler Mortalität zu rechnen. Bei Tieren mit verlängertem Zyklus, häufigem Umrindern usw. beträgt das embryonale Absterben der Früchte bis zum 34. Tag sogar über 50%. Neben anderen Ursachen wird auch dem Spermaalter eine ätiologische Rolle zugesprochen. Dieser Umstand ist deshalb von Bedeutung, weil im Rahmen der künstlichen Besamung laufend nach Möglichkeiten gesucht wird, um die Verwendungsdauer des Spermas zu verlängern. Vff. prüfen zu diesem Zwecke die Brunstintervalle von 15251 Kühen. Die Verlängerung des Brunstintervalles über 34 Tage hinaus wird als Zeichen des embryonalen Frühtodes gewertet. Es zeigt sich, daß das Alter des mit Spermasol verdünnten Spermas keinen Einfluß auf die Länge des Brunstintervalles hat. Auch nach der Besamung mit 4 Tage altem Sperma war die Anzahl der bis nach 28 Tagen umrindernden Kühe nicht größer als mit einem Tag alten Sperma. W. Busch. 7552.

Hawk, H. W., Turner, G. D. und Sykes, J. F.; Beltsville, Md., A. R. S., Animal Husbandry Res. Div., Dairy Cattle Res. Branch. The leukotaxic properties of uterine exudates as related to the endocrine-controlled uterine defense mechanism. **(Die leukotaxischen Eigenschaften von Uterusexsudaten in Beziehung zum endokrin-abhängigen uterinen Abwehrmechanismus.)** Amer. J. veterin. Res. **22** (1961) Nr. 91. S. 1117–1120. — 2 Tab., 7 Lit.

In einer ersten Versuchsreihe wurde Kaninchen (ovarektomiert, in Oestrus und in der Corpus luteum (C.l.) Phase) in ein abgebundenes Uterushorn *E. coli* injiziert. Die nach der Tötung 1, 2 und 4 Std. nach der Injektion entnommenen Exsudate aus injiziertem und Kontrollhorn wurden zell- und keimfrei anderen Kaninchen intradermal gespritzt. Die Stärke der Leukocyten-Infiltration der Haut wurde an histologischen Schnitten bestimmt. Zur Ermittlung, ob hierbei eine permeabilitätssteigernde Eigenschaft der Uterusexsudate eine Rolle spielt, war den Kaninchen Trypanblau i.v. injiziert worden, so daß die Stärke der Hautverfärbung an der Injektionsstelle als Gradmesser dienen konnte. Bei oestrischen Kaninchen war es zu einer wesentlich stärkeren und frühzeitigeren Leukocyten-Infiltration des Uterus gekommen als bei ovarektomierten; die Tiere der C.l.-Phase standen in der Mitte. In der Haut riefen jedoch die Exsudate von C.l.-Tieren die stärkste Leukocyten-Infiltration hervor, während sich Exsudate von oestrischen und ovarektomierten Tieren etwa gleich, und zwar etwas schwächer leukotaxisch verhielten. Es wird die Vermutung ausgesprochen, daß C.l.-Hormon die Passage der Leukocyten durch das Uterusgewebe infolge niedrigen Wassergehaltes in dieser Phase verzögert. Die Kapillarpermeabilität war durch Exsudate von Tieren der C.l.- und Follikelphase stärker und schneller erhöht als durch solche der ovarektomierten Tiere. Exsudate von unbehandelten Hörnern von C.l.-Tieren erhöhten die Kapillarpermeabilität ebenfalls. In einer zweiten Versuchsreihe wurden die Uterusexsudate nach *Coli*-Injektionen anderen Tieren in den Uterus gespritzt. Die Exsudate beider Phasen erwiesen sich hier als leukotaxisch. Aus den Versuchen wird insgesamt der Schluß gezogen, daß der hormonale Status die Auswanderung der Leukocyten aus dem Blut und die Passage in das Uteruslumen beeinflußt. Dabei spielen jedoch primär andere Mechanismem als die leukotaxischen und permeabilitässteigernden Fähigkeiten des Uterusinhaltes eine Rolle. W. Seffner. 7552.

Günzler, O.; München, Rindergesundheitsdienst in Bayern e.V. **Zur Pathogenese und Therapie der Ovarialcyste des Rindes.** Tierärztl. Umschau **17** (1962) Nr. 11. S. 378–384.

Die Cystenbildung am Ovar ist auf eine hormonale Fehlsteuerung seitens des Hypophysenvorderlappens zurückzuführen. Hierbei erfolgt eine ungenügende Ausschüttung des luteotropen Gonadotropins, so daß es zur Cystenbildung wegen der ungenügenden Luteinisierung kommt. Dementsprechend ist auch die Behandlung auszurichten. Es muß dazu das luteinisierenden Charakter besitzende Choriongonadotropin der Frau (PU, HCG) gegeben werden. Die Verabreichung geschieht direkt in die Cyste. Der Hypophysenvorderlappen wird dabei geblockt und erholt sich; inzwischen gelingt es dem Eierstock, ein funktionstüchtiges Corpus luteum aufzubauen und den ehemaligen Überhang an FH zum Verschwinden zu bringen. — In einer Versuchsreihe bringt die Behandlung zu 93% klinische Heilung und zu 71% Trächtigkeit. Wichtig ist es, die zur Krankheit führenden Noxen (qualitative Futterschäden) zu beseitigen. F. Schaetz. 7557.

Southcott, W. H., Moule, G. R.; Armidale, New South Wales, Div. of Animal Physiol., Pastoral Res. Lab.; Parramatta, Div. of Animal Physiol., Ian Clunies Ross Animal Res. Lab. Vulvitis in merino ewes. **(Vulvitis bei Merino-Mutterschafen.)** Austral. veterin. J. **37** (1961) Nr. 8. S. 291–296. — 2 Abb., 7 Tab., 14 Lit.

Die Vulvitis der Mutterschafe gehört in Neusüdwales zu den gehäuft auftretenden Krankheiten in Schafherden. Ulceröse Veränderungen und Schorfbildung sind besonders im Bereich der äußeren Haut und der ventralen Kommissur der Vulva ausgeprägt, mitunter greift der Prozeß auf die Schleimhaut von Vulva und Vagina über; auch ovariektomierte Schafe erkranken. Durch Verkürzung der ventralen Kommissur kommt es zur Verschmutzung der Hinterschenkel mit Harn. Komplikationen während der Geburt und der Aufzucht konnten bisher nicht festgestellt werden. Beobachtungen in 2 Herden ergaben, daß diese Krankheit während des Frühjahrs bei Schafen gefährliche Ausmaße annahm, die auf Rotkleeweiden und auf Weiden, die durch Weißkleeaussaat aufgebessert worden waren, gehalten wurden, während sie bei auf Naturweiden gehaltenen Schafen niemals eine Rolle spielte. Oestrogen oder Testosteron waren nur in geringem Maße therapeutisch wirksam. Die Ursache der Vulvitis blieb bisher ungeklärt. Es wird jedoch angenommen, daß es sich hierbei um eine der nichtinfektiösen Posthitis der Hammel ähnliche Erkrankung handelt; die Entstehung beider Krankheiten ist wahrscheinlich ernährungsbedingt. Th. Hiepe. 7557.

Blicharski, Kazimierz; Poznań, Ośrodek Spec. Zwalczania Niepłodności i Chorób Młodzieży. Obserwacje nad sosowaniem preparatu „Lotagen" wa zwalczaniu niepłodnosci bydła. **(Beobachtungen über die Anwendung von „Lotagen" in der Unfruchtbarkeitsbekämpfung beim Rind.)** Med. weteryn. 18 (1962) Nr. 9. S. 549–551. — 4 Tab., 7 Lit.

Lotagen (Dihydroxy-dimethyl-diphenyl-methan-disulphonsäure) besitzt eine hohe keimtötende Wirkung. Infolge seiner Anwendung fand im erkrankten Gewebe eine Koagulation und danach Demarkation statt, und das gesunde Gewebe wird zur Regeneration stimuliert. Außerdem besitzt Lotagen tonisierende und antiphlogistische Eigenschaften. Nach der Einführung in die Gebärmutter wird eine starke uteruskontrahierende Wirkung beobachtet, die umso stärker ist, je weniger pathologischer Uterusinhalt eine unmittelbare Einwirkung des Präparates auf die Gebärmutterwände hemmt. Bei Berücksichti-

gung aller dieser Eigenschaften wurden Untersuchungen über Anwendungsmöglichkeiten in Fällen der sog. asymptomatischen Fortpflanzungsstörung, besonders bei Färsen, durchgeführt. Die Untersuchungen erfaßten 149 Tiere. Lotagen wurde in Dosen von 100–150 ml als 1 bis 3%ige Lösung intrauterin angewandt. Nach dieser Behandlung wurden 126 Tiere (84,5%) befruchtet. In den mit Lugol'scher Lösung bei den asymptomatischen Fortpflanzungsstörungen durchgeführten Kontrollversuchen wurden nur 52% der behandelten Tiere trächtig. Auf Grund der Ergebnisse kann festgestellt werden, daß Lotagen ein wirksames Präparat bei Rinderunfruchtbarkeit ist; es gibt einen hohen Heilungsprozentsatz und verkürzt beträchtlich die Behandlungszeit.
W. Radomiński. 7557.

Parez, M.; Maisons-Alfort. Sterilité ou fertilité réduite dues à des virus chez les bovins. **(Sterilität oder verminderte Fruchtbarkeit beim Rinde infolge Einwirkung von Viren.)** Élevage et Inséminat. **1962** Nr. 70. S. 3–9.
Unsere Kenntnisse von den durch Viren hervorgerufenen genitalen Erkrankungen beim Rinde sind begrenzt. Dieses wenig erforschte Gebiet birgt aber noch viele interessante Probleme in sich. Die Arbeit gibt eine sorgfältige Übersicht über die unspezifischen und spezifischen Erkrankungen des Geschlechtsapparates. Unter den letzteren werden das Exanthema coitale und die Epididymo-Vaginitis in ätiologischer Hinsicht, bezüglich der klinischen Symptome und der Pathogenese sowie der Möglichkeiten der Diagnose und der Therapie eingehend besprochen. Auf den Virusabort bei der Kuh vom 2. bis 8. Trächtigkeitsmonat, den durch stechende Insekten hervorgerufenen Virusabort bei Kuh, Mutterschaf und Ziege in Kenia und die Wesselbron'sche Krankheit wird kurz eingegangen. Neben den durch Viren bedingten Aborten verdienen die Leptospirenaborte Beachtung. Der beim Rinde am häufigsten gefundene Erreger dieser Gruppe ist *Leptospira pomona*. Wegen der unklaren Symptome ist auch die Diagnose schwierig. Temperaturerhöhung, Appetitsverlust, Blutharnen und eine Rosaverfärbung der Milch sind neben dem Abort und der Kälbersterblichkeit die Hauptanzeichen der Erkrankung. Der Leptospirennachweis wird im Harn geführt, für die Prophylaxe sind der Hämagglutinationstest und die Isolierung der Leptospiren aus dem Fetus wichtig. Sämtliche Behandlungsmethoden gelten bisher als unsicher.
H. Busse. 7562.

Sobek, Bořivoj. Biochemické vlivy na plodnost skotu. **(Biochemische Einflüsse auf die Fruchtbarkeit des Rindes.)** Veterinářství **12** (1962) Nr. 9. S. 269 bis 270.
Die qualitative und manchmal auch quantitative Unterernährung stellt einen wichtigen Faktor dar, der besonders für die Entstehung der Massensterilität verantwortlich ist. Einen Teil der Sterilitätsbekämpfung bildet auch die Verfolgung des Einflusses der endokrinen und nervösen Konstitution der Eltern auf die Eigenschaften der Nachkommenschaft, und bei genetischen Analysen sind auch biochemische und biophysikalische Einflüsse zu berücksichtigen, die durch fehler- oder mangelhafte Fütterung z.B. im Rahmen eines landwirtschaftlichen Betriebes entstehen. Als Beispiel werden Fälle von Phytoestrogenismus bei Färsen und Sauen angeführt, deren Ursache in der Verfütterung bestimmter Grasarten und in der Treberverabreichung zu suchen ist. Andere, nach der Literatur zitierte Beispiele weisen auf den ungünstigen Einfluß bestimmter Pflanzen auf die Fruchtbarkeit hin (Weide auf erfrorenen Kleebeständen, ferner Wegerich, Rotklee). Zur Aufklärung bestimmter Mängel kann ein Fütterungsversuch beitragen. Die Wahl der Futterpflanzen bei der Futtergroßproduktion und bei der Festsetzung der Futtergaben soll die obenerwähnten Möglichkeiten berücksichtigen. F. Nádvorník. 7575.

Goering, Wilhelm; Hannover, Tierärztl. Hochschule, Klin. für Geburtshilfe und Gynäkol. des Rindes (im Richard-Götze-Inst.). **Behandlungsversuche mit**

Vitamin-Kombinationen AD_3 und AD_3E sowie den Hormonen Progesteron und Proleban zur Steigerung der Befruchtungsergebnisse in der künstlichen Besamung. Diss. Hannover **1962** 54 S. — 10 Tab., 94 Lit.
An insgesamt 730 geschlechtsgesunden Färsen und Kühen und 400 Kontrolltieren wird überprüft, ob Vitamin- und Hormoninjektionen unter bestimmten Voraussetzungen die Besamungsergebnisse verbessern können. Die Injektionen werden synchron mit der ersten Besamung durchgeführt. Zur Anwendung kommen Kombinationen von Vitaminen A,D_3,E (1 Mill. IE A, 1 Mill. IE D_3 und 250 mg E) sowie A,D_3 (jeweils 1 Mill. IE). Außerdem werden Progesteron (625 mg), Progesteron und Vit. A, D_3, E sowie Proleban (FSH) und Proleban und Vit. A, D_3, E in Kombination verabreicht. Die Ergebnisse der Vitamininjektionen weisen zwischen Färsen und Kühen deutliche Unterschiede auf. Während bei Färsen eine 10–15%ige Erhöhung der Erstbesamungsergebnisse erzielt wird, kann bei Kühen nur in den Frühjahrsmonaten eine geringe Verbesserung der Befruchtungsergebnisse erzielt werden. In den Monaten November bis Mai durchgeführte Besamungen lassen in der Kontrollgruppe sogar bessere Erstbesamungsergebnisse erkennen. Nach Progesteron bzw. Progesteron-Vitamin-Behandlungen sind die Befruchtungsergebnisse bei der ersten Besamung deutlich herabgesetzt. Heftige Schleimabsonderung über mehrere Tage hinweg wird beobachtet. Auch Prolebaninjektionen mit und ohne Vitaminkombination bewirken keine Steigerung der Befruchtungsergebnisse. K. Rothe. 7580.

Menge, A. C., Kiddy, C. A., Stone, W. H. und Casida, L. E.; Madison, Univ. of Wisconsin, Dep. of Genetics; Beltsville, Md., U.S. Dep. of Agric., A. R. S., Dairy Cattle Res. Branch. Immunological studies on fertility and sterility. V. Effect of antibodies against semen and erythrocytes on rabbit embryos. **(Immunologische Untersuchungen über Fruchtbarkeit und Sterilität. 5. Mitt. Die Wirkung von Antikörpern gegen Sperma und Erythrocyten auf Kaninchenembryonen.)** J. Reproduct. Fertility 4 (1962) Nr. 1. S. 87–92. — 2 Tab., 8 Lit. 4. Mitt. vgl. LZ. Abt. IV 8 (1963) Nr. 4. S. 833.
Eintägige Kaninchenembryonen wurden nach Isolierung aus dem Uterus und neuntägige Kaninchenembryonen in situ mit vom Rind gewonnenen Immunseren gegen Kaninchensperma und Kaninchenerythrocyten behandelt. Während keine signifikante Wirkung auf die Überlebensrate der eintägigen Embryonen erzielt werden konnte, stieg die Absterberate der im Alter von 9 Tagen mit Immunseren gegen Kaninchensperma behandelten Kaninchembryonen signifikant. Die Behandlung mit Immunsera gegen Kaninchenerythrocyten gab sowohl bei den eintägigen als auch bei den neuntägigen Embryonen keine signifikanten Unterschiede gegenüber den mit Normalseren behandelten Kontrollen. Die erhaltenen Befunde werden diskutiert. W. Wittig. 7590.

Bane, Allan und Hansen, Hans-Jörgen; Stockholm, Sweden, Roy. Veterin. Coll.; State Veterin, Med. Inst. Spinal changes in the bull and their significance in serving inability. **(Spinale Veränderungen bei Bullen und ihre Bedeutung für die Deckunfähigkeit.)** Cornell Veterinarian **52** (1962) Nr. 3. S. 362 bis 384. — 9 Abb., 3 Tab., 21 Lit.
Die bei 24 Bullen mit Deckschwierigkeiten bzw. Deckunfähigkeit festgestellten spinalen Veränderungen bestanden in Spondylosis deformans, Spondylarthrosis und lumbosacraler Osteochondrosis. In einigen Fällen kam ein Zwischenwirbelscheibenvorfall dazu. Die Spondylosis trat besonders bei älteren Bullen auf, während die Spondylarthrosis in ihrer schweren Form mit Fissuren und Erosionen der Knorpel und Miterkrankung des subchondralen Knochens häufig bei Jungbullen festzustellen war. Eine leichte Spondylarthrosis wurde auch bei der Mehrzahl der Kontrolltiere ermittelt. Weiterhin konnte bei einigen Tieren eine Gonitis und in einem Falle das spastische Syndrom nachgewiesen werden. J. Jürgens. 7610.

Wohanka, K.; Jena, Inst. für Bakterielle Tierseuchenforsch. der Dtsch. Akad. der Landwirtsch.-Wiss. zu Berlin. **Beobachtungen bei der freien Paarung des Hausrindes.** Zuchthyg., Fortpflanzungsstör. Besam. Haustiere **6** (1962) Nr. 5. S. 315–336. — 15 Abb., 1 Tab., 15 Lit.

Die durch die Stallhaltung und z. T. auch durch die künstliche Besamung immer mehr in den Vordergrund gestellte Zwangspaarung läßt die freie Paarung und gleichzeitig auch das Wissen darüber immer mehr in den Hintergrund treten. Gewisse Folgen in Form von Stillbrünstigkeit bzw. auch in Nichterkennen der Brunst beeinträchtigen bereits empfindlich die Bedeckungsziffern. Die zunehmende Haltung der Rinder in Lauf- bzw. Offenstallungen eröffnet aber mehr als bisher die Möglichkeit, die Verhaltensäußerungen und hier insbesondere das Geschlechtsverhalten einer aufschlußreichen Beobachtung zu unterziehen. Es ergibt sich aber auch die Notwendigkeit, brünstig werdende Tiere wegen der durch sie verursachten Unruhe baldmöglich zu isolieren. Dies setzt voraus, daß die Tiere unter Kontrolle stehen und das Deckgeschen sachkundig gelenkt wird. F. Schaetz. 7672.

Schecker, H.; Georgsheil, Ostfriesland. **Ein handlicher Deckstand für Rinder zum Mitführen an Kraftwagen.** Dtsch. tierärztl. Wschr. **69** (1962) Nr. 11. S. 312–313.

Vf. beschreibt einen Deckstand, der im Gegensatz zu dem von Dittmar beschriebenen Modell nicht auf den Transportwagen verladen werden muß, sondern in ihm aufgehängt ist. Diese Tatsache ist deshalb von Bedeutung, da der Deckstand nicht unter 200 kg wiegen darf und dadurch beim Aufladen mehrere Arbeitskräfte nötig werden. Das vom Vf. beschriebene Modell kann von einer Person bedient werden. Vor Benutzung ist die Deichsel des Wagens soweit abzuheben, daß der hintere Teil des Standes den Boden berührt und die hintere Aufhängung sich lösen läßt. Danach wird durch Senken der Deichsel der vordere Teil des Standes auf den Boden gestellt, wodurch sich die vordere Aufhängung ausklinken läßt. Die Deichsel dieses Wagens ist zum Zwecke des Anhängens an einen Pkw mit einer entsprechenden Kupplung versehen. Die übrige Ausrüstung des Wagens entspricht den an Anhänger im Straßenverkehr zu stellenden Forderungen. — Dieses Modell wird vom Vf. schon seit mehreren Jahren mit besten Erfolg in der Praxis angewendet.

W. Busch. 7675.

Smirnov, I. V. und Postavnaja, V. I. (Smirnow, I. W. und Postawnaja, W. I.) Novyj sposob opredelenija rezistenosti spermiev. **(Ein neues Verfahren zur Bestimmung der Resistenz von Spermien.)** Životnovodstvo, Moskva **24** (1962) Nr. 5. S. 70–71. — 1 Abb.

In einem Glas wird mit 1 ml 1%iger NaCl-Lösung eine 1000fache Verdünnung des Spermas hergestellt. Wird bei mikroskopischen Untersuchungen kein Spermium mit geradliniger Bewegung festgestellt, beträgt die Resistenz 1000. Ist noch ein Spermium zu beobachten, wird der Flüssigkeit aus einer Bürette nochmals 1 ml Lösung zugesetzt. Die Kennziffer der Resistenz, d.h. der Grad der Verdünnung des Spermas mit Lösung, bei dem die geradlinige Bewegung der Spermien aufhört, ist gleich der Anzahl der ml Flüssigkeit im Glas, multipliziert mit 1000. Bei der mikroskopischen Untersuchung muß sich das Mikroskop bei 38–40 °C in einem Thermostaten befinden, und der untersuchte Tropfen darf nicht mit dem Deckglas bedeckt werden. F. Schenk. 7680.

Rathore, A. K.; Izatnagar, Uttar Pradesh, Indian Veterin. Res. Inst., Div. of Animal Genetics. Biometrics of ram spermatozoa. **(Biometrische Angaben über die Spermatozoen des Schafbocks.)** Indian veterin. J. **38** (1961) Nr. 11. S. 554–556. E. Wiesner. 7680.

Glover, T. D.; Liverpool, Univ., Dep. of Veterin. Anatomy. Spermatozoa from the isolated cauda epididymidis of rabbits and some effects of artificial cryptorchidism. **(Spermatozoen aus dem isolierten Nebenhodenschwanz und**

einige Auswirkungen des künstlichen Kryptorchismus.) J. Reproduct Fertility 1 (1960) Nr. 2. S. 121–129. — 5 Abb., 2 Tab., 10 Lit.
Der Nebenhodenschwanz von 14 Kaninchen wurde isoliert und einseitig in der Bauchhöhle operativ befestigt, der andere als Kontrolle im Scrotum belassen. Distal vom Isolationspunkt wurden an verschiedenen Stellen in 2tägigen Abständen zwischen dem 3. und 21. Tag p.o. Proben entnommen und die Zahl der toten und geschädigten Spermien bestimmt. Es konnte eine verzögerte Antwort des sogen. Reifungsprozesses auf den künstlichen Kryptorchismus festgestellt werden. Die Spermien im Nebenhoden reagierten hinsichtlich einer degenerativen Schädigung empfindlicher als die im Nebenhodenschwanz. Für eine endgültige Lösung dieser Frage erscheinen noch weitere Arbeiten erforderlich. G. Becker. 7680.

Born, J. M. van den; 's-Gravenhage, Veeartsenijkundige Dienst. De dierenarts in de samenleving. **(Der Tierarzt in der künstlichen Besamung.)** Tijdschr. Diergeneeskunde 87 (1962) Nr. 1. Jubileum Aflevering S. 7–10. E. Wiesner. 7687.

Winnigstedt, Robert. **Die Rinderbesamung in der Deutschen Bundesrepublik.** Zuchthyg., Fortpflanzungsstör. Besam. Haustiere 6 (1962) Nr. 5. S. 337–339.
Am 31. 9. 1961 wurden in der BRD 33,7% der Rinder besamt. Mit einem weiteren Anstieg ist zu rechnen. In Schleswig-Holstein und Oberbayern sind über 60%, in Ostfriesland und Oldenburg (Zuchtgebiete) dagegen nur ca. 10% erfaßt. Etwa die Hälfte der Tiere unterliegt der Milchleistungsprüfung. Zum fraglichen Zeitpunkt stehen 2172 Bullen für 2 190000 Kühe und Färsen zur Verfügung. Das Durchschnittsalter der Bullen beträgt 4 Jahre und 5 Mon. Der Anteil der Jungbullen ist verhältnismäßig gering (2–14%). Die Prüfung auf Vererbung erfolgt durch Töchter-Müttervergleiche. Die Zuchtbenutzung liegt im Durchschnitt zwischen 650 und 1560 Erstbesamungen pro Bulle; der volle Einsatz der Jungbullen geschieht erst nach Leistungsbeurteilung. — Es existieren 100 Besamungshauptstellen; eine Entwicklung zu größeren Stationen ist offensichtlich. 16 Stationen führen mehr als 30000 Erstbesamungen durch, 50 liegen zwischen 10000 und 30000, 34 befinden sich unter einer Kapazität von 10000. — Die Besamung wird nebenamtlich von 3199 und hauptamtlich von 134 Tierärzten sowie von 195 Technikern durchgeführt. Die Befruchtungsergebnisse sind mit etwa 66% Nonreturn-Ergebnis und über 90% Gesamtbefruchtung günstig. Der Index schwankt zwischen 1,48 und 1,58. F. Schaetz. 7687.

Vazari, A. (Wasari, A.); Tartu, Estn. Forsch.-Inst. für Tierzucht und Veterinärmed. Iskusstvennoe osemenenie korov v Ėstonii. **(Künstliche Besamung der Kühe in Estland.)** Moločnoe i mjasnoe životnovodstvo, Moskva 7 (1962) Nr. 6. S. 30–31. — 1 Abb.
Im Jahre 1956 wurden in der Estnischen SSR erst 2000 Kühe (= 0,6%) künstlich besamt. Im Jahre 1961 waren es bereits 136000 (= 70%). 1960 zeigten die Kuhherden mit KB im Republikdurchschnitt eine Reproduktion von 90%. Von den erhaltenen Kälbern stammen 37,1% aus der Erstbesamung. Es gibt 9 Besamungsstationen mit 712 Stamm- und 39 Remontebullen. Eine große Bedeutung hatte bei den vorliegenden Erfolgen die Arbeit in den Kuhherden. Genaue Kennzeichnung und Zuchtbuchführung waren die ersten Schritte. Kühe, die 60 Tage nach dem Abkalben noch nicht gerindert hatten oder umrinderten, wurden tierärztlich untersucht und behandelt. Eine rechtzeitige Trächtigkeitsfeststellung (6–8 Wochen nach der letzten Besamung) war die Voraussetzung der Sterilitätsbekämpfung. Das Futterangebot ist quantitativ und qualitativ noch zu verbessern. Eine weitere Quelle zur Hebung der Befruchtungsergebnisse in den Herden ist der Einsatz erfahrener

und gewissenhafter Besamungstechniker. Diese werden neuerdings nach der Zahl der tragend gewordenen Kühe bezahlt. Für ein Trächtigkeitsergebnis von über 90% in einer Herde wird eine Prämie gezahlt.

S. Willer. 7687.

Olbrycht, Tadeusz und Kłymiuk-Chełmońska, Bronisława; Wrocław, Wyższa Szkoła Rolnicza. Mechaniczne unasienianie kur. **(Technische Hühnerbesamung.)** Przegląd Hodowlany **30** (1962) Nr. 2. S. 36–40. – 6 Abb., 19 Lit.

Die künstliche Hühnerbesamung hat große wirtschaftliche und ökonomische Bedeutung und findet darum eine immer breitere Anwendung in der Zuchtpraxis. In der vorliegenden Arbeit wurde die Entnahme-, Beurteilungs- und Aufbewahrungstechnik des Hahnenspermas sowie die Hühnerbesamungsmethode, welche im Institut für allgemeine Tierzucht in Wrocław angewandt wird, beschrieben. Das Hahnensperma wird nach der Masturbationsmethode von Burrows und Quinn entnommen, indem man den Vogelrücken von der Lenden- bis zur Steißbeingegend streicht. So kann der Samen in durchschnittlicher Menge von 0,5 ml (0,5–1,15 ml) entnommen werden. Die Spermatozoenzahl schwankt von 8 bis 12 Mill. je mm³. Die entnommene Samenmenge ist von der Jahreszeit abhängig, d. h. sie steigt parallel zur Tageslänge. Der Samen wird makroskopisch und mikroskopisch zur Dichte- und Beweglichkeitsbeurteilung der Spermatozoen untersucht. Für die Samenkonservierung werden drei Verdünnungsflüssigkeiten am häufigsten benutzt. Sie sind noch immer unbefriedigend, da ihre volle Befruchtungsfähigkeit bei der Aufbewahrungstemperatur von +40 °C nur 4 Std. erhalten werden kann. Diese Befruchtungsfähigkeit nimmt auch mit dem Verdünnungsgrad ab; deshalb wird der Samen höchstens im Verhältnis 1:5 verdünnt. Die Hühnerbesamung wird derart durchgeführt, daß man den verdünnten Samen mittels einer mit Plexiglaskanüle versehenen Tuberkulinspritze in die linke Eileitermündung ca. 3 cm tief einführt. Die besten Resultate werden durch die Besamung in den Nachmittagsstunden erzielt, da sich dann im Eileiter keine Eier mehr befinden. Die durchschnittliche einmalige Samendosis beträgt 0,05 ml je Woche oder 0,1 ml für 10 Tage. Durch die Anwendung der künstlichen Insemination kann die mit dem Samen eines Hahnes inseminierte Hühnerzahl bei demselben Befruchtungsprozentsatz (90%) auf das Fünffache gesteigert werden. W. Radomiński. 7687.

Ogasa, A., Yamauchi, M., Ochi, T., Takamura, M. und Sugawa, Y.; Wadayama, Hyogo Prefecture, Nat. Inst. of Animal Health, Chugoku Regional Lab. Significance of semen quality test in the diagnosis of breeding difficulty in bulls. **(Die Bedeutung der Spermauntersuchung für die Feststellung mangelhaft befruchtender Bullen.)** J. Japan veterin. med. Assoc. **15** (1962) Nr. 5. S. 177–181. – Orig.: jap., Ausz.: engl.

195 Samenproben von 116 in der Besamung eingesetzten Bullen werden auf ihre Qualitätsmerkmale untersucht. Das Sperma von 56 Bullen weist in den geforderten Grenzen liegende Qualitätsanforderungen auf, während 16 Tiere Samen minderer Qualität liefern. Bei 124 Samenproben normal befruchtender Bullen beträgt das Volumen weniger als 4 ml. Die Hälfte von diesen Samenproben stammt von Bullen, die weniger als 3 Jahre alt sind. Die durchschnittliche Dichte beträgt mehr als eine Million Spermien pro mm³ Samenflüssigkeit. Die Aktivität der Spermatozoen hängt von der Funktionsfähigkeit der akzessorischen Geschlechtsdrüsen ab. Der Prozentsatz deformierter Spermien liegt zwischen 12% bis 80%. Der Fructosegehalt schwankt um 456,9 ± 277,2 mg%. Einige Bullen, die für die künstliche Besamung verwendet werden, zeigen anormale Samencharakteristica. Insbesondere sind verminderte Samenvolumina, Aspermie, niedrige Aktivität der Spermatozoen und erhöhte Prozentsätze an deformierten Spermien zu beobachten. Die Hodenbiopsie

bringt Aufklärung darüber, ob die Ursachen für die mangelnde Befruchtungsfähigkeit in den Hoden selbst oder zentral zu suchen sind. K. Rothe. 7700.

Wussow, W. und Schröder, G.; Halle/S., Martin-Luther-Univ. Halle-Wittenberg, Inst. für Tierzucht. **Methode und Bedeutung der elektrometrischen pH-Wertmessung am Rindersperma.** Arch. Tierzucht 5 (1962) Nr. 4. S. 281–291.
570 Ejaculate von 7 Bullen werden einer elektrometrischen Messung des pH-Wertes unterzogen. Der Mittelwert liegt bei 6,69 ± 0,13. Differenzen zwischen den Mittelwerten von zwei hintereinander gewonnenen Ejaculaten lassen sich nicht statistisch sichern. Zwischen den einzelnen Bullen werden Variationsbreiten von 6,65 ± 0,181 bis 6,78 ± 0,311 pH gefunden. Die pH-Werte des Spermas werden durch unterschiedliche Deckpausen nicht beeinflußt. Es treten jahreszeitliche Schwankungen auf. Die niedrigsten Werte werden im Juni und Juli und die höchsten im Oktober, Dezember und Januar gemessen. Von den Klimafaktoren wirkt sich nur die Temperatur auf den pH-Wert des Spermas aus. Bei dem mit zwei verschiedenen Verdünnern (Milch und Natriumcitrat) verdünnten Sperma bestehen Zusammenhänge zwischen dem pH-Wert und dem Befruchtungserfolg. Die besten Befruchtungsergebnisse werden mit Sperma erzielt, welches einen pH-Wert von 6,11–6,30 aufweist. Aus den gefundenen Ergebnissen wird die Notwendigkeit einer routinemäßigen pH-Wertmessung bei der Qualitätsbeurteilung der Bullenejaculate für die Besamungsstationen abgeleitet. K. Rothe. 7700.

Austin, J. W., Hupp, E. W. und Murphree, R. L.; Oak Ridge, Univ. of Tennessee, Agric. Res. Lab. Comparison of quality of bull semen collected in the artificial vagina and by electroejaculation. **(Ein Qualitätsvergleich zwischen Bullensperma, welches mit der künstlichen Scheide bzw. mittels Elektroejaculation gewonnen wurde.)** J. Dairy Sci. 44 (1961) Nr. 12. S. 2292–2297.
Die durchschnittlichen Ejaculatvolumen von 12 Herefordbullen (2–6 Jahre) betragen bei der Gewinnung mit Hilfe der künstlichen Vagina (KV) etwa 2,8 ml. Die Durchschnittsmengen liegen damit unter denen, die bei der Elektroejaculation (EE) registriert werden. Die Konzentration ist bei KV-Ejaculation größer (625 Mill./ml) als bei EE-Ejaculaten (299 Mill./ml). Mit beiden Methoden kann also annähernd die gleiche Gesamtspermienzahl pro Ejaculat gewonnen werden. 94% aller EE-Proben und 68% der KV-Proben lassen eine Anfangsbeweglichkeit der Spermien erkennen, die den Einsatz für die Besamung zuläßt. Am Ende des 4. Tages der Aufbewahrung haben die Spermien in 55% (EE) und 18% (KV) der Samenportionen brauchbare Beweglichkeitsgrade. Samenproben mit höheren pH-Werten sind bei beiden Gewinnungsmethoden schlechter. Die durchschnittlichen pH-Werte liegen bei EE-Samenproben um 7,3 und damit um etwa 0,6 pH höher als bei KV-Samenportionen. Durch EE gewonnene Samenergüsse haben bei viertägiger Aufbewahrungsdauer eine bessere Beweglichkeit als solche, die mit der KV gewonnen werden. Der höhere pH-Wert und die niedrigere Konzentration an Fructose läßt vermuten, daß der höhere Flüssigkeitsanteil der EE-Ejaculate aus den Urethraldrüsen stammt, wogegen das Samenblasendrüsensekret nur wenig vermehrt erscheint. K. Rothe. 7700.

Hendrikse, J.; Utrecht, Rijksuniv., Klin. voor Veterin. Verloskunde en Gynaecol. Hemospermie; beschrijving dezer afwijking bij een stier. **(Hämospermie; Beschreibung dieser Abweichung bei einem Bullen.)** Tijdschr. Diergeneeskunde 87 (1962) Nr. 16. S. 1083–1087. — 3 Tab., 13 Lit. Zus. in Engl., Franz., Dtsch.
Bei einem Bullen trat wiederholt Rot- oder Braunfärbung der Ejaculate auf, die auf Blutbeimengung zurückzuführen war. Es wird vermutet, daß dieses Blut aus den akzessorischen Geschlechtsdrüsen stammte. Bei stärkerer

Blutbeimengung war der erzielte Trächtigkeitsprozentsatz etwas vermindert, der Unterschied war jedoch statistisch nicht signifikant. Es wird gefolgert, daß mit Blut verunreinigtes Sperma für die künstliche Besamung verwendet werden kann. W. Wittig. 7700.

Spranck, Wilhelm; Hannover, Tierärztl. Hochschule, Inst. für Haustierbesam. und -androl. (im Richard-Götze-Inst.). **Über Samengewinnung und Penisvorverlagerung am narkotisierten Eber mittels rectal einwirkender elektrischer Ströme.** Diss. Hannover **1962** 85 S. — 10 Tab., 13 Lit.

Zur Verbesserung der zuchthygienischen Untersuchung von Ebern wird die Samengewinnung und Penisvorlagerung unter Praxisbedingungen mit Hilfe rectal einwirkender Stromstöße untersucht. Zur Anwendung kommt ein bei Bullen gebräuchlicher Transformator mit Stromspannungen bis zu 30 Volt und Stromstärken bis zu 250 Milliampère. Die bipolare Rectalelektrode besteht aus Kunststoff und ist etwa 50 cm lang und 3,2 cm stark. Die 5 Elektroden sind ringförmig, in Abständen von 2,5 cm angebracht und durch Kupferdrähte verbunden. Die Versuche werden in jedem Falle unter Narkose (Thiogenal) durchgeführt. Bei 43 von 50 geprüften Ebern gelingt die Samengewinnung und bei 45 Tieren die Hervorlagerung des Penis zu diagnostischen Zwekken. Zwei von den untersuchten Ebern verenden bzw. müssen notgeschlachtet werden, alle übrigen Tiere zeigen keine feststellbaren Schädigungen. Die gewonnenen Ejaculate sind verhältnismäßig klein (1–95 ml), reichen aber zur Schätzung der Bewegungsaktivität der Spermien sowie zur Feststellung des Anteiles an pathologischen Formen aus. Die diagnostische Untersuchung des Penis sowie der Präputialschleimhaut ist gut möglich. Die beschriebene Samengewinnungsmethode hat in bestimmten Fällen (Versagen des Sprunges auf ein Phantom) ihren Wert für die Fertilitätsuntersuchung beim Eber. Das Verfahren ist jedoch verbesserungsfähig, da beispielsweise die vorliegenden Resultate hinsichtlich Volumen und Dichte der Ejaculate noch keine Rückschlüsse auf das Samenbildungsvermögen des Ebers zulassen.

K. Rothe. 7700.

Ostaško, F. I. (Ostaschko, F. I.); Charkow, Forsch.-Inst. für Tierzucht des Waldsteppen- und Polessje-Gebietes der Ukrain.SSR. Apparatura dlja zamoraživanija semeni. **(Ein Apparat zum Tiefkühlen von Sperma.)** Životnovodstvo, Moskva **24** (1962) Nr. 5. S. 67–70. — 4 Abb., 2 Tab.

Etwa 1000 Spermaampullen gleichzeitig können in einer wärmegedämmten, 400 × 150 × 190 mm großen Wanne aus verzinktem Eisen mit flüssigen Gasen langsam auf −79 °C tiefgekühlt werden. Das durch eine Rohrschlange fließende Gas verdampft und entzieht dabei dem mit einem Elektromischer gemischten Alkohol, in dem sich die Ampullen befinden, die Wärme. Kleinere Spermamengen werden in einem Thermosgefäß mit Alkohol, der ebenfalls durchgemischt wird, und einem Mullsäckchen mit den Spermaampullen durch Zusetzen von Kohlensäureschnee tiefgekühlt. F. Schenk. 7710.

Rittmeyer, Heinz; Hannover, Tierärztl. Hochschule, Inst. für Haustierbesam. und -androl. (im Richard-Götze-Inst.). **Versuche zur Gefriertrocknung von Bullensperma.** Diss. Hannover **1962** 36 S. — 6 Tab., 17 Lit.

Gefriertrocknung wurde bereits des öfteren mit Sperma verschiedener Tiere und des Menschen durchgeführt, allerdings mit wenig zufriedenstellendem Erfolg. Das konnte nach Jutschenko auf den erhöhten osmotischen Druck bei Wasserentzug und Kristallisation des Wassers zurückgeführt werden. Einige Fälle von Befruchtung nach Besamung mit lyophilisiertem Sperma sind bekannt. Vf. verdünnte das zu lyophilisierende Sperma in 5 Versuchsreihen mit verschiedenen Verdünnern (Tiefkühlsamenverdünner mit 20% Eidotterzusatz, Spermasol T, Vorzugsmilch, Magermilch und Trockenmagermilch). Das gewonnene Sperma wurde untersucht, vorverdünnt bei Zimmertemperatur, auf +5 °C abgekühlt, nachverdünnt und eingefroren. Das Samengläschen mit verdünntem Samen wurde entweder direkt im Rezipienten der Gefriertrocknungsanlage eingefroren und tiefgekühlt oder in Trockeneis gestellt und gleich in den Rezipienten verbracht oder auf Perlon verteilt, eingefroren und anschließend getrocknet. Eine Lyophilisierung wurde auch nach dem Zentrifugieren in der Kühlzentrifuge durchgeführt. Zur Erzielung eines nichtwäßrigen Milieus wurde der Samen mit einem Frigen-Heptan-Gemisch (FHG) unterschichtet (oder überschichtet) oder Glycerin zugesetzt. Dann wurde die sich oben absetzende Verdünnerflüssigkeit abgegossen, bei einem Teil auch das FHG abgegossen oder, zum dritten, zentrifugiert, der Überstand abgegossen, Bodensatz wieder überschichtet, nochmals zentrifugiert und anschließend wie oben eingefroren. Die Durchfeuchtung erfolgte mit dem entsprechenden Verdünner. Die Trockenzeit betrug 10–780 Min. Die Versuche führten zu keinem Erfolg. Vereinzelt bewegliche Spermien wurden lediglich beobachtet, wenn das lyophilisierte Sperma nicht vollständig trocken war. Durch die Vorbehandlung erlitten die Spermien keine deutliche Beeinflussung. G. Becker. 7710.

Kliewer, R. H. und Wolberg, F. B.; Corvallis, Oregon Agric. Exp. Stat., Dep. of Animal Sci. Gas-pressure technique for preservation of bovine spermatozoa. **(Die Anwendung von Gasdruck für die Konservierung von Bullensamen.)** J. Dairy Sci. 45 (1962) Nr. 4. S. 533–537.
In zwei Versuchen wird die Wirkung eines Gasdruckes von 20 psi (Pfund pro Quadratzoll) CO_2 und N_2 auf Beweglichkeit, Lebensdauer und Befruchtungsvermögen geprüft. In der ersten Versuchsreihe werden 39 Ejakulate von 7 Bullen mit Eidotter-Citratverdünner verdünnt. Die Spermaproben werden mit CO_2 oder N_2 60 Min. lang bei 20–22 °C und 20 psi unter Druck gesetzt, bei atmosphärischen Druckverhältnissen hermetisch verschlossen und bei 4 °C gehalten. Gegenüber Kontrollproben zeigen die Versuchsproben am Tage 0, 3, 7, 10 und 14 bessere Resultate. In der zweiten Versuchsreihe wird das Sperma auf ebensolche Weise behandelt. Hier wird neben CO_2 und N_2 noch Argon verwendet. Es werden ebenfalls bessere Beweglichkeit und Überlebensraten in den Versuchsproben gefunden. Die Besamungsergebnisse aus 417 Besamungen lassen aber gegenüber den Kontrollbesamungen keine statistisch gesicherte Verbesserung erkennen. Erste Ergebnisse zeigen jedoch, daß mit Argon versetztes Sperma bis 14 Tage seine Befruchtungsfähigkeit behält. 3–7 Tage altes, mit Ar behandeltes Sperma erbringt beispielsweise bei 148 Besamungen noch 76,35% und nach 14 Tagen Aufbewahrung bei 6 Besamungen noch 4 Trächtigkeiten, das sind 67% (non return).
K. Rothe. 7710.

Foote, R. H.; Ithaca, N. Y., Cornell Univ., Dep. of Animal Husbandry. Survival of bull sperm in milk and yolk extenders with added catalase. **(Die Überlebensrate von Bullensperma in Milch- und Eiverdünnern mit Katalasezusatz.)** J. Dairy Sci. 45 (1962) Nr. 7. S. 907–910.
Nach zwölftägiger Aufbewahrung von Bullensperma bei 5 °C in CUE-Verdünnern (Foote et al. 1960) unter Zusatz von 0, 1, 10, 100 und 200 mg Katalase/ml Verdünner werden 28, 37, 44, 44 und 45%, in CU-16 Verdünnern 35, 43, 47, 52 und 50% und in CU-16 Verdünnern unter Zugabe von Chlorpromazinhydrochlorid 29, 35, 35, 41 und 43% vorwärtsbewegliche Spermien beobachtet. Im Eidottercitratverdünner beträgt der Prozentsatz 24, 34, 38, 37 und 34%. Die genannten abgestuften Katalasebeigaben zum Verdünner vermögen in allen Fällen eine Verbesserung der Überlebensrate zu erzielen, allerdings ist eine Erhöhung der Katalasemenge über 10 mg pro ml Verdünnerlösung ohne wesentliche Bedeutung für die Überlebensrate des Spermas. Diese Verbesserung der Konservierungsresultate wird bei Magermilch- bzw. Magermilch-Glycerin-Verdünnern nicht beobachtet. Während die Durch-

schnittswerte an vorwärtsbeweglichen Spermien bei Anwendung von CU-16 Verdünnern nach zwölftägiger Lagerung 47% betragen, sind es bei Magermilchverdünnern ohne Katalase 11% und nur 12% bei katalasehaltigen Magermilchverdünnern. K. Rothe. 7710.

Tomar, N. S. und Desai, R. N.; Mathura, Uttar Pradesh, Coll. of Veterin. Sci. and Animal Husbandry. Preservation of buffalo bull semen with egg yolk-bicarbonate dilutors. **(Konservierung von Büffelsperma mit Eidotter-Bicarbonatverdünnern.)** Indian veterin. J. 38 (1961) Nr. 6. S. 311–317. E. Wiesner. 7710.

Rosłanowski, Kazimierz; Poznań, Państwowy Zakład Unasieniania Zwierząt. Zachowanie się plemników buhaja w rozcieńczalnikach z dodatkiem glicerolu. Część IV. Wpływ ilości glicerolu w rozcieńczalnikach na czas przeżywania plemników oraz wyniki zapłodnień krów unasienionych. **(Verhalten der Bullenspermatozoen in Verdünnungsflüssigkeiten mit Glycerinzusatz. 4. Mitt. Einfluß der Glycerinmenge in Verdünnungsflüssigkeiten auf die Spermatozoenüberlebensfähigkeit sowie auf den Befruchtungserfolg der inseminierten Kühe.)** Med. weteryn. 18 (1962) Nr. 7. S. 425–428. – 7 Tab., 12 Lit. Zus. in Russ., Engl. 2. Mitt. vgl. LZ. Abt. IV 8 (1963) Nr. 3. S. 611.

Im Experiment wurde das Verhalten der Spermatozoen in Milch-Eidotter-Verdünnungsflüssigkeit mit 0,5–60%igem Glycerinzusatz untersucht. Als Kontrolle wurde das Spermatozoenverhalten im reinen Glycerin ohne Verdünnungsflüssigkeit beobachtet. Streptomycin war ein ständig angewandter Zusatz. Im zweiten Untersuchungsteil wurden die Beobachtungen über die Befruchtungserfolge der mittels Bullensperma in Milch-Eidotter-Flüssigkeit mit 7 bis 10%igem Glycerinzusatz inseminierten Kühe durchgeführt. Die Beobachtungen betreffen 4400 Kühe. Untersuchungsbefunde der beiden Versuchsabschnitte: 1. Glycerinzusatz in Mengen von 0,5% bis 24% verlängert die Überlebenszeit der Spermien in der Milch-Eidotter-Verdünnungsflüssigkeit; am längsten überlebt das Sperma in der Verdünnungsflüssigkeit mit 8–10%igem Glyceringehalt (optimale Konzentration). 2. Das im flüssigen Zustand mit 7–10%igem Glycerinzusatz konservierte Bullensperma kann in der Praxis im Laufe von 4 Tagen zur Insemination gebraucht werden; es wurden keine signifikanten statistischen Unterschiede im Befruchtungserfolg bei einzelnen Stufen der Spermaglycerinkonzentrationen in den Grenzen von 7 bis 10% festgestellt. 3. In dem vier Tage lang aufbewahrten Sperma wurde eine Abnahme der Befruchtungsfähigkeit bei der Verdünnungsflüssigkeitsanwendung ohne Glycerinzusatz um 16,3% und mit Glycerinzusatz um nur 4% festgestellt. W. Radomiński. 7710.

Žmurin, L. M. (Shmurin, L. M.) Razbaviteli spermy žerebca, zamoraživaemoj pri temperature minus 20°. **(Verdünner für Hengstsperma zum Gefrieren bei —20°.)** Trudy. Vsesojuznyj naučno-issledovatelskij institut konevodstva, Moskva 23 (1960) S. 95–105. – 7 Tab., 6 Lit. Zus. in Engl.

Hengstsperma verträgt eine Unterkühlung auf —20 °C am besten in einer Verdünnerlösung folgender Zusammensetzung: Aqua dest. 100,0 ml, Glykose 7 g, Eidotter 1 g und Glycerin 30 ml. Verdünnerlösungen auf Glykose-Eidotter-Glycerin- oder Milchbasis zeigten demgegenüber schlechtere Ergebnisse; sie können nur als Ersatz dienen. Auch für Temperaturen von —15 bis —18 °C ist der obenerwähnte Verdünner der geeignetste. S. Willer. 7710.

Archipovec, A. I. (Archipowez, A. I.); Poltawa, Forsch.-Inst. für Schweinezucht. Chranenie spermy chrjakov s primeneniem askorbinovoj i salicilovoj kislot. **(Die Aufbewahrung von Ebersperma unter Verwendung von Ascorbin- und Salicylsäure.)** Svinovodstvo, Moskva 16 (1962) Nr. 5. S. 34–35. – 2 Tab.

1%ige Ascorbin- oder Salicylsäurelösungen sind in der Lage, den pH-Bereich in den Besamungsverdünnungen (Glykose-Citrat) von 7,8–8,2 zur schwach sauren Seite (pH 6,6–7,1) zu verschieben. Die Lebensfähigkeit der bei Zimmertemperatur aufbewahrten Spermien verlängert sich hierdurch auf 4–5 Tage. In 1 ml Besamungsverdünnung befinden sich 0,025–0,030 ml 1%-iger Ascorbin- oder Salicylsäurelösung (2,5–3%) und 500 IE Penicillin oder Streptomycin. S. Willer. 7710.

Spremberg, Karl; Berlin, Humboldt-Univ., Veterinärmed. Fak., Tierklin. für Geburtshilfe und Fortpflanzungsstör. **CO_2-Konservierung von Ebersperma.** Diss. Berlin **1963** 96 S. — 3 Abb., 11 Tab., 130 Lit.

Die Frage der Konservierung von Ebersperma kann heute noch keinesfalls als gelöst betrachtet werden. Zwei in der Literatur angegebene Pufferlösungen für dis CO_2-Konservierung eignen sich nach Angaben des Vf. nicht für die Spermaaufbewahrung bei 5 °C im Kühlschrank. Wesentlich bessere Ergebnisse wurden in vitro mit einem Magermilchverdünner, der mit CO_2 gesättigt ist und dem 10% Eidotter und Antibiotica zugesetzt sind, erzielt. Der optimale pH 6,1–6,2 und damit eine gleichmäßig gute Inaktivierung der Spermien werden zweckmäßigerweise nicht mit einer Sättigung des Verdünners, sondern durch Anreicherung des verdünnten Spermas mit Kohlensäure erreicht. Mit derartig konserviertem und bis zu zwei Tagen aufbewahrtem Sperma wurden 41 Sauen besamt. 16 (39%) der durchgeführten Besamungen waren erfolgreich. E. Wiesner. 7710.

Eibl, K., Zoder, H. F. und Hahn, R.; Neustadt/Aisch, Besamungsverein, Besamungszentrale. **Zur Bedeutung des Keimbefalls im Ebersamen nach der Verdünnung mit eidotterhaltigem Puffer.** Zuchthyg., Fortpflanzungsstör. Besam. Haustiere **6** (1962) Nr. 5. S. 294–304. — 4 Abb., 10 Lit. Zus. in Russ., Engl.

Die Aufbewahrungsfähigkeit des Ebersamens ist weitgehend von der Verschmutzung mit Keimen abhängig. Durchgeführte Untersuchungen zeigten, daß es möglich ist, bei Einhaltung besonderer Arbeitsvorschriften bei der Samengewinnung, bei der Abkühlung, bei der Antibioticadosierung und der Lagerung des Spermas den Keimgehalt auf einen Bruchteil zu vermindern und damit die Eberejaculate 10–15 Tage keimarm zu halten. Insbesondere sind die Konstruktion und Handhabung der künstlichen Vagina von sehr großer Bedeutung, wobei auf die Verhinderung der Beimengung von Präputialsekret zum Sperma zu achten ist. Die bisherigen Arbeiten über die Konservierung des Eberspermas lassen durchweg erkennen, daß die Spermien unabhängig vom zu testenden Verdünner hauptsächlich durch den hohen Keimbefall schon vorzeitig zugrunde gehen. Diese Erkenntnis eröffnet eine neue Phase in den so notwendigen Forschungen über die Konservierung des Eberspermas. F. Schaetz. 7710.

Rothe, K.; Berlin, Humboldt-Univ., Veterin. Fak., Tierklin. für Geburtshilfe und Fortpflanzungsstör. **Beitrag zur Verbesserung der Konservierung und der Transportmöglichkeiten des Schweinespermas.** Zuchthyg., Fortpflanzungsstör. Besam. Haustiere **6** (1962) Nr. 5. S. 305–314. — 4 Abb., 3 Tab., 31 Lit. Zus. in Russ., Engl.

Es werden die technischen Vorrichtungen und die Durchführung einer Methode der langsamen und gleichmäßigen Kühlung des verdünnten Eberspermas beschrieben. Zur Verwendung gelangt hierbei sowohl der Kühlschrank als auch das gewöhnliche Eis als Kältequelle im Thermosgefäß. Es werden dadurch die Voraussetzungen für die Aufbewahrung des Spermas im Kühlschrank als auch für die Versendung des gebrauchsfähigen Samens geschaffen. Das Sperma behält ca. 48 Std. seine volle Anfangsbeweglichkeit bei. Wesentlich erscheint die Feststellung, daß durch das Kühlverfahren die gerade durch zu schnelle Herabkühlung auftretende Schädigung des Samens in den ersten Stunden vermieden wird. F. Schaetz. 7710.

Ließ, J. und Grove, D.; Hannover, Tierärztl. Hochschule, Inst. für Haustierbesam. und -androl., Richard-Götze-Inst. **Die „verlorenen Packungen" beim kurzfristigen Versand von kleinen Mengen Tiefgefriersamen.** Dtsch. tierärztl. Wschr. 69 (1962) Nr. 10. S. 268–270.

Die Tiefkühlspermabänke sind eine unentbehrliche Einrichtung der künstlichen Besamung geworden. Da das Sperma erst kurz vor der Insemination aufgetaut werden darf, macht sich ein Versand in entsprechenden Gefäßen mit Trockeneis notwendig. Aus diesem Grunde sind nach dem Prinzip des Dewargefäßes schon verschiedene Transportbehälter entwickelt worden, die gleichzeitig beim Empfänger als Aufbewahrungsgefäße Verwendung finden. Die bisher üblichen Gefäße haben ein Fassungsvermögen von 36 bis 490 Einzeldosen. Aus mehreren Gründen wird aber auch der Versand kle nerer Mengen Einzeldosen notwendig. Der bisher begangene Weg mit kleineren weithalsigen Thermosgefäßen ist jedoch wegen der Rücksendepflicht umständlich, und der finanzielle Aufwand steht weiterhin in keinem Verhältnis zu der benötigten Menge von 2–4 Portionen. Aus diesen Gründen macht sich die Entwicklung einer Verpackung nötig, die auf das Dewarpinzip verzichtet. Diese kleinen Verpackungen brauchen natürlich einen gut isolierenden Kunststoff als Verpackungsmaterial. Die Art der Verpackung wird als „verlorene Verpackung" bezeichnet. Vf. sieht in dem Kunststoff Styropor die benötigten Eigenschaften. Diese Versandpackungen bestehen aus einem Pappkarton, der Trockeneis und Spermaportionen aufnimmt und einem Styropor-Würfel, der halbiert ist und eine Aussparung zur Aufnahme des Pappkartons besitzt. Die Wanddicke des den Karton umgebenden Würfels beträgt 4 cm. Der Spalt zwischen den beiden Würfelhälften wird mit Klebeband abgedichtet. Die Versuche zeigen, daß diese Art der Verpackung für den kurzfristigen Versand ausreicht. Allerdings wird die Styropor-Verpackung erst bei industrieller Anfertigung großer Mengen finanziell tragbar. W. Busch. 7710.

Gusev, L. V. (Gussew, L. W.) Novye pribory iz polimerov dlja iskusstvennogo osemenenija svinej. **(Neue Geräte aus Polymeren zur künstlichen Besamung der Schweine.)** Svinovodstvo, Moskva 16 (1962) Nr. 5. S. 18–19. — 2 Abb.

Aus Polyaethylen und Polyvinylchlorid wurden Besteckmuster zur KB der Schweine hergestellt. Der Samen wurde in dreieckigen Kunststoffsäckchen transportiert, die bei ihrer Anwendung über Gummischläuche mit den Kunststoffpipetten in Verbindung stehen. An Pipetten gibt es eine Reihe von Funktionsmustern, die Spitzen von unterschiedlicher Länge und Form tragen und zur Uterusbesamung geeignet sind (glatt mit Olive, grobes oder feines Gewinde mit Olive) oder die am Ende mit kleineren oder größeren, den äußeren Muttermund umgreifenden Näpfchen versehen sind.

S. Willer. 7720.

Ksenzenko, S. (Ksensenko, S.) Novoe v technike iskusstvennogo osemenenija. **(Neue Technik bei der künstlichen Besamung.)** Moločnoe i mjasnoe skotovodstvo, Moskva 7 (1962) Nr. 7. S. 32–34. — 2 Abb.

1. Vitrinekasten. Um längere Zeit desinfizierte und auf 35–40 °C erhitzte Instrumente, Behälter und Lösungen stets einsatzbereit zu haben, werden sie in einem speziellen Vitrinekasten untergebracht, in dem auch eine Glühbirne montiert ist. Der Kasten enthält alle zum Absamen, der Samenaufbereitung und zum Besamen notwendigen Instrumente und Chemikalien. 2. Mikropipette mit Dosierung. Glaspipetten zerbrechen leicht beim Besamen. Andere Pipetten garantieren nicht das vollständige Ausspritzen des Spermas, sie ziehen oft Sperma und Schleim wieder auf. Pipetten mit Metallkuppen führen

zur Senkung der Vitalität des Spermas infolge Kontakt mit dem Metall. Die neue Mikropipette mit Dosierungsmöglichkeit von 0,1–1,5 mm ermöglicht eine Verkürzung des Weges des Spermas durch die Pipette, Vereinfachung der Reinigung und Desinfektion, Verhinderung des Kontaktes mit Metallteilen u.a. Für jede Pipette sind 5 Spitzen konstruiert, die leicht aufgesetzt werden können. R. Ihssen. 7730.

Pitkjanen, I. G.; Puschkin, Gebiet Leningrad, Forsch.-Lab. für Tierzucht. Vlijanie režima ispol'zovanija chrjakov na kačestvo spermy. **(Die Beeinflussung der Spermaqualität durch die Zuchtbenutzung des Ebers.)** Svinovodstvo, Moskva **16** (1962) Nr. 5. S. 32–33. — 1 Tab.

Insgesamt 220 Ejaculate von 50 unter den gleichen Bedingungen gehaltenen Ebern der Großen Weißen Rasse im Alter von 2–2,5 Jahren, mit einem Kgw. von 228–269 kg, die tägl. Rationen mit einem Gehalt von 5,49 FE und 676,6 g verdaul. Rohprotein bekamen, wurden auf Veränderungen durch starke Zuchtbenutzung untersucht. Die Tiere wurden nach einer Vorperiode von 15 Tagen mit 2 Ejaculationen in einen 30tägigen Versuch gestellt, in dessen Verlauf Gruppe I zweimal tägl., II einmal tägl., III alle zwei Tage, IV zweimal wöchentlich und V einmal wöchentlich abgesamt wurden. In I fielen sowohl Ejaculatgröße als auch Spermienkonzentration schon nach dem 2. Tag erheblich ab. In II waren beide Merkmale während der ersten 8 Tage noch gleichbleibend, in einigen Fällen sogar gegenüber der Vorperiode erhöht. Anschließend verringerten sich die Ejaculatgröße auf $^{1}/_{4}$–$^{1}/_{8}$ und die Spermienkonzentration auf die Hälfte der Ausgangswerte. Die übrigen Gruppen zeigten nur eine geringe Beeinflussung. Die Veränderungen der Spermaqualität durch Zuchtbenutzung hingen nicht vom Typ der höheren Nerventätigkeit der Tiere ab. S. Willer. 7740.

XVII. KRANKHEITEN DER MILCHDRÜSEN

Gudi, T. H.; Viramgam, Gujarat State. Treatment of teat-fistula in milking animals. **(Die Behandlung von Zitzenfisteln bei Milchtieren.)** Indian veterin. J. **38** (1961) Nr. 11. S. 562. E. Wiesner. 7820.

Neave, F. K. und Oliver, J.; Shinfield, Reading, Nat. Inst. for Res. in Dairying. The relationship between the number of mastitis pathogens placed on the teats of dry cows, their survival, and the amount of intramammary infection caused. **(Die Beziehung zwischen der Zahl der Mastitiserreger, die sich auf den Zitzen trockenstehender Kühe befinden, ihrem Überleben und der Anhäufung der durch sie verursachten intramammären Infektion.)** J. Dairy Res. **29** (1962) Nr. 1. S. 79–93. — 10 Tab., 11 Lit.

Wenn Zitzen am Ende der Laktationsperiode in Kulturen von *Staph. aureus* getaucht werden, treten vermehrt infizierte Euterviertel auf. 3 Wochen nach dem Trockenstellen enthielten 58% der verunreinigten Zitzen Staphylokokken, dagegen nur 10% der Kontrollzitzen. Von 17 Zitzen mit stark verunreinigten Strichkanälen waren 10 mit einer Milchinfektion verbunden. 9 davon waren 3 verschiedenen Staphylokokkenstämmen ausgesetzt gewesen, aber nur 1 Stamm ließ sich wieder isolieren. Zitzenkanalverletzungen zeigten keinen Einfluß auf die Infektion der Euter. — Die Infektion des Euters und das Verbleiben der Bakterien auf der Haut ist abhängig von der Menge der Bakterien in dem verunreinigenden Medium. Verschiedene Faktoren beeinflussen die Versuche: die unterschiedliche Empfänglichkeit der Tiere, die Unterschiede der Bakterienstämme, die wechselnde Zahl der Bakterien auf der Zitze, aber auch andere, unberücksichtigte Faktoren wie Laktationsalter und Zustand der Zitzenhaut. — Es ist wichtig, daß die Keime von der Zitzenhaut vor dem Trockenstellen entfernt werden. 21 Tage nach dem Trockenstellen und einer Desinfektion traten *Sc. uberis*-Keime im Strichkanal auf, obwohl sie nicht zur Verunreinigung der Euter benutzt wurden. Immer war eine Euterinfektion damit verbunden. Die Ursache der Infektion muß in der Umgebung der trockenstehenden Kühe gesucht werden. F. Ulbrich. 7890.

Fleming, L. W. und Paton, I. M.; Kansas City, Mo., Jensen-Salsberry Lab. Studies on bovine staphylococcic mastitis. II. Characterization of isolates. **(Untersuchungen zur Staphylokokkenmastitis des Rindes. 2. Mitt. Kennzeichnung der isolierten Bakterien.)** Amer. J. veterin. Res. **22** (1961) Nr. 91. S. 970 bis 973. – 2 Tab., 10 Lit. 1. Mitt. vgl. LZ. Abt. IV **6** (1961) Nr. 4. S. 718.

Von 101 Staphylokokkenstämmen, isoliert aus Sekreten von Mastitiden, waren 5 Stämme koagulasenegativ und 6 Stämme vergärten Mannit nicht. 69% der Stämme waren gegen 25 Phagentypen empfindlich. 19 Kulturen gehörten zur Phagengruppe IV (42 D), 29 Kulturen ließen sich mehreren Phagengruppen zuordnen. Die gegen die Phagen 42 D und 44 A empfindlichen Typen werden allgemein in der Welt gefunden, die häufigste Kombination ist die zwischen den Gruppen III und IV. – Weniger als 1 IE/ml Penicillin hemmte 88 Stämme in ihrem Wachstum, nur 2 Stämme erforderten 10–25 IE/ml für ihre Hemmung. – Alle 52 untersuchten Stämme produzierten α-Toxin, 44% aber kein nachweisbares β-Toxin. Stämme der Phagengruppe III und solche, die mehereren Gruppen angehörten, erzeugten das meiste α-Toxin, während die dem Phagen 44 A gegenüber empfindlichen Stämme die besten β-Toxinbildner waren. Stämme der Gruppe IV erzeugten etwa gleiche Mengen α- und β-Toxin. Typisierbare Kulturen bildeten im allgemeinen mehr Toxin als nichttypisierbare. F. Ulbrich. 7890.

Loken, Keith I. und Hoyt, Harvey H.; St. Paul, Univ. of Minnesota, Coll. of Veterin. Med. Studies on bovine staphylococcic mastitis. I. Characterization of staphylococci. **(Untersuchungen zur Staphylokokkenmastitis des Rindes. 1. Mitt. Charakterisierung der Staphylokokken.)** Amer. J. veterin. Res. **23** (1962) Nr. 94. S. 534–540. – 1 Abb., 4 Tab., 40 Lit. Zus. in Interlingua.

Die Prüfung der Eigenschaften von Staphylokokken (St) aus Kuheutern ergab, daß die Plasmakoagulasebildung, wie bekannt, ein gutes Kriterium für die Pathogenität der St-Stämme ist. Der Nachweis des β-Hämolysins gelang in 95% und wird als Pathogenitätszeichen für die Routine-Mastitisdiagnostik gewertet. Am häufigsten sprachen die isolierten St auf Phagen vom Typ 42 D (Gruppe IV) an, dann folgten Phagen der Gruppe III. Die Phagentypisierung ergab, daß in der Mehrzahl der Herden nur ein St-Typ vorkommt und somit eine gemeinsame Infektionsquelle vorhanden ist. Als solche wird vor allem die Melkmaschine angesehen. 82% von 533 auf Penicillinresistenz getestete St-Stämme erwiesen sich als ausreichend empfindlich. Die penicillinresistenten Stämme, die überwiegend durch Phagen der Gruppe III lysiert wurden, sind nach Ansicht der Vff. sehr wahrscheinlich ohne wesentliche Bedeutung für das Versagen der Penicillintherapie bei chronischen St-Mastitiden. W. Kötsche. 7890.

Ewbank, Roger; Liverpool, Univ., School of Veterin. Sci. An evaluation of the California Mastitis Test and the Negretti Field Test as indicators of subclinical bovine mastitis. **(Eine Bewertung des California-Mastitis- und des Negretti-Feld-Testes als Indikatoren für das Vorliegen subklinischer Mastitiden bei Rindern.)** Veterin. Rec. **74** (1962) Nr. 38. S. 1017–1020. – 6 Tab.

Vf. untersuchte die Milchproben von 334 klinisch gesunden Eutervierteln. Die Tiere hatten mindestens 14 Tage vorher gekalbt bzw. die Laktationsperiode war noch nicht länger als 7 Mon. Beide Tests dienen zur indirekten Zellgehaltsbestimmung in der Milch. Sie haben den Vorteil, daß sie im Stall durchgeführt werden können. Nach den Untersuchungsergebnissen scheint der Negretti-Feld-Test dem California-Mastitis-Test noch überlegen zu sein. Bei beiden Tests bedeutet ein positiver Ausfall, daß der Zellgehalt der Milch höchstwahrscheilich über 100000 pro ml Milch beträgt. Ein stark positives Ergebnis besagt, daß der Zellgehalt sicher über 250000 pro ml Milch beträgt. Negative und zweifelhafte Ergebnisse weisen darauf hin, daß die Zellzahl pro ml Milch unter 250000 liegt. Mit beiden Tests ist jedoch nur zu ermitteln, daß eine Schädigung des Euters und somit eine Zellgehaltserhöhung vorliegt. Eine Beziehung zwischen den bakteriellen Befunden und der Art der Erreger ist bei diesen Tests nicht zu erkennen. Vom Vf. wurden zur Kontrolle alle Milchproben auch bakteriologisch untersucht. H.-J. Kuller. 7925.

Philpot, W. Nelson; Homer, Louisiana State Univ. Herd vaccination as a means of controlling staphylococcal mastitis. **(Die Herdenvaccinierung als ein Mittel zur Bekämpfung der Staphylokokkenmastitis.)** Veterin. Med. 57 (1962) Nr. 8. S. 700–701. – 2 Tab.
In einem Versuch wurden von einer Rinderherde 29 Kühe, davon 19 während der ersten Laktationsperiode, 3mal mit 5,0 ml eines Staphylokokkentoxins geimpft. Die beiden ersten Impfungen erfolgten im Abstand von 14 Tagen, die 3. Impfung nach weiteren 6 Mon. 31 Tiere, davon 20 während der ersten Laktation, wurden zur Kontrolle nicht geimpft. Alle Tiere wurden zusammen gehalten, gefüttert und gemolken. Zur Kontrolle der Euter wurde alle 14 Tagen der California-Mastitis-Test durchgeführt. Die in diesem Test stark positiven Gemelke wurden bakteriologisch untersucht. Bei den vaccinierten Tieren trat in 8 Fällen klinisch eine Mastitis auf, davon 5mal durch Staphylokokken bedingt, während bei den nicht vaccinierten Tieren in 14 Fällen, davon 10mal durch Staphylokokken bedingt, eine Mastitis beobachtet wurde. Es war also eine gewisse Resistenz der geimpften Tiere gegenüber den nicht geimpften festzustellen. Über den Wert der Impfung bereits erkrankter Tiere gehen die Ansichten bei den einzelnen Autoren auseinander. Die wirksamste Behandlung der Staphylokokkenmastitis war durch Kombinationen von Neomycin- und Polymyxin-B-Sulfat zu erzielen, obwohl jedoch auch hierdurch nur in etwa 50% der Fälle eine vollständige Heilung zu beobachten war.
H.-J. Kuller. 7950.

XVIII. JUNGTIERKRANKHEITEN

Žgun, N. (Shgun, M.); Charkow, Forsch.-Inst. für Tierzucht des Waldsteppen- und Polessje-Gebietes der Ukrain.SSR. Zaminitel' moloka. **(Vollmilchersatz in der Kälberaufzucht.)** Moločnoe i masjnoe životnovodstvo, Moskva 7 (1962) Nr. 6. S. 22–24. – 1 Abb., 1 Tab.
Die Kontrolltiere erhielten bis zum Alter von 4 Mon. 300 kg Vollmilch und 500 kg Magermilch. Die Versuchstiere bekamen die notwendige Nährstoffmenge in Form von 150 kg Voll- und 250 kg Magermilch sowie durch eine Futtermischung, die aus 25% Futterhefe, 20% Weizenschrot, 35% Quetschhafer und 20% Weizenkleie bestand, ausgeglichen. Von der Kraftfuttermischung wurden 15 Tage alten Kälbern 50 g gegeben. In der 8. Dekade wurden die tägl. Gaben bis auf 1 kg gesteigert. Im Alter von 4 Mon. bis 1 Jahr wurden beide Gruppen gleichartig gefüttert. In der tägl. Kgw.-Zunahme und auch in der späteren Entwicklung bestand zwischen beiden Gruppen kein Unterschied. S. Willer. 8012.

Suup, Ė. (Suup, E.) Vyraščivanie teljat pod korovami-kormilicami v Ėstonii. **(Kälberaufzucht mit Ammenkühen in Estland.)** Moločnoe i mjasnoe skotovodstvo, Moskva 7 (1962) Nr. 7. S. 23–24.
Bis zum Alter von 3–5 Tagen erhalten die Kälber Colostralmilch, dann werden sie Ammen untergesetzt. Jede Ammenkuh erhält Kälber gleicher Entwicklungsstufe. Sehr gewissenhaft muß dabei das erste Ansetzen der Kälber geschehen. Will eine Amme ein fremdes Kalb nicht annehmen, so wird dessen

Rücken mit Milch der betreffenden Kuh angefeuchtet. In den ersten 2–3 Wochen läßt man die Kälber dreimal saugen, später zweimal. Bleibt nach dem Saugen noch Milch im Euter der Ammen, so wird diese abgemolken und den schwachen Kälbern gegeben. Bei der Kälberaufzucht ist eine frühzeitige Gewöhnung der Tiere an Rauh- und Kraftfutter von großer Wichtigkeit. Im Alter von 2 Monaten werden sie abgesetzt, da der Pansen so weit entwickelt ist, daß das Tier größere Mengen Futter aufnehmen kann. 2–3 Tage nach dem Absetzen haben sich die Kälber an die neue Futterzusammensetzung gewöhnt und zeigen normale Entwicklung. Ein großer Vorteil der Saugmethode bei der Kälberaufzucht ist die Vermeidung von Krankheiten des Magen-Darmtraktus. R. Ihssen. 8012.

Fiegenbaum, G.; Hamburg. **Mutterlose Ferkelaufzucht — eine einfache und preiswerte Methode.** Schweinezucht u. Schweinemast **10** (1962) Nr. 6. S. 128 bis 130.

In der Schweinezucht wird es öfters nötig, Ferkel mutterlos aufzuziehen. Vf. empfiehlt ein Rezept über Tränkrationen, Anweisungen zur Fütterungstechnik und zur Haltung mutterloser Saugferkel. Auf 1 l Buttermilch werden 100 g Futterhaferflocken, 20 g Vit. A-B-D_3-E-Antibioticakonzentrat und 10–20 g Zucker zugesetzt. Bevor die Ferkel an diese Fütterung gewöhnt werden, ist $^1/_4$ l Fenchel- oder Kamillentee zu verabreichen. Von diesem Gemisch werden täglich $^1/_4$ bis $^1/_3$ l angewärmt in 5 Portionen gefüttert. Nach 3–4 Wochen ist die Menge auf einen Liter zu steigern. Das Tränken aus der Flasche läßt sich durch das wesentlich bequemere Füttern aus dem Trog ersetzen. Trogmaße: 5–6 cm hoch, 1 m lang und 10 cm breit. Das Anlernen der Tiere geschieht durch Eintauchen des Kopfes in die etwas stärker gesüßte Tränke. Für diese Ferkel ist ein besonderes Ferkelnest von Bedeutung. Die Ferkel fühlen sich dann wohl, wenn sie nicht in Haufen, sondern ausgestreckt liegen. — Abschließend betont Vf., daß nur dann eine mutterlose Aufzucht geschehen solle, wenn die Mutter ausfällt. W. Busch. 8012.

Gregory, D. W.; Washington, Iowa. Hemolytic Escherichia coli enteritis of weanling pigs. **(Enteritis durch hämolytische Escherichia coli bei Absatzferkeln.)** J. Amer. veterin. med. Assoc. **141** (1962) Nr. 8. S. 947–949. — 15 Lit. E. Wiesner. 8145.

Gerov, Krum und Čuškov, Petŭr. (Gerow, Krum und Tschuschkow, Peter.) Za pričinite na nezaraznite chranosmilatelni razstrojstva na prasetata i tjachnoto predotvratjavane. **(Über die Ursachen der nichtansteckenden Verdauungsstörungen bei Ferkeln und ihre Vorbeugung.)** Životnovŭdstvo, Sofija **16** (1962) Nr. 3. S. 20–24.

Der Artikel enthält in zusammengefaßter Form die Ergebnisse der von einer Gruppe wissenschaftlicher Arbeiter durchgeführten Untersuchungen über die Verdauungsstörungen bei Ferkeln (Ursachen, Prophylaxe, Therapie). Es wurden verschiedene Ursachen der nichtansteckenden Verdauungsstörungen festgestellt. Die meisten Verdauungsstörungen bei den Ferkeln bis zum 10. Lebenstag kommen bei Agalaxie und Hypogalaxie der Mütter vor. Baumwollsaatmehl und Ricinusschrot in den Rationen der Muttersauen, einseitige unterwertige Ernährung, Rausche der Sauen usw. sowie ungünstiges Mikroklima sind ebenfalls häufig die Ursache von Verdauungsstörungen bei den Ferkeln. Prophylaxe: vollwertige Ernährung und hygienische Haltung der Tiere. Therapie: Behandlung der Agalaxie und Hypogalaxie der Muttersauen, Behandlung der erkrankten Ferkel mit frischem und konserviertem Rinderblut (3–5 ml subcutan), Novocain (oral und parenteral), Biomycin, 1%iger Citronen- oder Weinsäurelösung (1 Tee- oder Suppenlöffel zweimal täglich im Verlaufe von zwei Tagen). N. Platikanow. 8145.

XIX. FLEISCHBESCHAU, LEBENSMITTELÜBERWACHUNG

Vasil'ev, A. A. (Wassiljew, A. A.) O vlijanii facioleznoj invazii (Fasciola hepatica) na izmenenie nekotorych biochimičeskich pokazatelej mjasa krupnogo rogatogo skota. **(Einfluß der Fasciolose auf die Veränderung einiger biochemischer Kriterien des Rindfleisches.)** Sbornik naučno-techničeskoj informacii Vsesojuznogo instituta gel'mintologii imeni akademika K. I. Srkjabina, Moskva **1961** Nr. 7/8. S. 3–7. — 2 Tab.

Vf. untersuchte den Einfluß, den eine Invasion mit Leberegeln auf die Zusammensetzung des Rindfleisches hat. Bei Kälbern war der Feuchtigkeitsgehalt bei den invadierten Tieren 4% höher als bei den gesunden. Je nach Intensität des Befalles stieg der Feuchtigkeitsgehalt und erreichte sogar 75,72%. Eine Behandlung hatte keinen signifikanten Einfluß auf den Feuchtigkeitsgehalt. Der Fettgehalt des Fleisches war bei den erkrankten Tieren 2–3 mal geringer als bei den gesunden. Die Behandlung der Tiere verursachte eine Erhöhung des Fettgehaltes nur um 0,42%. Der pH-Wert stieg je nach Intensität des Befalles von 6,26 bis 6,80. Hinsichtlich des Stickstoffgehaltes gab es keine Unterschiede. Die Qualität des Fleisches sinkt unter dem Einfluß einer ausgedehnten Leberegelinvasion deutlich. W. Plaschke. 8280.

Chanduev, C. C. (Chandujew, Z. Z.); Moskau, Veterinärmed. Akad. Veterinarno-sanitarnaja ėkspertiza tuš i organov tuberkuleznych svinej. **(Fleischbeschauliche Beurteilung der Tierkörper und Organe bei Tuberkulose der Schweine.)** Trudy. Vsesojuznyj naučno-issledovatel'skij institut veterinarnoj sanitarii, Moskva **13** (1960) S. 59–61.

Beschreibung der pathologisch-anatomischen Veränderungen, Feststellung der Verbreitung von *Mycobacterium tuberculosis* in der Muskulatur und Beurteilung des Fleisches tuberkulosekranker Schweine waren Ziel der Arbeit. 511 von 1037 geschlachteten Schweinen wiesen tuberkulöse Veränderungen auf, davon 54 mit exsudativem Charakter. Bei 55% der erkrankten Schweine wurde ein unvollständiger Primärkomplex gefunden, bei 7,7% die generalisierte Form. 88% der tuberkulosekranken Schweine zeigten veränderte Gekröse- und Kopflymphknoten. Nach Ergebnissen der Tierversuche mit Muskelproben aus dem Einzugsgebiet des veränderten Lymphknotens enthielten 16 Proben von Tieren mit unvollständigem Primärkomplex 2 mal, 5 Proben von Tieren mit disseminierter Tuberkuloseform 3 mal *Mycobacterium tuberculosis*. In 5 Muskelproben (grobsinnlich unverändert) von Tieren mit generalisierter Tuberkuloseform konnte 3 mal *Mycobacterium tuberculosis* nachgewiesen werden. Bezüglich der Beurteilung fordert Vf. u. a. Untauglichkeitskeitserklärung für den ganzen Tierkörper, unabhängig vom Ernährungszustand, wenn eine generalisierte Form vorliegt, Auslassen des Darmfettes, sofern ein Darmlymphknoten verändert ist. R. Barnitzki. 8280.

Kolobolotskij, G. V. (Kolobolotski, G. W.); Moskau, Veterinärmed. Akad., Lehrstuhl für Veterinärhyg. Befunde. Sostojanie voprosy o standartnych metodach bakteriologičeskogo i biochimičeskogo issledovanija mjasa i mjasoproduktov. **(Ein Beitrag zur Standardmethode der bakteriologischen und biochemischen Fleisch- und Fleischwarenuntersuchung.)** Trudy. Vsesojuznyj naučno-issledovatel'skij institut veterinarnoj sanitarii, Moskva **17** (1960) S. 51–54.

Bei der biochemischen Untersuchung muß neben dem Frischezustand des Fleisches geklärt werden, ob das Fleisch von gesunden Tieren stammt. Daher wurden nach GOST 7269–54 neben organoleptischen und bakteriologischen Untersuchungen folgende biochemischen Reaktionen bewertet: Globulinnachweis, Amino-, Ammoniak-, Stickstoffnachweis, quantitative Fettsäurenbestimmung. Als Minimum an Untersuchungen für Kontrollstationen auf Märkten wird vorgeschlagen: Bakterioskopie, Globulinnachweis, Amino-, Ammoniak-, Stickstoffnachweis, Oxydationsfarbreaktion und visuelle Lumineszenzmethode. Diese Methoden sind im Zusammenhang mit der organoleptischen Untersuchung anzuwenden. Besteht begründeter Verdacht, daß Fleisch kranker Schlachttiere vorliegt, wird pH-Wertbestimmung, Peroxydasenachweis, Bestimmung des Säure-Oxydationskoeffizienten und Oxydationsfarbreaktion vorgeschlagen. Letztgenannte Methode ermöglicht die Feststellung toxischer Mikroorganismen (unabhängig vom pH-Wert) in kurzer Zeit. Die Typendifferenzierung bei jedem Salmonellenfund wird abgelehnt, da die arbeitsmäßige Belastung zu groß ist, aber Veränderlichkeit der Salmonellenstruktur und Verwandtschaftsreaktionen nicht berücksichtigt werden. R. Barnitzki. 8285.

Martens, Jürgen; Berlin, Humboldt-Univ., Veterinärmed. Fak., Inst. für Lebensmittelhyg. **Salmonellen auf der Haut von Schweinen vor und nach dem Brühen.** Diss. Berlin **1963** 46 S. — 4 Tab., 127 Lit.

Das Ansteigen der Salmonellenfunde beim Schwein gab Veranlassung zu einer Untersuchung auf Oberflächenverschmutzungen mit Salmonellen bei unseren Schlachtschweinen. Von 322 Schlachttieren wurden vor und nach dem Brühen und Entborsten an verschiedenen Körperstellen Tupferabstriche, entnommen und auf Salmonellen untersucht (1,9 bzw. 0,6% positiv). Die Bedeutung der allgemeinen Verseuchung des Tierstapels, des Transportes und des Schlachthofaufenthaltes der Schlachttiere sowie des Schlachtprozesses selbst für das Vorkommen und die Häufigkeit von Oberflächenkontaminationen mit Salmonellen wird erläutert. Oberflächeninfektionen von Schlachtschweinen mit Salmonellen stellen besonders dann ein lebensmittelhygienisches Problem dar, wenn durch unsachgemäße Behandlung eine Anreicherung der spärlich vorhandenen Keime stattfindet. Deshalb wird auf Einhaltung der Kühlkette und anderer veterinärhygienischer Belange verwiesen.
E. Wiesner. 8308.

Zagaevskij, I. S. und Kramarenko, V. I. (Sagajewski, I. S. und Kramarenko, W. I.); Belaja Zerkow, Landwirtsch. Inst. Obezvreživanie svininy, zagraznennoj mikrobami iz gruppy sal'monell. **(Entkeimung des mit Mikroben aus der Salmonellengruppe verunreinigten Schweinefleisches.)** Vestnik sel'skochozjajstvennoj nauki, Kiev **4** (1961) Nr. 10. S. 102–105. — 2 Tab. Orig.: ukrain., Ausz.: russ.

Untersuchungen ergaben, daß die Thermoresistenz des im Schweinefleisch enthaltenen Sylmonellentyps *S. cholerae suis* relativ gering ist. Bei 75 °C sterben diese Mikroben bereits nach 2–3 Minuten ab, während bei gleicher Temperatur *S. enteritidis* erst in 5–7 und *S. typhi murium* bei 80 °C erst in 10 Minuten inaktiviert werden. Deshalb muß darauf geachtet werden, daß beim Kochen salmonellenhaltigen Fleisches die Mindesttemperatur von 80 °C in der Tiefe des Fleisches gewährleistet ist. Unbedingt ist hierbei ebenfalls die 10minütige Exposition einzuhalten. Hierbei muß die allgemein bekannte schlechte Leitfähigkeit des Fleisches beachtet werden. Um die Forderung der Mindesttemperatur erfüllen zu können, ergibt sich zwangsläufig die Notwendigkeit zur Zerkleinerung des Fleisches. Überbraten und Dämpfen erwiesen sich in ihrer Wirksamkeit als unzureichend, da die Salmonellen nur ungenügend abgetötet wurden. Vff. fordern aufgrund ihrer Untersuchungsresultate eine Überprüfung der bestehenden diesbezüglichen gesetzlichen Anordnungen.
W. Bathke. 8308.

Bojko, A.A. (Boiko, A.A.); Staatl. Veterinärinspekt. des Min. für Landwirtsch. der UdSSR. Organizacija i sostojanie veterinarno-sanitarnoj ėkspertizy mjasa, moloka, ryby i drugich produktov v SSSR. **(Organisation und Stand der tierärztlichen Untersuchung von Fleisch, Milch, Fischen und anderen Lebensmitteln in der UdSSR.)** Trudy. Vsesojuznyj naučno-issledovatelskij institut veterinarnoj sanitarii, Moskva **17** (1960) S. 5–15.

Mit der wachsenden Fleisch-, Milch- und Butterproduktion sind die Aufgaben der Lebensmittelüberwachung größer geworden. 1956 kamen 16 Mill. Schlachtrinder, ebensoviel Schweine und 25 Mill. Hammel und Ziegen zur Untersuchung. Zur Entwicklung der Fleischindustrie: Im zaristischen Rußland existierten etwa 5000 handwerkliche Schlachtstätten, davon $^2/_3$ in privatem und $^1/_3$ in kommunalem Besitz, die zu 70% an Privatunternehmer verpachtet waren. Zum Schutze der Bevölkerung (Milzbrand, Trichinose, Lebensmittelvergiftungen waren weit verbreitet) wurden durch die Sowjetmacht 1924 auf allen Märkten Fleischkontrollstationen geschaffen. Ab 1930 begann der Aufbau der sowjet. Fleischindustrie. Z.Zt. bestehen ca. 475 Fleischkombinate und Konservenfabriken, 245 Geflügelschlachtstätten, 10000 Schlachtstätten in Dörfern, 8278 milchverarbeitende Betriebe (vor der Revolution war keiner vorhanden), 150 Kühlbetriebe u.a. 1957 waren in der Fleischindustrie 2445 Tierärzte und Veterinärhelfer tätig, in der Lebensmittelindustrie 457 bzw. 508 und in Fleischkontrollstationen 1790 Tierärzte und 206 Veterinärhelfer. In diesen Zahlen sind die der praktischen Tierärzte oder Veterinärhelfer nicht enthalten, obwohl diese Personen ebenfalls täglich lebensmittelhygienische Aufgaben zu erledigen haben. Vf. kritisiert an konkreten Beispielen Mängel in der Stellenplanung, Berichterstattung, beim Viehtransport, in der Seuchenbekämpfung. Arbeitsnormen und vereinfachte Untersuchungsmethoden werden gefordert. R. Barnitzki. 8410.

Šur, I. V. (Schur, I. W.); Unions-Forsch.-Inst. für Fleischind., Lab. für Mikrobiol. Veterinärhyg. Befunde. Bližajšie zadači vetsanėkspertizy v profilaktike i bor'be s piščevymi toksikoinfekcijami i toksikozami. **(Die nächsten Aufgaben in der Lebensmittelüberwachung zur Verhütung und Bekämpfung der Lebensmittel-Toxikoinfektionen und -Toxikosen.)** Trudy. Vsesojuznyj naučno-issledovatel'skij institut veterinarnoj sanitarii, Moskva 17 (1960) S. 24–34.
Da die Lebensmittelvergiftungen in letzter Zeit nicht wesentlich eingeschränkt werden konnten, fordert Vf. maximale Durchsetzung vorhandener gesetzlicher Bestimmungen in Schlachtstätten, Lebensmittelkontrollstationen usw., Vermeidung von Stoßauftrieben, gesetzliche Festlegung über Hinzuziehung des Tierarztes bei Projektierung neuer Schlachtstätten und neuer Lebensmittelverarbeitungsmaschinen und gewissenhafte Fleischuntersuchung. Vf. kritisiert Unzulänglichkeiten in der Salmonelladiagnostik und unterbreitet Vorschläge. Die Lumineszenzmikroskopie wird als aussichtsreiche Methode angesehen. Die Brauchbarmachung salmonellhaltigen Fleisches, vor allem Geflügelfleisches wird befürwortet. Auf Unklarheiten in der Beurteilung derartigen Fleisches, das mit bedingt pathogenen Mikroorganismen verunreinigt ist, weist Vf. hin und gibt Erläuterungen an Hand einer Literaturbesprechung. R. Barnitzki. 8420.

Pezacki, Wincenty, Duda, Zbigniew, Lipiński, Marian und Bartczak, Józef; Poznań, Wyższa Szkoła Rolnicza. Wolne aminokwasy wędlin surowych. **(Freie Aminosäuren der Rohwürste.)** Med. weteryn. 18 (1962) Nr. 9. S. 518 bis 525. — 11 Abb., 20 Lit. Zus. in Russ., Engl., Franz., Dtsch.
Es wurden die Produktions- und Aufbewahrungsveränderungen im Gehalt freier Aminosäuren in den nach technologischen Vorschriften hergestellten Rohwürsten ermittelt. Die Aminosäuren wurden in Alkoholauszügen (80%iger Aethylalkohol) mittels der Papierchromatographie nach der Methode von Awapara und Block bestimmt. Der Gehalt aller Aminosäuren wurde mittels visuellen Vergleichs mit Testaminosäurechromatogrammen bestimmt und dann auf den Trockenmassegehalt umgerechnet. In 15 Würsten wurden ständig Lysin, Arginin, Alanin, Glycin und Glutaminsäure festgestellt. Vorübergehend konnten in den Rohwürsten Cystin und Cystein, Valin und Methionin, Tyrosin und Histidin beobachtet werden. Freies Serin, Threonin, Tryptophan und Asparaginsäure wurden nie ermittelt. Während der Aufbewahrung

sinkt der Aminosäuregehalt in Rohwürsten ab. Aus den durchgeführten Beobachtungen kann der Schluß gezogen werden, daß die maximale, biochemisch begründete Rohwurstaufbewahrungszeit im nicht akklimatisierten Lager in kühler Jahreszeit 10–20 Tage nicht überschreiten soll. Nach längerer Lagerung wird der Aminosäuregehalt vermindert, was einen Einfluß auf Geschmack, Aroma, Konsistenz und Farbe der aufbewahrten Rohwürste hat.
W. Radomiński. 8485.

XX. MILCHKUNDE

Popova, A. M. und Pevnev, N. V. (Popowa, A. M. und Pewnew, N. W.) Za sanitarnuju kul'tura moločnotovarnych ferm. **(Zur Hebung der Hygiene in Milchviehfarmen.)** Veterinarija, Moskva **39** (1962) Nr. 7. S. 73–77. – 1 Abb.
Um die Gewinnung einer sauberen Milch und die Pflege der Tiere zu fördern, werden für die Melkerinnen Kurse abgehalten. Melkerinnen, die den Lehrstoff in die Praxis umsetzen, werden mit Diplomen ausgezeichnet, womit eine Gehaltserhöhung von 5–10% verbunden ist. Die Ergebnisse eines solchen Verfahrens zeigten, daß auf diese Weise nicht nur zur Gewinnung einer sauberen Milch beigetragen wurde, sondern daß sich auch die Milcherträge erhöht haben.
M. Rolle. 8715.

Hauke, H.; Leipzig, Karl-Marx-Univ., Inst. für Lebensmittelhyg. **Die hygienische Beschaffenheit von Milch aus Rinderoffenställen.** Z. ges. Hyg. Grenzgebiete **8** (1962) Nr. 8/9. S. 686–689.
Vf. sieht Offenstall und Melkhaus alt notwendge Einheit und bestimmende Faktoren bei der Qualitätsbeurteilung der Milch an. Untersucht wurden 100 Sammelmilchproben aus 25 Betrieben mit Offenstallhaltung auf unspezifisch aëroben und anaëroben Keimgehalt sowie den Titer coliformer Bakterien. Spezielle Untersuchungen erstreckten sich auf das Vorkommen von Salmonellen, Brucellen und Tuberkelbakterien. Der unspezifische Keimgehalt wurde mit durchschnittlich 35,1 Mill. Keimen/ml Milch – lt. TGL zulässig für „rohe Kuhmilch" 500000 Keime/ml – ermittelt. Von anderer Seite untersuchte 269 Tankmilchproben hatten einen Keimgehalt von 10 bis 80 Mill. Keimen/ml. Da bei der Kurzzeiterhitzung die Keimflora nur zwischen 96,4 und 68,8% (Minimum) abgetötet wird, besteht auch für pasteurisierte Milch Zersetzungsgefahr. Die Methylenblau-Reduktionsprobe ergab Reduktionszeiten von 20–120 Min.; das entspricht nur der Qualitätsstufe III. Der qualitative Kolinachweis war bei allen Proben positiv, quantitativ betrug er 1,3 Mill. Keime/ml. 75% der Milchproben enthielten Anaërobier. 29% der Proben zeigten mikroskopisch Eiter. 22% der Proben enthielten lebende Brucellen, in 14% wurden vollvirulente bovine Tuberkelbakterien nachgewiesen. Folgende Fehler wurden in den Offenstallkombinaten festgestellt: ungenügende Komplettierung, mangelhafte Einstreu, Verschmutzung der Tiere und Euter, Kühe mit schlechten Euterformen (ungeeignet für Maschinenmelken), ungenügende Reinigung der milchführenden Anlagen, poröse Gummiteile, mangelhafte Kühlung, Verstöße gegen die Grundregeln der hygienischen Milchgewinnung. Der Milcherzeuger-Beratungsdienst wird gefordert und die Herausstellung der Qualität der Milch. K. Neuffer. 8715.

Seelemann, M., Meyer, A. und Knolle, I.; Kiel, Bundesforsch.-Anst. für Milchwirtsch., Inst. für Milchhyg. **Zur Frage der praktischen Anwendung von Reinigungs- und Desinfektionsmaßnahmen als Mittel zur Verhütung vermeidbarer Milch- und Euterinfektionen.** Kieler milchwirtsch. Forsch.-Ber. **14** (1962) Nr. 2. S. 65-81.; Nr. 3. S. 211-228.
Während man im Auslande schon seit Jahren ernstlich bemüht ist, die Anwendung bestimmter Mittel als melkhygienische Maßnahmen voranzutreiben, ist es schwierig, solche Vorkehrungen bei uns in die Praxis einzuführen und möglicherweise als Prophylaxe gegen die Mastitis zu benützen. Nach

einer Literaturübersicht über diesbezügliche Arbeiten des In- und Auslandes hat es den Anschein, als ob die alten Chlorpräparate allmählich durch andere, vielleicht noch wirksamere chemische Desinfektionsmittel abgelöst werden sollten. — Auf der Suche nach einem sog. Mehrzweckmittel für die Reinigung und Desinfektion von Euter, Zitzen, Melkmaschinen und sonstigen Milchgeschirren wurde auf folgende Eigenschaften besonderer Wert gelegt: bakterizide Wirkung, Wirkung in möglichst kurzer Zeit, Wirtschaftlichkeit, Reizlosigkeit für Euter und Hände, Ungiftigkeit in den angegebenen Konzentrationen. 14 heute bekannte und in der Welt angepriesene z. T. auch schon in Laboratorien und praktischen Versuchen erprobte und für den Gebrauch beim Melken als besonders geeignet geltende Mittel wurden wie folgt geprüft: 1) Suspensionsversuch im Laboratorium, 2) sog. Kolbenversuch mit natürlicher Galt- und Staphylokokkenmastitismilch, 3) Zitzenbechereintauchversuch, 4) Euterwaschversuch, 5) Zitzendesinfektionsversuch. — Die weitgehend mit anderweitig durchgeführten Laboratoriums- und praktischen Versuchen übereinstimmenden Ergebnisse sprechen für die laufende und regelmäßige Durchführung von Desinfektionsmaßnahmen bei der Milchgewinnung, weil sie geeignet sind, eine gewisse Keimreduzierung der Milch zu bewirken und auch der Ausbreitung und Enstehung von Euterinfektionen vorzubeugen. Als besonders wirksam erwiesen sich bei den Prüfungen einige quaternäre Ammoniumverbindungen). Chr. Dietz. 8715.

Archangel'skij, I.I. und Kartašova, V.M. (Archangelski, I.I. und Kartaschowa, W. M.); Moskau, Unions-Forsch.-Inst. für Veterinärhyg. Uskorennye metody opredelenija v moloke tuberkuleznych bakterij. **(Beschleunigte Bestimmungsverfahren zum Nachweis von Tuberkelbakterien in der Milch.)** Veterinarija, Moskva **39** (1962) Nr. 1. S. 73-77. — 2 Tab.
Zum schnelleren Nachweis von Tuberkelbakterien in der Milch überprüften Vff. verschiedene diagnostische Verfahren, von denen insbesondere über die Lumineszenzmikroskopie und die Anzüchtung von Mikrokolonien nach Prais berichtet wird. Die Färbung der Präparate für die Lumineszenzmikroskopie erfolgte folgendermaßen: 1. Färbung mit einem Gemisch von Auramin und Rhodamin 10 Min.; 2. Spülung mit Wasser; 3. Differenzierung mit Salzsäurealkohol 30 Sek.; 4. Spülung mit Wasser; 5. Bearbeitung mit saurem Fuchsin 2 Minuten und Methylenblau 2 Minuten sowie 6. Spülung mit Wasser und Lufttrocknung. Auf fast schwarzem Grunde leuchten die Tuberkuloseerreger gold-orangefarben. Anderweitige Bakterien leuchteten mit Ausnahme einiger weniger Pseudomilzbrandsporen nicht. Besondere Kontrollen ergaben, daß ebenfalls einige säurefeste Saprophyten leuchten. Sie können jedoch durch die Auswahl entsprechender Filter auf ein Mindestmaß beschränkt werden. Diese Ergebnisse wurden auch ermittelt, als Milch mit den entsprechenden Erregern infiziert wurde. Vff. stellen jedoch fest, daß das Aufleuchten säurefester Saprophyten keine praktische Bedeutung besitzt. Der Vorteil der Lumineszenzmikroskopie besteht insbesondere darin, daß bei mittlerer Vergrößerung untersucht wird und somit im Mikroskop ein größeres Blickfeld zu Verfügung steht, was auch ein Auffinden vereinzelter Tuberkuloseerreger ermöglicht. Es muß jedoch entrahmte Milch verwendet werden, da die Fetttropfen ein primäres gold-grünes Leuchten besitzen. Gekochte Milch kann ebenfalls verwendet werden. Man ermittelte, daß die Anzüchtung nach Prais (Nährbodenzusammensetzung ist angegeben) in Verbindung mit der Lumineszenzmikroskopie die beste Kombination zum Tuberkulosenachweis ist. W. Bathke. 8798.

Cannon, R. Y., Hawkins, George E. und Wiggins, A. M.; Auburn, Ala., Univ., Agric. Exp. Stat.; School of Veterin. Med. Duration of secretion of bacteriostatic drugs in milk. I. Penicillin, following oral and parenteral administration. **(Über die Ausscheidungsdauer bakteriostatischer Mittel aus Milch.**

1. Mitt. **Penicillin nach oraler und parenteraler Verabreichung.** (J. Dairy Sci. 45 (1962) Nr. 6. S. 769-773.

Es wurden Untersuchungen über das Vorhandensein und die Konzentration von Penicillin in Milch angestellt. Dazu wurde Procain Penicillin G in Sesamöl i.m. und oral sowie Kalium Penicillin G in wäßriger Lösung i.m., i.v. und intrauterin verabreicht. Bei 25% aller Versuchstiere waren 96 Std. die längste Zeit, daß in Öl aufgeschwemmtes Penicillin nach einer intramuskulären Verabreichung von 6660 IE/kg Kgw. in Milch nachgewiesen werden konnte. Penicillin in wäßriger Lösung war höchstens 72 Std. nachweisbar. Intravenös verabreichtes Penicillin in wäßriger Lösung (4440 IE/kg Kgw.) war bei 25% der Versuchstiere noch nach 20 Std. und bei 8,3% der Kühe bis zu 44 Std. p.i. feststellbar. Nach einer intrauterinen Infusion von 1000000 IE in wäßriger Lösung war das Penicillin bei 16,7% der Tiere 27 bis 31 Std. lang in der Milch zu finden; bei keiner Kuh war Penicillin zu einem späteren Zeitpunkt nachweisbar. Nach einer einmaligen Verabreichung von 10000000 IE (ölig) im Futter konnte das Penicillin nur bei 8,3% der Versuchstiere noch nach 86 Std. festgestellt werden. — Als Testorganismus wurde *Sarcina lutea* verwandt; die niedrigste Konzentration, die im ml Milch gefunden werden konnte, betrug 0,0063 IE Penicillin. Korrelationen zwischen der Ausscheidungsdauer penicillinhaltiger Milch, der Milchproduktion, dem Fettgehalt der Milch und dem Körpergewicht der Tiere konnten bei keiner Art der Verabreichung von Penicillin gefunden werden. Chr. Dietz. 8825.

Nicolet, Jaques; Berne, Univ., Inst. de Bactériol. Vétérin. Étude immunoélectrophorétique du lait dans les divers types de mammites. I. Littérature, méthodes et mammites expérimentales. **(Immunoelektrophoretische Untersuchungen von Milch bei verschiedenen Arten der Mastitis. 1. Mitt. Schrifttum, Methoden und experimentelle Mastitis.)** Milchwissenschaft 17 (1962) Nr. 6. S. 307-314. — 4 Abb., 80 Lit.

Elektrophoretische Untersuchungen des Milchserums müssen die feinsten Indikatoren sein, da Permeabilitätsstörungen durch das Erkennen von Bluteiweißen als der sicherste Nachweis gelten. Als Vorversuche wurden in der vorliegenden Arbeit Normal- und Colostralmilch, Blut sowie experimentelle Coli- und andere Mastitiden untersucht. Die Immunelektrophorese zeigt schon 2 Std. nach der künstlichen Infektion eine Erhöhung der Serumalbumine und der Fraktion der γ-Globuline. In allen Fällen von Mastitiden trat eine Erhöhung der Immunglobuline und in den Fällen der schweren Mastitiden eine Erhöhung der Serumalbumine auf. Diese beiden Fraktionen finden sich auch in sehr kleinen Mengen in normaler Milch. In der nächsten Veröffentlichung werden Ergebnisse von Untersuchungen mit verschiedenen Mastitiserregern in Aussicht gestellt. M. Worseck. 8825.

Nicolet, Jacques; Berne, Univ., Inst. de Bactériol. Vétérin. Étude immunoélectrophorétique du lait dans les divers types de mammites. II. Résultats. **(Immunoelektrophoretische Untersuchung von Milch bei verschiedenen Arten der Mastitis. 2. Mitt. Ergebnisse.)** Milchwissenschaft 17 (1962) Nr. 7. S. 362-368. — 12 Abb., 10 Lit. Zus. in Engl., Span., Dtsch. 1. Mitt. vgl. vorst. Ref.

Die immunoelektrophoretische Analyse (IEA) zeigte in krankhaft veränderter Milch erhöhte Werte. Wenn auch Abstufungen in der Höhe dieser Werte bei den verschiedenen Mastitiden vorhanden sind, so läßt diese Untersuchungsmethode doch keine Rückschlüsse auf die spezifische Ätiologie der Euterentzündung zu. Je stärker die Veränderungen in der Milch sind, desto mehr gleicht das Elektropherogramm dem Bild des Blutserums. C. Wolf. 8825.

Smith, P. B., McCoy, Elizabeth und Wilson, J. B.; Madison, Univ. of Wisconsin, Dep. of Bacteriol. Identification of staphylococci in nonfat dry milk by the fluorescent antibody technique. **(Bestimmung von Staphylokokken in Magermilchpulver mit Hilfe der Fluoreszenz-Antikörper-Technik.)** J. Dairy Sci. **45** (1962) Nr. 6. S. 729-734.

Lebensmittelvergiftungen durch Staphylokokken gaben Anlaß, nach einer idealen Methode zur Erkennung von Staphylokokken sowohl in geringer Zahl als auch in Gegenwart morphologisch ähnlicher Organismen zu suchen. Das neue Verfahren der fluoreszierenden Antikörper zur Sichtbarmachung anderer Organismen erwies sich als wohl geeignet, da dieses Antigen-Antikörper-Verfahren, eine Kombination serologischer und mikroskopischer Untersuchungen, lebende als auch tote Zellen erfaßt. Die indirekten Färbemethoden von Weller und Coons waren für die Untersuchungen maßgebend. Das Prinzip dieser Art von Färbung ist ein Behandeln der Milchausstriche (das Magermilchpulver wurde in Wasser gelöst) mit fluoreszierendem Antiserum vom Schaf. Die Anfertigung der Milchausstriche, die Herstellung von Immun-Antiserum, das Färben mit fluoreszierenden Antikörpern und die dafür notwendigen Kontrollen werden ausführlich beschrieben. Die Untersuchung der Ausstriche erfolgt mit Ölimmersion unter dem Fluoreszenzmikroskop. — Es ergab sich, daß *St. aureus* mit Hilfe dieser Floureszenz-Antikörper-Technik sehr wohl von *Lactobacillus casei, Bacillus subtilis* und anderen, normalerweise in Milch vorkommenden Keimen zu unterscheiden ist. Es erwies sich weiter, daß die Staphylokokken mit diesem Verfahren auch quantitativ in Milch bestimmt werden können. Die Vorteile der Fluoreszenz-Antikörper-Technik gegenüber den konventionellen Verfahren werden erörtert. Chr. Dietz. 8857.

Forster, H. und Gasser, H. **Beobachtungen bei der Bestimmung der Zahl der Colikeime und dem Salmonellennachweis.** Mitt. Gebiete Lebensmittelunters. Hyg. [Bern] **53** (1962) Nr. 3. S. 230-234. — 2 Tab., 4 Lit. Zus. in Engl., Franz.

Bei der Colikeimzahlbestimmung in Joghurt mittels Endoagar können bestimmte Hefen, die als Verunreinigung in den Joghurt gelangen, zur Verwechslung mit Colikolonien führen. Es wird daher zur Colikeimzahlbestimmung in Joghurt die Verwendung von Violet-Red-Bile-Agar in Verbindung mit Formiat-Rizinoleatbouillon empfohlen. Das Gleiche gilt auch für die Milchpulveruntersuchung. Es wird über Beobachtungen an einer Salmonella vortäuschenden Kultur aus Cassata berichtet. I. Aurich. 8865.

Vorob'ev, A. N. (Worobjow, A. N.) Faktor, vlijajuščij na kačestvo moloka. **(Ein Faktor, der die Milchqualität beeinflußt.)** Životnovodstvo, Moskva **24** (1962) Nr. 4. S. 49-50.

Die Haltungsweise und damit verbunden die Art der Milchgewinnung beeinflussen in hohem Maße die Qualität der gewonnenen Milch. Vf. untersuchte deshalb während eines Jahres die Schwankungen des Bakterien-, Fett-, Eiweiß-, Casein- und Trockensubstanzgehalts der Milch in einer bestimmten Kuhherde. Während der Weideperiode verbesserten sich der Fettgehalt um 0,3%, der Eiweißgehalt um 0,2%, Casein um 0,16% und der Trockensubstanzgehalt um 0,86% gegenüber der Stallperiode. Der Keimgehalt war während der Stallperiode und bei Handmelken am höchsten, während der Weidezeit und bei Maschinenmelken am geringsten. S. Willer. 8885.

XXI. TIERZUCHT, FÜTTERUNGSLEHRE

Kudrjavcev, A. A., Zacharova, F. V. und Andreev, M. N. (Kudrjawzew, A. A., Sacharowa, F. W. und Andrejew, M. N.); Kusminki, Gebiet Moskau, Unions-Inst. für Exp. Veterinärmed., Lab. für Normale und Pathol. Physiol. Dejstvie malych doz radioaktivnogo fosfora (P^{32}) na rost i razvitie svinej. **(Wirkung des radioaktiven Phosphors [^{32}P] in geringen Dosierungen auf Wachstum und Entwicklung von Schweinen.)** Trudy Vsesojuznogo instituta ėksperimental'noj veterinarii, Moskva **26** (1962) S. 183-187. — 2 Tab.

Vier Wochen alte Ferkel wurden für 100 Tage in drei Gruppen einem Fütterungsversuch unterzogen. Die Tiere der Gruppe I erhielten mit einer 15tägigen Pause nach einer Versuchsperiode von zwei Monaten pro Kopf tägl. 0,1 μc ^{32}P pro kg Kgw., die Tiere der Gruppe II 0,5 μc. Gruppe III erhielt die Mineralstoffmenge in Gestalt des gewöhnlichen Natriumphosphats ausgeglichen und diente als Kontrolle. Die durchschnittl. Tageszunahmen lagen zu Beginn des Versuchs bei 396-515 g und stiegen am Ende auf 736-1043 g an. Bezeichnete man die bis zum Versuchsbeginn von den Tieren erreichten durchschnittl. tägl. Zunahmen als 100%, so wurden im ersten Versuchsmonat jeweils in Gruppe I, II und III Steigerungen der Zunahmen auf 118,4%, 161,5% und 141,7%, im zweiten Versuchsmonat auf 156,1%, 183,6% und 158,2% und am Versuchsende auf 143,0%, 263,0% und 203,3% errechnet.

S. Willer. 8916.

Kloßner, Friedrich; Hannover, Tierärztl. Hochschule, Inst. für Tierzucht und Vererbungsforsch. **Untersuchungen über die Erblichkeit der Euter- und Zitzenmerkmale beim Schwarzbunten Rind.** Diss. Hannover **1962** 45 S. — 10 Tab., 39 Lit.

Die zunehmende künstliche Besamung und der fortschreitende Übergang vom Hand- zum Maschinenmelken haben ein vermehrtes züchterisches Interesse an allen Merkmalen des Euters erkennen lassen. Zwar liegen bereits Angaben über die Erblichkeitsgrade für die Milchmenge und die Milchfettleistung vor, zum Teil auch für die Eutergesundheit und die Melkeigenschaft, aber es gibt noch nicht allzu viele Angaben über die Erblichkeit qualitativer Merkmale. An 485 schwarzbunten Rindern werden deshalb Untersuchungen über die Beckenlänge und einige wichtige Merkmale des Euters, deren Wechselbeziehungen zueinander und deren Erblichkeitsverhältnisse durchgeführt. Dabei werden tabellarisch u.a. die Mittelwerte für einige der wichtigsten aufgestellten Merkmalsprägungen des Euters genannt. Des weiteren werden für 15 verschiedene Merkmale Heritabilitätskoeffizienten errechnet. Zusammenfassend ergibt sich, daß die Beckenlänge und auch wichtige Euter- und Strichmerkmale der Kühe stark erblich bedingt sind, und daß deshalb die Aussichten, diese Eigenschaften durch Zuchtwahl zu verbessern, relativ groß sind. Diese Erkenntnisse sollten bei der Körung von Vatertieren unbedingt berücksichtigt werden.

E. Wiesner. 8920.

Přibyl, E. Výskyt letálních faktorů u skotu. **(Das Auftreten von Letalfaktoren beim Rind.)** Veterinářství **12** (1962) Nr. 9. S. 265-268. — 9 Lit.

Zu einer Zeit, da wir bestrebt sind, die Nutzleistung der Rinderhaltungen zu erhöhen, und da die Inseminationspraxis sehr verbreitet ist, müssen wir die Wahl der Zuchttiere auch mit Rücksicht auf die Erblichkeit der gesundheitlichen Eigenschaften treffen und solche Zuchttiere ausschließen, bei denen sog. letale, subletale, evtl. semiletale Faktoren festgestellt werden (z. B. Lähmung der hinteren Gliedmaßen, Muskelkontrakturen, Gelenkverkrümmungen, protrahierte Trächtigkeit u.a.m.). Die meisten Letalfaktoren und Gebrechen (insgesamt 37) gibt es beim Rind und Vf. zählt sie alle auf. Es ist mit einer weiteren Erhöhung dieser Zahl z.B. als Folge der zunehmenden Verbreitung der ionisierenden Strahlung zu rechnen, und man muß daher alle Abnormitäten und Mißgeburten systematisch erforschen, um die Beziehungen der Erblichkeit zu den Entwicklungsstörungen verfolgen zu können.

F. Nádvorník. 8930.

Florentin, P. und Lauvergne, J. J.; Alfort; Paris, Stat. de Génétique Animale. Une nouvelle anomalie héréditaire chez les bovins: le caractère „tête de mouton“. **(Eine neue erbliche Mißbildung beim Rind. Das Merkmal „Hammelkopf“.)** Recueil Méd. vétérin. **138** (1962) Nr. 5. S. 341-356. — 9 Abb., 3 Tab. Zus. in Engl., Span.

Es werden die äußeren klinischen und anatomischen Befunde bei neun mit der erblichen Mißbildung behafteten Kälbern eines Bullen der Limousine-Rasse beschrieben. Hierzu gehören eine Knochendelle infolge Ausbleibens der Ossifikation eines dreieckigen Nahtstreifens der Sutura frontalis, weiterhin das konvexe Profil der Nasenpartie, die Brachygnathia inferior, der beiderseitige Exophthalmus und die starke Vergrößerung der Zunge. Wegen der letzteren und der Brachygnathie war bei den Saugkälbern bereits die Nahrungsaufnahme erschwert. Als morphophatologische Veränderungen im Verdauungskanal wurden Mißbildungen im Blättermagen, die zu häufigem Aufblähen führten, und im Herzen, als kommunizierende Öffnung zwischen den Vorkammern, ein Foramen Botalli persistens sowie die Umbildung der Cordae tendineae zu fibrösen, verdickten membranartigen Gebilden beobachtet. Die meisten dieser Veränderungen zeigten einen unterschiedlichen Grad der Ausprägung. Die bisher nicht beschriebene Mißbildung soll als „Hammelkopf" in die genetische Terminologie aufgenommen werden. Die Untersuchung der Fortpflanzungsorgane beider Geschlechter wurde durch die Mitarbeiter der physiologischen Abteilung einer zootechnischen Versuchsanstalt in die Wege geleitet. Befunde hierüber und Angaben über den Erbgang der Mißbildung liegen nicht vor. (Der Ref.) H. Busse. 8930.

Beer, J.; Dresden, Veterinäruntersuchungs- und Tiergesundheitsamt. **Ein Erbfehler mit multiplen Anomalien beim Schwein und sein außergewöhnlicher Erbgang.** Zuchthyg., Fortpflanzungsstör. Besam. Haustiere **6** (1962) Nr. 6. S. 353–370. — 12 Abb., 3 Tab., 11 Lit.

Es werden 43 Würfe von 35 Sauen in 19 Beständen des Deutschen veredelten Landschweines einer näheren Untersuchung unterzogen. Bei 37 Würfen sind sämtliche Ferkel mißgebildet; insgesamt sind es rund 90%, die entweder tot geboren werden oder alsbald eingehen bzw. getötet werden müssen. Die Mißbildungen bestehen in Gesichtsspalten und anderen Deformationen des Kopfes, in Brachygnathia inferior, Ohrenscharten, Polydaktylie, Verbildungen und sonstigen Anomalien der Hinterbeine, des Schwanzes und der Harnorgane. Die Abstammung sämtlicher Würfe geht auf einen Eber zurück, bzw. werden die Mißbildungen nur von einem Elternteil ausgelöst. Die Deutung stößt auf bestimmte Schwierigkeiten, doch kann es sich u.a. um einen dominanten Faktor mit unvollständiger Penetranz handeln. F. Schaetz. 8930.

Smidt, D.; Göttingen, Univ., Inst. für Tierzucht und Haustiergenetik. **Einige Beobachtungen über das Vorkommen von Zwittern beim Schwein.** Zuchthyg., Fortpflanzungsstör. Besam. Haustiere **6** (1962) Nr. 6. S. 371–373. — 2 Abb., 4 Lit.

Als Beitrag zum Problem des Vorkommens von Zwittern beim Schwein werden 1041 Jungsauen nach dem Schlachten untersucht. Es werden 15 Zwitter (1,44%) gefunden. Diese beim Deutschen veredelten Landschwein erhobenen Befunde decken sich mit den anderwärts gemachten Feststellungen, daß diese erbliche Anomalie im Zunehmen begriffen ist. F. Schaetz. 8930.

Kohli, M. L., Suri, K. R., Sharma, S. K. und Lhia, K. L.; Hissar, Government Livestock Farm. The progeny testing of the Hariana bulls. **(Die Nachkommenschaftsprüfung der Hariana-Bullen.)** Indian J. veterin. Sci. Animal Husbandry **31** (1961) Nr. 3. S. 217–222. — 3 Tab., 2 Lit.

Bei der Bewertung der Leistung der Besamungsbullen ist die Prüfung ihrer Nachkommen wichtiger als andere Leistungsberichte und Abstammungsnachweise. Nach Auffassung der Vff. wird der Erbwert der Bullen am besten durch den Vergleich der Leistungen ihrer Töchter mit denen ihrer Mütter geschätzt. Als Untersuchungsmaterial liegen die Leistungsberichte von 230 Harianakühen, 10 Bullen und ihren Töchtern der Regierungszuchtfarm Hissar aus den Jahren 1944–1959 vor. Die Heritabilitätskoeffizienten für die Milchleistung, die

Zwischenkalbezeit, die durchschnittliche tägliche Milchleistung, die Gesamtleistung und die Serviceperiode (= Zahl der Tage vom Abkalben bis zur nächsten Befruchtung) betragen 0,46 ± 0,12, 0,30 ± 0,18, 0,38 ± 0,11, 0,33 ± 0,19 und 0,10 ± 0,17, während die Laktationsdauer und das Alter bei der erten Abkalbung sich als nicht erblich erwiesen. Die Herdendurchschnitte für die Milchleistung, die Zwischenkalbezeit, die tägliche durchschnittliche Milchmenge, die tägliche durchschnittliche Milchleistung während der gesamten Zwischenkalbezeit und die Durchschnittswerte der Serviceperiode lagen bei 0,67 kg, 3,2 kg, 614,2 Tagen, 2,2 kg, 1,1 kg und 314,3 Tagen. Ein Teil der Bullen lag in der täglichen Milchleistung in der gesamten Zwischenkalbezeit 20% über dem Herdendurchschnitt, bei anderen Vatertieren war dies nur bezüglich der Durchschnittsleistung in der Zwischenkalbezeit der Fall, einige Bullen lagen in der Gesamtmilchmenge und der täglichen Milchleistung 10–20% über dem Herdendurchschnitt. Die Zwischenkalbezeit lag für alle Bullen ± 10% unter oder über dem Herdendurchschnitt. Die Bullenindices für die Serviceperiode lagen bei 5 Bullen ± 10% unter oder über dem Herdendurchschnitt; die übrigen Vatertiere übertrafen diesen um knapp 20%. H. Busse. 8960.

Andreev, A. S. (Andrejew, A. S.); Pawlodar, Kasach. SSR, Staatl. Versuchsstat. für Landwirtsch. Sistema kliček domašnich životnych. **(Ein System der Namen der Haustiere.)** Životnovodstvo, Moskva 24 (1962) Nr. 4. S. 63–64.
Das vorgeschlagene System besteht darin, daß die Töchter in jeder Generation den Namen der Familienbegründerin (z. B. „Meta") erhalten. Außerdem erhalten die F_1-Töchter zusätzlich zu diesem Namen die Zahlen 1–9. Die F_2-Töchter der ersten Tochter der Familienbegründerin erhalten die Zahlen 10–19, die Töchter der zweiten Tochter die Zahlen 20–29 usw. In der F_3-Generation erhalten die Urenkel von der ersten Tochter der Familienbegründerin die Zahlen 100–109, die Urenkel von der zweiten Tochter die Zahlen 120–129. In der vierten Generation erhalten die Ururenkel zum Namen „Meta" Zahlen mit 200, in der fünften Generation Zahlen mit 300 usw. F. Schenk. 8980.

Dudin, S. Ja. O vyvedenii komolych životnych. **(Über die Züchtung hornloser Rinder.)** Životnovodstvo, Moskva 24 (1962) Nr. 4. S. 59–63. – 4 Abb.
Die hornlosen Herefordrinder, mit deren Züchtung vor allem in Amerika große Erfolge erzielt wurden, übertreffen in bezug auf Schnellwüchsigkeit, Lebendgewicht usw. die behornten Herefords. Da die Hornlosigkeit ein dominantes Merkmal ist, ist die F_1-Generation von hornlosen Herefordbullen × Kühe einer beliebigen Rasse fast völlig hornlos. Ausgezeichnete Fleischrassen sind auch die Aberdeen Angus und die hornlosen Shorthorn. Die bisher gemachten Erfahrungen zeigen, daß man durch Spezialkreuzungen, Auslese und Zuchtwahl hornlose Fleisch- und Milchrassen züchten kann. F. Schenk. 8997.

Musin, B. und Gebel', V. (Mussin, B. und Gebel, W.) Soveršenstvovanie kazachskogo belogolovogo skota. **(Vervollkommnung des Kasachischen Weißköpfigen Rindes.)** Moločnoe i mjasnoe životnovodstvo, Moskva 7 (1962) Nr. 6. S. 26–29. – 5 Abb., 5 Tab.
Das Kasachische Weißköpfige Rind verkörpert den Fleischtyp. Erwünscht sind große Körpertiefe und -breite sowie eine starke Bemuskelung. Es besteht eine direkte Beziehung zwischen Körpergewicht und Beurteilung nach dem Exterieur. Elite-Rekord-Kühe wiegen nach dem 3. Kalb durchschnittl. 588,9 kg, Elitekühe 564,4 kg, Kühe der Klasse I 512,8 kg und der Klasse II 508,2 kg. Das Zuchtziel wird durch richtige Aufzucht, Fütterung und Haltung der Tiere erreicht. Optimale Kälbergeburtsgewichte (28,1 kg) und tägl. Kgw.-Zunahmen (um 880 g) werden bei der Abkalbung im Winter oder im

zeitigen Frühjahr erzielt. Bis zum 8. Lebensmonat werden die Kälber von Ammen aufgezogen, mit denen sie zusammen auf die Weide gehen. Im Winter bleiben sie in Kälberboxen im Stall. Nach 8 Mon. wiegen Bullenkälber durchschnittl. 228,0 kg und Färsenkälber 213,3 kg. In dieser Zeit werden die Tiere bonitiert, in Nutzungs- und Zuchtgruppen zusammengestellt und entsprechend gefüttert. Gleichbleibende Gewichtszunahmen werden durch den richtigen Übergang von der Winter- zur Frühjahrs- und von der Herbst- zur Winterfütterung erreicht. S. Willer. 8997.

Klabukov, P. G. und Kopylaš, P. V. (Klabukow, P.G. und Kopylasch, P. W.); Dubrowizy, Gebiet Moskau, Unions-Inst. für Tierzuchtforsch. Rezul'taty skreščivanija švickogo skota s džersejskim. **(Ergebnisse der Kreuzung von Braunvieh mit Jerseyrindern.)** Životnovodstvo, Moskva **24** (1962) Nr. 4. S. 56–59. — 5 Tab.

1956 wurden in der Sowchose „Rodomanowo", Gebiet Smolensk, Schweizer Kühe mit Jerseybullen gekreuzt. Bei reichlicher Fütterung wogen die Halbblutkühe (50% Schweizer Blut, 50% Jerseyblut) (I) mit 18 Monaten 362 kg, die gleichaltrigen Schweizer Kühe (II) 367 kg. Bei unzureichender Fütterung betrug die Milchleistung während der 1. Laktation bei I 2600 kg und bei II 2564 kg. Der Milchfettgehalt lag bei 4,89 (I) und 3,77% (II), der Milcheiweißgehalt bei 3,52 (I) und 3,05 % (II). Der Futteraufwand pro kg Milch mit 4% Fett war bei I 16% niedriger als bei II. F. Schenk. 9005.

Popov, A. (Popow, A.) Promyšlennoe skreščivanie ostfrizskogo skota s simmental'skim. **(Industrielle Kreuzung zwischen Ostfriesen und Simmentalern.)** Moločnoe i mjasnoe skotovodstvo, Moskva 7 (1962) Nr. 8. S. 42.

Die F_1-Produkte aus der Kreuzung von Ostfriesen mit Simmentalern sind zur Fleisch- und Milcherzeugung bestimmt. Die Bastarde unterscheiden sich von den Ausgangsrassen durch erhöhte Vitalität, bessere Leistungen und bessere Anpassungsfähigkeit an die Umweltbedingungen. Man hat festgestellt, daß der Heterosiseffekt in der F_1-Generation besonders stark hervortritt, also bei der Kreuzung reinrassiger Eltern verschiedener Rassen. Bei nachfolgender Verdrängungskreuzung erlischt der Heterosiseffekt. Nicht die ganze Stärke der Heterosiswirkung zeigt sich gleichzeitig; das hängt ab von der Auswahl der Ausgangsrassen, den individuellen Eigenschaften der gepaarten Tiere und den Umweltbedingungen. Die Bastarde haben im Vergleich zu reinrassigen Simmentalern 9,4% mehr Milch, 0,14% höheren Milchfettgehalt und um 5,4% höhere Milchfettmenge, das Lebendgewicht ist 7% geringer. Gegenüber reinrassigen Ostfriesen haben die Bastarde 9,5% weniger Milch, 0,48% höheren Milchfettgehalt, 3,6% höhere Milchfettmenge und 15,4% höheres Lebendgewicht. R. Ihssen. 9005.

L'Heritier, André; Alfort, École Nat. Vétérin. Avenir de l'élevage bovin dans le Livradois et le Forez. **(Die Aussichten für die Rinderzucht im Livradois und im Forez.)** Diss. Alfort **1961** 41 S. — 6 Lit.
K. Reinhardt. 9005.

Mahieu, Henri; Alfort, École Nat. Vétérin. Considérations sur la race bovine flamande et essai de croisement avec la race bovine rouge danoise. **(Betrachtungen über die flämische Rinderrasse und deren Kreuzung mit dem roten Dänischen Rind.)** Diss. Alfort **1961** 56 S. — 1 Abb., 6 Tab., 21 Lit.
K. Reinhardt. 9005.

Abd-el-hak Dabash, Kamil; Utrecht, Rijksuniv., Fac. der Diergeneeskunde. Multiple births relative to milk production and reproduction in the Dutch Friesian breed. **(Beziehungen zwischen Mehrlingsgeburten und Milchleistung und Fruchtbarkeit beim holländisch-friesischen Rind.)** Diss. Utrecht **1962** 89 S. — 1 Abb., 28 Tab., 111 Lit.

Es wurden über 4000 Laktationen ausgewertet, die 697 Mütter von Zwillingen im Verlaufe von 28 Jahren (1930–1958) hatten. Die Milch- und Fettmenge von 150 Zwillingsmüttern übertraf in der Laktation nach der Zwillingsgeburt die durchschnittliche Lebensleistung. Beim prozentischen Fettgehalt hingegen zeigten sich keine signifikanten Unterschiede. Die Häufigkeit der Zwillingsgeburten betrug in zwei Herdbuchgebieten 2,5 bzw. 1,3%. Unter den Zwillingen waren 52,35% männliche Tiere, während unter 13000 einzeln geborenen Kälbern des gleichen Zuchtgebietes 54,14% Bullenkälber anzutreffen waren. Unter den 324 Zwillingspaaren des einen Zuchtgebietes waren 28,17% männliche Zwillinge, 48,30% zweigeschlechtliche und 23,53% weibliche. Männliche und weibliche Kälber unterschieden sich deutlich im Geburtsgewicht (männl. 37,41 kg, weibl. 35,09 kg), wenn sie einzeln geboren wurden. Die männlichen Zwillinge hingegen wogen 29,08 kg, die weiblichen 28,45 kg und zeigten somit keine gesicherte Gewichtsdifferenz. Bei 13000 einzeln geborenen Kälbern betrug die Mortalität 5,72%, bei 322 Zwillingen hingegen 18,79%. Die Zwischenkalbezeit nach Zwillingsgeburten war schließlich länger als vor und nach diesen. E. Wiesner. 9010.

Šestiperov, A. A. (Schestiperow, A. A.); Puschkin, Gebiet Leningrad, Forsch.-Lab. für Tierzucht. Sravnitel'naja èffektivnost' raznych metodov promyšlennogo skreščivanija. **(Der Nutzeffekt verschiedener Methoden der Gebrauchskreuzung.)** Svinovodstvo, Moskva **16** (1962) Nr. 4. S. 31–32. – 2 Tab.

Es wurde versucht, die Fruchtbarkeitsleistung der Großen Weißen Schweine durch Zwei-, Drei- und Vierrassenkreuzungen mit Breitowoern, Urshumern sowie mit Landrassen zu verbessern. Die Breitowoer verrringerten sowohl bei der Zweirassenkreuzung als auch bei der Rückkreuzung auf Große Weiße und bei der Dreirassenwechselkreuzung mit Landrassen und Große Weiße die Ferkelzahl, erhöhten jedoch das Einzelferkelgewicht. Bei der Vierrassenkreuzung wurden Ferkelzahl und Einzelferkelgewicht erhöht. Mit steigender Rassenzahl erhöhten sich bei Urshumer- und Landrassenkreuzungen beide Fruchtbarkeitsmerkmale gleichmäßig. Es wird vorgeschlagen, bei Gebrauchskreuzungen der Mehrrassenkreuzung mehr Beachtung zu schenken.

S. Willer. 9025.

Belogub, D. K.; Charkow, Forsch.-Inst. für Tierzucht des Waldsteppen- und Polessje-Gebietes der Ukrain.SSR. Plemennaja rabota s krupnoj beloj porodoj svinej na Ukraine. **(Die Zuchtarbeit mit dem Großen Weißen Schwein in der Ukraine.)** Životnovodstvo, Moskva **24** (1962) Nr. 4. S. 51–56. – 2 Tab.

Die Entwicklung und Produktivität der Zuchtschweine ist in den führenden Zuchtbetrieben seit 1948 bedeutend gestiegen. Der Eber wiegen im Durchschnitt 340–350 kg, die Sauen 240–250 kg, die Wurfgröße beträgt 11–12 Ferkel, die Milchleistung 80–90 kg und das 8-Wochen-Wurfgewicht 108–200 kg. Ziel der weiteren Arbeit im Hinblick auf Bacon- und Fleischmast ist die Erreichung von 100 kg mit maximal 180 Tagen bei einem Futteraufwand von 4 FE/kg Zunahme und einer Speckdicke von höchstens 3,5 cm. Dazu ist eine systematische Beurteilung, Auslese und Zuchtwahl der Eber und Sauen mittels der Kontrollmast ihrer Nachkommen erforderlich. – In der Nachkriegszeit wurde hauptsächlich die Linienkreuzung angewendet; jetzt haben die führenden Zuchtbetriebe mit der Schaffung von Betriebslinien durch Anwendung der mäßigen Inzucht und die Züchtung von Inzuchtebern durch enge Inzucht begonnen. F. Schenk. 9025.

Sakar, V. I. und Mul'ner, Ju. S. (Sakar, W. I. und Mulner, Ju. S.); Dubrowizy, Gebiet Moskau, Unions-Inst. für Tierzuchtforsch. Opyt ispol'zovanija razovych matok v „Klenovo-Čegodaevo". **(Die Ausnutzung von Zuchtsauen in „Klenowo-Tschegodajewo".)** Svinovodstvo, Moskva **16** (1962) Nr. 4. S. 18–20. – 4 Tab.

Im Versuchsgut „Klenowo-Tschegodajewo" des o. g. Inst. wurden mehrjährige Versuche durchgeführt mit dem Ziel, die rentabelste Form des Einsatzes von Zuchtsauen, die anschließend zur Mast gehen, zu ermitteln. Während sich die Ferkelproduktion der Stammsauen (durchschnittl. 17,4 Ferkel pro Jahr) auf alle Jahreszeiten verteilte, lieferten die Zuchtsauen in den Monaten April bis Juli große Ferkelmengen (zwischen 60 und 80% der Gesamtferkelproduktion des Betriebes im betreffenden Jahr). Die Ferkelzahl in den Würfen dieser zusätzlich gedeckten Sauen lag in den Jahren 1956 –1961 zwischen 6,5 und 7,5. Die Mast dieser Ferkel wurde mit durchschnittl. Rationen von 2,236 kg Kraftfuttermitteln, 1,04 kg Hackfrüchten, 0,06 kg Grünfuttermehl, 0,77 kg Grünfutter und 0,2 kg tierischen Futtermitteln gesichert; als Fleischschweine mit einem Endgewicht von 90–100 kg erhöhten sie das Fleischaufkommen des Betriebes im darauffolgenden Frühjahr. S. Willer. 9025.

Nečaev, V. M. und Gusev, K. M. (Netschajew, W. M. und Gussew, K. M.) Verwalt. für Landwirtsch. der Region Krasnodar. Organizacija vosproizvodstva i vyraščivanie svinej v plemzavode. **(Die Organisation von Schweinevermehrung und -aufzucht in Zuchtgütern.)** Svinovodstvo, Moskva **16** (1962) Nr. 4. S. 21–23. — 1 Tab.
Erfahrungsbericht aus einem Schweinezuchtbetrieb im Gebiet Krasnodar. Grundlage einer rentablen Schweinezucht ist die Bereitstellung der notwendigen Futtermittel und ihre zweckmäßige Anwendung. Vff. geben eine Aufstellung der Futterrationen sämtlicher Tiergruppen, eine Übersicht über Futtermittelgewinnung, -bergung und -konservierung sowie über Hektarerträge, Futtermittelbedarf u. a. Zur Leistungsverbesserung ist eine strenge Selektion der weiblichen Zuchttiere sowie die Anwendung mastleistungsgeprüfter Vatertiere notwendig. Ebernachzuchtsammlungen brachten bei Betriebsfütterung tägl. Kgw.-Zunahmen von 640–750 g mit einem Aufwand von 3,43–3,80 FE pro kg Zunahme. S. Willer. 9025.

Mazaraki, J.; Warschau, Poln. Akad. der Wiss., Forsch.-Anst. für Tierzucht. **Beziehungen zwischen dem 8-Wochenwurfgewicht und der Ferkelzahl im Wurf bei der Geburt.** Arch. Tierzucht **5** (1962) Nr. 4. S. 299–304.
Nach Würdigung der Versuchsergebnisse anderer Autoren gibt Vf. die eigenen Untersuchungen über die Beziehungen der Wurfgewichte am 1., 21. und 56. Lebenstag bekannt. Hieraus folgert er, daß für eine Auslese im züchterischen Verfahren das einmalige Wiegen des Wurfes am 28. bzw. 21. Lebenstag vollständig ausreicht. Batko und Surdacki vertreten die Meinung, daß ein Frühbedecken der säugenden Sau zwischen dem 15. und 29. Tag die Fruchtbarkeit negativ beeinflußt, während die Bedeckung vom 30.–50. Tag nach dem Abferkeln keine Fruchtbarkeitsminderung erkennen läßt. Zur Beantwortung der Fragestellung vergleicht Vf. 356 Würfe von Erstlingssauen und 794 Würfe von Sauen mit dem 2. und weiteren Würfen. Das 56-Tage-Wurfgewicht wird bei den Erstlingssauen mit jedem über den Durchschnitt geborenen Ferkel um 9,55 kg erhöht, bei den anderen Würfen um 11,26 kg. Für Stammzuchtherden wird das Zählen der Ferkel am 1. und die Gewichtsermittlung am 28. bzw. 21. Lebenstag vorgeschlagen. Bei allen anderen Zuchten genüge als Selektionsmaßstab das Zählen der Ferkel am 1. Lebenstag oder das Wiegen des Wurfes am 28. bzw. 21. Lebenstage. K. Neuffer. 9025.

Ohrdorf, Heinrich; Hannover, Landwirtschaftskammer, Tiergesundheitsamt. **Erhebungen über Fruchtbarkeit der Sauen und Ferkelverluste bis zum 28. Lebenstag in der Herdbuchzucht des Deutschen veredelten Landschweines und in Landeszuchtbetrieben Norddeutschlands.** Diss. Hannover 1962 43 S. — 8 Abb., 8 Tab., 44 Lit. 9030.

Cox, D. F.; Iowa State Univ. Description and measurement of rates of early mortality in the pig. **(Darstellung und Messung der Rate der Frühmortalität**

beim Schwein.) Iowa State Univ. Sci. Technol., agric. Home Econ. Exp. Stat., Res. Bull. **1962** Nr. 500. S. 339-347. — 8 Abb., 4 Tab., 11 Lit.

Es werden Wesen und Aufbau einer „Lebenstabelle", ihre Verwendung zur Untersuchung der Mortalität sowie die quantitative Messung der Mortalität bei Ferkeln an Hand von Beispielen erläutert. Überlebenskurven eignen sich vor allem zur Darstellung des allgemeinen Verlaufes der Mortalität in der Postnatalperiode, der Vergleich von Überlebenskurven namentlich bei Untersuchungen der Mortalitätsrate bestimmter Altersstufen. Der Logarithmus der Mortalitätsrate beim Schwein fällt linear mit dem Logarithmus der Zeit vor der Reife in gleicher Form, wie er bei der Mortalitätsrate des Menschen vom 30. Jahr an linear ansteigt. Die quantitative Messung der Mortalität wird durch viele einzigartige Eigenschaften der Lebensdauer in der frühen Postnatalperiode behindert. Die Übertragung der Lebensdauer in eine quantitative Variable auf der Grundlage der Normalverteilung macht es möglich, die Variationen der Mortalität zwischen und innerhalb kleiner Gruppen, z. B. Würfen, zu analysieren. C.-U. v. Mickwitz. 9030.

Pečiščev, I. F. (Petschistschew, I. F.); Gorki, Landwirtsch. Inst. Ispol'zovanie uslovnych refleksov pri vyraščivanii porosjat. **(Die Ausnutzung der bedingten Reflexe bei der Ferkelaufzucht.)** Životnovodstvo, Moskva **24** (1962) Nr. 4. S. 67-69.

Um in der Großgruppenhaltung auch bei der Ferkelaufzucht menschliche Arbeit einzusparen, wurden im o.g. Institut den Sauen und Ferkeln auf der Grundlage der unbedingten Reflexe drei bedingte Reflexe anerzogen, so daß sie bei bestimmten Licht- oder Tonsignalen den Freßplatz aufsuchen, den Freßplatz verlassen und in den Auslauf gehen und schließlich in den Schweinestall zurückkehren. Bei Anwendung dieses Verfahrens kann 1 AK jährl. ca. 2000 Ferkel aufziehen. F. Schenk. 9030.

Rogalevič, M. und Sorokina, I. (Rogalewitsch, M. und Sorokina, I.) O tjaželovoznom konevodstve. **(Über die Kaltblutpferdezucht in der UdSSR.)** Konevodstvo i konnyj sport, Moskva **32(107)** (1962) Nr. 4. S. 7-10. — 3 Abb., 1 Tab.

In der Landwirtschaft werden für bis zu 60% aller Pferdearbeiten Pferde mit einer Zugkraft von 60-70 kg benötigt. Etwa $^{2}/_{3}$ der Arbeitspferde in den landwirtschaftlichen Betrieben sollen diesen Anforderungen entsprechen. Am besten dafür eignen sich Kaltblutkreuzungstiere, vor allem die F_2- und F_3-Tiere. Kreuzungstiere von bodenständigen Stuten × Kaltbluthengsten eignen sich in den östlichen Gebieten der UdSSR sehr gut zur Fleischerzeugung. — Die wichtigste Aufgabe der Kaltblutzuchtbetriebe ist die Regelung des Absatzes der Zuchttiere mit einer umfassenden Propaganda der Eigenschaften der Kaltblüter und der Organisation von Ausstellungen, Auktionen usw.
F. Schenk. 9035.

Volkov, D. (Wolkow, D.) Plemennaja rabota v konnych zavodach Ukrainy. **(Die Zuchtarbeit in den Gestüten der Ukraine.)** Konevodstvo i konnyj sport, Moskva **32(107)** (1962) Nr. 5. S. 11-13. — 1 Tab.

Von 168 im Rennen geprüften Stuten der Orlowtraberrasse brachten 60 eine bessere Kilometerzeit als 2:20,00 Min., davon 18 besser als 2:15,00. Unter 50 geprüften Russischen Traberstuten befanden sich 32 mit Zeiten unter 2:20,00 und 4 unter 2:10,00. Besser als 2:05,00 lief kein Tier. Das erklärt sich daraus, daß man bisher hohe Anforderungen an Wachstum, Körperschluß und Exterieur der Rennleistung zur Seite stellte. In Zukunft müssen Zuchtstuten besser als 2:20,00 und Hengste besser als 2:10,00 gelaufen sein. Nächste Aufgaben in der Zuchtarbeit sind die Vervollkommnung der vorhandenen und Schaffung neuer Linien durch Reinzucht. Hierbei soll man bis zur mäßigen Inzucht gehen. Das Paarungsschema wird jeweils nach den erreichten Kilometerzeiten aufgestellt. Für die bedeutendsten Repräsentanten aus den vorhandenen 7 Gestüten werden Vorschläge zur nächsten Anpaarung gemacht. Eine weitere Grundlage zur Leistungssteigerung ist die Vereinheitlichung der Haltungs-, Fütterungs- und Trainingsbedingungen. S. Willer. 9050.

Longinov, N. V. (Longinow, N. W.); Stawropol, Unions-Forsch.-Inst. für Schaf- und Ziegenzucht. Soveršenstvovanie kavkazskoj porody ovec. **(Die Vervollkommnung der Kaukasischen Schafrasse.)** Životnovodstvo, Moskva **24** (1962) Nr. 5. S. 61-66. — 5 Abb., 4 Tab.

Die hauptsächlich im Nordkaukasus, im Wolgagebiet und in Kasachstan verbreitete Rasse hat ein Lebendgewicht von 119 kg (Zuchtböcke) und 60,6 kg (Muttern), der Wollertrag liegt bei 15,6 kg (Zuchtböcke) und 6,5 kg (Elitemuttern), die Wolle hat überwiegend ein Rendement von 64, die Fleischausbeute beträgt 48 (Muttern) und 43,16% (1,5jährige Hammel) und das Gewicht des Innenfettes entsprechend 1870 und 550 g. Die Fruchtbarkeit liegt bei 1,4-1,5 Lämmern. Ein wichtiger Bestandteil der Zuchtarbeit ist die Linienzucht (es sollen neue Linien mit hervorragenden Zuchtböcken geschaffen werden), die in den Eliteherden der Zuchtbetriebe konzentriert werden soll. Die wichtigste Aufgabe bei der Arbeit mit der Rasse: Vergrößerung des Bestandes an reinrassigen Tieren, Verbesserung der Aufzucht der Zuchtjungtiere und hochleistungsfähiger Zuchtböcke für den Verkauf an die staatlichen Stationen für KB, Organisation der Nachkommenprüfung der Zuchtböcke und breiteste Anwendung der KB. F. Schenk. 9065.

Jalihal, M. R., Kundalkar, O. G., Rangarao, D. S. und Narayana, N.; Poona, Wool Res. Lab. Some considerations of experimental errors in the determinations of a few fleece characteristics. **(Einige Betrachtungen über die Größe der Versuchsfehler bei der Bestimmung verschiedener Vliesmerkmale.)** Indian J. veterin. Sci. Animal Husbandry **31** (1961) Nr. 3. S. 234-241. — 6 Tab., 6 Lit.

Die Untersuchungen fanden bei einem Fütterungsversuch an Kreuzungen von Merino × Daccanischafen statt. Der Versuch einer Bestimmung des durch die Methode bedingten Fehlers ist bereits bei anderen Schafrassen unternommen worden. Zog man zu den Messungen der Hautoberfläche eine anfangs tätowierte Fläche von 100 cm^2 heran, lag der Fehler bei 6,8%, während er bei einer Fläche von nur 1 cm^2 17,2% betrug. Bei der Vorausschätzung der Vliesdichte lag der geschätzte Wert 1,2-32,7% über der tatsächlichen Vliesdichte. Die Messung des Faserdurchsmessers führte bei der Kontrollmessung in der gleichen Schnittprobe zu einem geringfügigen Meßfehler, der nur 7% der Gesamtvariation, beim Längenmaß der Wollfaser 5% betrug. Die Beziehung zwischen dem Körpergewicht und der Hautoberfläche bei Kreuzungstieren wird in der Formel $A = 0{,}05683 \times W°\ 72693$ ausgedrückt. A ist das Symbol für die Oberfläche in m^2 und W für das Körpergewicht in kg. Die Beziehungen zwischen dem Gesamtwollertrag (Y) und dem Wollertrag von 100 cm^2 geschorener seitlicher Körperfläche (X) werden durch die Gleichung $Y = 727{,}0 + 26{,}4\ X$ ausgedrückt. H. Busse. 9075.

Martynova, V. I. (Martynowa, W. I.); Gorki, Landwirtsch. Inst. Mjasnaja produktivnost' molodnjaka gor'kovskoj i vjatskoj porod ovec. **(Die Mastleistung von Lämmern der Gorki- und Wjatka-Schafrasse.)** Ovcevodstvo, Moskva 8 (1962) Nr. 7. S. 27-28. — 3 Tab.

Von der Geburt bis zu einem Alter von einem Jahr hatten Lämmer der Gorki-Rasse pro Kopf 71 kg Wiesenheu, 33 kg Sommerhalmstroh, 163 kg Maissilage, 38 kg Weizenkleie, 23 kg Hafer, 78 kg Schafmilch und 495 kg Weidegras verzehrt. Lämmer der Wjatka-Rasse nahmen in der gleichen Zeit folgende Futtermittelmengen auf: 79 kg Wiesenheu, 37 kg Sommerhalmstroh, 181 kg Maissilage, 38,6 kg Weizenkleie, 23,4 kg Hafer, 75 kg Schafmilch und 525 kg

Weidegras. Nach 12 Mon. wogen die Gorki-Lämmer 47,3 kg und hatten einen Aufwand von 4,7 FE pro kg Kgw.-Zunahme. Die Wjatka-Lämmer wogen zum gleichen Zeitpunkt 47,5 kg bei einem Aufwand von 5,0 FE. Das Ausschlachtungsergebnis betrug 51,9 bzw. 49,8%, das Knochengewicht 14,0 bzw. 15,2% des Kgw. S. Willer. 9085.

Padučeva, A. L., Fejgel'man, N. L. und Molčanova, A. A. (Padutschowa, A. L., Feigelman, N. L. und Moltschanowa, A. A.); Dubrowizy, Gebiet Moskau, Unions-Inst. für Tierzuchtforsch.; Unions-Inst. für Endokrinol. O primenii prolana dlja povyšenija mnogoplodija ovec. **(Verwendung von Prolan zur Erhöhung der Mehrfrüchtigkeit von Schafen.)** Ovcevodstvo, Moskva 8 (1962) Nr. 7. S. 18-19.
Choriongonadotropin aus dem Schwangerenharn (PU) hatte, wenn es zu Beginn des Zyklus in einer Dosierung von 150 ME pro Tier verabfolgt wurde, das Wachstum nur eines Follikels zur Folge. Nach Gaben von 300 ME waren es durchschnittl. 2,2 Follikel. Bei Verabfolgung gegen Ende des Zyklus entwickelten sich 1,4 Follikel. Simultane Injektionen von PU (300 ME) und 600 ME Serum tragender Stuten (PMS) am 13.-15. Zyklustag hatten die Entwicklung dreier Reifeier zur Folge. In der gleichen Reihenfolge bewegten sich die Befruchtungsergebnisse, für deren Erhöhung die Verabfolgung der Präparate zum Zeitpunkt der Brunst ausschlaggebend war. Demzufolge schlagen Vff. zwei Methoden vor, die simultane Verabfolgung von 500-800 ME PMS und 150 ME PU sowie die alleinige Injektion von 300 ME PU während der Brunst. S. Willer. 9085.

Vallée, Jean-François; Alfort, École Nat. Vétérin. Le drahthaar, chien d'arrêt allemand et son dressage outre-Rhin. **(Der drahthaarige Deutsche Hühnerhund und seine Abrichtung jenseits des Rheins.)** Diss. Alfort **1961** 49 S. — 15 Lit. K. Reinhardt. 9115.

Soucheleau, Gérard; Alfort, École Nat. Vétérin. Contribution à l'étude de l'élevage du faisan de chasse. **(Beitrag zur Aufzucht des Jagdfasans.)** Diss. Alfort **1961** 48 S. — 14 Lit. K. Reinhardt. 9115.

Logeart, Philippe; Alfort, École Nat. Vétérin. La stabulation libre chez les bovins. Ses aspects alimentaires. **(Die freie Aufstallung der Rinder im Hinblick auf Fütterungsfragen.)** Diss. Alfort **1961** 58 S. — 5 Abb., 1 Tab., 32 Lit. K. Reinhardt. 9142.

Gorčakov, P. (Gortschakow, P.) Novoe v zagotovke kormov i soderžanii skota. **(Neues in der Bereitstellung von Futter und Haltung der Tiere.)** Moločnoe i mjasnoe skotovodstvo, Moskva 7 (1962) Nr. 8. S. 20-22.
Durch vermehrten Anbau von Erbsen und Soja wird die Eiweißlücke in der Futterration geschlossen. Um genügend Futter zur Verfügung zu haben, wird Mais als Zwischenfrucht sofort nach der Gerstenernte im Quadratverband ausgesät. Der Ertrag beläuft sich auf etwa 50-60 dt/ha Kolben und 250-300 dt/ha Stengel und Blätter. Die Maiskolben werden getrennt von den Stengeln und Blättern einsiliert, meist zusammen mit Gerste. Die Kühe werden jeden Tag auf einen Weidestützpunkt getrieben und bleiben dort im Sommer auch nachts. Die übrige Zeit verbringen sie angebunden im Stall. Hier kann jedes Tier beobachtet und individuell betreut werden. R. Ihssen. 9142.

Višnjakov, N. K. (Wischnjakow, N. K.); Altai-Forsch.-Inst. für Landwirtsch. Propašnaja sistema zemledelija i voprosy kormlenija sel'skochozjajstvennych životnych. **(Das Hackfruchtsystem und die Fütterung der Tiere.)** Vestnik sel'skochozjajstvennoj nauki, Moskva 7 (1962) Nr. 5. S. 42-54. — 10 Tab., 6 Lit. Zus. in Engl., Franz., Dtsch.
Im Zusammenhang mit dem Übergang zum intensiven Hackfruchtanbau gibt Vf. eine zusammenfassende Darstellung der Fütterungsbedingungen bei Mais-,

Zuckerrüben- und Hülsenfruchtfütterung. Zuckerrüben und Mais mit ihren verschiedenen Verwertungsformen sowie Futterbohnen und -erbsen sollen die Grundlage jeder Betriebsfütterung sein. S. Willer. 9142.

Žuravśkyj, M. G. (Shurawsky, M. G.); Kiew, Biochem. Inst. der Akad. der Wiss. der Ukrain.SSR. Vplyv suchych pyvnych drižDživ na ketogenez i žyrnomoločnist'u koriv. **(Einfluß getrockneter Bierhefe auf die Ketogenese und Milchfettleistung bei Kühen.)** Ukrainśkyj biochimičnyj žurnal, Kyïv **34** (1962) Nr. 4. S. 590-595. — 1 Tab., 18 Lit. Orig.: ukrain., Ausz.: russ., engl.
Nach Fütterung von Rindern mit getrockneten, lebensfähigen Bierhefen wurde eine Erniedrigung von Ketonkörpern in der Milch und im Urin bei gleichzeitiger Steigerung des Milchfettgehaltes festgestellt. H. John. 9142.

Kostantinov, M. (Konstantinow, M.); Orenburg, Forsch.-Inst. für Milchvieh- und Fleischviehzucht. Korma s soloncov. **(Auf Salzboden wachsendes Futter.)** Moločnoe i mjasnoe životnovodstvo, Moskva 7 (1962) Nr. 6. S. 16-21. — 3 Abb., 1 Tab.
Sudangras, Steinklee, Sorghum und Getreide wurden mit Erfolg zur Futtergewinnung auf Chlorid-Sulfat-Salzboden angebaut. Die oberen Bodenschichten hatten einen Humusgehalt von 2,2-2,5%. Die Salzkruste ging bis in eine Tiefe von 30-60 cm, in Form von Gips 75-100 cm. Es wurden 12-29,5 Ztr. Heu bzw. Stroh pro ha gewonnen. S. Willer. 9142.

Weber, Roland; München, Univ., Tierärztl. Fak., Inst. für Physiol. und Ernähr. der Tiere. **Ein biologisches Verfahren zur Bestimmung des verfügbaren Lysins in Eiweißfuttermitteln.** Diss. München **1961** 41 S. — 6 Abb., 7 Tab., 81 Lit.
Zur Bestimmung der Lysinverfügbarkeit in handelsüblichen Eiweißfuttermitteln bzw. Proteinpräparaten wurde ein Verfahren geprüft, dessen Kriterium Gewichtszunahmen sind, die der Zusatz dieser Eiweißträger zu einer lysinarmen Grundration bewirkt. Dabei wird der Gehalt an verfügbarem Lysin der zu prüfenden Proteinquelle durch den Vergleich der erzielten Gewichtszunahme mit denen, die mit graduierten Lysinmengen erreicht wurden, ermittelt. Die Prüfung dieses Verfahrens erfolgte in 3 Versuchen. Als Versuchstiere wurden männliche Küken einer Mastkreuzung (Nichols-Lohmann-Küken) verwendet. Diese wurden nach 7tägiger Vorperiode in gleich schwere Versuchsgruppen zu je 6 Küken eingeteilt und in warmluftgeheizten Räumen in Batterien untergebracht. Wasser und Futter standen ad libitum zur Verfügung. Die Versuchsperioden dauerten 7 Tage. Zur statistischen Auswertung wurden das Kriterium von Chauvenet zur Ausschaltung erheblich abweichender Werte und der „Fife-Point-Common-Zero-Test" herangezogen. Der erste Versuch diente der Bestimmung der optimalen Lysinkonzentration in der Versuchsration und der Prüfung der Linearität der Gewichtszunahme in Bezug auf lineare Lysinzulagen zur lysinarmen Diät. Zur Grundration (mit 0,52% Lysin) wurden graduierte Zulagen von L-Lysin-HCl oder Fischmehl gegeben. Es wurde eine optimale Lysinkonzentration von 1,12% der Ration (0,52% + 0,60%) bzw. 4,36% des Proteins ermittelt. Weiterhin ergab sich, daß eine lineare Abhängigkeit der Gewichtszunahmen von den Lysinzulagen im Bereich von 0,0–0,6% Lysinzusatz besteht. Das gleiche ergab sich bei steigendem Fischmehlzusatz bis 10% Fischmehl in der Ration, d. h., daß der „Fife-Point-Common-Zero-Test" angewendet werden kann. Im Fischmehl wurde so ein Gehalt von 5,82% verfügbares Lysin gefunden. Im 2. Versuch wurde die Beeinflussung der Lysinwirkung durch andere Aminosäuren im Bereich von 0,52–0,82% Lysin untersucht. Neben den Zulagen von L-Lysin-HCl und Fischmehl wie im ersten Versuch erfolgten Zugaben von Zein und Glutaminsäure. Diese Zugaben von „Nicht-Lysin-N" beeinflußten die Lysinwirkung

nicht. Im 3. Versuch wurde das Verfahren an gereinigten Eiweißsubstanzen (Casein, Gelatine und Drackettprotein) mit annähernd bekanntem Lysingehalt und am Sojaschrot erprobt. Mit den Substanzen wurden 0,15 und 0,30% L-Lysin der Grundration zugesetzt. Bei Casein, isoliertem Sojaprotein (Drackett) und Sojaschrot stimmt die ermittelte verfügbare Lysinmenge gut mit den chromatographisch gefundenen Gesamtlysinwerten überein. Bei Gelatine ist die Lysinverfügbarkeit wesentlich unter dem Gesamtlysingehalt, was sicherlich auf die technische Verarbeitung zurückzuführen ist. Es erscheint möglich, mit diesem Verfahren die Bestimmung des Gehaltes an „verfügbarem" Lysin in Eiweißfuttermitteln vorzunehmen.

W. Holzschuh. 9145.

Siegle, Otmar; München, Univ., Tierärztl. Fak., Inst. für Physiol. und Ernähr. der Tiere. **Untersuchungen über den Gehalt an verfügbarem Lysin in tierischen Eiweißfuttermitteln.** Diss. München **1962** 25 S. – 5 Abb., 4 Tab., 25 Lit.

Der Gehalt an verfügbarem Lysin in 12 Fischmehlen, 6 Tierkörpermehlen und 6 Magermilchpulvern (3 walzengetrocknet, 3 sprühgetrocknet) wurde mit Hilfe eines biologischen Verfahrens nach Brüggemann und Zucker, (vgl. Weber, R. Diss. München **1961**) bestimmt. Die in 4 Versuchen an insgesamt 772 Küken ermittelten Werte für verfügbares Lysin (Fischmehl 2,6–9,2; Tierkörpermehl 1,2–3,2 und Magermilchpulver 5,3–8,6) scheinen nur in 2 Versuchen (Versuch 1 mit Fischmehl und Versuch 3 mit Tierkörpermehl) im Bereich des tatsächlichen Gehaltes an verfügbarem Lysin zu liegen. Die übrigen, stark überhöhten Ergebnisse befriedigen nur als Relativwerte. Vf. schlägt deshalb zur Verbesserung des Verfahrens vor: 1. Erhöhung der Zahl der Gruppenwiederholungen, insbesondere, wenn viele Proben einer Standardkurve gegenübergestellt werden. 2. Erhöhung der Zahl der Gruppenwiederholungen auch für das Testmaterial, evtl. Verlängerung der Versuchsdauer. 3. Schärfere Vorselektion der Tiere. 4. Möglichst genaue Übereinstimmung des Lysingehaltes der Standard- und Testrationen. 5. Prüfung aller im Testmaterial vorkommenden „Nicht-Lysin-Faktoren", die positiven oder negativen Einfluß auf das Wachstum nehmen können.

W. Holzschuh. 9145.

Kumanoff, S.; Sofia, Landwirtsch. Hochschule. **Harnstoff als Proteinersatz in der Ration der Wiederkäuer.** Int. Z. Landwirtsch. **1961** Nr. 6. S. 123–129.

In Bulgarien durchgeführte Fütterungsversuche mit Harnstoff an Milchkühen, Mastrindern und Schafen werden beschrieben. Alle Versuche zeigten, daß Harnstoff mit gutem Erfolg einen Teil des Proteins in der Ration ersetzen kann. In Rindermastversuchen verbesserte der Zusatz des Oestrogens „Hexastrol" zusammen mit Arsen die Verwertung der harnstoffhaltigen Rationen um 14%. Zusätze von 0,5 oder 1,2% Harnstoff bei der Kartoffelsilierung verschlechterten die Silagequalität nicht, erhöhten aber den Gehalt an verdaul. Rohprotein von 1,95 auf 5,18% (nach Verdaulichkeitsversuchen mit Schafen). In Silierversuchen mit Mais, der in der Milchreife sowie zu Beginn der Milchwachsreife eingesäuert wurde, verringerte eine 0,5%ige Harnstoffbeigabe die Verluste an essentiellen Aminosäuren. Ungelöst blieb die Frage, ob durch die Harnstoffbeigabe der Abbau der Aminosäuren eingeschränkt wird, oder ob aus dem Harnstoff essentielle Aminosäuren gebildet werden. Die Harnstoffverfütterung an Schweine ließ bisher keinen Nutzen erkennen.

W. Holzschuh. 9145.

Tangl, H.; Budapest. **Die Verwendung von Harnstoff in der Fütterung.** Int. Z. Landwirtsch. **1961** Nr. 6. S. 130–133.

Vf. beschreibt ungarische Fütterungsversuche, die den Ersatz von Eiweiß durch Harnstoff zum Inhalt hatten. Die Harnstofffütterung an Kühe, Mastrinder und Schafe führte zu günstigen Ergebnissen, bei Jungrindern konnten bisher noch keine Erfolge erzielt werden. Weiterhin wird über Untersuchungen berichtet, in denen eine gesättigte Harnstofflösung (Zusatz in Höhe von 0,50 und 0,75%) bei der Maissilierung eingesetzt wurde. Bei der Analyse der Silage wurden 87% des eingebrachten Harnstoffes im urpsrünglichen Zustand oder als Ammoniak wiedergefunden. W. Holzschuh. 9145.

Thamm, H., Ihlenburg, H. und Lange, H.; Halle, Veterinäruntersuchungs- und Tiergesundheitsamt. **Zur Verfütterung synthetischer Stickstoffverbindungen nichteiweißartiger Natur.** Arch. exp. Veterinärmed. **16** (1962) Nr. 2. S. 393-411. — 7 Tab., 31 Lit.

Bei der Verfütterung von Harnstoff an Wiederkäuer wird dieser im Pansen zu Ammoniak abgebaut, durch die Pansenschleimhaut resorbiert und in der Leber zu Harnstoff resynthetisiert. Etwa die Hälfte des in der Leber abgebauten Harnstoffes werden der Pansenflora wieder zur Verfügung gestellt. Als Methode zur Bestimmung des Ammoniakgehaltes im Blut erwies sich das Verfahren nach Conway und O'Mallay als genügend zuverlässig und reproduzierbar. Für den Anstieg des Blutammoniakspiegels, das Auftreten klinischer Symptome und den Eintritt des Vergiftungstodes ist die absolute Menge des verabreichten Harnstoffes und die Art der Verabreichung entscheidend. 1,4mg% Ammoniak im Blut stellen den kritischen Wert dar. Danach sind als Intoxikationssymptome Zittern, beschleunigte Atmung, Durchfall, Niederlegen, Krämpfe und Erregungszustände zu beobachten. Dem als Antidot genannten verdünnten Essig wird auf das im Pansen befindliche Ammoniak nur eine beschränkte, auf das Ammoniak im Blute gar keine Wirkung zugeschrieben. Die pathologisch-anatomischen und histologischen Veränderungen werden besprochen. Die Milch mit Harnstoff gefütterter Kühe soll einen leicht erhöhten Ammoniak- und Harnstoffgehalt aufweisen, sonst aber unschädlich sein. H. Busse. 9145.

Tkačev, I., Taranenko, G., Bačikalo, A. und Istomin, M. (Tkatschew, I., Taranenko, G., Batschikalo, A. und Istomin, M.) Kak lučše ispol'zovat' močevinu. **(Wie wird Harnstoff am besten ausgenutzt?)** Moločnoe i mjasnoe skotovodstvo, Moskva 7 (1962) Nr. 8. S. 24–27. — 3 Tab.

Eine Zugabe von 20–25 g Harnstoff/Tag ist am wirkungsvollsten bei eiweißarmen Futtermitteln. Die Gewichtszunahmen der Jungtiere steigen um 25%, und die Milchmenge der Kühe wird um 10% erhöht. Man verfüttert Harnstoff am besten zusammen mit Schnitzeln oder Zuckerrüben. Auch wird Silage mit Harnstoff und Ammoniumsulfat angereichert (je t silierte Grünmasse 4,0 bis 4,5 kg Harnstoff und 1,5–2,0 kg Ammoniumsulfat). Vorteilhaft ist noch eine Zugabe von Chlorkobalt. Der Stickstoff der so behandelten Silage wird noch besser ausgenutzt, wenn Futterhefe (5–6 kg/t Silage) zugesetzt wird. Eine Anreicherung des Futters mit Eiweiß wird auch erreicht durch gemeinsame Aussaat von Mais und Soja bei gleichzeitiger Düngung mit Harnstoff. R. Ihssen. 9145.

D'jačkov, A. N. und Grigorenko, G. A. (Djatschkow, N. A. und Grigorenko, G. A.); Altai-Forsch.-Inst. für Landwirtsch. Ispol'zovanie azota karbamida ovcami. **(Die Verwertung des Harnstoffs durch Schafe.)** Ovcevod'stvo, Moskva 8 (1962) Nr. 6. S. 26–28.

Eine Reihe von Fütterungsversuchen an Schafen mit Pansenfistel lassen folgende Schlußfolgerungen zu. Die Synthese des Harnstoffs zu Bakterieneiweiß geht schneller und ausgiebiger bei der Verabfolgung von Futtermitteln mit einem hohen Gehalt an leichtverdaulichen Kohlenhydraten vonstatten. Die Kohlenhydrate sind dabei der Energiespender für die Pansenbakterien. Rohfaserreiche Futtermittel erzeugen eine deutliche Depression in der Harnstoffverwertung; Maissilage ist aus obenerwähnten Gründen der ideale Partner. Gaben von Kobaltchlorid beschleunigen und intensivieren die chemischen Prozesse. Es ist deshalb angebracht, bei der

Maissilagefütterung auf 5 g Harnstoff 1 mg Kobaltchlorid zu geben; hierdurch wird die Ausnutzung auf das 1,5–2fache gesteigert.

S. Willer. 9145.

Jäger, Wolfgang; München, Univ., Inst. für Physiol. und Ernähr. der Tiere. **Chemisch-analytische Studien zum Problem des Fetteinsatzes in der Nutztierernährung unter besonderer Berücksichtigung des biochemischen und autoxydativen Fettverderbs sowie des Vitamins E.** Diss. München **1961** 61 S. — 3 Abb., 20 Tab., 38 Lit.

An Hand der Säurezahl (SZ), Jodzahl (JZ), Peroxydzahl (POZ), Aldehydzahl (AZ) und des Vitamin E-Gehaltes wurde das Verhalten von Fetten bei der Lagerung in Mischfuttermitteln und allein untersucht. Die erste Versuchsreihe diente der Bestimmung des Vitamin E-Gehaltes und der chemischen Fettkennzahlen handelsüblicher Kraftfuttermittel. Die Futtermittel (Geflügel-, Ferkel-, Rinder- und Wildmischfutter) wurden als Mehl und pelletiert 9 Mon. lang eingelagert. Es ergaben sich keine prinzipiellen Unterschiede zwischen den einzelnen Futtermitteln. Sehr hoch lag bei allen Futtermitteln die SZ (89,1–102,5), sie stieg aber nach 4 Monaten noch um 30–40% und nach 9 Mon. um 50–60% an. Die JZ, die anfangs zwischen 86,7 und 130,2 lag, verminderte sich nach 4 Mon. um 25–35%, nach 9 Mon. um 35–45%. Während die AZ keine wesentlichen Unterschiede erkennen ließ, stieg die POZ von anfänglich 0 nach 4 Monaten auf 4,6–5,6 und nach 9 Mon. auf 30,1–54,7. Der Tocopherolgehalt vermindert sich in den entsprechenden Abschnitten um 22–31% bzw. 30–50%. Trotz der etwas erhöhten SZ und POZ beim pelletierten Futter waren die Unterschiede zwischen Mehl und Pellet nicht groß genug, um einen signifikant nachteiligen Einfluß des Preßvorganges erkennen zu lassen. Der Vitamin E-Gehalt scheint unmittelbar durch physikalische Vorgänge beim Pressen beeinflußt zu werden. — In der zweiten Versuchsreihe wurden 3 Schweineschmalze, 3 Rindertalge, 4 rohe pflanzliche Öle und 4 raffinierte pflanzliche Öle 11 Mon. lang gelagert. Proben wurden nach 1, 3, 5 und 11 Mon. genommen. Die pflanzlichen Öle scheinen auf Grund ihres Tocopherolgehaltes am stabilsten zu sein, es folgen die raffinierten Öle, Rindertalg und Schweineschmalz. Nach den für die Lebensmittelchemie festgesetzten Kennzahlen hielten sich die pflanzlichen Öle und der Rindertalg 3–6 Mon., während Schweineschmalz schon nach 3 Mon. verdarb. Durch den Zusatz von Butylhydroxytoluol (BHT) wurden kein prinzipieller Unterschied zu den nichtstabilisierten Fetten hinsichtlich SZ, JZ, und AZ erreicht, es trat aber eine günstige Wirkung auf den Gehalt an Peroxyden (POZ) bei den tierischen Fetten ein. Die besten Auswirkungen waren an der Oberfläche festzustellen. Durch den BHT-Zusatz erhöhte sich die Haltbarkeit des Schweineschmalzes und des Rindertalges ebenfalls auf 6–11 Mon. Schließlich wurden noch Rindertalg und Baumwollsaatöl zu 10 und 20% vier mehligen Mischfuttern und einem Mineralstoffgemisch mit und ohne BHT zugesetzt. Mindestens bis zu einer Lagerzeit von 4 Mon. traten keine ernährungsphysiologisch nachteiligen Veränderungen der Fette auf, der Einsatz von BHT erschien hier überflüssig. Beim Fettszusatz zur Mineralstoffmischung war ein schneller BHT Anstieg der POZ und der AZ zu verzeichnen; BHT blieb dabei wirkungslos.

W. Holzschuh. 9145.

Wolter, Roger; Alfort, École Nat. Vétérin. Nouveaux sous-produits de la mélasse en alimentation animale. **(Neue Nebenprodukte der Melasse in der Tierernährung.)** Diss. Alfort **1961** 47 S. — 1 Abb., 8 Tab., 13 Lit.

K. Reinhardt. 9145.

Witt, M., Schröder, J. und Mehden, H. v. d.; Mariensee/Trenthorst, Max-Planck-Inst. für Tierzucht und Tierernähr. **Zur Frage der Verwendung von Algeneiweiß in der Schweinemast.** Züchtungskunde **34** (1962) Nr. 6. S. 272–281.

Meeresalgen verschiedener Art sind als Futter- und Nahrungsmittel in Europa, Asien und Amerika bekannt. In Japan wird in flachen Küstengewässern als Nahrungsmittel die Rotalge „*Porphyra tenera*" auf 63000 ha mit einem Trockenmasseertrag von 4–5000 t gezogen. Einzellige Süßwasseralgenarten der Klasse der Grünalgen (Chlorophyceae) erscheinen wegen des hohen Eiweiß- oder Fettgehaltes zur Erzeugung großer Nährstoffmengen in industriellen Kulturverfahren geeignet. Der Einsatz von Trockenmehl der Zuchtalge „*Scenedesmus obliquus*" als Eiweißfuttermittel in der Schweinemast wird geprüft. 3 Gruppen von je 8–10 Schweinen (Rasse v. L.) erhalten in Einzelfütterung auf blanken Trog bei Getreidemast im Mastabschnitt 40–110 kg als Eiweißfutter: K-Gr. 11–9–7,5% Fischmehl = 100% Fischmehleiweiß, V-Gr. I. 3–2,5–2% Fischmehl = 25% Fischmehleiweiß, u. 10–8–7% Algenmehl = 75% Algeneiweiß, V-Gr. II 3–2,5–2% Fischmehl = 25% Fischmehleiweiß u. 12–10–8% Sojaschrot = 75% Sojaeiweiß. Die Algengruppe hat die höchste Tageszunahme mit 755 g, höchsten Futteraufwand von 3,60 kg mit 2516 g GN je kg Zuwachs (hoch signifikant), die kürzeste Mastdauer bei größter Rückenspeckdicke und guter Ausbildung des Lendenmuskels. Eiweißfutter, aus 75% Algeneiweiß und 25% Fischmehleiweiß bestehend, bringt vollen Masterfolg. Die Wirtschaftlichkeit ist z. Z. ungeklärt. Der 100%ige Ersatz des tierischen Eiweißes durch Algeneiweiß bleibt noch zu prüfen. K. Neuffer. 9145.

Petrov, D. F. (Petrow, D. F.); Nowosibirsk, Sibir. Abt. der Akad. der Wiss. der UdSSR. Obogaščenie kormov polnocennym mikrobnym belkom. **(Die Anreicherung des Futters mit vollwertigem Mikrobeneiweiß.)** Životnovodstvo, Moskva 24 (1962) Nr. 4. S. 26–29. – 1 Tab.

Wenn auf gekochten Kartoffeln, denen 3% Harnstoff (vom Gewicht der Kartoffeln) zugesetzt wurde, der harnstoffeste *Azotobacter suis* bei einer Temperatur von +25 bis 30 °C kultiviert wird, zerstört er in 48 Std. 70–85% des Harnstoffs und erhöht den Eiweißgehalt auf 7–8,8% (69–80 g/kg Kartoffeln). Bei verschiedenen Versuchen erhielten Ferkel 1 kg der obenerwähnten Kartoffeln/Tier/Tag, während die Kontrolltiere gekochte Kartoffeln ohne Azotobacter erhielten. Die Tagesdurchschnittszunahmen der Versuchstiere lagen 20–40% höher (425 gegenüber 357 g bzw. 464 gegenüber 329 g). F. Schenk. 9150.

Kuum, È. Ch. und Raevskij, V. I. (Kuum, E. Ch. und Rajewski, W. J.); Tartu, Estn. Forsch.-Inst. für Tierzucht und Veterinärmed. Opyt prigotovlenija i skarmlivanija vitaminnoj sennoj muki v Èstonskoj SSR. **(Die Herstellung und Verfütterung von vitaminreichem Heumehl in der Estnischen SSR.)** Svinovodstvo, Moskva 16 (1962) Nr. 4. S. 25–28. – 2 Abb., 2 Tab.

In der Estnischen SSR wurden zwei Kleintrockner zur Herstellung von Trockengrünfutter konstruiert. Die Konstruktionsdaten der stationären, wahlweise mit flüssigen oder festen Brennstoffen arbeitenden und der fahrbaren, mit Dieselöl betriebenen Anlage werden beschrieben. Nach dem Fließbandsystem produziert der stationäre Trockner stündl. 200–220 kg Trockenfutter, der fahrbare 120 kg. Die Arbeitstemperatur beträgt 150–180 °C. So getrocknetes Wiesengras hat einen Durchschnittsgehalt von 17,4% Wasser, 13,8% Rohprotein, 2,1% Rohfett, 42,4% stickstofffreie Extraktstoffe, 29,9% Rohfaser, 11,8% Asche, 1,11% Calcium und 0,20% Phosphor. An Carotin sind 142,3 mg pro kg vorhanden. Im Fütterungsversuch mit Schweinen wurden tägl. Kgw.-Zunahmen von 678 g erreicht, wenn das getrocknete Wiesengras 10% des Nährstoffbedarfs der Tiere deckte. Die Kontrolltiere, die gewöhnliches Heumehl erhielten, nahmen tägl. 622 g zu. Eine Steigerung der Trockengrünfuttergabe auf 15% des Bedarfs verschlechterte die Ergebnisse (671 g). Die Nährstoffverwertung wurde um 7,3–8% verbessert. S. Willer. 9150.

Zafren, S. Ja. (Safren, S. Ja.); Lugowaja, Gebiet Moskau, Williams-Unions-Inst. für Futtermittelforsch. Uveličenie proteinovoj cennosti kukuruznogo silosa. **(Steigerung des Proteinwertes der Maissilage.)** Vestnik sel'skochozjajstvennoj nauki, Moskva 7 (1962) Nr. 5. S. 55–58. – 1 Abb., 2 Lit. Zus. in Engl., Franz., Dtsch.
Durch die Verabfolgung von mit ammoniakalischer Wasserlösung behandelter Maissilage an Kälber wurde die durchschnittl. tägl. Kgw.-Zunahme um 100 g gegenüber den Kontrollen, die unbehandelte Maissilage erhielten, gesteigert. Bei Milchkühen wurden um 1,5 kg höhere tägl. Milchmengenleistungen erzielt.
S. Willer. 9150.

Vorotilov, M. (Worotilow, M.); Orenburg, Forsch.-Inst. für Milch-Fleischvieh-Zucht. Soveršenstvovat' nazemnoe silosovanie. **(Vervollkommung der ebenerdigen Silierung.)** Moločnoe i mjasnoe skotovodstvo, Moskva 7 (1962) Nr. 8. S. 23–24.
Bei der Silierung von Futter ist das sorgfältige Festfahren der Masse eine wichtige Voraussetzung zur Gewinnung eines Futters von guter Qualität. Durch Zerkleinerung der Pflanzen wird die Cellulose zerstört und dadurch der Widerstand besonders junger Pflanzen vermindert. Ein mehrmaliges Festfahren des Stapels sofort nach dem Einsilieren und 3–4 Tage danach führt zu einer starken Verdichtung des Futters und damit zu geringen Verlusten.
R. Ihssen. 9155.

Pasečnik, G. I. (Passetschnik, G. I.); Charkow, Forsch.-Inst. für Tierzucht des Waldsteppen- und Polessje-Gebietes der Ukrain.SSR. Kukuruznyj silos v letnem kormlenii korov. **(Die Maissilage in der Sommerfütterung der Kühe.)** Životnovodstvo, Moskva 24 (1962) Nr. 5. S. 25–29. – 4 Tab.
Vom 17.5.–6.10.1961 erhielten Simmentaler Kühe Maissilage als Grundfutter (39–42 kg/Tier/Tag) (I), Grünfutter und Maissilage zu gleichen Teilen (II) und gewöhnliches Grünfutter (III) sowie zusätzlich ein Gemisch von Kraftfutter, Salz und Tricalciumphosphat; pro Tier und Tag wurden 10,06 (I), 11,73 (II) und 12,53 kg (III) Tr.-Subst. und 9,37 (I), 10,95 (II) bzw. 12,24 FE (III) verbraucht. Die durchschnittl. Tagesmilchleistung pro Kuh betrug während des Versuchs 10,47 (I), 10,64 (II) bzw. 10,15 l (III); der Milchfettgehalt sank zeitweilig um 6 (I) und 2,8% (II) gegenüber III. Der Vitamingehalt der Milch und der Calcium-, Phosphor- und Carotingehalt im Blut waren in allen Gruppen gleich, es waren keinerlei Anzeichen für Acidose vorhanden, und die Kälber aller Gruppen entwickelten sich normal. Gr. II wies die größte Menge und das beste Verhältnis der flüchtigen Fettsäuren im Pansen auf.
F. Schenk. 9160.

Semak, I. L., Maksakov, V. Ja. und Mosolov, N. I. (Semak, I. L., Maxakow, W. Ja. und Mossolow, N. I.); Charkow, Forsch.-Inst. für Tierzucht des Waldsteppen- und Polessje-Gebietes der Ukrain. SSR. Letnij otkorm molodnjaka krupnogo rogatogo skota na kukuruzom silose. **(Die Sommermast von Jungrindern mit Maissilage.)** Životnovodstvo, Moskva 24 (1962) Nr. 5. S. 29 bis 32. – 4 Tab.
Während eines Versuches von 163 Tagen erhielten $1^1/_2$jährige Färsen 56% Silage, 34% Kraftfutter und 9% Futterpflanzen (I); 34,5% Silage, 25% Kraftfutter und 30% Futterpflanzen (II); Gr. III erhielt entspr. 40; 23 und 27,7%; Gr. IV 7,9; 23,6 und 60%. Die Tagesdurchschnittszunahmen betrugen 871 (I), 791 (II) ,759 (III) und 769 g (IV); pro kg Zunahme wurden 8,15; 8,34; 8,56 und 9,62 FE verbraucht. Die beste Fleisch- und Fettausbeute wurde in Gr. I–III (54,12–55,29% gegenüber 53,10% bei IV) erzielt. Wesentliche Unterschiede in bezug auf die Fleischbeschaffenheit waren nicht zu verzeichnen. Auf Grund des Versuchs werden folgende Rationen empfohlen: 1. 55–65% Maissilage, 30–25% Kraftfutter, 12–15% Zuckerrüben; 2. 40–50% Mais-

silage, 12–15% Zuckerrüben, 15–25% Grünfutter und 20–25% Kraftfutter. 30% des Proteinbedarfs können durch Harnstoff gedeckt werden.
F. Schenk. 9160.

Kvašnin, P. (Kwaschnin, P.); Perm, Prjanischnikow-Inst. für Landwirtsch. Silos — v racion molodnjaka. **(Silage in der Ration des Jungviehs.)** Moločnoe i mjasnoe životnovodstvo, Moskva 7 (1962) Nr. 6. S. 24–25.
In einem Betrieb verteilten sich die zur Jungviehaufzucht notwendigen Futtermittel auf 43,1% Kraftfuttermittel, 20,6% Wiesenheu, 24,2% Grünfutter und 9,9% Silage. Für 1 kg Kgw.-Zunahme wurden auf dieser Grundlage in der Periode vom 4.–18. Lebensmonat 8,56 FE mit 933 g verdaul. Rohprotein benötigt. Nach der Umstellung auf 15% Kraftfutter, 28% Heu und 56,3% Silage und Grünfutter wurden für 1 kg Kgw.-Zunahme 8,8 FE mit 883 g verdaul. Rohprotein verbraucht. Es wurde hiermit eine Futterkostensenkung von über 50% erzielt. S. Willer. 9160.

D'jakov, S. (Djakow, S.) Vyraščivanie na mjaso teljat krasnoj stepnoj porody. **(Mast von Kälbern des Roten Steppenviehs.)** Moločnoe i mjasnoe skotovodstvo, Moskva 7 (1962) Nr. 7. S. 25–27. — 3 Tab.
Mastversuche mit Bullenkälbern, die mit 4 Monaten kastriert werden, zeigen, daß die Mast von Roten Steppenrindern am gewinnbringendsten bei ganzjähriger Stallhaltung ist. Die Tiere erhalten dabei reichliche Futterrationen, die sie gut ausnutzen. Eine Senkung der Futtergaben um 26% bringt einen Gewichtsverlust von etwa 20 kg bis zum Alter von 18 Mon. gegenüber vollwertig ernährten Bullenkälbern. Der Arbeitsaufwand ist dabei um 14% höher und die Selbstkosten je kg Gewichtszunahme um 20%. R. Ihssen. 9160.

Višnjakov, N. K. (Wischnjakow, N. K.); Altai-Forsch.-Inst. für Landwirtsch. Skarmlivanie kukuruznogo silosa teljatam s pervych dnej žizni. **(Die Verfütterung von Maissilage an Kälber von den ersten Lebenstagen an.)** Životnovodstvo, Moskva 24 (1962) Nr. 4. S. 65–66. — 1 Abb.
Bei einem Versuch erhielten Kälber vom 7.–10. Tag an nach Belieben Maissilage und Kraftfutter. Mit 20 Tagen fraßen sie bis zu 0,5 kg Maissilage und nahmen tägl. im Durchschnitt 936 g zu. Mit 12–15 Monaten fraßen sie bis zu 36 kg Silage und nahmen 800 g und mehr zu (bei Mais mit Maissilage und Bohnen). Bei dieser Aufzuchtmethode kann sehr viel Milch gespart werden; wichtig ist, daß die trächtigen Kühe bis zum Abkalben Silage erhalten (7–10 Tage vor dem Abkalben wird die übliche Ration von 30 kg auf die Hälfte reduziert). F. Schenk. 9160.

Jordan, C. E.; Greenfield, Ind., Eli Lilly and Co., A. R. C., Swine Nutrit. Res. Practical swine nutrition. **(Praktische Schweineernährung.)** Veterin. Med. 57 (1962) Nr. 2. S. 147–152. — 7 Tab.
Über den Einfluß bestimmter Erkrankungen auf die Nahrungsbedürfnisse der Tiere ist noch wenig bekannt. So soll zum Beispiel bei einer Arthritis der Bedarf an einem oder mehreren Mineralstoffen zunehmen. Zwischen der Vitamin A-Versorgung und der Infektion der Luftwege bestehen Beziehungen, wobei der exakte Vitamin A-Bedarf in solchem Falle aber noch ungeklärt ist. Infolge eines Vitaminmangels beim Schwein finden z. B. die Erreger der schweren Enteritiden Gelegenheit, sich bedrohlich zu vermehren. In Zukunft soll Futtergetreide für Schweine mit Aminosäuren angereichert werden. Zu ihrer Ergänzung wird nur teilweise Eiweiß pflanzlicher oder tierischer Herkunft herangezogen werden können. Der Mangel an Aminosäuren wird dann durch Zufuhr dieser Stoffe in reiner Substanz auszugleichen sein. Der Mineralstoffentzug im Boden und neue Futtergetreidesorten beeinflussen die Mineralstoffversorgung ebenfalls. Die Beziehungen zwischen diesen und anderen Nährstoffen bedürfen weiterer Untersuchungen. Desgleichen die Beziehungen zwischen dem Vitamin-, dem Mineralstoff-, und dem Eiweißstoff-

wechsel. Welche noch unbekannten Faktoren auf das Wachstum und die Fortpflanzung einwirken, wird erst in Zukunft zu klären sein. Antibiotica, Chemikalien und andere Mitttel müssen weiter zur erfolgreichen, rentablen Schweineproduktion bereitgestellt werden. Die Zusatzpräparate sollen in Zukunft eine gezieltere Anwendung finden. Ehe man Futtermittel in den Verkehr bringt, bedarf es sorgfältiger Untersuchungen, der Qualitätskontrollen und gründlicher Kenntnisse über ihren Wert. Der Einfluß des Umweltfaktors Nahrung auf die Gesundheit der Tiere ist weiterhin verständnisvoll zu eruieren. Hieraus resultiert die Möglichkeit einer diätetischen und therapeutischen Behandlung. Die komplexen Probleme können nur vom Ernährungswissenschaftler und dem Tierarzt gemeinsam gelöst werden. H. Busse. 9160.

Anonym. Bekonnyj otkorm podsvinkov na raznych korneplodach. **(Baconmast der Schweine mit verschiedenen Hackfrüchten.)** Svinovodstvo, Moskva 16 (1962) Nr. 5. S. 21–22. – 3 Tab.
Sechzehn Schweine im Alter von 6 Mon. wurden in 4 Versuchsgruppen eingeteilt. Die Grundration bestand aus 2 kg einer Hafer-Gerstenschrotmischung (1:1) und 1 kg Leinkuchen. Gruppe I bekam außerdem 14 kg Futterrüben, Gruppe II 19 kg Mohrrüben, Gruppe III 8 kg Kartoffeln und Gruppe IV zusätzlich 2 kg der Kraftfuttermischung. Das Mastendgewicht war in Gruppe I mit 242 Pfund am höchsten, danach folgten Gruppe II (236,2 Pfund) vor Gruppe IV (232,5 Pfund) und III (178 Pfund). Die tägl. Kgw.-Zunahmen während der 70tägigen Versuchsperiode lagen in Gruppe I bei 1,59 Pfund, II bei 1,64, III bei 0,87 und IV bei 1,57 Pfund. S. Willer. 9160.

Abramočkin, V. A. (Abramotschkin, W. A.); Altai-Forsch.-Inst. für Landwirtsch. Otkorm svinej na sacharnoj svekle i kormovych bobach. **(Die Schweinemast mit Zuckerrüben und Futterbohnen.)** Svinovodstvo, Moskva 16 (1962) Nr. 5. S. 23–25. – 3 Tab.
Während eines Fütterungsversuchs von 79 Tagen erhielten die 20 Tiere der Versuchsgruppe (Ausgangsalter 4 Mon.) insgesamt 323,9 kg Zuckerrüben und 114,5 kg einer Mischung von Futterbohnenmehl und Mineralstoffen. Die 20 Kontrolltiere bekamen pro Kopf 198,3 kg einer Kraftfuttermischung, die aus Getreide, Sonnenblumenschrot und Mineralstoffen bestand. In der Tagesration waren Nährstoff-(2,66 FE) und Eiweißbedarf (326 bzw. 335 g verdaul. Rohprotein) ausgeglichen. Mit Endgewichten von 82,0 und 85,2 kg und tägl. Kgw.-Zunahmen von 491 und 531 g waren die Versuchstiere den Kontrollen unterlegen, desgleichen in der Nährstoffverwertung (5,42 und 5,01 FE pro kg Kgw.-Zunahme). Die Futterkosten verbilligten sich jedoch durch Rüben- und Bohnenmehlfütterung, da die 5,01 FE/kg Kgw. der Kontrollgruppe völlig aus Kraftfuttermitteln gedeckt werden mußten, von den 5,42 FE/kg Kgw. der Versuchsgruppe aber nur 2,20 FE. S.Willer. 9160.

Sarrė, M. F. (Sarre, M. F.) Zemljanaja gruša na korm svińjam. **(Topinambur in der Schweinefütterung.)** Svinovodstvo, Moskva 16 (1962) Nr. 5. S. 27 bis 28. – 2 Abb.
In Nordlettland wurden im Jahre 1960 Hektarerträge von 922 Ztr. Grünmasse und 233 Ztr. Topinamburknollen (=1154 kg verdaul. Rohprotein) erreicht. Während eines Versuchsmonats nahmen die Schweine, die auf Topinamburfeldern weideten, durchschnittl. 17,2 kg zu, die Tiere, die die Knollen bei Stallhaltung vorgelegt bekamen, jedoch nur 8,8 kg. Der Selbstkostenpreis der Fleischerzeugung lag bei Weide- um 1,5–2mal niedriger als bei Stallfütterung. Es gibt bisher 15 Topinambursorten, die an bestimmte Anbaubedingungen adaptiert sind und daher eine ausreichende Ertragssicherheit bieten. S. Willer. 9160.

Farsychanov, S. und Osipov, V. [(Farsychanow, S. und Ossipow, W.); Tadshik. Landwirtsch. Inst. Strojkovyj otkorm gissarskich ovec. **(Die**

Stallfütterung der Gissar-Schafe.) Ovcevodstvo, Moskva 8 (1962) Nr. 6. S. 25–26.
In der Tadshikischen SSR im Gebiet Gissar macht die Winterfütterung der Schafe erhebliche Schwierigkeiten. Die Fleischproduktion wird im wesentlichen im Sommer durchgeführt, in dessen Verlauf die Lämmer ein Gewicht von 55–60 kg erreichen. Die durchaus durchführbare Winterfütterung auf der Basis von 1–3 kg Silage, 0,2–0,4 kg Baumwollschalen und 0,2–0,8 kg Kraftfuttermittel stellt eine Reserve zur Erhöhung des Fleischaufkommens der Republik dar. S. Willer. 9160.

Chadanovič, I. V. (Chadanowitsch, I. W.); Stawropol, Unions-Forsch.-Inst. für Schaf- und Ziegenzucht, Abt. für Ernähr. Kormlenie ovec silosom pri kruglogodovom stojlovom soderžanii. **(Fütterung der Schafe mit Silage bei ganzjähriger Stallhaltung.)** Ovcevodstvo, Moskva 8 (1962) Nr. 7. S. 29–32. — 6 Tab.
Tragende Mutterschafe erhalten tägl. Rationen mit 3,0–4,5 kg Maissilage, 0,2–0,5 kg Heu, 0,5–1,0 kg Stroh, 0,2–0,35 kg Körnermais, 10–16 g Harnstoff und 5–10 g fluorlose Phosphate. Saugende Muttern bekommen 5,0–7,0 kg Maissilage, 0,2–0,5 kg Heu, 0,5 kg Stroh, 0,3–0,45 kg Körnermais, 14–18 g Harnstoff und 7–10 g fluorlose Phosphate. Für Lämmer vom 1.–8. Lebensmonat sind 0,3–2,0 kg Maissilage (ab 3. Mon.), 0,3–0,7 kg Heu (ab 2. Mon.), 0,03–0,20 kg Körnermais bzw. Hafer u.a. einzusetzen. Vom 8.–18. Lebensmonat sind es 2,0–3,5 kg Maissilage, 0,2–0,5 kg Heu, 0,5–1,0 kg Stroh, 0,2–0,35 kg Körnermais, 12–15 g Harnstoff und 5–7 g Phosphate.
S. Willer. 9160.

Depelchin, A. und Koopmansch, W.; Bruxelles, Brabant, Inst. Pasteur. Contribution à l'alimentation rationelle des animaux de laboratoire. **(Beitrag zur rationellen Ernährung der Labortiere.)** Ann. Méd. vétérin. **106** (1962) Nr. 3. S. 170–174. — 2 Abb.
Während man bezüglich der Ernährung der Haustiere über exakte Kenntnisse verfügt, ist dieses Gebiet bei den kleinen Versuchstieren weitgehend unerforscht. Futterrationen, die bisher mit befriedigendem Erfolge Verwendung fanden, basieren weitgehend auf empirischen Tastversuchen. Entweder tragen die Rationen den tatsächlichen Bedürfnissen nicht ausreichend Rechnung, oder sie überschreiten in den Kosten die Rentabilitätsgrenze. Wünschenswert erscheint eine Ernährung, die das ganze Jahr sich möglichst nicht ändert. Damit scheiden frische Futtermittel von vornherein aus. Die heutige Versuchstierernährung muß folgenden Forderungen gerecht werden; sie muß jahreszeitliche Schwankungen, die Verdauungsstörungen auslösen und die Gewichtsentwicklung stören könnten, vermeiden. Die Nahrung muß in Autoklaven sterilisiert werden können, um die Übertragung der *Pasteurella pseudotuberculosis* und der Salmonellen auf alimentärem Wege zu verhindern. Die Autoren haben für das Meerschweinchen einen Fütterungsplan ausgearbeitet, der den Bedürfnissen dieser Tierart gerecht wird, eine Futtervergeudung verhindert und den Handarbeitsaufwand in der Fütterung herabsetzt.
H. Busse. 9160.

Barkema, Remko Meerten; Utrecht, Rijksuniv., Fac der Diergeneeskunde. Bijdrage tot de zoötechniek met Mus musculus domesticus als proefdier. **(Beitrag zur Zucht von Mus musculus domesticus als Versuchstier.)** Diss. Utrecht **1962** 159 S. — 15 Abb., 54 Tab., 60 Lit. Zus. in Engl., Franz., Dtsch.
Einleitend wird der relative Methioninbedarf von Mäusen ermittelt. — Hinsichtlich der Gewichtszunahme besteht ein Tages-Nacht-Rhythmus, der u.a. beeinflußt wird durch die Zugehörigkeit zu verschiedenen Stämmen und Nestern, durch das Geschlecht der Tiere, die Anzahl der Mäuse pro Käfig, den Temperaturunterschied zwischen Tag und Nacht und durch das verabfolgte

Futter. Aus diesen Gründen muß der Zeitpunkt des Wiegens innerhalb von 24 Std. Berücksichtigung finden. Für Zuchtversuche ist jedoch eine einmal wöchentliche Wägung ausreichend. Eine Futterumstellung beeinflußt zwar die Gewichtszunahmen bedeutend, diese Veränderungen sind jedoch kein Maßstab für den Wert des Versuchsfutters. Sowohl ein Futterumstellungseffekt als auch ein Heterosiseffekt können möglicherweise durch eine plötzliche Veränderung im Genotyp-Milieu-Komplex (Phänom) entstehen. Futterrationen verschiedener Zusammensetzung beeinflussen schließlich unterschiedlich die Zahl der Todesfälle von Versuchstieren. E. Wiesner. 9160.

Müller, Zdenek; Roztoky bei Prag, Forsch.-Inst. für Antibiotica. **Die Wirkstoffe in der modernen Tierernährung.** Wiss. Z. Friedrich-Schiller-Univ. Jena/Thür., math.-naturwiss. R. **11** (1962) Nr. 1/2. S. 69–76.

Die Maßnahmen der Domestikation im letzten Jahrzehnt, die Umwelteinflüsse der neuen Technologie und die erhöhten Leistungsforderungen an den Organismus der Tiere haben die Gefahren der Verbreitung von Massenkrankheiten erhöht und die Reizbarkeit der Tiere infolge der physiologischen Belastungen und der psychotropen Einflüsse gesteigert. Vf. untersucht in einer breit angelegten Studie die Möglichkeiten, mit Hilfe chemischer und biologischer Präparate diese schädlichen Folgen abzuwehren. Er teilt die chemischen und biologischen Wirkstoffe in fünf grundlegende Gruppen ein und bespricht, in interessanter Weise auf bereits verfügbare Ergebnisse wissenschaftlicher Untersuchungen eingehend, den Harnstoff, die Hefeeiweiße, den Azotobacter, die Mycelien der Rückstände der pharmazeutischen und chemischen Industrie, die limitierenden Aminosäuren (Lysin und Methionin), die Vitamine, Enzyme, Hormone, Mikroelemente und Antibiotica. Fernerhin nitrierte antibiotische Stoffe, Arsenverbindungen, Tranquillizer, die Hydroxyderivate der Benzoësäure und die Antioxydantien, sowie die evtl. zwischen den einzelnen Stoffen vorhandenen synergistischen und antagonistichen Wirkungen. Bei den Bemühungen, die genannten Stoffe in überlegter Weise gezielt und verantwortungsbewußt in den Dienst der Tierernährung zu stellen, werden sich die Interessen der chemischen und pharmazeutischen Industrie sowie die der Landwirtschaft und der Nahrungsmittelindustrie begegnen und auf das gemeinsame Ziel abgestimmt werden müssen. Zusammenfassend vertritt Vf. die Auffassung, daß schon heute die Anwendung biologischer Stoffe gegenüber chemischen ein Übergewicht besitzt und sieht das als eine positive Erscheinung an. H. Busse. 9170.

Emelina, N. T. (Jemelina, N. T.); Moskau, Veterinärmed. Akad. Primenenie preparatov vitamina A pri otkorme svinej. **(Die Anwendung von Vitamin A-Präparaten in der Schweinemast.)** Svinovodstvo, Moskva **16** (1962) Nr. 4. S. 33–35. — 2 Tab.

Läuferschweinen wurden in der Ration tägl. 50 IE Vitamin A pro kg Kgw. in drei verschiedenen Formen appliziert: in öliger Lösung, in Melasse und in melassierte Treber (Gruppen I bis III). Im Verlauf eines 130 Tage dauernden Fütterungsversuchs wurden in den Versuchsgruppen durchschnittl. tägl. Kgw.-Zunahmen von 477 g, 482 g und 486 g erreicht. Der Vitamin A-Gehalt in der Leber nach der Schachtung betrug 3,07 mg-% (0,83–5,00), 7,39 mg-% (3,30–11,25) und 2,49 mg-% (0,83–3,30). Es wird vorgeschlagen, in Mischfuttermitteln mit Melasse stabilisiertes Vitamin A zu verwenden, da dieses wesentlich wirksamer ist als das in öliger Lösung. S. Willer. 9174.

Brjušinin, I. G. (Brjuschinin, I. G.) Normy skarmlivanija antibiotikov. **(Antibioticafütterungsnormen.)** Svinovodstvo, Moskva **16** (1962) Nr. 4. S. 35–36. — 3 Tab.

Auf reines Biomycin bezogen, entfalten bei Ferkeln in folgenden Lebensabschnitten folgende Antibioticamengen die günstigste Wirkung; bis zum 15. Lebenstag 1,33 mg, bis zum 30. Lebenstag 3,0 mg und bis zum 60. Tag 6,0 mg. Während der gesamten Saugperiode sind durchschnittl. 4,6 mg optimal; vom 60. bis zum 120. Lebenstag sind es gleichbleibend 6,5 mg. S. Willer. 9176.

Jeschko, K., Kissling, R., Tratnig-Frankl, E. und Willinger, H.; Wien, Milchind. und Agrarges. mbH; Tierärztl. Hochschule, Inst. für Tierernähr., Milchhyg. und Lebensmittelkunde; Klagenfurt; Mödling, Österreich, Bundesanst. für Tierseuchenbekämpf. **Langfristige Verwendung von Aureomycin in der Schweinefütterung.** Mitt. Tierhalt. **1962** Nr. 79. S. 14–18.

Vff. berichten über die günstige Auswirkung der pausenlosen Verfütterung von Aureomycin in nutritiven Dosen an Zucht- und Mastschweine seit 10 Jahren. Zuchtsauen, in der 2.–7. Generation mit Aurofac 2A beigefüttert, zeigen bei ungünstiger Freilandhaltung keine Gesundheitsstörungen und haben gute Aufzuchtleistungen. Dem Kraftfutter aller Altersgruppen wird Aurofac 2 A zugesetzt. Die Ferkelverluste wurden von 35% im Jahre 1950 auf 10–14% z.Zt. gesenkt: Notschlachtungen werden mit 0,5% angegeben. Enzootische Pneumonie tritt bei den Saugferkeln nicht mehr auf. Seit 1954 wird nicht mehr gegen Rotlauf vacciniert. Rotlauferkrankungen werden mit Penicillin behandelt. Eine Resistenz gegen Antibiotica ist nicht feststellbar. Die Aufzuchterfolge und der Rückgang der Erkrankungen werden auf die laufende Verwendung von Aurofac 2 A zurückgeführt. K. Neuffer. 9176.

Bernhardt, W. und Priboth, W.; Wittgensdorf; Leipzig. **Die Wirkung von Terramycin Complement-Super im Futter auf die Entwicklung und den Futterverbrauch bei an Ferkelgrippe erkrankten Ferkeln und Mastschweinen.** Tierärztl. Umschau **17** (1962) Nr. 9. S. 313–318.

Vff. berichten über den Einsatz von Terramycin-Complement-Super in mit Ferkelgrippe verseuchten Schweinebeständen zwecks Verminderung der Aufzuchtverluste und Verbesserung der Mastergebnisse. Beim Aufzuchtversuch war das 56-Tage-Gewicht mit 16,5 kg um 2,1 kg höher als bei der Vergleichsgruppe, die Verluste betrugen 10% gegenüber 22,5%. Bis zur 16. Woche stiegen die Verluste in der Kontrollgruppe um weitere 12,5% auf insgesamt 35%, während sie in der Versuchsgruppe bei 10% blieben. Eine gesündere Hautfarbe war bei den Versuchsferkeln festzustellen. 16 Tiere mit unterschiedlich starkem Ferkelgrippebefall werden in 2 Versuchs- und 2 Kontrollgruppen zu je 4 Tieren eingeteilt und in 4 Mastabschnitten mit 4 verschiedenen Futtermischungen bei einer Mastdauer von 105 bzw. 112 Tagen auf 105–112 kg Durchschnittsendgewicht gemästet. Die „Kümmerergruppe" (Versgrp. III) — 20,5 kg Anfangs- und 105 kg Endgewicht — hat die höchste Durchschnittstageszunahme von 732 g bei 307 g verdaul. Eiweiß und 2664 g GN-Verbrauch je kg Zuwachs und Zufütterung von 156 g Terramycin-Complement-Super je Tier während des Versuches. Die Mehrzunahme der Versuchsgruppen lag bei 2,6 bzw. 7% bei einem um 4,2 bzw. 11,8% geringerem Nährstoffverbrauch je kg Zuwachs. K. Neuffer. 9176.

Kotova, M. V. (Kotowa, M. W.); Udelnaja, Gebiet Moskau, Forsch.-Inst. für Pelztier- und Kaninchenzucht. Dejstvie antibiotikov na rost molodnjaka norok. **(Wirkung der Antibiotica auf das Wachstum der Nerze.)** Krolikovodstvo i zverovodstvo, Moskva **5** (1962) Nr. 5. S. 19–20. — 3 Tab.

In einem vom Absetzen bis zur Schlachtung laufenden Fütterungsversuch wurden 900 Nerze in vier gleichgroße, unter den gleichen Bedingungen gehaltene Gruppen eingeteilt. Die Tiere der Gruppe I erhielten tägl. 1 mg kristallisiertes Biomycin in der Abendration, die der Gruppe II 1 mg Terramycin und die der Gruppe III 150 mg „Aurokorm" (Abfälle der Biomycinproduktion). Gruppe IV diente als Kontrolle. Bezeichnete man das durchschnittl. Kgw. der Kontrolltiere zum Versuchsende mit 100%, so betrug das durchschnittl. Kgw.

in Versuchsgruppe I (jeweils männl. und weibl. Tiere) 112,3 und 102%, in Versuchsgruppe II 114,9 und 97% und in Versuchsgruppe III 114,4 und 106,6%.
S. Willer. 9176.

Sahi, P. S., Parkash, Ram und Gurbax, Singh Mahal; Hissar, Punjab Coll. of Veterin. Sci. and Animal Husbandry. Effect of feeding antibiotics on live weight gain of lambs-trials with aureomycin, streptomycin and penicillin. **(Die Wirkung der Antibioticafütterung auf die Körpergewichtszunahme in Lämmerfütterungsversuchen mit Aureomycin, Streptomycin und Penicillin.)** Indian veterin. J. 38 (1961) Nr. 6. S. 305–310. E. Wiesner. 9176.

Waschkeit, R.; Berlin, Min. für Landwirtsch., Erfass. und Forstwirtsch. **Die Anwendung von Wirkstoffen in der Tierernährung der DDR.** Int. Z. Landwirtsch. **1961** Nr. 6. S. 108-116.
Seit 1958 werden in der DDR Wirkstoffkonzentrate für Kälber, Ferkel und Geflügel eingesetzt. Die Produktion an Wirkstoffkonzentraten reichte 1960 bzw. 1961 für jeweils 100% der Kälber, 22 bzw. 45% der Mastschweine, 60 bzw. 98% der Ferkel und 80% (1961) der Sauen des Gesamtbestandes aus. Es werden in der DDR folgende Antibiotica eingesetzt: Aureomycin, Terramycin und bisher auch Penicillin. Sie entstammen der Eigenproduktion sowie Importen aus Ungarn und der CSSR. Von den Vitaminen werden in der DDR Vit. A, Vit. D_2 und D_3 sowie Vit. B_{12} zur Fütterung verwendet. Das benutzte Vit. A hat eine Konzentration von 325000 IE/g und ist mineralstabil. Seine Haltbarkeit beträgt 6 Monate. Vit. D_2 wird durch ultraviolette Bestrahlung von Hefe gewonnen, der garantierte Mindestgehalt von 500 IE/g kann durch intensive Bestrahlung gesteigert werden. Vit. D_3 wird importiert. Vit. B_{12} ist im Mengenverhältnis 1:1000 in Antibiotica, welche für Schweine und Geflügel verwendet werden, enthalten. Die Zusammensetzung der in der DDR in acht pharmazeutischen und speziellen Mischfutterbetrieben hergestellten Wirkstoffkonzentrate (Kälpan, Ferkopan, Ferkmil und Wirkstoffkonzentrate für Mastschweine, Sauen und Geflügel) sowie der mit Wirkstoffen angereicherten Mischfuttermittel wird angegeben und erläutert. W. Holzschuh. 9176.

Spais, A. G.; Thessalonique, Univ., Fac. Vétérin. Les oligoéléments et spécialement le cuivre en nutrition et pathologie animales. **(Die Spurenelemente, insbesondere das Kupfer in der Tierernährung und -pathologie.)** Ann. Méd. vétérin. **106** (1962) Nr. 3. S. 131-149. — 34 Lit.
Eingangs wird die Entdeckung der verschiedenen Elemente und deren Beteiligung an der Zusammensetzung des Organismus besprochen. Dann wendet sich die Arbeit den Spurenelementen im Boden, im pflanzlichen und tierischen Gewebe zu. Der Wirkungsmechanismus dieser Substanzen erstreckt sich auf den Zellstoffwechsel, insbesondere den der Proteine. Auch in die energetischen Reaktionen sind sie mit einbezogen. So greift das Cu als Bestandteil der Oxydase des gelben Atemfermentes in die Lebensvorgänge der Pflanzen und Tiere ein. Das Co hemmt bei Futtervergiftungen der Schafe in Australien durch das Gras *Phalaris tuberosa* die eingetretene toxische Wirkung, das gleiche vermag das Cu bei einer Molybdänvergiftung bzw. das Molybdän gegenüber den toxischen Wirkungen des Cu. Schließlich beeinflussen die Spurenelemente auch noch die neuromuskuläre Reizbarkeit, wie es z.B. das Jod über das Schilddrüsenhormon Thyroxin tut. Als für den Körper wichtigste Spurenelemente werden Fe, Jod, Cu, Co, Mn, Zink, Molybdän, Fluor und Selen aufgeführt. Über die bei den Tieren infolge Mangels oder Überschusses an bestimmten Spurenelementen auftretenden Erkrankungen gibt die Arbeit einen ausgedehnten Überblick. H. Busse. 9182.

Dale, D. G., Lloyd, L. E. und Moxley, J. E. The effect of selenium treatment on the weight gains of lambs. **(Der Einfluß einer Selenbehandlung auf**

die Gewichtszunahmen bei Lämmern.) Canad. J. comparat. Med. veterin. Sci. **26** (1962) Nr. 5. S. 103-106. 2 Abb., 2 Tab., 7 Lit.

Die wachstumssteigernde Wirkung einer oralen Applikation von 5 mg Selen je Monat während der Weidezeit sollte in 2 Versuchen ermittelt werden. Weder bei Einzel- noch bei Zwillingslämmern wurde durch die Selenbehandlung ein statistisch gesicherter Einfluß auf die Zunahmen festgestellt. In beiden Versuchen konnte aus den gefundenen Werten auf eine gewisse Beeinträchtigung der Zunahmen durch das Selen geschlossen werden. Die zwischen den Untersuchungsbefunden in Neuseeland und in Nordamerika vorhandenen Widersprüche versucht man sich mit den Verschiedenheiten im Gehalt der Böden an anderen Elementen als dem Selen zu erklären. So wurden in Neuseeland durch das Selen dort Wachstumssteigerungen erzielt, wo es an Cobalt und Kupfer mangelte. Derartige Mangelerscheinungen bestanden jedoch bei den hier beschriebenen Versuchen nicht. H. Busse. 9182.

Lerpinière, Gérard; Alfort, École Nat. Vétérin. Rôle biologique du manganèse. Applications à l'alimentation animale. **(Die biologische Bedeutung des Mangans und seine Anwendung bei der Fütterung.)** Diss. Alfort **1961** 67 S. — 13 Tab., 85 Lit. K. Reinhardt. 9182.

Neeteson, F. A., Bergström, P. L., Hart, P. C. und Veen, H. E. van der; Utrecht, Rijksuniv., Fac. der Diergeneeskunde, Zoötechn. Inst.; Zeist, Inst. voor Veeteeltkundig Onderzoek „Schoonoord": Resultaten van het mesten van jonge stieren met behulp van diaethylstilboestrol. **(Ergebnisse der Mast von Jungbullen mit Diaethylstilboestrol.)** Tijdschr. Diergeneeskunde **87** (1962) Nr. 17. S. 1111-1124. — 2 Abb., 11 Tab., 5 Lit. Zus. in Engl., Franz., Dtsch.

Im Verlaufe zweier Jahre wurden zwei Fütterungsversuche mit je 12 Jungbullen durchgeführt, von denen wiederum jeweils 6 Tiere täglich 20 mg Diaethylstilboestrol oral erhielten. Ein Einfluß auf die Gewichtszunahme der Tiere war nicht feststellbar. Die hormonbehandelten Tiere nahmen teils geringfügig besser, teils schlechter als die Kontrollen zu. Auch die Futterverwertung wies keine signifikanten Unterschiede zwischen beiden Gruppen auf. Da durch die Hormongaben auch keinerlei Verbesserung der Schlachtqualität erzielt wurde, wird die Verabfolgung von Diaethylstilboestrol in der genannten Dosierung an Mastbullen im Gewicht von 350-475 kg für unnütz gehalten. Es wurde lediglich eine oestrogene Aktivität des Lebergewebes der Versuchstiere ermittelt. Mäuse, die mit derartiger Leber gefüttert wurden, zeigten höhere Uterusgewichte. E. Wiesner. 9185.

Predtečenskij, S. und Stolbov, A. (Predtetschenski, S. und Stolbow, A.); Semipalatinsk, Kasach.SSR, Med. Inst., Lehrstuhl für Histol. Jodistyj kalij stimuliruet privesy teljat. **(Jodkali stimuliert die Gewichtszunahme der Kälber.)** Moločnoe i mjasnoe skotovodstvo, Moskva **7** (1962) Nr. 7. S. 27-28. — 1 Abb., 2 Tab.

In Gegenden mit mineralstoffarmen Böden muß ein Mineralstoffgemisch zugefüttert werden. Besonders eine Jodgabe ist notwendig. Kälber erhalten 50 mg Jodkali je dt Kgw. und zeigen höhere Gewichtszunahmen als nicht mit Jod gefütterte Kälber. R. Ihssen. 9187.

Neubert, Klaus; München, Univ., Inst. für Physiol. und Ernähr. der Tiere. **Invivo-Untersuchungen zur Verwendung von Fermentpräparaten in der Tierernährung.** Diss. München **1961** 48 S. — 1 Abb., 16 Tab., 26 Lit.

An wachsenden männlichen Albinoratten wurden 5 Fermentpräparate, die mit A, B, C, D und Pepsin bezeichnet wurden, hinsichtlich ihrer Wirkung auf Gewichtszunahme, N-Retention, Futterverwertung, N-Verwertung und N-Futterwert $\left(\frac{1}{2} \times \frac{\text{N-Zunahme der Versuchsgruppe}}{\text{N-Zunahme der Standardgruppe}}\right)$ getestet. 6 Gruppen zu je 10Tieren wurden in Einzelkäfigen gehalten. Im 1. Versuch wurde jedes Präparat in Höhe von 1% dem Futter beigemischt. Mit Ausnahme der Pepsingruppe riefen alle Präparate eine deutliche Wirkung hervor, die Gewichtszunahmen waren 8,5-19,7% höher, bei Pepsin aber 14,1% geringer als in der Kontrollgruppe. Ebenfalls erhöht waren in den entsprechenden Gruppen die N-Retentionen (bis 17,1%). Die N-Verwertung und der N-Futterwert entsprachen den Ergebnissen der Gewichtszunahme und der Futterverwertung. Eine klare Abhängigkeit zwischen diesen in vivo erhaltenen Ergebnissen und den bei in vitro-Versuchen von Ahrens (vgl. Diss. München **1960**) ermittelten Fermentaktivitäten der gleichen Präparate konnte nicht festgestellt werden. Scheinbar geht eine hohe proteolytische Aktivität im alkalischen Bereich mit höheren Gewichtszunahmen parallel. — In einem 2. Versuch ergab sich, daß die aus der Tieranalyse (Totalbilanz) berechneten N-Zunahmen den Gewichtszunahmen entsprachen, d.h., daß es sich um „echte Mehrzunahmen" handelt. Die aus der N-Bilanz errechnete „scheinbare" N-Retention entsprach jedoch nicht den bei der Tieranalyse festgestellten Resultaten. — Im 3. Versuch wurde gefunden, daß von den abgestuften Zusätzen des Präparates A (0,2-1%) die höchste Wirksamkeit auf Gewichtszunahme, N-Retention, Futter- und N-Verwertung sowie N-Futterwert mit dem Zusatz von 0,6% erreicht wurde. — Im 4. Versuch wurde festgestellt, ob ein Einfluß der abgestuften Fermentdosierungen (des Versuches 3) auf die „scheinbare Verdaulichkeit" besteht. Die scheinbare Verdaulichkeit war mit Ausnahme der 0,6-%-Gruppe leicht erhöht, die Ergebnisse konnten aber statistisch nicht gesichert werden. Im 5. Versuch wurde die Dosierung der Fermentpräparate B, C, D und Pepsin gesucht, die den günstigsten Einfluß auf Gewichtszunahme, Futterverwertung und PER (Protein-Efficiency-Ratio) hat. Die eingetretenen Verbesserungen waren nur gering. B und D wirkten bei 0,6% am besten, C und Pepsin hatten mit 0,2-%-Zusätzen die günstigste Wirkung. Der 6. Versuch sollte die Ursachen der Unterschiede in der Wirkung der Präparate zwischen dem ersten und den weiteren Versuchen aufklären. Die Annahme, die Unterschiede seien auf unterschiedliche Sojaschrote zurückzuführen, bestätigte sich. Bei schlechter Sojaqualität scheint die Fermentwirkung geringer zu sein als bei besseren Schroten. Schließlich wurden im 7. Versuch $^2/_3$ des Sojaschrotes durch das schwerverdauliche Kollagen ersetzt. Die Kriterien bestätigten die günstige Wirkung des Fermentpräparates auf ein Futter mit schwerverdaulichem, geringwertigem Rohprotein. Alle Versuche zeigen, daß die Unterschiede größtenteils statistisch nicht gesichert werden konnten. Die Ergebnisse weisen aber auf einen günstigen Einfluß aller Zusätze mit Ausnahme des Pepsins gegenüber den Kontrollgruppen hin.

W. Holzschuh. 9187.

Ganev, Ganĉo. (Ganew, Gantscho.) Masovo otravjane na kone s izsušeno seno ot polski sinap. **(Eine Massenvergiftung von Pferden mit getrocknetem Heu von Ackersenf [Sinapis arvensis].)** Veterinarna sbirka, Sofija **58** (1961) Nr. 12. S. 12-13.

Im Laufe von 10 Tagen wurde 56 Pferden trockenes Ackersenfheu gefüttert, das zur Zeit der Blüte geschnitten worden war, wonach bei 39 Pferden klinische Symptome einer chronischen Vergiftung beobachtet wurden. Beschrieben wird das klinische Bild der Erkrankung sowie der pathologisch-anatomische Befund bei der Autopsie der verendeten Pferde, auf Grund dessen die Diagnose einer chronischen Vergiftung mit Ackersenf gestellt wird. Im Gegensatz zu einer akuten Senfvergiftung bei Tieren, wurden bei der chronischen Vergiftung keine klinischen Symtome am Verdauungstrakt beobachtet. Es wird die Behandlungsweise beschrieben, wobei besonders auf den guten Heilerfolg hingewiesen wird, der bei der venösen Einspritzung von Cejodil-Terpen (20 cm² zweimal täglich) erzielt wurde. Nach dieser Behandlung gesundeten 28 aller kranken Pferde. An Pferde ist kein Heu zu verfüttern, das mehr als 50% Ackersenf (*Sinapis arvensis*) enthält.

G. Radew. 9190.

XXII. PARASITOLOGIE

Radke, Myron G., Garson, Seymour und Berrios-Duran, Luis A.; Washington, Walter Reed Army Inst. of Res., Dep. of Med. Zool.; San Juan, Puerto Rico, U. S. Army Trop. Res. Med. Lab., Dep. of Med. Zool. Filtration devices for separating parasites from fluids. **(Eine Filtervorrichtung zur Isolierung von Parasiten aus Flüssigkeiten.)** J. Parasitology 48 (1962) Nr. 3. S. 500-501. — 2 Abb.

Ein relativ einfach und schnell arbeitendes Verfahren zum Sammeln der Schistosomen aus Laboratoriumstieren ist die „Perf-O-Suction-Methode“ (vgl. Radke, M. G., Berrios-Duran, L. A. und Moran, K.; J. Parasitology 47 [1961] Nr. 3. S. 366.). Vff. beschreiben eine Vorrichtung, mit der genannte Methode verbessert werden kann und die wesentliche Erleichterungen bei Routineuntersuchungen bietet. Mit dem Gerät, das aus durchsichtigem Werkstoff hergestellt wird, können die Schistosomen, auch die kleineren juvenilen Formen, schnell aus der sie umgebenden Flüssigkeit isoliert und gesammelt werden. Es hat sich gut bewährt bei quantitativen Auswertungen von Untersuchungen bei Affe, Kaninchen, Opossum und Maus. Hinweise für die Herstellung des Gerätes können dem Orginal entnommen werden.

S. Nickel. 9250.

Bizzell, W. E. und Ciordia, H.; Georgia, Exp. Stat., U.S. Dep. of Agric., A. R. S., Animal Disease and Parasite Res. Div., Animal Disease Res. Lab. Substat. An apparatus for collecting helminth parasites of ruminants. **(Ein Apparat zum Sammeln von Helminthen der Wiederkäuer.)** J. Parasitology 48 (1962) Nr. 3. S. 490-491. — 2 Abb., 2 Lit.

Es wird eine einfache Apparatur beschrieben, mit der es möglich ist, die parasitologische Auswertung des Dünndarmes von Wiederkäuern schnell durchzuführen. Die wesentlichen Teile sind ein Darmmesser zum Eröffnen des vom Mesenterium befreiten Darmes, zwei Schaber zum Glätten des Darmes und zum Abstreichen seines Inhalts, eine bewegliche Wasserbrause zum Abspülen des Darminhalts auf die schräggestellte Auffangschale und eine mit einer Kurbel versehene Welle, auf die von Hand der geleerte Darmtrakt aufgespult werden kann. Der Darminhalt wird in einem Eimer aufgefangen. Die genaue Anordnung der genannten Teile der Apparatur ist auf einer Abbildung dargestellt.

S. Nickel. 9250.

Ishihara, Tadao. Eperythrozoonosis in cattle in Japan. **(Eperythrozoonosis bei Rindern in Japan.)** Nat. Inst. Animal Health Quart. 2 (1962) Nr. 1. S. 21 bis 30. — Orig.: engl.

Es wird zum ersten Mal über das Auftreten dieser Krankheit bei Rindern in Japan berichtet, die durch ein *Eperythrozoon*, ein Protozoon, das nach Bergey zu den *Bartonellaceae* gehört, hervorgerufen wird. Mit dem Blut erkrankter Rinder wurden Kälber infiziert. Das klinische Bild bestand in Fieber, Anämie, Inappetenz, Hyperämie der Conjuctiven und Tränenfluß; Ikterus fehlte. Im Blutbild wurde ein Anstieg der Neutrophilen und Eosinophilen zu Beginn der Krankheit beobachtet. Die Blutsenkung war beschleunigt. Das Eperythrozoon hat eine Länge von 0,3-0,9 μ. Es wird in der Nachbarschaft, am häufigsten aber auf der Oberfläche und im Plasma der Erythrocyten angetroffen. Nach Giemsa fäbt es sich purpurrot. Der Erreger erscheint am 18.-21. Tag post inf. im peripheren Blut, verbleibt hier 5-17 Tage, um dann spontan zu verschwinden. Es wird eine Übertragung durch Zecken vermutet. Eine Behandlung mit Sulfonamiden blieb erfolglos.

H. J. Gußmann. 9255.

Abramov, I. V. und Grobov, O. F. (Abramow, I. W. und Grobow, O. F.); Kusminki, Gebiet Moskau, Allunions-Inst. für Exp. Veterinärmed., Lab. für Protozool. Opyty po peredače Anaplasma marginale Theiler 1910 kleščami. **(Versuche zur Übertragung von Anaplasma marginale Theiler 1910 durch Zecken.)** Trudy Vsesojuznogo instituta ėksperimental'noj veterinarii, Moskva **26** (1962) S. 179-182. — 1 Tab., 5 Lit.

Gegenwärtig sind 22 Arten der Ixodidae und eine Argaszeckenart sowie Bremsen, Mücken und Stechfliegen als Überträger von *Anaplasma marginale* bekannt. In den Jahren 1957-1960 führten Vff. Übertragungsversuche mit *Ixodes ricinus*, *Rhipicephalus bursa*, *Dermacentor marginatus* und *Ixodes persulcatus* durch. Die Zecken wurden zunächst an erkrankte Rinder und danach an gesunde Tiere zur Übertragung angesetzt. Die Kontrolle erfolgte durch Blutausstriche, Milzpunktion und KBR. Die in 3 Tabellen dargestellten Versuchsergebnisse zeigen, daß bei keiner der 5 Zeckenarten eine Infektion der gesunden Tiere erzielt werden konnte. Die Ergebnisse decken sich auch mit den Erfahrungen anderer Autoren. Vff. schließen jedoch unter natürlichen Verhältnissen eine Übertragung von *A. marginale* durch Zecken nicht aus.
H. Splisteser. 9300.

Lengy, J.; Jerusalem, Hebrew Univ., Dep. of Parasitol. Studies on Schistosoma bovis (Sonsino, 1876) in Israel. I. Larval stages from egg to cercaria. **(Untersuchungen über Schistosoma bovis [Sonsino, 1876] in Israel. 1. Mitt. Larvenstadien vom Ei bis zur Cercarie.)** Bull. Res. Council Israel, Sect. E **10E** (1962) Nr. 1. S. 1-36. — 7 Abb., 2 Tab., 25 Lit.

Vf. beschreibt die Larvenstadien von *Schistosoma bovis*, eines Parasiten des Pfortadersystems und der Mesenterialvenen von Rind und Schaf in Israel. Nur 60% der mit den Fäkalien vom Wirtstier ausgeschiedenen Eier enthalten voll entwickelte Miracidien (Flimmerlarven). Solche Eier haben eine typische Spindelform. Bisher ist unbewiesen, daß das Miracidium beim Ausschlüpfen aus dem Ei eine aktive Rolle spielt. Starkes Licht beschleunigt zwar das Ausschlüpfen, die Miracidien können aber auch bei Dunkelheit die Eihülle verlassen. Morphologisch scheinen Miracidien und Cercarien von *S.bovis* mit denen von *S. haematobium* und *S. mansoni* identisch zu sein. Die Umwandlung des Miracidiums zur Sporocyste erfolgt schnell. Die Schneckenmortalität, die einer Invasion mit Miracidien folgt, beträgt — unabhängig von der eindringenden Miracidienzahl — 19 bis 43%. Für das Ausstoßen von Cercarien durch infizierte Zwischenwirt-Schnecken ist normalerweise Licht unbedeutend. Bei starker Beleuchtung werden allerdings 2-3 mal mehr Cercarien ausgestoßen.
G. Diez. 9300.

Markov, A. A. und Dubovyj, S. Z. (Markow, A. A. und Dubowy, S. S.); Kusminki, Gebiet Moskau, Unions-Inst. für Exp. Veterinärmed., Lab. für Protozool. Novye dannye po ėpizootologii tejlerioza krupnogo rogatogo skota. **(Neue Angaben zur Epizootiologie der Theileriose der Rinder.)** Trudy Vsesojuznogo instituta ėksperimental'noj veterinarii, Moskva **26** (1962) S. 145-147.

Die Theileriose der Rinder ist in den südlichen Republiken der UdSSR weit verbreitet. Nach dem Kriege trat die Krankheit auch im Gebiet von Astrachan auf. Vff. stellten erstmalig in diesem Gebiet die Zecke *H. anatolicum* fest, die der hauptsächlichste Überträger der Theileriose ist. Im Gebiet von Astrachan tritt die Theileriose besonders bei Stallhaltung auf. Selten begegnet man ihr bei der Weidehaltung. Die Grenzen für die Verbreitung der Theileriose können sich verändern, wenn sich das Verbreitungsgebiet der Zecke vergrößert. Die Bekämpfungsmaßnahmen sollten auf diesen Umstand Rücksicht nehmen.
W. Plaschke. 9307.

Froyd, G. und Clarke, R. T.; Kabete, Veterin. Res. Lab.; Nairobi, Scott Agric. Lab. The frequency distribution of some helminth parasites. **(Über die**

Häufigkeit des Vorkommens einiger Helminthen.) Brit. veterin. J. **118** (1962) Nr. 4. S. 151-158. — 6 Abb,. 2 Tab., 9 Lit.
Vff. verglichen die von verschiedenen Autoren an verschiedenen Orten der Erde gemachten Angaben über die Häufigkeit des Vorkommens von *Ascaridia galli, Ascaris lumbricoides var. suum, Cysticercus bovis, Fasciola gigantica* und *Paramphistomum spp.* mit nach besonderen Formeln errechneten Werten. Sie stellten fest, daß die gefundenen Untersuchungsergebnisse mit den errechneten theoretischen Werten außer bei *Paramphistomum* gut übereinstimmten. Diese Übereinstimmung weist auf gewisse Gesetzmäßigkeiten im Vorkommen der Parasiten hin. Einzelheiten der verwendeten Berechnungsformeln müssen dem Orginal entnommen werden.
S. Nickel. 9328.

Supperer, R. und Pfeiffer, H.; Wien, Tierärztl. Hochschule, Inst. für Parasitol. und Allg. Zool. **Untersuchungen über die Gattung Strongyloides. I. Die endogene Entwicklungsphase von Strongyloides ransomi Schwartz und Alicata 1930.** Wiener tierärztl. Mschr. **49** (1962) Nr. 9. S. 705-727. — 9 Abb., 23 Lit. Zus. in Engl., Franz., Span.
Die Strongyloidose gilt in Österreich als eine der häufigsten Aufzuchtkrankheiten der Ferkel. Vff. prüften in umfangreichen Infektionsversuchen an Schweinen verschiedenen Alters die endogene Entwicklungsphase von *Strongyloides ransomi*. So betrug nach percutaner Ansteckung die Präpatentperiode 6 Tage. Die Larven machten bereits in der Subcutis des Invasionsbereiches eine etwa 24 Std. dauernde Weiterentwicklung mit morphologischen Veränderungen durch, sie wurden kleiner und dicker. Die Ösophagusstruktur trat deutlicher hervor, was auf eine Nahrungsaufnahme der Larven hinwies. Bei peroraler Infektion kamen nur die Larven zur Weiterentwicklung, die sich vor Erreichen des Magens in die Mund-, Rachen- und Ösophagusschleimhaut des Wirtstieres einbohren konnten. Mittels einer Sonde in den Magen gebrachte Larven gingen zugrunde. Während die Infektion durch Übertragung von etwa 40 Tage alten Hautlarven in den Magen nicht gelang, war es möglich, bei intravenöser Einspritzung der Larven die Ferkel zu infizieren. Auf Grund der Ergebnisse wurde ein bestimmter Aufenthalt der Larven im Blut als biologisch notwendig angesehen, auch wenn sie hier keine morphologischen Veränderungen durchmachten. Die Fähigkeit zum Einbohren in die Blut- und Lymphgefäße blieb den Hautlarven längere Zeit erhalten, wie durch Übertragungsversuche mit 4 Tage alten Larven bewiesen werden konnte. Das Eindringen in die Haut erolgte bei percutaner Ansteckung — dem normalen Invasionsweg — sehr rasch und schien ohne stärkeren Juckreiz abzulaufen. Veränderungen in der Subcutis traten bei Versuchstieren mit nur geringer Immunität und nach Erstinfektionen praktisch nicht auf. Stärkere Entzündungen wurden jedoch im Corium beobachtet, die aber mehr auf eingeschleppte Bakterien zurückgeführt werden mußten. Das Abfangen und das Abtöten der eingedrungenen Larven bereits in der Haut konnte bei vollimmunisierten Schweinen festgestellt werden. Hier kam es im Bereich der Cutis und der Subcutis zu herdförmigen leukocytären Granulomen mit Eosinophilie, in denen die verendeten Larven nachzuweisen waren. Bei resistenten Tieren verlief der Entwicklungsablauf der Larven in der Haut normal, sie gelangten auch in den Blutkreislauf. Die adulten Würmer lebten vorwiegend in den ersten beiden Metern des Dünndarmes, sie waren beweglich und bohrten sich in das Zottenstroma ein. Die maximale Eiausscheidung lag zwischen dem 10. und 20. Tag post invasionem. Zu diesem Zeitpunkt legten die weibl. Würmer etwa 2000 Eier täglich ab. 5 bis 6 Wochen nach der Ansteckung hörte bei normal genährten Schweinen die Eiausscheidung auf. Bei Kümmerern konnte eine hohe Eiausscheidungsquote über Monate beobachtet werden.
S. Nickel. 9340.

Supperer, R. und Pfeiffer, H.; Wien, Tierärztl. Hochschule, Inst. für Parasitol. und Allg. Zool. **Untersuchungen über die Gattung Strongyloides II. Die praenatale Invasion beim Rinde, sowie Beobachtungen über allergische Hautreaktionen nach percutaner Invasion.** Berliner Münchener tierärztl. Wschr. **75** (1962) Nr. 18. S. 344–346. – 1 Abb., 12 Lit. Zus. in Engl. 1. Mitt. vgl. vorst. Ref.

Vff. stellten bei 35% von 150 zwei bis vier Wochen alten Kälbern aus verschiedenen Gebieten Österreichs einen Befall mit *Strongyloides papillosus* fest und prüften auf Grund dieser Tatsache die Möglichkeit der praenatalen Ansteckung beim Rind. 5 trächtige Kühe im Alter von 2½ bis 10 Jahren wurden wiederholt zu verschiedenen Zeitpunkten vor dem Abkalbetermin mit großen Larvenmengen – 50000 bis 8000000 Stück – teils durch percutane Einwanserung, teils durch subcutane Injektion der Larven infiziert. Bei 4 Kühen, bei denen die letzte Ansteckung nicht länger als 3 Wochen vor dem Abkalben erfolgte, wiesen die Kälber einen praenatal erworbenen Befall auf. Während der ganzen Versuchsdauer schieden die Kühe keine Strongyloideseier aus. Weitere Untersuchungen bestätigten, daß 2 Jahre alte und ältere Kühe vollkommen resistent waren. Bei 2 von den 5 Versuchskühen wurden bereits nach der ersten percutanen Infektion schwere Hautveränderungen beobachtet. Diese ausschließlich vom Corium ausgegangenen Hautreaktionen wurden mit großer Wahrscheinlichkeit für allergische Entzündungen gehalten. Die subcutane Injektion der Larven wurde von den Kühen ohne jegliche Erscheinungen vertragen. S. Nickel. 9340.

Baker, Norman F. und Douglas, James R.; Davis, Univ. of California. Relationship of molybdenism and gastrointestinal parasitism of lambs. **(Beziehungen zwischen Molybdänvergiftung und Magen-Darm-Nematodenbefall bei Lämmern.)** Veterin. Med. **57** (1962) Nr. 5. S. 412. – 1 Tab., 1 Lit.

Wurmfrei aufgezogene Lämmer, die im Alter von 7 Mon. einer Trichostrongylideninfektion auf der Weide ausgesetzt wurden und gleichzeitig über einen Zeitraum von 57 Tagen 45,5 mg Molybdän/Tag erhielten, erwiesen sich im Vergleich zu den Kontrolltieren infektionsgefährdeter gegenüber Magen-Darm-Nematoden, insbesondere *Trichostrongylus vitrinus*. Th. Hiepe. 9340.

Wensvoort, P.; Alkmaar, Noord-Brabant, Provinciale Gezondheidsdienst voor Dieren. Maag-darmstrongylose bij het schaap. Epidemiologische en klinische kenmerken. **(Magendarmstrongylose beim Schaf. Epidemiologische und klinische Merkmale.)** Tijdschr. Diergeneeskunde **87** (1962) Nr. 15. S. 1027 bis 1034.

Es wird über Ätiologie, Pathogenese und klinische Erscheinungen der Magendarmstrongylose des Schafes berichtet. Dabei wird besonders auf den Befall mit den Gattungen *Haemonchus*, *Ostertagia*, *Trichostrongylus* und *Nematodirus* in den verschiedenen Altersgruppen und zu verschiedenen Zeiten des Jahres eingegangen. W. Wittig. 9340.

Hildebrandt, Johannes; Hannover, Tierärztl. Hochschule, Inst. für Parasitol. und Veterinärmed. Zool. **Die Empfänglichkeit der Hauswiederkäuer und des Hochwildes für Dictyocaulus viviparus und Dictyocaulus filaria (Strongylata).** Diss. Hannover **1962** 55 S. – 130 Lit.

Die Lungenwurmerkrankung der Rinder ist in vielen Praxisgebieten, die zwischen Hannover und Ostfriesland liegen, in den letzten Jahren erstmalig aufgetreten. Als Beitrag zur Klärung der Epidemiologie wurden experimentelle Untersuchungen über die Empfänglichkeit der Hauswiederkäuer und des Hochwildes für *Dictyocaulus viviparus* und *Dictyocaulus filaria* angestellt. Infektionsversuche mit *Dictyocaulus viviparus* bei 1 Rothirsch, 2 Damhirschen, 3 Rehen, 2 Mufflons, 2 Ziegen, 1 Schaf und 1 Kaninchen ergaben, daß von den wildlebenden Wiederkäuern, das Reh-, Rot- und Damwild verhältnismäßig leicht, das Muffelwild dagegen schwerer zu infizieren ist. Wildlebende Wiederkäuer sind auch in der freien Wildbahn zu einem hohen Prozentsatz Träger dieses Lungenwurms, erkranken zwar nur in seltenen Fällen an klinisch manifester Dityocaulose, spielen dagegen als Infektionsquelle für das Hausrind und für die Erhaltung dieser Lungenwurmart eine Rolle. *Dictyocaulus eckerti* ist keine eigene Art, sondern mit *Dictyocaulus viparus* identisch. Mit *Dictyocaulus filaria* wurden ein Rothirsch, 2 Damhirsche, 3 Rehe, 2 Mufflons, 2 Ziegen, 3 Schaflämmer, 2 Schweine, 1 Kaninchen sowie 5 Kälber im Alter bis zu 3 Mon. und 2 Kälber im Alter von 8 Monaten künstlich infiziert, wobei von den wildlebenden Wiederkäuern lediglich das Muffelwild sehr empfänglich war; dem Rot-, Dam- und Rehwild ist für Erhaltung dieser Parasitenart und deren Verbreitung keine Bedeutung beizumessen. Bei den künstlich infizierten Kälbern erreichte zwar *Dictyocaulus filaria* niemals die Geschlechtsreife, verursachte jedoch primäre verminöse Pneumonien. Schwein und Kaninchen erwiesen sich für *Dictyocaulus viviparus* und *Dictyocaulus filaria* unempfänglich. Th. Hiepe. 9346.

Kuperman, B. I.; Slawkowo, Gebiet Kalinin, RSFSR, Veterinärmed. Abt. des Deputiertenrates der Werktätigen des Rayons; Leningrad, Zool. Inst. der Akad. der Wiss. der UdSSR. K ėpizootologii diktiokauleza ovec v uslovijach Pskovskoj oblasti. **(Zur Epizootiologie der Dictyocaulose der Schafe unter den Bedingungen des Pskower Gebietes.)** Parazitologičeskij sbornik. Akademija nauk SSSR. Zoologičeskij institut, Moskva-Leningrad **20** (1961) S. 356–359. — 2 Abb.

Zur Feststellung der Dynamik der Dictyocaulose bei Schafen wurde im Verlaufe eines Jahres monatlich eine koprologische Untersuchung in 2 verschiedenen Schafherden des Gebietes durchgeführt. In 2 graphischen Darstellungen wird nachgewiesen, wie die Ansteckungskurve das ganze Jahr hindurch verläuft. Die Angaben zeigen, daß die Dictyocaulose der Schafe im Pskower Gebiet einen starken saisonartigen Charakter aufweist. Die Dynamik der Invasion ist unterschiedlich in den untersuchten Herden und bei den verschiedenen Altersgruppen. Sie hängt von den klimatischen und Haltungsbedingungen und von der Fütterung ab. H. Splisteser. 9346.

Zimmermann, W. J., Hubbard, E. D., Schwarte, L. H. und Biester, H. E.; Ames, Iowa State Univ. of Sci. and Technol., Veterin. Med. Res. Inst. Trichinella spiralis in Iowa wildlife during the years 1953 to 1961. **(Trichinella spiralis bei wildlebenden Tieren im Staate Iowa während der Jahre 1953 bis 1961.)** J. Parasitology **48.** (1962) Nr. 3. S. 429–432. — 1 Abb., 3 Tab., 11 Lit.

Es wurden Untersuchungen über das Vorkommen von *Trichinella spiralis* bei wildlebenden Tieren in Iowa geführt. Während der Berichtszeit von 1953 bis 1961 wurden Untersuchungen an 7078 wildlebenden Tieren durchgeführt, die etwa 44 Arten angehörten. Trichinen wurden in folgenden 14 Tierarten gefunden: Ratte 6,4%, Nerz 5,1%, Fuchs 7,3%, Opossum (amerikan. Beutelratte) 0,9%, Waschbär 0,7%, gestreiftes Stinktier 2,0%, geflecktes Stinktier 1,7% Kojote 11,4%, Dachs 5,3%, Biber 0,5%, Wiesel 33,3%, brauner Vielfraß 100%, Eichhörnchen 4,8% und Eule 0,5%. Durch diese Ergebnisse werden wichtige Hinweise für die Epidemiologie und Epizootiologie der Trichinose gegeben. G. Diez. 9351.

Ude, Joachim; Jena, Friedrich-Schiller-Univ., Zool. Inst. **Neurosekretorische Zellen im Cerebralganglion von Dicrocoelium lanceatum St. und H. (Trematoda-Digena).** Zool. Anz. **169** (1962) Nr. 11/12. S. 455–457. 9372.

Czapski, Zdzisław: Poznań, Med. Acad., Dep. of Biol. and Med. Parasitol. The snail Galba occulta Jackiewicz, 1959, another intermediate host of Fasciola hepatica' L. **(Die Schnecke Galba occulta Jackiewicz, 1959, ein weiterer Zwischenwirt von Fasciola hepatica.)** Z. Tropenmed. Parasitol. **13** (1962) Nr. 3. S. 332–337. – 3 Abb., 9 Lit. Zus. in Dtsch.

Nach den Literaturangaben ist in Polen die Schnecke *Galba truncatula L.* der einzige Zwischenwirt für *Fasciola hepatica*. Vf. führte im Laboratorium Versuche mit der in Südpolen gefundenen Art *Galba occulta* Jack., die auf Grund morphologischer und anatomischer Merkmale sicher von *G. truncatula* unterschieden werden kann, durch, um zu klären, ob sie als Zwischenwirt für den Leberegel in Betracht kommt. Im Laboratorium aus Laich gezogene junge Schnecken mit 1,2; 2; 3,6 und 4,2 mm großen Gehäusen sowie im Freien gesammelte Exemplare mit 10 bis 12 mm großen Gehäusen wurden mit frisch geschlüpften Miracidien infiziert. Obgleich während des Versuchsablaufes bei den Schnecken mit 1,2 bis 3,6 mm großen Gehäusen die höchste Absterbequote festzustellen war, lag in dieser Gruppe die höchste Infektionsbreite mit 96% vor im Vergleich zu 25% bzw. 0% bei Schnecken mit Gehäusegrößen von 4,2 bzw. 10 bis 12 mm. Die Larvenentwicklung von *Fasciola hepatica* – vom Miracidium bis zur Cercarie – dauerte bei der Art *G. occulta* 54 Tage. Die Enzystierung der freigewordenen Cercarien konnte beobachtet werden. Infektionsversuche mit Meerschweinchen und Kaninchen verliefen erfolgreich. Im Kot eines der infizierten Kaninchen fand man 84 Tage post infectionem Eier von *Fasciola hepatica* und bei der Sektion des Tieres in den Gallengängen zwei voll entwickelte Fasciola-Exemplare. Bei der Sektion infizierter Meerschweinchen konnten ebenfalls Leberegel nachgewiesen werden. Vergleichsuntersuchungen mit der Art *G. truncatula* zeigten, daß *G. occulta* als Zwischenwirt eine größere Bedeutung beigemessen werden muß, da diese Art weitaus resistenter gegenüber weniger günstigen ökologischen Verhältnissen war.

S. Nickel. 9372.

Rowan, William B.; San Juan, Puerto Rico, U.S. Public Health Serv., Puerto Rico Field Stat. Permeability of the egg shell of Fasciola hepatica. **(Über die Permeabilität der Eihüllen von Fasciola hepatica.)** J. Parasitology 48 (1962) Nr. 3. S. 499.

Vf. berichtet über das Eindringvermögen von 66 verschiedenen organischen Verbindungen in die Eier von *Fasciola hepatica* durch deren Hüllschichten. Jeweils 200 teilentwickelte Eier im Morula-Stadium wurden der Einwirkung der chemischen Verbindungen in einer Konzentration von 0,5 M ausgesetzt und die Veränderungen an den Eiern nach 1; 5 und 24 Std. festgestellt. Das Eindringvermögen der geprüften Verbindungen war unterschiedlich. Während einige bereits in einer Stunde die Eischale und die Vitellinmembran durchdrangen, gelang anderen Verbindungen dieses innerhalb von bzw. nach 24 Std. nicht. Von wesentlichem Einfluß auf die Durchdringbarkeit der Eihüllen scheint die Molekularstruktur und damit das Molekulargewicht zu sein. So vermochten nur die chemischen Verbindungen mit einem Molekulargewicht unter 150 schnell die Eihüllen zu durchdringen. S. Nickel. 9372.

Zgardan, E. S. (Sgardan, Je. S.); Moldau. Forsch.-Inst. für Tierzucht und Veterinärmed. Anoplocefaljatozy ovec v Moldavskoj SSR. **(Anoplocephalidosen der Schafe in der Moldauischen SSR.)** Veterinarija, Moskva **39** (1962) Nr. 1. S. 36–40. – 2 Abb., 1 Tab.

Vf. untersuchte die wichtigsten epizootiologischen Gesetzmäßigkeiten der Schafanoplocephalidosen in der Moldauischen SSR, um spezifische Bekämpfungsmaßnahmen zu erarbeiten. Bei der Sektion von 11765 Schafen wurden folgende Cestoden ermittelt: *Anoplocephalata* Skrjabin 1933, *Moniezia expansa* (Rudolphi, 1810), *M. benedeni* (Moniez, 1879), *Thysaniezia giardi* (Moniez, 1879), *Avitellina centripunctata* (Rivolta, 1874). Lämmer sind vorwiegend mit *Monieza* und *Thysaniezia*, Schafe aber mit *Thysaniezia* und *Avitellina* befallen. Untersuchungen zum Nachweis der Zwischenwirte auf Weiden und Wiesen ergaben 18 Zeckenarten, die 12 Familien angehören und von denen 5 als Zwischenwirt von *M. expansa* und *M. benedeni* anzusehen sind. Die Zecken traten besonders gehäuft im Frühjahr und im Spätherbst auf. Es folgen in der Arbeit detaillierte Angaben über die ermittelten Invasionsstärken bei den einzelnen Cestoden sowie über den jahreszeitlichen Verlauf jeder einzelnen Helminthose. Auf diesen Erkenntnissen aufbauend, schlägt Vf. vor, die Wurmbehandlung (Dehelminthisation) aller Schafe 30–40 Tage nach der Aufstallung durchzuführen. Eine zweite prophylaktische Wurmbehandlung der Schafe älter als 1 Jahr ist in der zweiten Julihälfte durchzuführen. Die präimaginale Wurmbehandlung der im laufenden Jahr geborenen Lämmer ist 25–30 Tage nach Weideaustrieb anzusetzen. Nach der Wurmbehandlung sind die Tiere 2–3 Tage auf künstlich angelegten Grünflächen zu halten. Wo dieses nicht möglich ist, müssen die Schafe in Einzäunungen gehalten werden. Auf besondere Zeckenbekämpfung in den Schafstallungen und auf dem umgebenden Gelände ist zu achten. W. Bathke. 9389.

Trofimov, V. P. (Trofimow, W. P.) Nekotorye dannye o teljazioze lošadej. **(Einige Angaben über die Thelaziose der Pferde.)** Sbornik naučno-techničeskoj informacii Vsesojuznogo instituta gel'mintologii imeni akademika K. I. Skrjabina, Moskva **1961** Nr. 7/8. S. 63-64.

Die Thelaziose der Pferde ist in Europa, Asien und Südamerika bekannt, sie wurde auch in einigen Gebieten der UdSSR festgestellt. In den Jahren 1956-57 wurde in den Frühjahrsmonaten ein akuter Verlauf der Krankheit bei Pferden im Gebiet von Welikije Luki beobachtet. Einzelne Tiere zeigten in den Herbstmonaten einen chronischen Verlauf. Es erkrankten sowohl alte als auch Jungtiere. Durch helminthologische Untersuchungen wurde die Art *Thelazia lacrimalis* (Gurlt, 1831) bestimmt. Vf. beschreibt eingehend die Morphologie der isolierten Parasitenlarven. H. Splisteser. 9391.

Kuznecov, M. I. (Kusnezow, M. I.); Skrjabin-Unions-Inst. für Helminthol. O promežutočnych chozjaevach vozbuditelej tizaniezioza i avitellinoza ovec. **(Über Zwischenwirte der Thysanieziose- und Avitellinose-Erreger bei Schafen.)** Veterinarija, Moskva **39** (1962) Nr. 7. S. 46-47.

Nach Potjomkina (1944) bilden oribatide Zeckenarten (*Scheloribates laevigatus*, *Scheloribates latipis*) den Zwischenwirt für *Thysaniezia giardi* (Fam. Avitellinidae). Diese Angaben konnten von anderen Autoren jedoch nicht bestätigt werden. Vf. infizierte Insektenarten der Ordnung Copeognata sowohl mit Eiern von Thysaniezia als auch Avitellina und untersuchte sie in verschiedenen Zeitabständen. Einige Exemplare der Art *Lachesilla pedicularis* enthielten Larven der Cestoden auf verschiedenen Entwicklungsstadien, von der Oncosphäre bis zum Cysticercoid. Vf. schlußfolgert, daß *L. pedicularis* wahrscheinlich den Zwischenwirt von Thysaniezia und Avitellina darstellt.
V. Palm. 9391.

Moskalec, N. D. (Moskalez, N. D.); Ukrain.SSR, Transkarpat. Hyg.-Epidemiol. Gebietsstat. Materialy k izučeniju pastbiščnych kleščej v Zakarpatskoj oblasti. **(Die Untersuchung von Zecken auf Weiden im Transkarpatischen Gebiet.)** Medicinskaja parazitologija i parazitarnye bolezni, Moskva **31(40)** (1962) Nr. 3. S. 368-369. — 1 Abb.

Vf. untersuchte die Artenzusammensetzung und die saisonsbedingte Populationsdichte von Zecken auf Weiden mit offenen Flächen, auf Berghängen und mit Sträuchern und Bäumen bedeckten Flächen. Nach jeder Dekade wurden 10 Rinder untersucht und gleichzeitig in der Umgebung Zecken mit dem Fangtuch gesammelt. Es wurde nur *Ixodes ricinus* gefunden, wobei in der Sammlung von Rindern erwachsene Zecken überwogen, in der Sammlung mit dem Fangtuch dagegen Larven. Den stärksten Befall mit *I. ricinus* zeigten die Rinder, die auf mit Bäumen und Sträuchern bedeckten Weideflächen weideten. Die Imagines parasitierten auf Rindern von April bis November, wobei Ende Mai und Anfang Oktober je ein Maximum in der Befallsdichte pro Rind zu verzeichnen war. V. Palm. 9405.

Markov, A. A. und D'jakonov, L. P. (Markow, A. A. und Djakonow, L. P.); Kusminki, Gebiet Moskau, Allunions-Inst. für Exp. Veterinärmed., Lab. für Protozool. K voprosu o rasprostranenii i ėpizootologičeskom značenii klešča Rhipicephalus turanicus B. Pom., 1940. **(Zur Frage der Ausbreitung und der epizootiologischen Bedeutung der Zecke Rhipicephalus turanicus B. Pom., 1940.)** Trudy Vsesojuznogo instituta ėksperimental'noj veterinarii, Moskva **26** (1962) S. 173-178. — 33 Lit.
In einer umfangreichen Literaturübersicht legen Vff. dar, daß die Zecke *Rhipicephalus turanicus* besonders im Kaukasus und in Mittelasien verbreitet ist. Die wichtigsten Wirtstiere sind Ziegen, Schafe und Rinder, obwohl auch Pferde, Hunde, Schweine u. a. befallen werden. Die Zecken üben nicht nur einen direkten Schaden auf die Tiere aus, sondern dienen auch als Überträger verschiedener Blutparasiten (Nuttaliose, Schaf- und Schweinepiroplasmose). Durch eingehende Untersuchungen weisen Vff. nach, daß die 1914 durch Cunliffe beschriebene Zeckenart *Rhipicephalus sanguineus* nicht identisch ist mit *Rh. turanicus*. Es wurden deutliche morphologische und biologische Unterschiede festgestellt, die eine Differenzierung der beiden Zeckenarten von einander erlauben. H. Splisteser. 9405.

Alwar, V. S. und Lalitha, C. M.; Madras, Madras Veterin. Coll. A note on the occurrence of the mite Dermatophagoides sp. in domestic animals. **(Mitteilung über das Vorkommen der Milbe Dermatophagoides bei Haustieren.)** Indian veterin. J. **38** (1961) Nr. 6. S. 292-294. E. Wiesner. 9420.

Lodha, K. R.; Bikaner, Rajasthan Veterin. Coll. Study of the life-cycle of the stable fly Stomoxys calcitrans (Linnaeus, 1758). **(Untersuchungen des Lebenszyklus der Stallfliege Stomoxys calcitrans [Linnaeus, 1758].)** Indian veterin. J. **38** (1961) Nr. 11. S. 541-547. E. Wiesner. 9450.

Traore, Ousmane; Alfort, École, Nat. Vétérin. Thérapeutique et prophylaxie des trypanosomoses et des piroplasmoses par un sel du di-(4 aminidophenyl) triazene. **(Die Behandlung und Vorbeugung der Trypanosomosen und Piroplasmosen durch ein Di-[4-aminodophenyl]-triazen.)** Diss. Alfort **1961** 52 S. — 2 Abb., 3 Tab., 45 Lit. K. Reinhardt. 9476.

Streichan, Dieter; Hannover, Tierärztl. Hochschule, Klin. für Rinderkrankh. (im Richard-Götze-Inst.). **Versuche zur Behandlung des Trichostrongylidenbefalls des Rindes durch intraabomasale Injektion von organischen Phosphorsäure-Präparaten.** Diss. Hannover **1962** 54 S. — 1 Tab., 76 Lit.
Die intraabomasale Injektion der Phosphorsäureester-Präparate Neguvon-Bayer, Asuntol-Bayer, Ruelene-Dow sowie eines Neguvon-Asuntol-Gemisches wurde bei insgesamt 113 mit Magen-Darm-Trichostrongyliden natürlich infizierten Rindern und Kälbern durchgeführt, wobei es galt, die Anwendung der Labmageninjektion unter praktischen Aspekten und die Verträglichkeit der vorerwähnten Verbindungen zu prüfen. Die Labmageninjektion stellt eine sichere Applikationsmethode dar und ermöglicht durch niedrige Dosierung bei voller parasitizider Wirksamkeit die Toxizität der Phosphorsäureester herabzusetzen. Th. Hiepe. 9480.

Veselova, T. P. und Vorob'ev, M. A. (Wessjolowa, T. P. und Worobjow, M. A.); Skrjabin-Unions-Inst. für Helminthol. Kombinirovannoe primenenie četyrechchloristogo ugleroda i geksachlorėtana pri fascioleze krupnogo rogatogo skota. **(Kombinierte Anwendung von Tetrachlorkohlenstoff und Hexa-**

chloraethan bei der Leberegelseuche der Rinder.) Veterinarija, Moskva 39 (1962) Nr. 6. S. 31-34. — 2 Tab.
Bei der bisherigen Anwendung von Tetrachlorkohlenstoff mit Vaselinöl intramuskulär in einer Dosis von 5 ml/100 kg Kgw. und Hexachloraethan in einer Dosis von 0,4 g/kg per os konnten zwar recht gute Erfolge bei der Fasciolosebekämpfung erzielt werden, die Präparate, einzeln angewendet, töten jedoch die Jugendformen der Leberegel nicht ab. Vff. führten an einer Vielzahl von Tieren Versuche zur Wirksamkeitsprüfung der kombinierten Anwendung von Hexachloraethan in einer Dosis von 0,2 g/kg per os und Tetrachlorkohlenstoff mit Vaselinöl 1:1 in einer Dosis von 3-3,5 ml auf 100 kg Kgw. intramuskulär durch. Dabei wurde in den experimentellen Versuchen eine 95%ige und unter Praxisbedingungen eine 100%ige Abtötung der Leberegel erzielt. Bei der kombinierten Behandlung werden auch die Jugendformen abgetötet. Die Behandlung der Rinder mit den genannten Dosen zeigte keinerlei toxische Erscheinungen, und auch die Milchleistung wurde nicht beeinträchtigt.
H. Splisteser. 9480.

Schanzel, H., Žerníček, D. und Vrba, Č.; Brno, Katedra pro Parazitol. a Invazní Nemoci VF VŠZ; Katedra pro Lékařskou Chem., Biochem. a Toxikol. VF VŠZ; Oddělení pro Infekčni Nemoci Výzkumného Ústavu Veterin.; Státni Veterin. Ústav, Sekce pro Kontrolu Vet. Léčiv. Ochrana jater před poškozenim chlorovanými uhlovodíky. I. Pokusy s preparátem Lipovitan-Spofa u zdravých a fasciolózních ovcí. **(Schutz vor Leberschädigungen durch chlorierte Kohlenwasserstoffe. 1. Mitt. Versuche mit dem Präparat Lipovitan-Spofa bei gesunden und leberegelbefallenen Schafen.)** Sborník Vysoké Školy zemědělské Brně, Řada B **10(31)** (1962) Nr. 1/2. S. 1-8. — 5 Abb., 1 Tab., 32 Lit. Zus. in Russ., Dtsch.
Durch Versuche an 15 Schafen sollte ermittelt werden, inwieweit die hepatotoxische Wirkung der den Schafen verabreichten chlorierten Kohlenwasserstoffverbindungen unterdrückt werden kann. Die Schafe erhielten außer Motolit O und Tetrachloraethan an drei aufeinanderfolgenden Tagen das Präparat Lipovitan Spofa, das in der Humanmedizin zur Behandlung von Leberläsionen verwendet wird. Dieses Präparat stellt eine Mischung von lipotropen Substanzen und Vitaminen (Methionin, Cholin, Tokopherol, Thiamin, Riboflavin, Pyridoxin, Nicotinamid, Folsäure, Vitamin B_{12}) dar. Der Leberzustand wurde nach der Methode der Reaktion des Blutserums mit Pikrinsäure (Janeček-Žerniček) verfolgt. Die Applikation von Lipovitan konnte die an Leberegel-Hepatitis leidenden Schafe vor dem Exitus nicht retten. Die Schwächung der Leberfunktion sowohl bei gesunden als auch fasciolosekranken Schafen wurde verhindert, wenn Lipovitan vor der Applikation von Motolit O und Tetrachloraethan verabreicht wurde. F. Nádvorník. 9480.

Thomas, P. L.; Upper Hutt, New Zealand, Tasman Vaccine Lab. An improved drench for the treatment of the tapeworm, Moniezia expansa, in sheep. **(Ein verbessertes Mittel zur Therapie des Moniezia expansa-Befalls beim Schaf.)** New Zealand veterin. J. **10** (1962) Nr. 2. S. 34-40. — 2 Tab., 8 Lit.
Eine hochgradige Monieziose wirkt sich bei Schafen, welche gegen Enterotoxämie aktiv immunisiert worden sind, außergewöhnlich ungünstig aus; medikamentelle Maßnahmen sind deshalb oft unerläßlich. Bei annähernd 12% der behandelten Schafe erwies sich Kupferacetarsenit als wirksam gegen *Moniezia expansa*-Befall, wenn es in einer Dosis von 5 mg/kg Kgw. in flüssiger Form mit Hilfe einer Spritzpistole (kurzes Ansatzstück!) in die Maulhöhle verabreicht wurde. Sehr gut wirkte Kupferacetarsenit auch gegen *Haemonchus contortus*-Befall; dagegen wirkte es gegen *Trichostrongylus spp.* nur geringgradig, und wirkungslos blieb es gegen *Ostertagia spp.*, *Cooperia spp.*, und *Nematodirus spp.* Bei Einhaltung der therapeutischen Dosis traten keine ungünstigen Nebenwirkungen auf. Über 15 mg Kupferacetarsenit/kg Kgw.

führte zu pathologisch-anatomischen Veränderungen im Labmagen bzw. zum typischen Bild der Arsenvergiftung, oftmals mit letalem Ausgang.

Th. Hiepe. 9480.

Hadani, A., Bar-Moshe, B. und Aharoni, H.; Beit Dagan, Veterin. Inst.; Hadera, District Veterin. Office. Trials with Trolene and Ruelene for the control of warblefly. **(Trolene und Ruelene in der Dassellarvenbekämpfung.)** Refuah Veterinarith [Jerusalem] **19** (1962) Nr. 1. S. 52-50. — 13 Lit.

Trolene wurde Jungrindern und Milchkühen intraruminal mit einer eigens dafür konstruierten Spritze in Dosierungen von je 50, 75 und 100 ml/kg Kgw. appliziert. Der Dassellarvenbefall konnte durch diese Behandlung zu 79 bis 92% beseitigt werden. Das gleiche Ergebnis wurde bei peroraler Anwendung erzielt. Vergiftungserscheinungen vorübergehender Art traten lediglich bei der Dosierung von 100 mg/kg Kgw. auf. Ruelene wirkte als Spray mit 4-5 l bei 0,5%iger Konzentration toxisch; nicht toxisch dagegen mit 4 bis 4,5 l bei 0,25%iger Konzentration. Die Abtötungsrate betrug im letzteren Falle 96 bis 98%. Die Sprayanwendung erfolgte bei einem Druck von 15 atü.

G. Demski. 9480.

Bouvier, G.; Lausanne, Inst. Galli-Valerio; Serv. Veterin. Cantonal. Les esthers phosphoriques dans la lutte contre le varron du bétail. **(Die Phosphonsäureester im Kampf gegen den Dassellarvenbefall der Rinder.)** Schweiz. Arch. Tierheilkunde **104** (1962) Nr. 8. S. 459-468. — 11 Lit. Zus. in Engl., Ital., Dtsch.

Die bisherige Bekämpfung mit Derrispräparaten erreichte nur eine Abtötung der frühzeitig unter der Rückenhaut angekommenen Larven, während die von Mai bis September nachkommenden Larven die Art der Dasselfliegen weiter fortpflanzten. Erst die Anwendung der Phosphonsäureester (P. E.) ermöglicht eine Abtötung der Larven in jedem Stadium ihrer Entwicklung und der Wanderung im Tierkörper. Wenn auch die P. E. mehr als 90% aller Dassellarven im Tierkörper abtöten, so gab doch die relative toxische Nebenwirkung dem Vf. Anlaß zu den folgenden Untersuchungen. Die toxische Wirkung kommt durch eine stabile Bindung von P.E. mit der Cholinesterase des Körpers zustande und zeigt die Symptome der Muscarin- oder der Nicotinvergiftung. Daher ist die Therapie auch durch s.c.-Injektion von Atropin. sulf. gegeben. Die Erscheinungen gehen meist schnell vorüber. Die Ausscheidung erfolgt zum größten Teil durch den Harn in 2½-5 Std. und nur zu 0,2% in 144 Std. durch die Milch. Im Fleisch wird nach 6 Std. nichts mehr vorgefunden. Indirekte Wirkungen zeigen sich in Form von Lähmungen durch Blutungen im Wirbelkanal, die durch abgetötete Larven auf anaphylaktischer Grundlage entstanden sind. Trotzdem sind diese Fälle nicht vor 10 Tagen zu schlachten, da sie sich meistens noch erholen. Man darf also entweder nur vor Eintritt der Larven in den Kanal (vor Anfang November) oder erst nach Verlassen des Wirbelkanals (ab Anfang April) mit P.E. behandeln. Ödeme an Augenlidern, Anus und Vulva sind auch anaphylaktischer Natur und vorübergehend. Von den verschiedenen Präparaten wurde als erstes „Neguvon Bayer" in Tablettenform zur oralen Anwendung geprüft. Mit dreimaliger Anwendung (Nov., Dez., Jan.) werden bis zu 97,4% der Larven vernichtet. Trotzdem mußte auf die orale Anwendung verzichtet werden, da die dreimalige Anwendung zu umständlich und die auftretenden toxischen Zwischenfälle zu zahlreich sind. Neguvon 2%ig als Pulveraufstreuung oder als Waschung erfordert gewisse Vorsichtsmaßregeln seitens des Personals und hat auch bei einmaliger Durchführung gute Erfolge. Noch besser ist die Aufgußmethode, bei der 70-140-210 cm^3 Ruelene (Dow), emulgierbar, je nach dem Gewicht des Tieres, auf dem Rücken in Verdünnung 1:2 verteilt werden. Die Behandlung ist leicht, schnell, wirksam, ohne besondere Zwischenfälle und vor Nov. oder ab Anfang April durchzuführen. Milchkühe dürfen nicht behandelt werden. Die Anwendung von Neguvon Bayer in öliger Lösung in Form der Aufgußmethode ist zwar in der Wirkung sehr gut (98,5-99,5% Abtötung der Larve), aber zu 30-50% mit Intoxikationserscheinungen und Ödemen, aber keinen Paralysen, verbunden. Die Milchleistung sinkt öfters für mehr als eine Woche. Wenn auch Milchkühe und eventuell auch tragende Tiere ab 4. Monat nicht behandelt werden sollen, meint Vf., daß nach einigen Jahren der Behandlung aller Bestände mit P.E.-Präparaten der Dassellarvenbefall rapid abnehmen würde. K. Preißler. 9480.

Casorso, D. Roy und Mateus, V. Guillermo; Bogotá, Colombia, Min. of Agric., Div., of Agric. Res. Studies on Dermatobia hominis (L., Jr.). I. Comparison of control methods. **(Vergleiche verschiedener Bekämpfungsverfahren gegen Dermatobia hominis.)** Amer. J. veterin. Res. **23** (1962) Nr. 95. S. 879-883. — 3 Tab., 4 Lit.
DowCo 109: 0(4-tert-butyl-2-chlorophenyl) 0-methylphosphoramidothioate und Dimethoate: 0,0-dimethyl-S-(N-methylcarbamoylmethyl) phosphorodithioate führten, 0,75%ig als Spray und Injektion angewandt, zu einem merklichen Rückgang des Larvenbefalls von *Dermatobia hominis* bei Rindern. Die Anwendung als Spray bei geringem Druck war der Anwendung als Injektion überlegen, weil bei erster gleichzeitig eine wirkungsvolle Zeckenbekämpfung stattfand, die Applikation eine schnellere war und eine Übertragung der Anaplasmose und Piroplasmose vermieden wurde. Benzen-hexachlorid-nicotin als Einreibung war nur gegen die Larven von *Dermatobia hominis* wirksam und schloß den Nachteil der schwierigen Anwendungsmöglichkeit ein. Toxophenlösung (0,5%ig) blieb ohne Wirkung auf die Larven von *Dermatobia hominis*. Weidehygienische Maßnahmen auf kleinen Arealen innerhalb eines großen Befallsgebietes führten zu einem Anstieg des Larvenbefalls bei Rindern. G. Demski. 9480.

Andersen, E. Harrestrup. Control of Dermatobia hominis in Central America. **(Die Bekämpfung von Dermatobia hominis in Zentralamerika.)** Veterin. Rec. 74 (1962) Nr. 28. S. 784-787. — 5 Abb., 9 Lit.
Die Larven von *Dermatobia hominis*, der tropischen Dasselfliege, verursachen in den fünf zentralamerikanischen Staaten einschließlich Panama einen jährlichen Schaden von etwa 4 Mill. U.S. Dollar. Dabei handelt es sich hauptsächlich um Häuteschäden bei Rindern. Junge Tiere sind empfindlicher als ältere. Die Mortalität ist niedrig. Der Larvenbefall ist sowohl bei Menschen, vor allem Kindern, als auch bei Schweinen, Ziegen, Schafen, Hunden, Kaninchen, Meerschweinchen, Affen und (seltener) Equiden und anderen Säugetieren festzustellen. Das Auftreten der Fliegen in der tropischen Zone Süd- und Zentralamerikas ist von drei Faktoren abhängig: Erstens von der Anwesenheit empfänglicher Tiere, zweitens von Zwischenträgern mittels am Tag fliegender Moskitos und drittens von der Bodenfeuchtigkeit, die für die 35- bis 60tägige Puppenruhe erforderlich ist. Dem Auftreten der *Dermatobia hominis* sind deshalb enge Grenzen gesetzt. Die Verschleppung von *Dermatobia hominis* erfolgt durch Wildwechsel und den Verkauf befallener Tiere. Da die Bekämpfung von *Dermatobia hominis* im Larvenstadium erfolgt, müssen monatliche Behandlungen durchgeführt werden. Die systemisch wirkenden Insektizide erscheinen in der Dermatobialarvenbekämpfung als sehr wirksam und treten an die Stelle von chlorierten Kohlenwasserstoffen. Die mit Neguvon als Spray durchgeführten Versuche verursachten einen 95%igen Rückgang des Befalls. Der Durchführung dieser Behandlung stehen jedoch Schwierigkeiten auf organisatorischem Gebiet entgegen, zumal der *Dermatobia hominis*-Befall hauptsächlich auf gebirgige Gegenden beschränkt ist und die Bekämpfung infolge der unzureichenden Verkehrsverbindungen erschwert wird. So erwägt man ähnliche Bekämpfungsmethoden, wie sie zur Tilgung von *Callitroga hominivorax* bereits angewendet werden. G. Demski. 9480.

Kitaoka, Shigeo und Yajima, Asahiko. Comparison of effectiveness between pesticides against Boophilus microplus by topical application and spraying. **(Wirksamkeitsvergleich von Pesticiden gegen Boophilus microplus durch lokale Anwendung und durch Spray.)** Nat. Inst. Animal Health Quart. 1 (1961) Nr. 1. S. 41–52. – 3 Abb., 1 Tab., 30 Lit. Orig.: engl.

Es wurden 35 verschiedene Pesticide auf ihre Hemmwirkung der Eiablage von prall gefüllten adulten weiblichen Zecken (*Boophilus microplus*) mittels lokaler Anwendung geprüft. Außerdem wurden 15 meist emulsionierte Pesticide auf die gleiche Wirkung mittels Spray-Methode untersucht. Alle angewendeten phosphorhaltigen Pesticide manifestierten eine stimulierende Wirkung auf die Bewegung der Zecken, wenn sie in einer wirksamen Konzentration angewendet wurden. Sie hemmten die Eiablage in großem Ausmaße zum Zeitpunkt der höchsten Erregung der Parasiten. Der Wirksamkeitsgrad dieser Agenzien, der durch die Spray-Methode erreicht wurde, war etwa von der gleichen Größenordnung wie der durch die lokale Applikation erzielte.

G. Diez. 9480.

XXIII. HAUTKRANKHEITEN

Hiepe, Th. und Splisteser, H.; Berlin, Humboldt-Univ., Inst. für Veterinärmed. Parasitol. **Untersuchungen über Vorkommen und Diagnostik der durch Chorioptes ovis bedingten Fußräude in Schafherden.** Mh. Veterinärmed. **17** (1962) Nr. 19. S. 776–780. – 2 Abb., 1 Tab., 14 Lit.

Die Untersuchungen wurden in 18 Merinofleischschafherden und 2 Herden des Deutschen Veredelten Landschafes im Raume Berlin und im Bezirk Frankfurt/Oder durchgeführt. Es kamen insgesamt 4 Untersuchungsmethoden zur vergleichenden Anwendung, die im Text der Arbeit genau beschrieben sind. Die Verfahren Nr. 3 und 4 wiesen hierbei größte Leistungsfähigkeit auf. Allerdings schränkt der zusätzliche Gebrauch von Wasserglas als Flotationsmittel wegen des größeren Arbeitsaufwandes zur Reinigung der damit in Berührung gekommenen Geräte der Anwendung des Verfahrens Nr. 4 für die Routinepraxis ein. Für den mikroskopischen *Chorioptes ovis*-Nachweis unter Herdenbedingungen wird daher das Verfahren Nr. 3 für geeignet erachtet. Entgegen den in der Literatur vertretenen Auffassungen ist auf Grund der vorliegenden Befunde die Chorioptesräude in den Schafherden stark verbreitet. Von 138 Tieren erwiesen sich 62,4% als Milbenträger. Bei 39,2% der Schafe lagen klinische Erscheinungen vor, bei 23,2% verlief der Chorioptesmilbenbefall ohne erkennbare Hautveränderungen. 97,9% der Böcke und 57,1% der Lämmer waren Milbenträger, während Mutterschafe, Hammel und Jährlinge überwiegend einen negativen Befund aufwiesen. Ob die Disposition auf endo- oder exogenen Faktoren beruht, ist noch unentschieden. Stallhaltung, Silagefütterung und das Zuchtziel einer Bewollung auch an den unteren Extremitätenpartien, der Juckreiz, die Unruhe und der Schmerz fördern die Erkrankung, und die letzteren Faktoren bedingen beim Bock unter Umständen Deckträgheit.

H. Busse. 9630.

Ahe, Christiane von der; Berlin, Humboldt-Univ., Veterinärmed. Fak., Inst. für Parasitol. und Veterin. Zool. **Über das Vorkommen von Räudeerkrankungen in den Schafherden des Bezirkes Frankfurt/Oder.** Diss. Berlin **1963** 58 S. – 6 Tab., 48 Lit.

Von den vier in Deutschland bisher beschriebenen Räudeformen der Schafe spielen gegenwärtig im Bezirk Frankfurt/Oder die Chorioptes- und Sarkoptesräude eine Rolle; während die Psoroptesräude bedeutungslos geworden ist und die klinisch-manifeste Demodikose nicht beobachtet wurde. Die Chorioptesräude hat bei den Zuchtböcken, insbesondere bei den Merinofleischschafen Bedeutung. 90,1% der Böcke erwiesen sich als Milbenträger, davon zeigten 79,2% klinische Veränderungen, die vorwiegend an den Hinterextremitäten der Böcke auftragten und teilweise Deckträgheit zur Folge hatten. Zwischen der Häufigkeit des Auftretens der Chorioptesräude und den Umweltbedingungen bestanden deutliche Korrelationen. – In jeder neunten der untersuchten Schafherden trat Sarkoptesräude klinisch in Erscheinung. Bedeutung hatte der *Sarcoptes ovis*-Befall bei den Lämmern und bei den Altschafen in schlechtem Ernährungs- und Pflegezustand. E. Wiesner. 9630.

Lehnert, Chr.; Leipzig, Karl-Marx-Univ., Inst. für Veterin.-Mikrobiol. und Tierseuchenlehre. **Tiermykosen vom tierärztlichen Standpunkt.** Z. ges. Hyg. Grenzgebiete 8 (1962) Nr. 8/9. S. 749–752. – 2 Abb., 1 Tab.
Unter den tierischen Mykosen kommt der Rindertrichophytie wegen ihrer in den letzten Jahren enormen Verbreitung und ihrer Übertragbarkeit auf den Menschen besondere Bedeutung zu. Im Bezirk Leipzig sind ca. 10% der Jungtierbestände als infiziert anzusehen. Wirtschaftliche Schäden für die Landwirtschaft entstehen durch Verminderung der Gewichtszunahme, Abmagerung bei starkem Befall und Häuteschäden bei Schlachttieren. Der Erreger ist fast ausschließlich *T. verrucosum.* Grundsätzlich ist jedes Rind zu infizieren. Hilfsfaktoren (Mangelfütterung, Feuchtigkeit, Haltung in Offenställen) sind nur für die Stärke des Befalles und seine Ausbreitung von Bedeutung. Die Inkubationszeit beträgt etwa 4 Wochen, experimentell infizierte Tiere heilen innerhalb von 3–4 Mon. von selbst ab. Nach klinischer Abheilung können jedoch noch bis zu 4 Wochen von den erkrankten Hautbezirken Pilze isoliert werden. Die Ansteckung erfolgt entweder durch direkte Berührung der Tiere oder durch Scheuern an infizierten Holzstangen, Krippen usw. Der letztere Infektionsweg scheint jedoch seltener zu sein, da experimentelle Infektionen mit Pilzen in der saprophytären Wachstumsphase im Gegensatz zu solchen mit Pilzen in der parasitären Phase (Borkenmaterial) nicht regelmäßig zu einer Infektion führen. Der therapeutische Erfolg hängt vor allem von der Sorgfalt bei der Behandlung ab. Gute Erfolge wurden mit „Antimykoticum Leuna" erzielt. Abschließend werden hygienische Maßnahmen zur Bekämpfung der Rindertrichophytie vorgeschlagen. P. Kielstein. 9650.

Stepaniščeva, Z. G. (Stepanistschewa, S. G.) Rol' počvy v ėpizootologii i ėpidemiologii dermatomikozov. **(Bedeutung des Erdbodens in der Epizootiologie und Epidemiologie der Dermatomykosen.)** Veterinarija, Moskva 39 (1962) Nr. 1. S. 69–72.
Bodenpilze, die morphologisch den echten Dermatophyten sehr nahe stehen und wie diese auch keratophile Eigenschaften besitzen, sind im Erdboden weit verbreitet. Aus 202 Bodenproben wurde am häufigsten *Ceratinomyces ajelloi*, seltener *Microsporum gypseum* isoliert (53 bzw. 22mal). Morphologische Untersuchungen zeigten, daß der Pilz *Ceratinomyces ajelloi* zur Gattung *Microsporum* gehört, weshalb die Einführung eines neuen Gattungsbegriffes in die Mykologie als unzweckmäßig erachtet wird. Es wird die Bezeichnung *Microsporum ajelloi* vorgeschlagen. Von 42 Bodenpilzstämmen erwies sich ein *M. gypseum*-Stamm für kleine Versuchstiere pathogen. 2 *Cer. ajelloi*-Stämme und 2 *Trichophyton*-Stämme (ebenfalls aus dem Erdboden isoliert) erwiesen sich als schwach pathogen. Diese Resultate sprechen für eine geringe Pathogenität der bodenständigen Pilze. Die durch den Bodenpilz *Cer. ajelloi* bedingte Erkrankung von 2 Tigern und ähnliche in der Literatur beschriebene Fälle beim Menschen lassen den Verdacht aufkommen, daß diese Bodenpilze unter bestimmten, aber leider noch nicht bekannten Voraussetzungen pathogen werden und bei Mensch und Tieren Dermatomykosen verursachen können. Weitere Untersuchungen in dieser Richtung geben vielleicht eine Erklärung für die bis jetzt noch nicht erklärbaren Ausbrüche der Mikrosporie unter Hunden und Katzen sowie der Trichophytie unter Mäusen und landwirtschaftlichen Nutztieren, denen mitunter eine gewisse Periodizität eigen ist.
W. Bathke. 9650.

Thiéry, G. und Mémery, G. La streptothricose cutanée. IV. Étiologie – traitement – prophylaxie. **(Die cutane Streptotrichose. 4. Mitt. Ätiologie, Behandlung, Prophylaxe.)** Rev. Élevage Méd. vetérin. Pays trop. [N.S.] **14** (1961) Nr. 4. S. 413–427. – 3. Mitt. vgl. LZ. Abt. IV **7** (1962) Nr. 7. S. 1545. Der Erreger ist unter normalen Bedingungen sieben Monate lebensfähig, bei 4 °C hält er sich neun Monate. Die cutane Streptotrichose ist in gewissen Gebieten Afrikas eine ernsthafte Bedrohung der Rinderbestände, besonders der Zebus. Streptotriceen wurden auch durch Zecken übertragen. Demodikose, Insektenstiche erleichtern das Haften des Erregers. Differentialdiagnostisch sind Räude, Rinderpest, Globidiose, Actinobaccillose von Bedeutung. Behandlungsversuche werden seit über 40 Jahren gemacht. Zur Zeit ist Phenergan in Verbindung mit Aureomycin das Mittel der Wahl. Zur Prophylaxe sind wöchentliche Waschungen mit HCH zu empfehlen. Die natürliche Widerstandskraft der Haut erhöht sich, wenn man sie gegen Witterungsunbilden (Sonne, Regen) schützt. Daher empfiehlt sich die Anpflanzung von Bäumen oder Aufstellung von Strohdächern oder ähnlichem. L. Stoll. 9650.

Schmidt, D.; Insel Riems, Abt. für Angew. Virusforsch. des Friedrich-Loeffler-Inst. der Dtsch. Akad. der Landwirtsch.-Wiss. zu Berlin. **Über die Entwicklung einer örtlich begrenzten Immunität bei der Dermatitis pustulosa des Schafes.** Arch. exp. Veterinärmed. **16** (1962) Nr. 4. S. 633–639. – 1 Tab., 11 Lit.
Zum Nachweis des Beginns der Immunität bei Dermatitis pustulosa wurden Schafe, die zuvor am Oberschenkel infiziert worden waren, an der Oberlippe zu verschiedenen Zeiten nach der Erstinfektion reinfiziert. 8 Tage p.i. war die Empfänglichkeit bereits herabgesetzt, am 13. Tag p.i. war eine vollständige Immunität eingetreten, die bis zum 5. Monat p.i. anhielt. Vom 6. Monat p.i. ab wurden in zunehmendem Maße wieder Krankheitserscheinungen beobachtet. Bei Reinfektionen am Oberschenkel zeigten 88 % der Tiere im 2.–5. Monat nch der Erstinfektion, die an der gleichen Stelle vorgenommen wurde, eine unverminderte Empfänglichkeit. Zur gleichen Zeit erwies sich jedoch die Lippengegend, die während der Erstinfektion nicht mit dem Virus in Berührung gekommen war, bei der Testung als völlig immun. Da es bisher nicht gelang, im Blutserum neutralisierende oder komplementbindende Antikörper nachzuweisen, wird dieses Phänomen auf die Bildung einer örtlichen Immunität zurückgeführt. Diese Eigenart ermöglicht es, bereits vor Erlöschen der klinisch wichtigen Immunität des Lippenbereiches eine Impfung mit lebendem Virus durchzuführen. P. Kielstein. 9660.

Redaktionsschluß: 20. 2. 1963

Herausgeber: Deutsche Demokratische Republik · Deutsche Akademie der Landwirtschaftswissenschaften zu Berlin, Institut für Landwirtschaftliche Information und Dokumentation, Berlin W 8, Krausenstraße 38/39; Fernsprecher: 22 51 61. Chefredakteur: Dr. Ursula Wittbrodt, stellvertretender Chefredakteur: Dr. Werner Kleeberg, Berlin W 8, Krausenstraße 38/39; Fernsprecher: 22 51 61. Redaktion der Abteilung IV – Veterinärmedizin: Oberveterinärrat Dr. Kurt Reinhardt und Prof. Dr. Ekkehard Wiesner, Berlin W 8, Krausenstraße 38/39; Fernsprecher: 22 51 61. Verlag: Akademie-Verlag GmbH, Berlin W 8, Leipziger Straße 3—4; Fernsprecher: 22 04 41, Telex-Nr. 011773, Postscheckkonto: Berlin 350 21. Bestellnummer dieses Heftes: 1030 IV – VIII/5. Das Landwirtschaftliche Zentralblatt, Abt. Veterinärmedizin, erscheint monatlich. Einzelheft DM 16,–; einseitig bedruckte Ausgabe DM 20,–. Jahresbezugspreis DM 192,–; einseitig bedruckte Ausgabe DM 240,– einschl. Register, zuzüglich Porto- und Versandkosten. Gesamtherstellung: VEB Druckerei „Thomas Müntzer" Bad Langensalza.
Veröffentlicht unter der Lizenznummer 1292 des Presseamtes beim Vorsitzenden des Ministerrates der Deutschen Demokratischen Republik

FSC
www.fsc.org
MIX
Papier | Fördert gute Waldnutzung
FSC® C083411

Kolibri 360 GmbH
Ferdinand-Jühlke-Straße 7
99095 Erfurt, Deutschland
produktsicherheit@kolibri360.de